Enders' Handbuch Homöopathie

Enders' Handbuch
Homöopathie

Von Dr. med. Norbert Enders

Mit einem Geleitwort
von Prof. Dr. med. Mathias Dorcsi

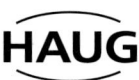

Karl F. Haug Verlag · Heidelberg

Die Deutsche Bibliothek - CIP-Einheitsaufnahme

Enders, Norbert:
[Handbuch Homöopathie]
Enders' Handbuch Homöopathie / von Norbert Enders. Mit einem Geleitw. von Mathias Dorcsi. – Heidelberg : Haug, 1998
   ISBN 3-7760-1722-8

© 1998 Karl F. Haug Verlag, Hüthig GmbH, Heidelberg

Nachdruck, auch einzelner Teile, ist verboten. Das Urheberrecht und sämtliche weiteren Rechte sind dem Verlag vorbehalten. Übersetzung, Speicherung, Vervielfältigung und Verbreitung, einschließlich Übernahme auf elektronische Datenträger wie CD-ROM, Bildplatte usw. sowie Einspeicherung in elektronische Medien wie Bildschirmtext, Internet usw. ist ohne vorherige schriftliche Genehmigung des Verlages strafbar.

Die Ratschläge und Empfehlungen dieses Buches wurden von Autor und Verlag nach bestem Wissen und Gewissen erarbeitet und sorgfältig geprüft. Dennoch kann eine Garantie nicht übernommen werden. Eine Haftung des Autors, des Verlages oder seiner Beauftragten für Personen-, Sach- oder Vermögensschäden ist ausgeschlossen.

ISBN 3-7760-1722-8

Lektorat: Silvia Mensing
Umschlaggestaltung: WSP DESIGN, 69120 Heidelberg
Umschlagfoto: Bruno Vonarburg, CH-Teufen
Satz: H&S Fotosatz GmbH, 68775 Ketsch
Druck und Verarbeitung: Laub GmbH & Co., 74834 Elztal-Dallau

Inhalt

Vorwort 11
Geleitwort 13

Einleitung

Was ist Homöopathie? 17
Hinweise … unbedingt lesen 22

Erster Teil: Der kranke Mensch

Abmagerung 27
Abszeß 30
Afterfistel 32
Afterjucken 34
Akne rosacea 36
Akne vulgaris 39
Amputationsschmerz 43
Angst 44
Appetitstörungen 46
Ärger 49
Arteriosklerose 51
Asthma 55
Augenbeschwerden 57

Bauchspeicheldrüse 67
Beingeschwüre 70
Bettnässen 74
Blase 76
Blinddarmreizung 79
Blutdruck 81
Blutdruckkrise 84
Bluterkrankheit 85
Blutschwamm 86
Blutungen 87
Bronchitis 90
Brustknoten 93

Darmentzündung 95
Diabetes 99
Durchblutungsstörungen 104
Durchfall 107

Eierstock 109

Ekzem 113
Epilepsie 118
Erkältung 125
Erysipel 129

Fieber 131
Föhnbeschwerden 135
Fußpilz 137

Galle 138
Gebärmutter 141
Geburt 144
Geburtsschaden 146
Gerstenkorn 148
Gichtanfall 149
Gürtelrose 150

Haarausfall 152
Halsschmerzen 153
Hämorrhoiden 156
Heimweh 158
Heiserkeit 159
Herpes labialis 161
Herz 163
Heuschnupfen 167
Hirnhautentzündung 170
Hodenbeschwerden 174
Hodenhochstand 176
Hüftarthrose 178
Husten 180

Impfschäden 185
Impotenz 188
Insektenstiche 190

Kater	192	Säugling	288
Kinderkrankheiten	194	Scheidenentzündung	290
Kinderschlaf	201	Schilddrüse	292
Kinderwunsch	203	Schlafstörungen	294
Kinderzorn	205	Schlafwandel	296
Kleinkind	207	Schlaganfall	297
Kniearthrose	209	Schluckauf	298
Kniegelenkentzündung	211	Schnupfen	299
Kopfschmerz	213	Schulangst	302
Krätze	218	Schulmüdigkeit	304
Krebsgeschehen	220	Schultergelenk	305
Kummer	227	Schuppenflechte	306
		Schwangerschaft	308
Leberentzündung	229	Schwerhörigkeit	313
Leberzirrhose	232	Schwindel	317
		Sodbrennen	319
Magenschmerzen	235	Sonnenallergie	320
Malaria	237	Sonnenbrand	321
Mukoviszidose	239	Sonnenstich	322
Multiple Sklerose	242	Stillzeit	324
Mundfäule	244	Struma	325
		Stuhlverstopfung	327
Nabelkolik	245		
Nagelpilz	247	Trigeminusneuralgie	330
Nasenpolypen	248		
Nervosität	250	Umknicken	332
Nesselsucht	252	Umlauf	333
Neugeborenes	254		
Niere	255	Veitstanz	334
Nierenbluten	259	Venenentzündung	336
Nierenschrumpfung	261	Verbrennung	337
		Verletzungen	338
Oberbauchsyndrom	263		
Ohnmacht	265	Wachstumsstörungen	340
Ohrenschmerzen	268	Wadenkrämpfe	342
Ohrgeräusche	270	Warzen	343
Operation	272	Wechseljahre	345
		Wirbelsäule	350
Parkinsonismus	273	Wochenbett	356
Periode	276	Wundliegen	359
Prostata	279	Würmer	361
Raucherentwöhnung	280	Zahnfleischschwund	362
Reisekrankheit	281	Zahnkaries	363
Rheuma	283	Zahnschmerz	364
Rippenneuralgie	287	Zahnziehen	365

Zweiter Teil: Die Arznei

Einleitung 369

Abies nigra 371
Abrotanum 371
Acidum aceticum 371
Acidum benzoicum 371
Acidum carbolicum 371
Acidum formicicum 371
Acidum hydrocyanicum. 372
Acidum hydrofluoricum 372
Acidum lacticum 372
Acidum muriaticum 372
Acidum nitricum 372
Acidum phosphoricum 372
Acidum salicylicum 373
Acidum sulfuricum 373
Aconitum 373
Aesculus 374
Aethiops antimonialis 374
Aethusa 374
Agaricus 374
Agnus castus 375
Ailanthus 375
Allium cepa 375
Aloe 375
Alumina 375
Ambra 376
Ammonium bromatum 376
Ammonium carbonicum 376
Anacardium 376
Anthracinum 377
Antimonium crudum 377
Antimonium sulfuratum aurantiacum ... 377
Apis 377
Aranea diadema 378
Argentum nitricum 378
Aristolochia 378
Arnica 379
Arsenicum album 379
Arum triphyllum 380
Asa foetida 380
Aurum 380

Bacillinum 381

Bang 381
Baptisia 381
Barium carbonicum 381
Barium jodatum 381
Belladonna 382
Bellis perennis 382
Berberis 382
Beryllium 383
Bismutum subnitricum 383
Borax 383
Bovista 383
Bromum 383
Bryonia 383
Bufo 384

Cactus 384
Cadmium metallicum 384
Caladium 384
Calcium carbonicum 384
Calcium fluoratum 385
Calcium phosphoricum 385
Calculi biliarii 385
Calculi renales 385
Calendula 385
Camphora 386
Cantharis 386
Capsicum 386
Carbo animalis 386
Carbo vegetabilis 387
Carduus 387
Castor equi 387
Caulophyllum 387
Causticum 387
Ceanothus 388
Cedron 388
Chamomilla 388
Chelidonium 388
China 389
Chininum arsenicosum 389
Cholesterinum 389
Cicuta 389
Cimicifuga 389
Cina 390
Cinnabaris 390

Clematis 390	Hirudo 398
Cocculus 390	Hydrastis 398
Coccus cacti 391	Hyoscyamus 398
Coffea 391	Hypericum 399
Colchicum 391	
Collinsonia 391	Ignatia 399
Colocynthis 391	Influencinum 400
Condurango 392	Ipecacuanha 400
Conium 392	Iris 400
Crataegus 392	
Crocus 392	Jaborandi 400
Crotalus 393	Jalapa 400
Cuprum aceticum 393	Jodum 400
Cuprum arsenicosum 393	Juglans regia 401
Cuprum metallicum 393	Kalium bichromicum 401
Cuprum oxydatum nigrum 393	Kalium bromatum 401
Cypripedium 393	Kalium carbonicum 401
	Kalium chloratum 401
Datisca 394	Kalium jodatum 402
Dioscorea 394	Kalium phosphoricum 402
Diphtherinum 394	Kalium sulfuricum 402
Drosera 394	Kreosotum 402
Dulcamara 394	Kresolum 402
Echinacea 394	Lac caninum 403
Equisetum 394	Lachesis 403
Eupatorium perfoliatum 394	Lachnanthes 403
Euphorbium 395	Lapis albus 403
Euphrasia 395	Laurocerasus 404
	Ledum 404
Ferrum metallicum 395	Lilium 404
Ferrum phosphoricum 395	Lithium carbonicum 404
Ferrum picrinicum 396	Luesinum 404
Fucus vesiculosus 396	Luffa 405
	Lycopodium 405
Galega 396	Lycopus... 405
Galphimia 396	Lyssinum 406
Gelsemium 396	
Glonoinum 396	Magnesium carbonicum 406
Graphites 396	Magnesium fluoratum 406
Grindelia 397	Magnesium muriaticum 406
Guaiacum 397	Magnesium phosphoricum 406
	Mandragora 406
Hamamelis 397	Marum verum 406
Hedera 397	Medorrhinum 407
Helleborus 397	Medusa 407
Hepar sulfuris 398	Mephites 407
Herniaria 398	

Mercurius corrosivus	407
Mercurius dulcis	408
Mercurius solubilis	408
Mezereum	408
Millefolium	408
Morbillinum	408
Moschus	408
Mygale	408
Myristica	409
Natrium carbonicum	409
Natrium muriaticum	409
Natrium sulfuricum	409
Niccolum metallicum	410
Nux moschata	410
Nux vomica	410
Oenanthe	410
Okoubaka	411
Opium	411
Palladium	411
Pel talpe	411
Pertussinum	411
Petroleum	411
Petroselinum	411
Phellandrium	411
Phosphorus	412
Phytolacca	412
Plantago major	413
Platinum	413
Plumbum metallicum	413
Podophyllum	413
Poliomyelitis	413
Pollen	413
Populus	413
Prunus	414
Psorinum	414
Pulsatilla	414
Pyrogenium	414
Quassia	415
Radium bromatum	415
Ranunculus bulbosus	415
Rhododendron	415
Rhus tox	415
Robinia	416

Rubia	416
Rumex	416
Ruta	416
Sabadilla	416
Sabal	416
Sabina	416
Sambucus	416
Sanguinaria	417
Sarsaparilla	417
Scarlatinum	417
Secale	417
Selenium	417
Senecio	418
Senega	418
Sepia	418
Serum anguillae	419
Silicea	419
Solidago	419
Spigelia	419
Spongia	419
Stannum jodatum	420
Staphisagria	420
Sticta	420
Stramonium	420
Strontium carbonicum	421
Strophantus	421
Sulfur	421
Sulfur jodatum	422
Symphytum	422
Tabacum	422
Tarantula hispanica	422
Taraxacum	422
Tartarus stibiatus	422
Tellurium metallicum	423
Terebinthina	423
Tetanus	423
Thallium aceticum	423
Thallium metallicum	423
Thea	423
Thuja	423
Tuberculinum bovinum	424
Tuberculinum GT	424
Uranium nitricum	425
Urtica urens	425

Variolinum 425	Viscum album 426
Veratrum album 425	
Veratrum viride 426	Zincum metallicum 426
Verbascum 426	Zincum valerianicum 427
Vipera 426	

Dritter Teil: Repertorium

Inhalt 431   Repertorium 437

Anhang

Über das Fasten 495	Nachwort 498
Über das Kranksein 497	Literatur 499

Übersicht

Homöopathische Hausapotheke 503	Arznei und Indikation 508
Homöopathische Reiseapotheke 505	Arzneiname 526

Zeichenerklärung

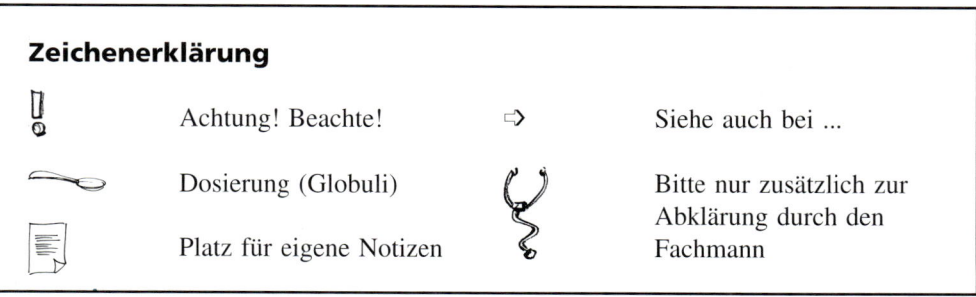

Achtung! Beachte!   ⇨   Siehe auch bei ...

Dosierung (Globuli)   Bitte nur zusätzlich zur Abklärung durch den Fachmann

Platz für eigene Notizen

Vorwort

Der alte Arzt spricht Latein.
Der junge Arzt spricht Englisch.
Der gute Arzt spricht die Sprache seines Patienten.
Unbekannter Autor

Eigentlich wollte ich – vor mehr als einem Jahrzehnt – nur eine Broschüre für meine Patienten schreiben. Daraus wurde dann die „*Hausapotheke für den homöopathischen Patienten*", gefolgt vom „*Homöopathischen Hausschatz*". Durch diese Bücher durfte ich alte Begegnungen neu erleben, und viele neue Begegnungen mit kranken Menschen wurden ermöglicht. Die rasche Folge der Wiederauflagen veranlaßt jetzt den Verlag, verstärkt durch den Wunsch getreuer Patienten, wissensdurstiger Leser und eifriger Anwender, beide Bücher als „*Enders' Handbuch Homöopathie*" zusammenzufassen. Die „*Hausapotheke*" wird mit einer verlagerten Gewichtung auf Akut- und Notfälle daneben weiterbestehen. Eine Mischung aus Südsee-Geduld, orientalischer Gelassenheit und okzidentalem Schaffensdrang bewirkte die Vollendung beider Aufgaben.

In Ruhe oder im Notfall können Patienten, Leser und Anwender weiterhin zu Hause nachschlagen, was ich ihnen während der Sprechstunde, in Kursen, Seminaren und durch zahlreiche Bücher vermitteln durfte. Die Mehrzahl unter ihnen ist auf diese Weise mündig geworden. Andere fanden dadurch eigene Wege des Heils oder zumindest eigene Erlösungswege. Jeder ist aus jenem Geist gemacht, den er versteht.

Mündige sind unersättlicher Natur. Ihr Wissensdurst ist unbegrenzt und zwingt mich zu weiterem Teilen und Mitteilen; manchmal nicht ohne egoistische Hintergedanken für beide Teile. Einige von ihnen geben ihre Kenntnisse inzwischen an andere Wißbegierige weiter, an ihre Angehörigen, Verwandten und Nachbarn, da ihr Wohlbefinden Neugier und Nachfrage nach natürlicher Behandlung erweckt.

> Die erlangte Mündigkeit wird auch durch dieses neugestaltete, bei der Zusammenfassung überarbeitete und erweiterte Buch untermauert mit arzneilichen Empfehlungen für *akute* Erscheinungen, für diese oder jene Beschwerde des Alltags und mit arzneilichen Anregungen für *chronische* Erkrankungen. Sie umfassen jedoch weder die Behandlung chronisch erkrankter Menschen noch die Behandlung der Person in ihrer ganzheitlichen Verfassung. Sie obliegt auch weiterhin dem Behandler des Vertrauens, der seine Kunst, ähnlich jeder Kunst, auf dem Fundament einer wohlbeherrschten Methode in absoluter Kenntnis ihrer Technik aufbaut. Noch berechtigen meine Hinweise dazu, sie als *Dauerbehandlung* zu verstehen, zu benutzen oder weiterzugeben.

Wie eh und je ist es mir angelegen, ungeachtet der beruflichen Vor- und Ausbildung des einzelnen, die Homöopathie im Volksbewußtsein als Bestandteil des täglichen Lebens, als geistigen Besitzstand zu etablieren. Einmal im Sinne ihres Entdeckers Hahnemann, zum anderen im Sinne einer modernen Medizin, die unserem Zeitverständnis angemessen und menschenwürdig ist.

Eine große Naturgesetzmäßigkeit hat uns aufgezeigt, daß der technologische Fortschritt in der klinischen Medizin den Arzt und den kranken Menschen am Wesentlichen vorbeigehen ließen: am individuellen menschlichen Selbstverständnis des Leidens, an seiner Sinnhaftigkeit und an seiner schöpferischen Überwindung.

Die Homöopathie ist ein *Begleiter* auf diesem Weg und keineswegs ein vom Arzt abhängiges Allheilmittel. Die liebende Zuneigung zum göttlichen Anteil im Menschen und die liebende Zuneigung zum Glauben an göttliche Ordnung und Gesetzmäßigkeiten sind größere und wertvollere Arzneien, als die Homöopathie je beschreiben durfte. Sie ist jedoch dieser höheren natürlichen Ordnung zugehörig, und nur in dieser Hierarchie wird sie uns als tägliches Geschenk, als tägliche Gnade, als Labsal in der Überwindung des Leides bewußt.

Diese Erfahrung meinen Patienten und den Menschen, die mir begegnen, mitzuteilen, ist mein Bemühen in der täglichen Praxis und im Alltag. Nicht die vielpraktizierte Geheimnistuerei um die verabreichte Arznei, sondern die natürliche Offenheit und die verinnerlichte Kenntnis um die Arznei fördern die notwendige Zusammenarbeit. So ist dieses Buch als vertiefende *Anregung* zu verstehen, als fortführende *Möglichkeit* einer ärztlichen Behandlung anzusehen.

Wie immer sind meine Sachbücher zweigeteilt. Der erste Teil erzählt vom kranken Menschen. Im zweiten Teil erfahren wir zusammenhängend von der Arznei, soweit sie uns durch die aufgeführten Beschwerden Einblick gewährt. Als dritter Teil wurde ein Repertorium angehängt, welches sich schwerpunktmäßig mit dem lästigen Erkältungsgeschehen befaßt und – über die Zusammenstellung der im ersten Teil angegebenen Arzneien hinaus – weitere bewährte Arzneien auflistet. Noch mehr Einsicht und ergänzenden Zugriff verschafft uns dann die „*Bewährte Anwendung der homöopathischen Arznei*".

Ich wünsche meinen Patienten durch das Studium dieses Buches noch kenntnisreicher, noch wissenstiefer und dadurch noch gelassener zu werden und wünsche jenen Lesern, die wir uns eben erst begegnen, in der Anwendung der Kenntnisse, des Wissens meinen Patienten gelassen nachzueifern.

Achtung, Zuneigung und Dank zolle ich meinem Lehrer und Freund, Herrn Professor Dr. med. Mathias Dorcsi, Meister der *Wiener Schule der Homöopathie,* der mir die Idee gab, ein besserer Arzt sein zu können und der dies vorlebt.

Besonderer Dank gebührt meiner Schülerin, liebevollen Freundin und seit kurzem ärztlichen Mitarbeiterin, Frau Dr. Beate Latour, die seit vielen Jahren mich und meine Homöopathie mit früchtetragender Intuition, mit vulkanisierender Kritik und mit blütetreibender Zuneigung begleitet und die mich durch ihre mystische Begabung, durch die Kraft ihres Zuhörenkönnens ungeahnte Quellen homöopathischer Symbolkraft erahnen läßt.

Ich danke meinen sonnigen, meereswindgebräunten, eingeborenen Freunden, die mir Alltäglichkeiten besorgen und wiederholen: „*Wenn Du gegangen sein wirst, werde ich Dich vermissen.*" Ich gehe jährlich, und jährlich vermissen wir uns.

Die äußere Gestaltung obliegt – auch nach der Fusion mit den Hüthig Fachverlagen – nach wie vor den Mitgliedern der „Verlagsfamilie" des Karl F. Haug Verlages, denen für unermüdlichen Einsatz meine achtungsvolle Dankbarkeit gebührt. Erwähnenswert sind alle, aber insbesondere sind es meine Verlagsfreunde, mein stets liebenswert-verhaltener Rolf Lenzen, meine charmant-unverblümte Gabi Müller und meine hartnäckig-reizende Silvia Mensing, für die ich nicht immer ein Sonntagsbraten bin und die mich trotzdem ohne Magendruck verdauen.

Idstein/Taunus, im Sommer 1998
Dr. med. Norbert Enders

Geleitwort

Gerne komme ich dem Wunsche meines ärztlichen Freundes Prof. Dr. Enders nach, für sein Handbuch das Geleitwort zu schreiben. In einer Zeit der Übertechnisierung und Menschenferne der modernen Medizin ist es besonders zu begrüßen, daß ein erfahrener Arzt für seine Patienten und für die große Zahl homöopathischer Patienten eine Einführung und Anleitung zum Gebrauch der Homöopathie schreibt.

Lange bevor die Homöopathie wissenschaftlich anerkannt war und in die Klinik und Universität ihren Einzug nahm, waren es Väter und Mütter, die in ihren Familien die Homöopathie erfolgreich einsetzten und hochhielten.

Das Interesse an naturgemäßen Heilweisen hat in der letzten Zeit auch bei Studenten und jungen Ärzten zugenommen. Überall finden Intensivkurse statt, in denen Ärzte die Homöopathie für sich und ihre Patienten erlernen. Damit ist es heute möglich, einen Arzt zu finden, dem sich der interessierte und erfahrene Laie anvertrauen kann.

Dr. Enders war einer der ersten in meinen Intensivkursen und ist jetzt ein begeisterter Homöopath. Nun hat er seine langjährigen Erfahrungen in diesem Buch zusammengestellt und damit beigetragen, daß zunächst seine Patienten die Gespräche und Anweisungen nachlesen und vertiefen können. Es wird aber auch eine wertvolle Hilfe für die praktizierenden homöopathischen Ärzte sein, die dieses Buch ihren Patienten empfehlen können.

Ich wünsche seinen Bemühungen und diesem Buch viel Erfolg. Es möge beitragen, die Probleme unseres angeschlagenen „Gesundheitssystems" lösen zu helfen.

Keine andere Medizin als die Homöopathie ist geeigneter, Gesundheit, Krankheit und Heilung neu zu überdenken und beizutragen, daß unsere Familien einbezogen werden, zusammen mit ihrem Arzt gesund zu werden und gesund zu bleiben.

Wien, im Juli 1998
Prof. Dr. med. Mathias Dorcsi

Einleitung

Was ist Homöopathie?[1]

*Sieh zu, wie die Dinge in der Welt beschaffen sind
und unterscheide an ihnen Stoff, wirkende Kraft, Zweck.*
Marc Aurel

Die zunehmende Zerstörung unserer Umwelt, die Vielzahl der Umweltgifte, die Mißachtung von Naturgesetzen und die wachsende Kälte im Miteinander der Menschen führen immer häufiger dazu, daß der Kranke die Heilung seiner Beschwerden in der Hinwendung zur Natur sucht. Die Homöopathie als ganzheitliche, sanfte und sichere Heilmethode bietet dem Suchenden eine echte Bereicherung.

Die Homöopathie ist eine *Volksmedizin,* das heißt, sie ist Gemeingut des Volkes. Die Homöopathie ist Teil der Natur, der Mensch ist Teil der Natur in höherer Ordnung. Was die Natur hervorbringt, ist *geistiger Besitz* des Menschen, dem wir mit Zuneigung, Ehrfurcht und Demut begegnen müssen.

Die Homöopathie ist eine einfache Möglichkeit, dem menschlichen, diagnostischen und therapeutischen Zwiespalt entgegenzutreten. Ihre Individualität ist dem kranken Menschen zugeneigt, bemißt ehrfürchtig die Kraft ihrer heilenden Arzneien und demütig die wachsende Erfahrung.

Die Homöopathie bietet auch eine einfache Lösung an, unser kränkelndes „Gesundheitssystem" zu heilen. Je mündiger der kranke Mensch, desto geringer sein Anspruch an das „System". Außerdem ist die Homöopathie kostensparend, unschädlich und damit menschenwürdiger.

Name

Der Begriff *Homöopathie* setzt sich aus zwei griechischen Wörtern zusammen: *homoion* für ähnlich und *pathos* für Leiden. Das bezieht sich auf den uralten Grundsatz der Medizin, daß Ähnliches mit Ähnlichem geheilt werden kann und soll.

Hahnemann hat vor 200 Jahren diesen Grundsatz neu entdeckt, für seine Heilweise neu belebt und wurde so zum Begründer der Homöopathie. Die bisher bekannte Medizin nannte er *Allopathie*.

Grundsätze

- **Grundsatz der Ähnlichkeit**
  (similia similibus curentur)

Jede konzentrierte, wirksame Substanz erzeugt im gesunden Menschen eine ihrer Art eigene Krankheit. Je wirksamer, desto heftiger. Das wissen wir von Vergiftungen. Ein Wirkstoff, der nun bei einem Gesunden solche krankhaften Erscheinungen erzeugt, heilt jenen kranken Menschen, dessen Störungen den krankhaften Erscheinungen des Wirkstoffes ähnlich sind.

- **Grundsatz der Arzneiprüfung**

Also prüften Hahnemann und seine ärztlichen Nachfolger viele natürliche Wirkstoffe an einigermaßen gesunden Menschen und nicht – wie in der Medizin üblich – an Tieren. Aus den Ergebnissen dieser Prüfungen, die auch heute immer wieder neu durchgeführt werden, formt sich ein für jeden Wirkstoff eigenes Bild, das wir *Arzneibild* nennen und das dem Erscheinungsbild des kranken Menschen ähnlich ist.

---

[1] Siehe auch „*Homöopathie – eine Einführung in Bildern*" und „*Kleine homöopathische Reihe*" (⇨ S. 499).

Einleitung

• Grundsatz der Potenzierung

Um allerdings Giftigkeit, Nebenwirkungen und Verschlimmerungen zu vermeiden, wird der Wirkstoff so lange verrieben und verschüttelt, bis sein krankmachender Reiz in einen heilenden Reiz umschlägt. Dadurch werden in dem Wirkstoff Kräfte frei, die durch eine bloße „Verdünnung", wie die Spötter sie gern bezeichnen, nicht vorhanden sind.

Arznei

Nach diesen Grundsätzen wird die homöopathische Arznei seit 200 Jahren unverändert hergestellt. Sie ist nicht von Menschen erfunden, sondern sie stammt aus allen Bereichen der Natur – aus pflanzlichen, mineralischen und tierischen Wirkstoffen –, aus der Umwelt des Menschen (Gifte, Toxine) und aus Krankheitsprodukten (Nosoden).

Die Angaben über die Arzneien wurzeln im Wissen der Physik, der Chemie, der Pflanzenkunde, der Tierkunde, der Mineralienlehre, der Vergiftungslehre und der Medikamentenlehre. Die eigentlichen Quellen aber stammen aus der Geschichte ihrer Anwendung, aus der Erfahrung am Krankenbett und aus den Angaben der Arzneiprüfung am sensiblen, gesunden Menschen. Aus diesen Quellen stammen auch die Angaben über die Verfassung, die Anlage, über die subjektiven Empfindungen des erkrankten Menschen und über die Möglichkeit einer bildhaften Erfassung und Vorstellung einer Arznei *(Arzneibild)*. Durch diese bildhafte Vorstellung über die Arznei versetzen wir Homöopathen uns in die Lage, sie dem Krankheitsbild bzw. dem Bild des Menschen spiegelhaft entgegenzustellen.

Mit Alkohol oder Milchzucker wird die Arznei zu Tropfen, Tabletten oder Kügelchen (Globuli) aufbereitet. In sich enthalten sie diejenigen Informationen, Schwingungen und Impulse, die im kranken Menschen einen Reiz in Gang setzen, der ihn zur Selbstheilung befähigt.

Die Verdünnung und besondere Aufbereitung der Arznei *(Potenzierung)* sind notwendig, um Giftigkeit und Nebenwirkungen auszuschließen und um starke Arzneireaktionen (Erstverschlimmerungen) zu verhindern.

Die Angriffe gegen diese Verdünnungen sind beim heutigen Stand der Wissenschaft überholt und angesichts der Erfolge bei Neugeborenen, bei Bewußtlosen und bei Tieren nicht mehr haltbar. Hinzu kommt, daß wir größtenteils Potenzen verwenden, deren Wirkung mit den Möglichkeiten unserer herkömmlichen Medizin meßbar sind (Tiefpotenzen und Mittelpotenzen) und deren Verdünnungsgrade mit Spurenelementen, Vitaminen, Hormonen, Fermenten und Katalysatoren vergleichbar sind. Eine ähnlich dauerhafte Gültigkeit von Arzneiherstellung und Heilgesetzen kann keine andere medizinische Methode bisher von sich behaupten.

> Die homöopathischen Arzneien gehören infolge der Potenzierung zu den billigsten, den unschädlichsten und damit zu den menschenwürdigsten Arzneien überhaupt.

Betrachten wir die Homöopathie von der Gewinnung der Arznei her, so ist sie naturgemäß. Betrachten wir sie von der Prüfung am Menschen her, so ist sie menschengemäß. Betrachten wir sie vom Arzneibild her, so ist sie menschengerecht.

Krankheit – Gesundheit – Heilung

Die *Kunst des Heilens* ist: Ordnung schaffen! Ihre Dynamik ist rhythmisch, Rhythmus ist eine Frage des Taktes, Takt ist Ordnung. Schöpferische Ordnung bestimmt den dynamischen Rhythmus der Natur.

Was ist Homöopathie?

Der Mensch in seiner harmonischen Ordnung ist gesund. Seine *Gesundheit* ist das ausgewogene körperliche, seelisch-geistige und soziale Gleichgewicht und das subjektive Wohlbefinden seiner Person (Dorcsi). Der Mensch in seiner disharmonischen Unordnung ist krank. Seine Krankheit ist folglich ein Verlust seiner Dynamik, seines Rhythmus, seines Taktes, seiner schöpferischen Ordnung – ein Ver-Rücktsein seiner Ordnungsschranken.

Krankwerden ist also ein nicht faßbares, nicht meßbares, nicht quantitativ wägbares Geschehen an der Person des Menschen infolge einer äußeren oder inneren Störung seiner personalen Ordnung. Die äußeren und inneren Störungen sind eine äußere und innere Bedrohung seiner Existenz. Wenn ich bedroht werde, dann heißt das letztlich, daß ich mißachtet, gedemütigt, verletzt, *gekränkt wurde* und *krank werde*.

Gesundheit, Krankheit und Heilung sind von der *Verfassung* des Menschen in seiner *Umwelt* und von seiner *ererbten Anlage* zu bestimmten Schwächen abhängig.

Konstitution

Die *Konstitution* des Menschen umfaßt seine körperlich-leibliche und seelisch-geistige *Verfassung* in seiner *Umwelt*. Auch hierzu gibt es einsichtige Angaben aus dem Bereich der Psychologie und Soziologie. Diesen Angaben wurden homöopathische Arzneien zugeordnet. Doch hinter allen Angaben steht der Mensch als Person in seinem Schicksal, äußerlich durch seine Erscheinung, innerlich – und in seiner Rolle in der äußeren Welt – durch sein Verhalten und sein Benehmen. Die Verfassung, das Verhalten, das Handeln und das Leiden sind die eigentlichen Gründe der ärztlichen Begegnung mit dem kranken Menschen und die eigentlichen Gründe mitmenschlichen Verstehens.

Wir begegnen dem leidenden Menschen in seiner *jetzigen* Verfassung, in seinem *Sosein*, in der *Entgleisung* seines *Daseins*. Sie ist im Wandel des Lebens erworben, *wandelbar* wie das Leben und im Fluß des Lebens fließend veränderlich. So wird aus einem roten, warmen, feuchten, kräftigen Menschen eventuell ein blasser, kalter, trockener und schwächlicher Mensch. Oder aus einem frohen, heiteren, lustigen, geselligen Menschen wird eventuell ein stiller, ernster, trauriger, verschlossener Mensch. Der Wandel dieser Verfassung wird bestimmt und ausgelöst durch Umwelteinflüsse, durch Lebensumstände, durch Schicksalsschläge.

Die äußeren Erscheinungen (Phänomene) seiner Person spiegeln die inneren Erscheinungen seines Verhaltens und Benehmens wider in Haltung, in Mimik und Gestik. So entsteht das Bild der unverwechselbaren Eigenheit seiner Individualität.

Diathese

Die *Diathese* ist die angeborene Organminderwertigkeit, die Systemminderwertigkeit, die angeborene Krankheitsbereitschaft. Bei den chronischen Krankheiten spielen die Verfassung und die Anlage eine wesentliche Rolle. Äußere und innere Einflüsse wirken als Auslösungen auf sie ein.

Die *Anlage* (Diathese) setzt der Wandelbarkeit der Verfassung natürliche Grenzen. Sie beinhaltet – aus einer höheren Ordnung betrachtet – die ererbte Unvollkommenheit seit der Vertreibung aus dem Paradies, während die Umwelteinflüsse *(Modalitäten)* durch die Unvollkommenheit unserer äußeren Welt gekennzeichnet sind.

„Ihr werdet gestraft sein bis ins vierte und fünfte Glied", war die apokalyptische Prophezeiung, nachdem wir die Vollkommenheit verließen. Die sogenannte Erbsünde erkannte Hahnemann als *die* Grundlage krankhaften Geschehens am Menschen, als *das krankmachende Miasma,* das uns an der Wiedergewinnung der Vollkommenheit hindert und nannte sie *Psora.*

Im weiteren wurden drei große *Erbkrankheiten* zur Menschheitsplage, aus deren Krankheitsprodukt entsprechende homöopathische Nosoden aufbereitet wurden (⇨ S. 41, 123). Sie prägen den Menschen in seiner Anlage bis heute:

- Erstens die Tuberkulose als *tuberkulinische,* lymphatische, kreative, hilflos unzulängliche Verfassung; eine Mischung aus psorischen und *luetischen* Anteilen;
- zweitens die Gonorrhöe oder der Tripper als *lithämische,* produktiv-wuchernde Verfassung und
- drittens die Syphilis oder Lues als *luetisch-destruktive,* zerstörerische Verfassung.

Sie entscheiden unsere Anfälligkeit für spezifische Erkrankungen und sind die Wurzeln allen Krankwerdens. Sie bestimmen unsere Reaktionsweise auf Krankheitsreize sowie die Regulationsfähigkeit, die Abwehrfähigkeit, die Widerstandskraft und das Gesundungsvermögen auf solche Reize.[2]

Es verbleibt uns zu erkennen, unsere Unvollkommenheit anzunehmen als *Sosein,* mit ihr zu leben im Dasein, um sie zu überwinden im *Menschsein.*

Die Auffälligkeiten und Eigenheiten der Unvollkommenheit finden nicht nur im sichtbaren wie im unsichtbaren Ausdruck der Person ihre Entsprechung, sondern auch in der bildhaften Beschreibung der Arznei.

> Konstition und Diathese gehören zur Behandlung der chronischen Krankheiten und sind *relativ* von der bewährten Anwendung einer Arznei, die für den Bereich der akuten Beschwerden reserviert ist.

Auslösungen

Die Homöopathie ist eine Behandlung des Anfanges, des Beginnes und der *Auslösungen.* Die auslösenden Faktoren sind leicht vom Behandler und vom Patienten erfaßbar und erklärbar. Wenige Arzneien genügen, um sie bei auslösenden Bedingungen einer Erkrankung einzusetzen und auch um eine echte vorbeugende Behandlung zu betreiben.

Vielen solcher *auslösenden Umwelteinflüsse* begegnen wir alltäglich wie Angst, Ärger, Sorgen, Kummer, Leistungszwang, Demütigung oder Heimweh. Die Lebensumstände sind bestimmt durch die innere Rolle, die wir nach außen spielen dürfen oder spielen müssen und durch die Art und Weise, wie wir den Konflikten durch unser Rollenverhalten begegnen: kreativ lösend, aggressiv bekämpfend oder regressiv ablehnend.

Methode

Die Homöopathie ist von der Methode her keine Psychotherapie, sondern eher eine somatopsychische Therapie, denn der Arzneireiz setzt am Angriffspunkt der Wirkstoffe der Ursubstanz (Toxikologie) an und wirkt über das Organ, über das System und über feine Regelkreise auf die Ganzheit des Menschen und damit auch auf das Seelisch-Geistige.

Sie ist eine *Methode,* die auf die Enthüllung des Besonderen der Erscheinungen abzielt. Das Besondere aber ist die Ganzheit, die Einmaligkeit, nämlich das, was uns zur Person macht. Was wir am kranken Menschen wahrnehmen, ist das sich Zeigende, sich Offenbarende, das ans Licht Gebrachte, die Vorkommnisse am Leib und in der Seele. Was verdeckt ist, soll aufgedeckt und verar-

---

[2] Mehr dazu in der „*Kleinen homöopathischen Reihe*" (⇨ S. 499).

Was ist Homöopathie?

beitet werden. Die Verarbeitung durch den Homöopathen geschieht im Vergleich der Zeichen des kranken Menschen mit den Zeichen des Arzneibildes (Ähnlichkeitsregel). Neben der wissenschaftlichen Erforschung der Krankheitsursachen und deren Auswirkungen gibt es noch einen anderen gerechtfertigten Weg in der Wissenschaft: Den erkrankten Menschen reden lassen, ihn anschauen, ihm zuhören und ihn verstehen.

Kunst

Die *Kunst der Anamnese,* der Erhebung der Krankengeschichte, besteht darin, den ganzen Menschen zu erfassen, indem der Homöopath die Zeichen gewichtet, bewertet und bildhaft zusammenfügt, so daß letztlich das Bild des kranken Menschen mit dem Bild der Arznei übereinstimmen. Bei der Erfassung des kranken Menschen ist die Art der Erkrankung von geringster Bedeutung, weil die Erfassung sich in jedem Fall auf den ganzen Menschen richtet. Daher gibt es in der Homöopathie keine Spezialisierung, keine Fachrichtung. Aus dieser Sicht sind klinische Befunde zwar dringend notwendig, aber allein zu wenig, um einen Menschen zu erfassen in einem höheren Zusammenhang mit den Bedingungen des Organismus, in seiner Abhängigkeit von der Umwelt und in seiner Beziehung zur Schöpfung.

So betrachtet ist die Homöopathie eine Erweiterung und Bereicherung unserer modernen Medizin. Sie gibt uns neben den technischen Fortschritten in Diagnostik und Pharmazie bewährte Arzneien und eine menschliche Einsicht in den kranken Menschen.

Einleitung

Hinweise ... unbedingt lesen

Achtung!

Dieses Buch erhebt keinen Anspruch auf Vollständigkeit. Es ist ein Lesebuch für Laien, die sich der Homöopathie verschreiben, und für junge Studierende der Homöopathie, denen hierdurch Mut gemacht werden soll, umgehend ihre Patienten mit homöopathischen Arzneien zu versorgen.

Die Behandlung chronischer Krankheiten oder der Konstitution des einzelnen obliegt weiterhin dem Behandler Ihres Vertrauens, genauso wie eine eventuell angezeigte Dauerbehandlung!

Zur Arbeit mit dem Handbuch

Die empfohlenen Anwendungen der *Arzneien* im ersten Teil *Der kranke Mensch* sind aus dem breiten Schatz der *bewährten Anwendungen*. Die *Kapitel* im *ersten Teil* sind zur besseren Auffindung alphabetisch geordnet und nicht nach akuten oder chronischen Beschwerden. Die Kapitel über *chronische* Erkrankungen sollen Ihnen den Schatz für die breiten Möglichkeiten homöopathischer Behandlung nur eröffnen mit einem Aha-Erlebnis, dem der neugierige Wunsch nach Mehrwissen folgt. Deshalb richte ich meine Anrede hierin eher an den homöopathischen Behandler als an den Laien. Bedenken wir, daß jede offenbare und äußerliche Erscheinung nur eine Spur zur Tiefe der Person ist.

Bei jedem Zweifel in der Entscheidung sollten Sie den erfahrenen Homöopathen zu Rate ziehen.

Denn die Behandlungsmöglichkeiten reichen bis dahin, wo ein Mensch – aus welchen krankmachenden Gründen auch immer – weder reaktionsfähig noch regulationsfähig ist und seine Abwehr darniederliegt. Den Grad dieser Unfähigkeit entscheidet die Anpassungsfähigkeit, die Flexibilität, die Toleranz, der Humor oder die Starre im Ausdruck einer Allwissenheit.

Der *zweite Teil* ist ebenfalls alphabetisch geordnet. Die Beschreibung der Arzneien hebt nur das Besondere, das Wesentliche hervor. Sie bezieht sich und begrenzt sich auf die im *ersten Teil* aufgeführten Arzneien. Wiederholungen dienen der Einprägung. Die *kursive* Druckart hebt das Wesentliche vom Verbindlichen ab und erleichtert die Arzneiwahl.

Auswahl der Arznei

Suchen Sie bei einer Störung nicht nach Erklärungen ihrer eventuellen Ursache, sondern suchen Sie die passende, entsprechende Arznei. Fragen Sie *nicht* nach dem **WARUM** der Störung, sondern nach dem

WO der Störung
(Ort, Ausdehnung, Aussehen),
WIE der Störung
(Empfindung, Ausscheidung),
WANN der Störung
(Beginn, Auslösung, Umstände).

Bei der Arzneiwahl steht die *Auslösung* an erster Stelle in Ihrer Entscheidung.

Bezugsquelle der Arzneien

Die meisten Arzneien werden in drei Darreichungen (Tropfen, Kügelchen = Globuli oder Tabletten) angeboten. Einige Arzneien sind allerdings nur flüssig haltbar.

Die Arzneien sind nur in der Apotheke erhältlich (apothekenpflichtig). Sie brauchen jedoch nicht vom Arzt verschrieben zu werden (nicht verschreibungspflichtig), können also ohne Rezept erworben werden.

Hinweise ... unbedingt lesen

- **Versandhandel für Reiseetuis für hom. Arzneien**
Matthias Kiebel
Stiftstr. 14
D-65183 Wiesbaden
Tel.: 0611/9590588 und 521111
Fax: 0611/521114
matthias.kiebel@wiesbaden.netsurf.de

- **Bezugsquelle für K-Potenzen**
Homöopathisches Labor
D. Schmidt-Nagel
27, rue pré-bonvier
CH-1217 Meyrin/Genf
Tel.: 0041/22/7191919
Fax: 0041/22/7191920
info@schmidt-nagel.ch

- **Bezugsquelle für LM-Potenzen**
Arcana
Arzneimittel Herstellung
Dr. Sewerin GmbH + Co. KG
Postfach 2842
33258 Gütersloh
Tel.: 05241/93010
Fax: 05241/38603

Aufbewahrung

Die Arzneien sollten in dunklen Gläschen, Fläschchen oder im Dunkeln aufbewahrt werden. Das schützt sie vor zu starker Lichteinwirkung.

Beachten Sie bitte auch, daß *Camphora* (Kampfer) eine starke Strahlung aussendet, welche die Wirkung anderer homöopathischer Arzneien vermindern kann (ähnlich wie *Minze, Menthol* und *Kamille!*). Schon Kent empfiehlt, diese Arzneifläschchen „in einem entlegenen Winkel des Hauses" aufzubewahren.

Gabengröße

Eine Gabe entspricht fünf Tropfen oder fünf Kügelchen oder einer Tablette.

Einnahme

Eine Gabe lassen Sie zehn Minuten vor oder nach dem Essen oder Trinken ohne Wasser auf der Zunge zergehen.

Bei akuten Störungen können Sie eine Gabe 1stündlich, 2stündlich usw. oder täglich (D30) wiederholen, wie im Text angegeben. Bei Nachlassen der Beschwerden nehmen Sie die Gabe weniger häufig, das heißt, Sie richten sich bei der Gabeneinnahme nach der Intensität der Störung.

Nach Besänftigung der akuten Störung werden die verschiedenen Potenzierungen mit folgender Regelmäßigkeit eingenommen:

bis D3	3 x täglich 1 Gabe zu je **15-20** Kügelchen
bis D6	3 x täglich 1 Gabe zu je **5** Kügelchen
bis D12	2 x täglich 1 Gabe zu je **5** Kügelchen
D30	1 x wöchentl. 1 Gabe zu je **2** Kügelchen
LM6	3 x wöchentl. 1 Gabe zu je **5** Tropfen (Fläschchen vorher 10x kräftig in der Handfläche aufschütteln)

- **Bei akuten Störungen**
Bei *akuten* Störungen setzen Sie die von Ihrem Homöopathen verschriebene Basisbehandlung vorübergehend ab und bei Nachlassen der Störung wieder ein.

- **Im Notfall**
Im *Notfall* können Sie jede Arznei in einem Viertel Liter Wasser auflösen und davon alle 5 Minuten einen gewöhnlichen Schluck trinken oder mit einem Plastiklöffel einnehmen.

Einleitung

Erneute Einnahme

Wenn nach einer Arzneigabe eine Besserung der Beschwerden eintritt, so warten Sie mit ihrer Wiederholung bis Sie den Eindruck haben, daß die Wirkung der Arznei nachläßt. Eine Steigerung der Arzneiwirkung durch Erhöhung der Einzelgabe oder durch vermehrte Wiederholung der Gabe ist nicht zu erwarten. Der Arzneireiz benötigt einen gewissen Zeitraum und einen bestimmten Zeitablauf, bis er anspricht. *Was sich in zwanzig Jahren entwickelt, festgesetzt und verkrustet hat, kann nicht in zwei Tagen enthärtet und aufgelöst werden.* Der Arzneireiz wird durch ein Kügelchen oder einen Tropfen genauso erreicht wie durch zwanzig oder hundert. Aus diesem Grunde ist es auch nicht besorgniserregend, wenn Kinder – wie so gern – ein ganzes Fläschchen mit Kügelchen auf einmal aufessen. Dies entspricht im Grunde einer Gabe.

- **Hochpotenzen**

Arzneien in **D200** oder in Korsakow 1000 (= **M**) für chronische Erkrankungen sind erst dann zu wiederholen, wenn die Besserung der Beschwerden nachläßt, in der Regel alle 4 bis 8 Wochen.

Erstverschlimmerung

Die homöopathischen Arzneien haben keine Nebenwirkungen. Bei sehr empfindsamen Menschen und bei zu häufiger Wiederholung der Arzneigabe kann es zu überschießenden, verstärkten Reaktionen kommen, die jedoch nicht als schädliche Arzneiwirkung zu betrachten sind, sondern als Zeichen der richtigen Arzneiwahl. Nach Absetzen der Arznei klingt diese sogenannte *Erstverschlimmerung* schnell wieder ab.

Im allgemeinen empfehle ich bei Arzneien in D6 bis D12, diese drei Tage auszusetzen und danach mit weniger häufigen täglichen Gaben fortzufahren

Erster Teil
Der kranke Mensch

Abmagerung

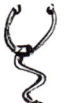

⇨ Appetitstörungen

Wenn wir abmagern oder ein Patient abgemagert zu uns kommt, so denken wir an vielfältige Auslösungen in jeder Schicht der Person, seien sie leiblichen, seelischen oder geistigen Ursprungs. Vom Krankheitsproz eß her gesehen, erkennen wir meist eine Störung der mineralischen Aufnahmebereitschaft, der Assimilation von Mineralien, vor allem bei Kindern. Wir erkennen aber auch bei Kindern und Erwachsenen den Tadel, das Heimweh, die Sorgen, den Kummer, die Demütigung, die Kränkung, die folglich krank machen.

> In der Homöopathie ist die Beeinflussung dieser menschlichen Schicht die Krönung ihrer Kunst. Selbstverständlich können wir auch im Leiblichen wirken, helfen und erleichtern. Letztlich hängt dies von der persönlichen Verantwortung des Heilenden ab, in welche Höhen und Tiefen er sich begeben mag.

Natrium muriaticum D200

Wie erschütternd ist es doch, einem Kind zu begegnen, welches das sorgenvolle *Gesicht* eines *leblosen* Erwachsenen trägt. Leben aber heißt: Jeden Augenblick neu geboren zu werden. Dies ist der Ausdruck des vorrangigen Augenblicksrechts des Kindes und jener Erwachsenen, die das Heil des Kindseins in sich bewahrt haben. Dieses Kind aber ist niemals wirklich es selbst und wurde deshalb niemals wirklich geboren! Die Mutter sagt: „Es wertet das wenige Essen, das es zu sich nimmt, nicht aus." Die mütterliche Aussage verbietet uns, unmittelbar nach dem Schicksal des Kindes zu fragen. Doch die Beobachtung des Verhaltens und Benehmens der Mutter und die des Kindes verrät uns stillschweigend die Antwort. Fragen nach der Schwangerschaft, der Entwicklung des Kindes und nach dessen Eigenarten bestätigen unsere Vermutung. Wir erfahren, daß es auffallenderweise öfter zum *Salzstreuer* greift und das wenige Essen auch noch „versalzt". Wir erfahren vom *großen Durst*, vom gelegentlichen Heißhunger, von einer Vorliebe für das salzige Meer und für dessen Früchte, von seinem schweren, *bröckeligen Stuhlgang*. Es ist eher ein Beobachter als Agierender in der Spielgruppe, seine Schulleistungen sind tadellos und *gewissenhaft*; es mag jedoch kein allzu lautes Lob. Geben Sie ihm statt dessen Ihre *unauffällige Beachtung* und Natrium muriaticum D200, bis es vom Salz der Erde, vom Salz des Lebens, anstatt vom Salz des Streuers, befreit genießen kann und darf.

⟳ 1 Gabe einmalig alle 4 bis 6 Wochen

Ignatia D30

Ähnlich feinfühlig, zart, still und ernsthaft erleben Sie diesen jungen Menschen. Wenn wir ihn mit begleitender Mutter zu uns nehmen, wird uns sein *verschleierter, leidender Blick* beeindrucken, der nach Trost und Beachtung bettelt. Wenn wir die Mutter nach ihrem Vorbericht ins Wartezimmer entlassen, dann berichtet er mit

Der kranke Mensch

unterdrückten Tränen vom ständigen Ansporn zu schulischen und häuslichen Leistungen seitens der Eltern, von ihren *ständigen Tadeleien*, wenn ihre Vorstellungen unerfüllt bleiben, von ihrem ständigen Widerspruch, der seine *Widersprüchlichkeit* herausfordert. Seine Sorgen darüber kann er niemandem erzählen; seine Schulkameraden erzählen die gleichen Geschichten. So *schluckt* er seinen Gram in sich hinein, bis ihm der Appetit vergeht und ihm der *Magen krampft*, die *Magersucht* beginnt. Ihr aufmerksames Zuhören und Ihre Gabe Ignatia D30 bei Seufzen und Magenkrampf sind ihm unbekannte Labsal, die ihn weinen oder lachen lassen.

⁓ 1 Gabe gelegentlich

China D4

Es ist verständlich, daß sich *nach erschöpfenden Krankheiten* ein Mangel an Interesse und Appetit einstellt. *Verlust von Körperflüssigkeiten* durch Blutung, infolge Durchfall und Erbrechen, durch Operation und Narkose leiten die Abmagerung ein. Früher gab man diesen Leidenden *Chinawein* zu trinken. Die Homöopathie gibt ihnen China D4. Sie ist die beste Arznei, wenn nach der Erkrankung die Erholung nur schleppend fortschreitet.

⁓ 3 x 1 Gabe täglich

Phosphorus D12

Gegen die bisher beschriebenen sind die folgenden zwei Menschen wahre Wunder an Futterverwertung. Die Mutter sagt: „Obwohl er den ganzen Tag in sich hineinstopft, bleibt nichts an ihm hängen." Er erwacht auch *nachts*, um zu *essen* und zu trinken. Sein *Durst* auf Kaltes ist *unlöschbar*, sein Appetit auf Kaltes ist unstillbar. Trotzdem bleibt er zart wie ein *Streichholz* und wie dieses ebenso leicht *heiter entzündbar* wie melancholisch ausgelöscht. Alles in Ihrem Sprechzimmer erblickt er mit *feinfühliger* Beobachtung und beantwortet diese mit ebenso feinfühliger Bemerkung. Er liebt alles, was seine Sinne erregt, schöne Dinge, schöne Klänge, schöne Düfte, die ihm jedoch beim eventuellen Asthma zum Verhängnis werden. Wir erfahren, daß er zu Hause äußerst *schlampig* ist, ein Genie in seiner eigenen Unordnung, dort *schöpferisch* gestaltend, Gedanken und Geschichten schöpfend, an die er selbst glaubt und die man ihm als *Lügen* vorhält. Erwachsene unter ihnen haben diese Eigenschaften kaum verloren, es sei denn, ihr Feuer ist bereits verbrannt. Auch alte Menschen tragen noch diesen feurigen Glanz in ihren Augen und auf ihren jugendlichen Wangen. Jedem dieser Altersstufen beschert Phosphorus D12 (später in *D200* einmal monatlich) die nötige Harmonie der Mitte, sowohl körperlich als auch seelisch.

⁓ 2 x 1 Gabe täglich

Jodum D12

Mit diesem Menschen verbindet ihn große Ähnlichkeit. Er ist ebenso *feurig*, aber *schwitzig*; ebenso *heißhungrig*, aber futtert sich durch den Tag; ebenso durstig, aber eher tagsüber und auf Wein; er

Abmagerung

ist ebenso unruhig, aber *beängstigend aufgeregt* bis zum Verrücktwerden; er ist ebenso schlank, aber die Nahrung ist bereits verbrannt, bevor sie den Stoffwechsel erreicht. Was den vorigen liebenswert erscheinen läßt, macht diesen *bedauernswert*. Die Unordnung der Drüsen und deren Hormone sind sein eigentliches, ererbtes Problem. Bald wird er gelb, fahl, alt, besorgt, mutlos und *beklagenswert*. Bevor er Sie und seine Umwelt menschenscheu ablehnt, geben Sie ihm Jodum D12. Dann werden seine hartnäckige Hitzigkeit, seine verhärteten Drüsen, sein verhärtetes Innenleben jegliche Nahrung am rechten Ort verwerten.

⟶ 2 x 1 Gabe täglich

Der kranke Mensch

Abszeß

Der Abszeß in unseren Breitengraden ist selten geworden. Hygiene und vollwertige Nahrung haben dafür gesorgt. Nicht zu vergleichen mit den „Hungerbeulen", die ich zu Tausenden in den Armenvierteln Asiens erleben mußte, wo westliche Privilegien zwar bekannt, aber nicht vorhanden waren. Den westeuropäischen Abszeß erleben wir aufgrund eines Fremdkörpers, einer infizierten Wunde oder einer Blutvergiftung.

Apis D4
Wenn wir ihn anfangs nicht genauer unterscheiden können, sondern nur seine Erscheinung erfassen und er einem kleinen *Bienenstich* gleicht, dann nehmen wir Apis D4, besonders wenn er *juckt* und eine *kühle* Auflage lindert.
⌇ 1 Gabe 1-2stündlich

Belladonna D30
Ist er eher hellrot, hart, äußerst berührungsempfindlich, pocht und reißt er unerträglich, dann nehmen wir Belladonna D30. Eine warme Auflage lindert die Beschwerden.
⌇ 1 Gabe täglich

Arnica D4
War eine kleine *Verletzung* der Haut vorausgegangen, dann heilt meist Arnica D4. Der Abszeß ist dann hart, eher *dunkelrot* und sehr empfindlich.
⌇ 3 x 1 Gabe täglich

Lachesis D12
Liegt eine *Blutvergiftung* zugrunde, sei es durch Verletzung von außen, durch unreine Spritzen usw., dann nehmen wir Lachesis D12. Der Abszeß erscheint eher *blaurot*, ist bretthart, sehr berührungsempfindlich, *Kühle* lindert. Oft ist die Blutvergiftung von hohem kontinuierlichem Fieber begleitet, und der Kranke phantasiert hörbar und unverständlich. So erlebte ich es bei meinem Piano-Freund Herward, von dem seine Frau Erika behauptete, er rede nicht wirrer als sonst auch. Er erhielt weiterhin *Lachesis*, und ein 20 Jahre alter Glassplitter in der Stirnhaut entzündete sich, stieß sich ab und die Wunde heilte aus. Jetzt redet er weniger wirr!
⌇ 2 x 1 Gabe täglich

Hepar sulfuris D30
Manche Abszesse habe ich erst gesehen, als sie schon eine *Eiterkrone* auf ihrem Gipfel trugen. Hier ist Hepar sulfuris D30 bis zur vollständigen Reifung angezeigt. Dann wird sich der Eiter entleeren. Eine *feucht-warme* Auflage lindert den Schmerz.
⌇ 1 Gabe alle 12 Stunden

Anthracinum D12
Finden wir auf der Spitze dieser Eiterkrone einen *schwarzen Punkt*, so wird es sich eher um einen *chronischen* Prozeß handeln, dem Anthracinum D12 guttun wird. Die Neigung zu wiederholten Ab-

szeßbildungen wird diese aus dem *Milzbrand von Tieren* gewonnene Arznei unterbinden.
  2 x 1 Gabe täglich

Myristica D4 Entleert sich der Eiter nicht, wird die *Beule* eher größer und *weicher*, dann nehmen Sie Myristica D4. Diese Arznei ersetzt das chirurgische Messer, weshalb wir sie „*homöopathisches Messer*" nennen.
  3 x 1 Gabe täglich

Silicea D6 Nach der Eiterentleerung verbleibt meist eine *pfropfartige Höhlung, hell wie Sand*, die Sie gut mit Silicea D6 ausheilen, falls dies nicht vorher schon geschehen ist. Diese Arznei benutzen Sie ebenso für einen Abszeß, der durch einen *Fremdkörper* wie Glas- oder Holzsplitter verursacht wurde und in der Folge *eitert*. Sie wird ihn samt Eiter hinaustreiben.
  3 x 1 Gabe täglich

Carbo animalis D4 Verbleibt nach der Abszeßentleerung allerdings eine *schwarze Höhlung*, die *wie verkohlt* aussieht, dann wird Carbo animalis D4 der Wunde über erfrischtes Blut *frische Luft* zuführen und die Verkohlung auflösen.
  3 x 1 Gabe täglich

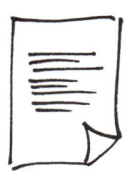 **Notizen**

Der kranke Mensch

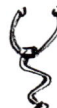 ### Afterfistel

Die Fistel ist das äußere Übel eines inneren Übels. Es ist für uns ein Selbstverständnis, daß wir die klinischen Zusammenhänge abklären lassen. Erkrankungen der Leber, der Bauchspeicheldrüse, chronische Durchfälle, chronische Verstopfung können klinisch ursächlich die Fistel begleiten. Wir Homöopathen schöpfen unser Wissen aus der Arznei, dem Arzneibild und dem entsprechenden Bild des kranken Menschen. Aus dem klinischen Verständnis ist es nicht verwunderlich, daß viele Arzneien zutreffen. Ich darf mich in diesem Rahmen beschränken, Ihnen meine bewährtesten Arzneien zu vermitteln.

Acidum nitricum D6

Die erste Arznei wirkt tiefgreifend auf alle Zerfallsprozesse in Haut und Schleimhaut. Besonders an deren Übergängen wie Mundwinkel und After bilden sich *eitrig stinkende* Geschwüre, Schrunden und Fisteln. Der Leidende ist ein zäher, zorniger, *fluchender* Mensch von unausstehlichem Charakter und mit unausstehlichen Schmerzen, brennend wund und *stechend*, als ob ein *Holzsplitter* darin bohre. Ihm geben Sie Acidum nitricum D6, damit er sowohl sich als auch andere wieder ausstehen kann.
3 x 1 Gabe täglich

Calcium fluoratum D12

Wenn dieser *ideenreiche Morgenmensch* mit Fisteln zu Ihnen kommt, ist er bereits erschöpft, mißmutig und voller *Angst um seine Gesundheit*. Trotz reichlicher *salziger*, pikanter Nahrung *nimmt er zusehends ab*, hechtet aber immer noch durch die Gegend, um sich und alle anderen zur Arbeit anzutreiben. Alle seine Störungen nagen sich in die Tiefe, verhärten und entzünden sich unheilbar. Seine Fistel braucht Calcium fluoratum D12. Vor vielen Jahren habe ich erleben dürfen, wie eine krebserkrankte Patientin, die nach einer der häufigen „Mal-gucken-was-drin-ist-Operationen" stinkende Narbenfisteln ausbildete und die durch diese Arznei sowohl von den Fisteln als auch von der Krebserkrankung befreit wurde. Ein äußerer Hinweis hat diesmal genügt, um in die Tiefe zu wirken!
2 x 1 Gabe täglich

Silicea D6

Nimmt die Fistel mit diesen Arzneien einen günstigen Heilverlauf, so können Sie am Ende der Behandlung Silicea D6 zur Ausheilung einsetzen. Die *Kieselerde* folgt immer gut auf *Calcium fluoratum*, indem sie dessen Wirkung unterstützt oder anfacht. Es können aber auch Menschen, die dem Bild von *Silicea* entsprechen, unter Fisteln leiden. Dann setzen Sie diese Arznei folglich als erste, alldurchgreifende Arznei unmittelbar ein.
3 x 1 Gabe täglich

Afterfistel

 **Notizen**

Der kranke Mensch

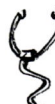 ## Afterjucken

Der Juckreiz am Südpol des Menschen hat mannigfache Verbindungen zu körperlich-leiblichen Störungen. Denken wir an die Plage juckender Hämorrhoiden, die den vorgelagerten Leberleiden zugehören. Hier seien die häufigsten Bilder skizziert, die die Erfahrung uns lehrt.

Cina D30

Nervöse, hampelige Kinder klagen über *nächtlichen Juckreiz* im After. Denken Sie zuerst an Würmer (Oxyuren), die nachts gern zur Köperöffnung kriechen. Für solche schlafstörenden Wehen habe ich Ihnen ein Kapitel *Würmer* reserviert. Als erstes geben wir Cina D30. Sie reicht meist aus, um die Verursacher zu eliminieren. Wenn nicht, verfahren Sie wie in erwähntem Kapitel.
  1 Gabe einmalig

Tuberculinum bovinum D200

Finden Sie diese Auslösung nicht und ist auch weiterhin kein Ausschlag besonderer Art in der Umgebung des Afters, so habe ich die *tuberkulinische Anlage* als eigentliche *Ur-Auslösung* angenommen und sie mit Tuberculinum bovinum D200 beeinflußt.
  1 Gabe einmalig

Berberis D3

Dazu gebe ich gleichzeitig 4 Wochen lang zur Giftausscheidung Berberis D3 und höre mir dann das Befinden an.
  3 x 1 Gabe täglich

Sulfur D12

Jetzt finden wir schon eher einen *ekzemartigen* Ausschlag um den After, der trocken oder feucht sein kann. Hauptsächlich *brennt* er und ist hochrot *wie Feuer*. Der ganze Mensch brennt kräftig vor allem dort, wo sich sein Körper öffnet, Augen, Nase, Mund, Penis, Scheide, After. Auch seine Seele brennt, wenn sie sich öffnet, von *weltverbesserischen* Vorstellungen. Alle Öffnungen besänftigen sich mit Sulfur D12. Dann wird der *ewig Schmuddelige* sich eventuell waschen, kämmen und eine saubere Hose anziehen.
  2 x 1 Gabe täglich

Causticum D6

Es sind weniger die kräftigen, hitzigen, als die schwachen, blassen und *frösteligen* Menschen, deren Analgegend juckende Probleme zur Lösung aufgibt. Sicherlich spielen seelische Gegebenheiten eine Anführerrolle. Denn für einige wird die Sorge um den After zur neurotischen Lieblingsbeschäftigung. Tief im geheimen blüht die Phantasie bei diesen Menschen um ihre *sexuellen Wünsche*, die diesen Körperabschnitt darin einbeziehen. Wer weiß von uns schon, was in manchen Betten geschieht! Jedenfalls brennt dieser After *ätzend* mit trockenem Ausschlag drum herum, und Causticum D6 heilt sein Übel in jeder Weise.
  3 x 1 Gabe täglich

Afterjucken

Für die seelische Querverbindung gehen Sie in der Potenzhöhe nach oben, auf *D200* oder auf *K1000 (M)*.

Alumina D12

Noch fahler, noch schwächer, *noch frösteliger*, noch unruhiger empfindet und verhält sich dieser von allgemeiner Trockenheit geplagte Mensch. Nicht nur Haut, Schleimhaut und innere Organe haben ihre Spannkraft verloren, auch Seele und Geist sind vertrocknet, verkümmert, verlangsamt im Fühlen und Denken. Geschrumpft, *bröckelig* und *rissig* wie frisch geformte Tonerde in trockener, sonniger Luft! Ebenso rissig sind alle Körperöffnungen: Augenlider, Nasenlöcher, Mundwinkel, Lippen, Schamlippen und Afterfalten. Verschreiben Sie ihm Ferien in *feucht-warmer Meeresluft* und eine Flasche mit Alumina D12, einzunehmen über lange Zeit, entsprechend der Verlangsamung der Lebensprozesse.

 2 x 1 Gabe täglich

Notizen

Der kranke Mensch

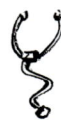

Akne rosacea
⇨ *Akne vulgaris*

Sie gehört in die Gruppe der allergisch-entzündlichen Ekzeme und im weiteren Sinne zu den Stoffwechselerkrankungen. Sie verbreitet sich im Gesicht über Nase und Wangen und wird deshalb volkstümlich *Schmetterlingsekzem* oder *Gesichtsrose* genannt. Sie ist das Kreuz der Hautärzte, die es ohnehin nicht leicht haben, denn ihre Erscheinung ist kein lokales Hautgeschehen, sondern weist gleichzeitig Störungen der inneren Stoffwechselorgane auf und, homöopathisch gesprochen, ist sie ein Problem der Person in ihrer gesamten Verfassung mit ihrer ererbten Anlage und ihrer Umwelt. Wobei letztere zu allem sichtbaren Übel obendrein ungenierliche und lästig werdende Fragen nach dem Was und Warum-wohl stellt.

Acidum hydrofluoricum D6

Wir haben es nicht allzu schwer in der Arzneifindung, wenn wir eine jahreszeitliche Schwankung feststellen können. Liegt die verschlimmernde Zeit Ihrer Rose im *Sommer*, dann nehmen Sie Acidum hydrofluoricum D6 über die ganze Jahreszeit hinweg. Durch diese Arznei wird zumindest die *destruktive* Anlage besänftigt, falls sie nicht personenbezogen durchgreifend heilt. Eine solche Person ist *kraftvollen* Charakters.
↝ 3 x 1 Gabe täglich

Abrotanum D4

Verschlimmert sich Ihre Rose jedoch eher im *Winter*, so weist sie uns auf ein tuberkulinisches Geschehen hin. Nehmen Sie unbeirrt Abrotanum D4 über die ganze Zeit der Verschlimmerung. Sie wirkt besonders auf das *Lymphsystem*, wenn Sie ein müder, matter, blasser und *hohläugiger* Mensch sind und stärkt Ihr Abwehrsystem.
↝ 3 x 1 Gabe täglich

Graphites D12

Je nach Verlust der Elastizität, der Lebens- und Schwungkraft sind diese Menschen, wenn auch nur andeutungsweise erkennbar, *dumm, faul, fett* und *gefräßig*. Immer ist es eine Frage des Grades der Entgleisung von der harmonischen Mitte. Auch wenn wir den Verlust der Mitte nicht zu beklagen haben, bleiben wir unvollkommen; aber: Wir können damit leben! „Mir geht es gut!", antwortete mir eines Tages meine Professoren-Freundin Marianne mit vormals schwerem deformierendem Rheuma. Auf meine erstaunte Frage: „Keine Klagen?", warf sie zurück: „Oh, es zwickt da und dort; aber das darf es doch!" Jetzt verstand ich, was es bedeutet, das Maß der Mitte *mit* unserer Unvollkommenheit erreicht zu haben. So verstehen wir die Eigenschaft *dumm* als Verlust des aktiven Intellekts, *faul* als Verlust des Wollens und Strebens, *fett* als Verlust der Gewebselastizität und *gefräßig* als Verlust der intellektuellen Kontrolle. *„Wo steht dieser Mensch"* in der Breite und Tiefe seiner Lebenspalette, seiner Chancen, seiner Fähigkeiten? Diese Frage müssen wir uns als Heilende stellen, um sein Vermögen zur Gesundung zu ermessen. Oder wir fragen wie Dorcsi: *„Was ist das für ein*

Akne rosacea

Mensch", der trotz Kummer noch lachen kann, der trotz Demütigung noch humorvoll ist oder der infolge seines Kummers und der erlittenen Demütigungen nicht mehr lachen noch weinen kann? In der Beantwortung dieser Fragen offenbart sich erst das tiefe Verstehen für die Krankhaftigkeit, für das Schicksal eines Menschen. Es offenbart sich gleichermaßen das tiefe besinnliche und verinnerlichte Verstehen für unsere homöopathische Arznei, die dieser Schicksalhaftigkeit oder Schicksalsbefreiung entspricht. So verstehen wir diesen rosebehafteten Menschen mit seinem äußerlichen Unglück und in seinem innerlichen Unglücklichsein. Geben Sie ihm Graphites D12. Diese Arznei hat einen starken Haut- und Schleimhautbezug, und in der Tiefe der Person erhebt sie diese über die Verzweiflung hin zur Hoffnung.

2 x 1 Gabe täglich

Pulsatilla D12

Haltung und Verhalten sind letztlich das Wesentliche in der Begegnung mit dem Patienten und die eigentliche Rechtfertigung ärztlichen Handelns. Hier begegnen wir dem zarten, *liebreizenden*, weinerlichen, eher *rundlich fraulich*, rundlich *mütterlichen* Wesen mit einer *klobig entarteten* Nase (Rhinophym). Sie ist blaß und schwach und nimmt nur dann eine verteidigende halsstarrige Haltung ein, wenn ihre Vorhaben oder ihre Familie angegriffen werden. Wenn Sie sich und Ihre Nase wiedererkennen, nehmen Sie Pulsatilla D12, bis Sie über Ihre Schönheit lächeln können, bis auch Ihr Verdauungstrakt sich besänftigt und Ihr seelisches Gefüge das notwendige Gleichgewicht wiederfindet.

2 x 1 Gabe täglich

Lachesis D12

Dieser Mensch, meist eine Frau, nimmt den Sprechstundensessel voll ein. Sie sitzt aufrecht mit kräftigen Schultern, die Hände ineinander verschlungen, über die übereinander geschlagenen Beine ruhend. Mit tief geöffneter Bluse und einer beredten *Mitteilsamkeit* verschafft sie sich Luft für ihre Hals- und Brustenge im stets überhitzten Raum. So rot, so kräftig, so hitzig, so schwitzig wie diese *nicht* immer *weibliche* Person gestaltet sich ihre Rose. Verständlicherweise ist ihr die *Sommerhitze* und *Schwüle* zuwider, weil diese leiblich und menschlich beengen, genau wie ihre Rose. Diese verfärbt sich dann eher *dunkel*- bis *blaurot*, gleichermaßen wie die unteren Teile ihrer Unterschenkel. Geben Sie diesem Menschen Ihr Gehör und Lachesis D12, bis sich die Dunkelheit seiner Rose, seiner Unterschenkel und seiner Seele lichtet.

2 x 1 Gabe täglich

Sepia D12

Dies ist für mich der schwierigste Mensch, obwohl sich eine gewisse Affinität desselben zu meiner Person oder zu *Natrium muriaticum* nicht verleugnen läßt. Dies mag wohl darin liegen, daß

Der kranke Mensch

nur der Bezug zum *Salz der Erde*, zum *salzigen Meer* sein Gemüt und seine Tränen erweichen kann. Stämmig wie eine griechische Säule sitzt sie, die *Sepia*-Frau, verzweifelt über ihr Übel, fast schweigsam im Sessel, nachdem sie meiner Empfangsdame situationsbeherrschende Anweisungen zu geben versuchte. Ihre kleinen lebendigen Äuglein lugen über der eher imponierenden *Hakennase* hervor. Darüber breitet sich wie ein *Sattel* eine gelbe, derbe, poröse Haut aus und darunter die derbe gelblich-rote Rose. Diese *Derbheit* läßt sich auch in ihrem *Inneren* erahnen, das von einem eher *weichen, wäßrigen* Stützgewebe umhüllt ist und in das einzudringen durch ihre *abwehrende, kampfbereite* Verteidigungshaltung fast unmöglich ist. Keine Frau möchte ein solches menschlich-abscheuliches Wesen sein, kein Mann möchte dieser Frau menschlich näher treten. Doch bedenken Sie die Gegensätzlichkeit in uns. Nichts ist so abscheulich, daß es nicht etwas Angenehmes in sich birgt! Erkennen Sie und gestehen Sie sich insgeheim zu, Sepia D12 einzunehmen. Dann wird nicht nur Ihr augenscheinliches Leid allmählich verschwinden, sondern auch das *verabscheute* männliche Wesen wird sich Ihnen wieder zuneigen.

⟜ 2 x 1 Gabe täglich

 **Notizen**

Akne vulgaris

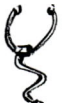
⇨ *Akne rosacea*

Tiefgreifende Hemmungen der Person sind die Grundlagen dieser Papeln und Eiterpusteln, die für den Betroffenen als vordergründiges ästhetisches Problem zusätzliche Hemmungen in zwischenmenschlichen Beziehungen schaffen. Diesen verschlossenen Menschen begleitend zu öffnen, ist Aufgabe des Homöopathen.

Einleitende Kur

Sulfur jodatum D4   Im Vorfeld kann bereits mit einer *einleitenden* Behandlung begonnen werden, die sich durch Erfahrung bewährt hat. Geben Sie Sulfur jodatum D4 vier Wochen lang. Wenn diese Arznei gut anspricht, verlängern Sie die Kur um weitere vier Wochen. Sie fördert insbesondere die *Auflösung* (Resorption) der Pusteln.
  ⇨ 3 x 1 Gabe täglich

Kalium bromatum D4   Dieser tiefgreifenden Hautkur lassen Sie zunächst das bewährte Kalium bromatum D4 folgen, ebenfalls vier Wochen lang mit beliebiger zeitlicher Verlängerung der Kur bei gutem Ansprechen.
  ⇨ 3 x 1 Gabe täglich

Hirudo D12   Oft *fließen* die einzelnen Pusteln *zusammen*, eitern relativ wenig und *bluten* beim Daranpopeln auffällig *lange*. Nur wenn dem so ist, ergänzen Sie die Kur mit Hirudo D12. Danach erst sollte die konstitutionelle Behandlung beginnen.
  ⇨ 2 x 1 Gabe täglich

Luvos-Heilerde 2   Während dieser Behandlungszeit legen Sie *Gesichtspackungen* auf mit Luvos-Heilerde 2, je nach Stärke der Akne-Ausdehnung. Über den Mineralhaushalt der Haut unterstützt dieser naturreine Löß den Heilungsverlauf.
  ⇨ 2- bis 3mal pro Woche

Konstitutionsbehandlung

Aristolochia D12   Nach der einleitenden Kur begegnen wir diesen Menschen in ihrem *Sosein*, in ihrer *Verfassung*, die aus *Anlage, Umwelt* und *Schicksal* geformt wurde. Vor uns erscheint die zarte, *knospende Jungfrau* oder der feine *pubertierende Jüngling* und nichts in ihrem Leben wäre schöner als eine ebenso zarte und feine Haut. Es sind schüchterne, *verschlossene, liebebedürftige, fröstelige* und *melancholische* junge Menschen nicht zuletzt wegen ihres blassen, leicht gedunsenen, pickelbestreuten Gesichtes. Sie leiden an *Heißhunger*, wenn es ihnen gemütsmäßig schlecht geht, neigen so zum *Molligwerden*. Wenn sie Ihnen von *mangelndem Appetit* berichten, dann geht es

Der kranke Mensch

ihnen am schlechtesten. Geben Sie diesen jungen Menschen Ihre zuneigende Aufmerksamkeit und Aristolochia D12, dann wird mit wiederkehrender Schönheit auch die Lust an sich selbst, an ihrer Geschlechtlichkeit und den Bezügen zur Außenwelt erfreulich wachsen.

🥄 2 x 1 Gabe täglich

Pulsatilla D30

Wenn Sie diesen jungen Menschen begrüßen, fällt Ihnen auf, daß er sich rasch vorher die *feuchten Handflächen* an den Oberschenkeln abreibt oder an dem mit Hinneigung festgeknautschten Taschentuch. Er erhebt sich von der Kippe des Stuhles, die er einnahm – mehr Platz braucht er nicht –, und sein Händedruck ist *weich*, verhalten; so als möchte man diese Hand in der seinen behalten und ihn führen. Wieder setzt er sich auf die Kippe des Sprechzimmersessels und *errötet* beim ersten Ansprechen. Auch wenn er noch schlank ist, erscheint er eher *rundlich*. Er ist sehr kooperativ, obwohl es ihm eingangs schwerfällt zu berichten und verhaltene Tränen die Augen füllen. Aufmunterung, *Zusprache* und Pulsatilla D30 eröffnen die Reichhaltigkeit dieser Person. So werden sich seine zurückgezogene Verinnerlichung, seine *Häuslichkeit* und seine *Tränen* zusammen mit der Akne nach außen kehren und sich über andere Menschen, über seine Umwelt wieder verinnerlichen.

🥄 1 Gabe wöchentlich

Bufo D12

Sie werden bemerkt haben, daß die ausgesprochenen „Frauenmittel" in der Homöopathie, das sind Arzneien, die eher weiblichen Wesen entsprechen, gerade bei jungen männlichen Wesen gleichermaßen angezeigt sind. Das spricht für die hormonelle und seelische Unausgeglichenheit in diesem Alter. Das folgende Wesen ist jedoch überwiegend ein junges Mädchen oder noch häufiger eine junge Frau. Dicke Pickel übersäen engständig ihre fettige Gesichtshaut. Sie ist auffallend halsstarrig, *albern, gickelig* und in ihrer Körpersprache *anbiedernd*, was eine gewisse Unberechenbarkeit ahnen läßt. Doch habe ich in der Praxis niemals erlebt, daß sich eine der Damen hingebungsvoll die *Bluse zerriß* – oder besser das schlampige T-Shirt – wie es in den Arzneilehren beschrieben steht. Nur die *geile Lache* aus der Genitalsphäre ließ die Eventualität vermuten. Ohne Zweifel ist ihnen eine gewisse Feinfühligkeit abzusprechen, weswegen ich ihnen mein Verstehen und Bufo D12 gebe. Diese Arznei hat eine tiefgreifende Wirkung auf Seele und Geist. Sie ist besonders angezeigt, wenn außer dem Hautproblem zusätzlich *epileptische Krampfanfälle nach Onanie* und/oder *Koitus* auftreten, oder wenn junge Menschen im Zuge ihrer phasenweisen *Drogensucht* seelisch-geistig demoralisieren und verwahrlosen.

🥄 2 x 1 Gabe täglich

Akne vulgaris

Juglans regia D12

Einige Frauen leiden unter einer *kleinpusteligen* Akne. Sie erscheint *um die Periode* und setzt sich mit Vorliebe am *Kinn* fest. Probieren Sie Juglans regia D12, morgens durchgehend. Wenn Sie wirklich darunter leiden, wird Ihnen diese Arznei hilfreich sein.

⟢ 1 Gabe täglich

Ausleitung

Anthracinum D30

Manchmal haben Sie eine Arznei gut gewählt und der Erfolg ist anfangs gut, später beharrlich ausbleibend. Das heißt, daß sich im Körper, im Abwehrsystem Gifte befinden, die erst ausgeleitet werden müssen, um der gut gewählten Arznei die Möglichkeit ihrer Reizentfaltung zu erlauben. Anthracinum D30 ist eine der *Entgiftungsarzneien*. Sie wird aus dem tierischen Krankheitsprodukt des Milzbrandes hergestellt und ist als *Nosode* in die Homöopathie eingegangen. Pickelbefallene Menschen weisen auf der Spitze der eitrigen Herde einen *schwarzen* Punkt auf. Ich habe in der Praxis erleben dürfen, wie ein solcherart verunstaltetes Gesicht sich innerhalb einer Stunde glättete.

⟢ 1 Gabe einmal dazwischen

> Andere solcher *Ausleitungsarzneien* sind die uns bekannten *Erbnosoden*. Bevor Sie mit ihnen eine Reaktion in Gang setzen wollen, sollten Sie genau prüfen, welcher Anlage der Betroffene zugehörig ist, denn die Genauigkeit der Zuordnung setzt den besten Reiz. Dies trifft für alle chronischen Erkrankungen zu wie Stoffwechselstörungen, Asthma, Ekzeme, Rheuma, immer dann, wenn wir in unserer Behandlung stocken, wenn der Heilungsprozeß schleppend fortschreitet und wir nicht mehr wissen, wo wir – der Behandler und der Patient – uns befinden. Hier denken wir an die Erbnosoden Tuberculinum bovinum D200, Medorrhinum D200, Luesinum D200. Sie werden in der Reihenfolge ihrer Auflistung in *monatlichen* Abständen zwischen der konstitutionellen Arznei gegeben, falls nicht nur eine Nosode – in tiefer Kenntnis der Lebensgeschichte des Patienten – angezeigt ist. Die besondere Eigenart dieser Arzneien und Menschen benennt Dorcsi als liebenswert, bedauernswert und beklagenswert, ebenfalls in erwähnter Reihenfolge.

Tuberculinum bovinum D200

Die *tuberkulinischen* Menschen sind die liebreizenden, heiter-melancholischen, schüchtern-gehemmten mit kreativem Intellekt, die gern gesellig *miteinander* leben.

Medorrhinum D200

Die medorrhinischen, *lithämischen* Menschen sind die bedauernswerten, lauten Prahler, die übertreibenden Aufdringlinge mit produktivem Intellekt, die gern am Wesentlichen vorbeigehen und in zwischenmenschlicher Beziehung *nebeneinander* herleben.

Luesinum D200

Die *luetischen*, destruktiven Menschen sind die gereizten, gehässigen, feindseligen Menschen mit selbstzerfleischender Ironie und zerstörerischem Intellekt, die im Alter mit zunehmender Verkal-

Der kranke Mensch

kung – aber auch schon jünger – läppisches Geschwätz verbreiten und nur noch *gegeneinander* leben.

➤ Je 1 Gabe einmalig

Notizen

Amputationsschmerz

Amputationsschmerz

Die Beinamputationen der langsam aussterbenden Kriegsverletzten werden abgelöst von Amputationen infolge zunehmender *Gefäßverschlußkrankheiten*. Was auch immer der Grund ist, das ganze Bein ist im Gehirn registriert und wird als solches auch nach der Amputation empfunden – wie ein Phantom. Der *Phantomschmerz* ist so quälend, als habe man das Bein dem Gehirn entnommen.

Arnica D4 Zunächst ist die Amputation eine Verletzung. Und die erste Arznei bei Verletzung ist Arnica D4. Der Schmerz ist empfindlich auf *Berührung* und *Bewegung*, Muskeln und Knochen sind *wie zerschlagen*. Beginnen Sie die Behandlung mit dieser Arznei. So bleibt Ihnen genug Zeit, um über weitere Auslösungen nachzudenken.
3 x 1 Gabe täglich

Staphisagria D3 Zur Operation macht man einen Schnitt. Für *Schnittverletzungen* haben wir in der Homöopathie eine bewährte Arznei: Staphisagria D3, als logische Folge Ihrer Behandlung. Der Nervenschmerz ist *stechend*, die Muskeln sind *steif,* zerschlagen und *krampfen*, vor allem nachts.
3 x 1 Gabe täglich

Hypericum D4 Eine Menge Nerven mußten durchtrennt werden. Bei *Nervenquetschung* und *Nervendurchtrennung* fällt Ihnen umgehend Hypericum D4 ein. Der Schmerz ist wie *gequetscht*, kribbelt, zieht und sticht. Unser Patient *jammert* in einem fort.
3 x 1 Gabe täglich

Symphytum D4 Die letzte Überlegung gilt dem *durchtrennten Knochen*. Der Schmerz ist *wie gebrochen*, und Symphytum D4 wird Ihre Behandlung erfolgreich beenden. Wohl dem, der nicht mehr leidet und wohl Ihnen, wenn Sie dabei helfen durften!
3 x 1 Gabe täglich

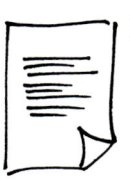 **Notizen**

Der kranke Mensch

Angst

Jeder Mensch hat Angst. Die Angst ist der Hilfeschrei eines Menschen nach innerem Halt. Das gesteht auch der männlichste unter allen Männern. Angst vor Ungewissem, vor Unheil, vor Krankheit, Dunkelheit und Tod, vor Hitze und Kälte, vor Ereignissen und Prüfungen, vor Alleinsein und Allein-Gelassen-Werden, vor Plätzen und engen Räumen, vor Höhen und Tiefen, vor Hunden und Katzen, vor Dieben und Einbrechern, vor Gewitter, Sturm und Aufregung, vor Mißerfolg und Haltlosigkeit, Angst vor dem Teufel und der Offenbarung, Angst um den Nächsten und um den Geliebten. Die Angst, gedemütigt zu werden, die Angst verletzt zu werden, die Angst gekränkt zu werden. Irgendwo und irgendwann begegnet uns die Angst in der Tiefe unseres *Daseins* und verwandelt uns zum *Sosein* mit bunter Vielgestaltigkeit an Störungen, Beschwerden und Mißempfindungen (⇨ *Schulangst*).

Aconitum D30

Nichts im menschlichen Wesen ist logisch erklärbar. So erstaunt es uns, wenn ein eher *kräftiger, schlanker*, eher *vollblütiger* Mensch plötzlich, unerwartet an heftigen Angstzuständen leidet. Trotz *hochrotem* Gesicht, steht ihm der Tod ins Gesicht geschrieben. Es überfällt ihn heftige *Unruhe*, so daß er sich *bewegen* muß. Er öffnet die Kleider und die Fenster. Sein Herz pocht heftig, und er glaubt, der Infarkt oder der Schlaganfall bedrohe sein Leben. In seiner Angst *sucht* er *nach Menschen* und möchte nicht allein sein. Angst unter vielen Menschen, Angst in Kaufhäusern und Kirchen, Angstanfälle bei jedem Wetterwechsel, bei Wind, Sturm und Gewitter, bei Heftigkeit, bei Ärger und Aufregung. Geben Sie einem solchen Menschen Ihre Nähe und Aconitum D30. Sie nehmen ihm die Angst zu sterben und geben ihm wieder seinen Lebensraum, in dem er atmen kann.

10 Tropfen in ¼ Liter Wasser gelöst, alle 5 Minuten einen gewöhnlichen Schluck trinken

Argentum nitricum D30

Ganz anders verhält sich der *schlanke, blasse, hektische*, überempfindliche Mensch. Er hat Angst vor allem Neuen, vor Begegnungen, vor bevorstehenden *Ereignissen*, die das Herz zerspringen lassen, so daß er es *festhalten* muß. Angst vor *engen Räumen* und *engen Straßen*, so daß er immer *schneller* geht und *stolpert*, als ginge jemand mit der Peitsche hinter ihm. Angst, die *Zeit* verginge ihm *zu schnell*, so daß er überall zu früh erscheint. Angst, über eine *Brücke* zu gehen, als könne er hinunterfallen. Angst, von einem *Turm* hinunterzuschauen mit einem Gefühl im Magen, als zwinge es ihn, sich hinunterzustürzen. Argentum nitricum D30, vor jedem solcher angstvollen Ereignisse eingenommen, heilt nicht nur die zittrige Furcht, auch mindert sie die *Unsicherheit* in uns und festigt unsere geistigen Fähigkeiten.

1 Gabe einmalig

Angst

Phosphorus D30

Zart und empfindlich wie eine *Mimose* ist jener Mensch mit Angst beim *Alleinsein*, in der *Dunkelheit*, Angst bei *Gewittern* und bei *Heftigkeit*. Seine *Schwäche* bei körperlicher und geistiger Forderung produziert Angst bereits *vor* solchen Vorhaben. *Licht* und *Gesellschaft* beruhigen oder regen sein Gemüt angenehm an. Kinder gehen nicht allein zu Bett, wollen nicht einschlafen (wollen nicht die Augen schließen!) aus Angst vor *Gestalten, Geräuschen* und *Geistern*, die ihre lebhafte Phantasie zu ihrer Wirklichkeit gestaltet. Phosphorus D30, selten gegeben, nimmt ihnen die Angst und die Erschöpfung.

1 Gabe einmalig

Arsenicum album D30

Alle blassen, schlanken Menschen leiden unter ihrer Schwäche und ihrer Unsicherheit. Je schwächer ein Mensch, desto genauer, desto pingeliger, desto pedantischer wird er. Das sind gute Eigenschaften, wenn sie zur rechten Zeit, am rechten Ort und zum rechten Ziel gerichtet eingesetzt werden. Der *skruppelloseste* unter allen *Pedanten* ist jener Mensch, der nicht nur sich, sondern auch seiner Umwelt auf die Nerven geht. Jede Unordnung im Äußeren und im Inneren bringt Schwäche, Verzweiflung, Unruhe, Angst und Selbstzerfleischung (Krebs). Er spiegelt die unruhigste innere Angst wider mit *leichenblassem*, verzweifeltem und *kaltem* Gesicht wie ein Mensch, der *vergeht*, in Ohnmacht zu drohen fällt oder kurz darauf tatsächlich vergeht. Die ständigen Sorgen um *mangelnde Ordnung* treiben ihn am Leben vorbei in die Dunkelheit, in den Tod. Arsenicum album D30 führen ihn zurück zu sich selbst und zum Lebenswerten.

10 Tropfen in ¼ Liter Wasser gelöst, alle 5 Minuten einen gewöhnlichen Schluck trinken

Notizen

Der kranke Mensch

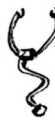
Appetitstörungen
⇨ *Abmagerung*

Appetit bezeichnet nicht nur eine tägliche Notwendigkeit. Er ist im tiefsten Sinne Ausdruck von Lust und Genuß, von Verlangen und Abneigung. Wie sonst erblühten so zahlreiche intime Insider-Restaurants für Menschen, die zwar keinen Hunger leiden, aber dort lustvoll und genießerisch, verlangend oder abneigend ihren Appetit als Savoir-vivre pflegen. So verstehen wir feinsinnige Essenslust als Teilausdruck feinsinniger Lebenslust.

Verlangen und Abneigung nach und gegen Essen und Trinken entsprechen den auffallenden Verhaltensweisen der Ganzheit, Einmaligkeit, der Besonderheit des Individuums. In ihrer metaphorischen Bedingtheit bezeichnen sie – ähnlich der Erscheinungen seitens Geist und Gemüt – die Rolle des Menschen und bestimmen, inwieweit er sie spielen kann oder nicht kann; und wenn er kann, inwieweit er sie spielen darf oder nicht darf bzw. sie spielen muß. So verstehen wir Verlangen und Abneigung für und gegen *Süßes* als das Für oder Gegen von Liebesbeweisen oder Liebesbedürftigkeit; das *Saure* als Ausdruck von Schwäche, aber auch von höchster Empfindsamkeit; das *Salzige* als den Verlust zum Salz der Erde; das *Scharfe* als die faunische Würze des Lebens. So verstehen wir den *ewig Essenden* als Schutzbedürftigen und den *ewig Trinkenden* als faustisch dürstenden Genius.

Tuberculinum bovinum D200
Wenn wir bedenken, daß Mangel an Appetit bis zur Magersucht mit erzwungenem Erbrechen führen kann, so kennen wir bereits aus der Psychosomatik die seelisch-geistige Lustlosigkeit und Ablehnung existentieller, menschlicher Notwendigkeiten und Bedürfnisse solcher Schicksalswege. So sollten wir bei der Erhebung der Krankengeschichte bedenken, nicht nur die *Person* in ihrer *jetzigen Verfassung* zu erfassen, sondern auch das *Schicksal* der Person erzählen zu lassen, zu erfühlen oder zu ermessen. Für die noch liebenswerten, appetitmangelnden Kinder und für die noch *liebenswürdig* gebliebenen Erwachsenen vermute ich die *Anlage* als Grundstörung und habe für sie Tuberculinum bovinum D200 reserviert.
⌒ 1 Gabe einmalig

Abrotanum D4
Dazu gebe ich Abrotanum D4 für solche mit *schneidenden* Schmerzen in ihrem *aufgetriebenen* Bauch, bei denen die wenige Nahrung *unverdaut* wieder ausgeschieden wird. Diese Arznei ist als „*homöopathisches Freßmittel*" in die Annalen der Heilkünstler eingegangen.
⌒ 3 x 1 Gabe täglich

Calcium phosphoricum D12
Welch eine symbolträchtige Palette von Verlangen begegnet uns bei diesem *feingliedrigen*, schwächlichen, leicht erschöpfbaren, unruhigen und *durstigen* Wesen: Salziges, *Saures*, Gewürztes, *Geräuchertes*. Mit Unlust stochert er jedoch im Teller herum und wird dadurch zum Schrecken besorgter Omas und anderer Verwandten. Doch die Ermahnungen und das Essen bereiten ihm *Kopfschmer-*

Appetitstörungen

zen, so daß er sich *niederlegen* muß. Bevor er einschläft, geben Sie ihm Calcium phosphoricum D12, damit er sich nach kurzer Zeit erholt, beruhigt und eventuell ißt.

⤺ 2 x 1 Gabe täglich

Silicea D12

Dieser im Grunde *milde*, aber leicht reizbare *Rachitiker* ist nicht nur körperlich, sondern auch gefühlsmäßig unterernährt. Er empfindet die *Unvollkommenheit* unseres Seins nicht als natürlich gegeben, sondern als *endgültiges Schicksal*. So zieht er – im Sinne gesetzmäßiger Affinität – Mißgeschicke an, die er mit zermürbenden *Selbstvorwürfen* und *Angst* vor den gestellten Aufgaben des Alltags und des Lebens beantwortet. Sie sind es, die ihn letztlich appetitlos werden lassen. Reichen Sie ihm anstatt Essen mit Nörgeln Silicea D12, damit er nicht wie ein Strohhalm seine *Kieselerde* verliert und im Sturme seines Schicksals bricht.

⤺ 2 x 1 Gabe täglich

Lycopodium D12

Die harnpflichtigen Substanzen sind im Begriff, diesen *gichtig* angelegten Menschen vollends zu vergiften, falls er seine Leber, seinen Geist und sein Gemüt nicht durch leichte, heitere, freundliche Kost entlastet. Seine Stoffwechselentgleisung ist das Ergebnis seelisch-geistiger Fehlsteuerung, die in ihm keine Freude aufkommen läßt. Trotzdem greift er allzu gern nach *Süßigkeiten* und nach warmen Speisen, was seine geheimsten Wünsche offenbart. Am wohlsten aber fühlt er sich, wenn er *fastet*. Denn das Essen bläht seinen *Unterbauch*, wobei er rülpst und ihm alles gleich wieder zum Halse raushängt! Wenn Sie sich als Erwachsener in diesem Bilde nicht erkennen, so denken Sie an Ihre Kinder und servieren ihnen Lycopodium D12, zum Frühstück und zum Abendessen, in der Hoffnung, daß wenigstens die Süße der Kügelchen ihre Aufmerksamkeit auf etwas anderes lenkt als auf ihr *selbstüberschätztes Ego*.

⤺ 2 x 1 Gabe täglich

Graphites D12

Der Gegensatz von Enge ist die Fülle. Oder eher die rhetorisch verwandte Völlerei. Denn die leibliche Fülle entspricht der Fülle des Seelisch-Geistigen nur in ausgewogener Harmonie! Die Tatsache der zunehmenden Stoffwechselerkrankungen seit dem letzten Weltkrieg ist eine Folge zunehmender Völlerei oder *Gefräßigkeit*. Die eigentliche Lebensfülle wurde durch innere Lebensleere und äußere Völle allmählich verdrängt. Denn Lebensfülle setzt geistige Kontrolle voraus in bezug auf Verantwortlichkeit im Wollen und Streben.

So verstehen wir, daß durch diesen Verlust eine liebenswerte, gütige, besorgte *Pulsatilla*-Frau zur bedauernswerten, egoistischen, gleichgültigen *Sepia*-Frau wird; daß aus dem liebenswerten, dümm-

Der kranke Mensch

lichen oder genialen, aber stets unbeholfenen *Calcium-carbonicum*-Menschen ein bedauernswerter, dümmlicher oder genialer, aber stets prahlender *Sulfur*-Mensch wird. So verstehen wir auch diesen *dummen, faulen, fetten* und *gefräßigen* Menschen in seiner Soseinsform oder Unförmigkeit nicht nur als *hormonell* Gestörten und versuchen mit Graphites D12, sowohl seine Hormone als auch seine Willensfunktionen zu stärken.

　2 x 1 Gabe täglich

Fucus vesiculosus D4

Wenn Sie jedoch vom Nachdenken müde geworden sind und bei Ihrem Patienten eine *Unterfunktion der Schilddrüse* vermuten oder laborchemisch bestätigt finden, dann denken Sie an Fucus vesiculosus D4. Sie helfen zumindest dort, wo Sie heute nicht mehr heilen können!

　3 x 1 Gabe täglich

Notizen

Ärger

Hinter Ärger steht aggressive Kraft und Handlung. Der Liebreiz ist verlustig gegangen zu (un-)gunsten einer Bedauernswertigkeit. Wenn ich mich ärgere, ärgere ich mich am meisten über den Umstand, daß ich mich ärgere. Welch ein Teufelskreis aus Kraftaufwand und Kraftverschwendung! So erleben wir diesen Menschen am Ende schwach, erschöpft und hoffnungslos verzweifelt.

Chamomilla D30   Überempfindliche, übererregbare, überreizbare Menschen beantworten die kleinste Kränkung, den geringsten Widerspruch, den leichtesten Schmerz mit zorniger, wütender Erregung. Sie sind von hitzigem Temperament, der Hitze unverträglich, wissen im Zorn *nicht, was sie tun* und *wollen*, sind schwer zu trösten, und nur eine kalte Dusche und Chamomilla D30 können sie und ihren Ärger besänftigen.
 1 Gabe einmalig

Nux vomica D30   Der nervöse, gereizte Mensch, den die *Fliege an der Wand* stört, der seinen Ärger hineinfrißt und hinunterschluckt, tut dies zusammen mit viel Essen und Durcheinandertrinken, worüber er sich wieder ärgert, weil der Magen drückt, der Stuhl verstopft, das Hirn *verkatert*. Er sollte nicht vergessen, bevor er in sich hineinzufressen beginnt, Nux vomica D30 hinunterzuschlucken. Es erspart ihm die Folgen seines Tuns und einen ärgerlichen Folgetag.
 1 Gabe einmalig

Argentum nitricum D30   Auch jener schluckt alles hinunter, und der Ärger frißt in seinen Magen ein Geschwür hinein. Er sitzt angespannt und zittrig am Tisch, mit tief gefurchtem Gesicht stopft er seinen Ärger mit Essen in den Bauch hinein. Dieser bläht sich auf *wie eine Trommel zum Zerplatzen*. Zum Platzen ist auch seiner Seele zumute. Argentum nitricum D30 verhütet sein tatsächliches Zerplatzen.
 1 Gabe einmalig

Bryonia D3   Ihm *läuft die Galle über*, und der Hexenschuß schießt heftig ein, wenn er nach langer Geduld den Faden und die Fassung verliert. Er ist klein, *rundlich, rot, kräftig* und heftig wie sein Zorn und Ischias. Bryonia D3, wenn Gallestau und Ischiasschmerz ihn in der Folge plagen.
 1 Gabe alle 10 Minuten

Colocynthis D4   Ähnlich heftig ist der Zorn jenes Menschen, der sich in der Folge mit heftigen Galle- und Magenschmerzen *krümmt*. Der Ärger und Schmerz *schießen* hinein *wie mit Messern*, und der Stuhl schießt heraus wie Wasser. Colocynthis D4, 1 Gabe alle 10 Minuten oder 1

Der kranke Mensch

Gabe in *D200* einmalig, wie ich das gern verordne, verhindern jegliche krümmende Entgleisung.
⁓ 1 Gabe alle 10 Minuten

Staphisagria D30

Dieser *kräftig rote* und *stolze* Mensch ärgert sich tatsächlich über seinen Ärger. Trotz Bewußtsein kann er sich die ärgerliche Empfindung nicht verkneifen, wenn sein Stolz auch nur geringgradig *verletzt* wird. Er *schweigt* beharrlich, *unterdrückt* seine Emotionen, so daß sich diese ohne Staphisagria D30 durch *Zittern* der Hände und Knie einen unnatürlichen Ausweg suchen.
⁓ 1 Gabe bedarfsweise

Gelsemium D30

Es sei noch erwähnt jener an sich *gelassene*, schüchterne Mensch mit *dunkelrot* gestautem Gesicht, dem nach Ärger und Aufregung der ganze Körper und sämtliche Glieder *zittern*. Er sollte *vor* jeder unangenehmen Begegnung, vor jedem vorauszusehenden, unangenehmen *Ereignis* Gelsemium D30 einnehmen. Wenn Sie ein derartiges Phänomen an sich selbst beobachten, dann werden Sie nach Einnahme der Arznei überrascht sein, indem Sie vergeblich auf Ihr gewohntes Zittern warten. Erscheint es dennoch aufgrund der Heftigkeit des Ereignisses, so bleibt Ihnen eine weitere Gabe zur Besänftigung Ihrer Nerven. Bald werden Sie diese Arznei nicht mehr brauchen.
⁓ 1 Gabe einmalig

Notizen

Arteriosklerose

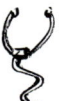

⇨ *Durchblutungsstörungen, Blutdruck*

Die Arteriosklerose umschreibt im eigentlichen Sinne des Wortes die Verkalkung aller Gefäße in allen Bereichen des Leibes. Der Volksmund prägt jedoch seine eigenen Vorstellungen und bezeichnet mit Verkalkung die Sklerose des Gehirns oder noch eindeutiger die der Hirnfunktionen. Ich selbst schließe mich dem Volke an und unterscheide wie beim alkoholischen Rausch drei Stadien.

- **Stadium I:** Nur der Betroffene bemerkt die Minderung seiner Hirnleistung durch gelegentliche Verminderung seines Gedächtnisses.
- **Stadium II:** Seine Umwelt bemerkt es auch; jetzt kommt er als Patient.
- **Stadium III:** Nur noch die Umwelt bemerkt es, jetzt wird er als Patient gebracht!

Schauen wir uns die Menschen an, die alle drei Stadien in sich bergen können und deren Leid sicher nicht zur Unterhaltung der entfernteren Umwelt dienen sollte.

Die Arterien tragen und transportieren als elastische, flexible, anpassungsfähige Hülle den Lebenssaft, die Lebenskraft, die Lebensfreude in alle Bereiche des Leibes, in alle Bereiche der Seele, in alle Bereiche des Geistes. So erleben wir den Verlust der Elastizität, der Flexibilität, der Anpassungsfähigkeit als *Starre* der Gefäße *und* der Person, als verhärtete Engstirnigkeit (die Stirn ist Sitz des Intellekts). Wie der Fluß der Säfte von nun an einen höheren Widerstand zu überwinden hat, muß der Betroffene größere Widerstände gegen sein Gedächtnis und gegen seine Denkfunktionen erleben und überwinden. Wir helfen ihm dabei mit unseren Arzneien, indem wir wieder in rote, kräftige und in schwache, blasse Menschen unterscheiden.

Arnica D4 Der rote, kräftige Mensch begegnete uns früher als beweglicher, sportlicher, eher athletischer, leicht verletzlicher, stiller Genießer mit einer gewissen verletzenden, süffisanten Verhaltenheit. Der Genuß und die Verletzlichkeit haben seine Blutfettwerte und seine Harnsäure bis zur Verkalkung und Gicht übermäßig provoziert. Jetzt ist alles hart geworden: die Gefäße, die Muskeln, die Gelenke, die Lage, in der er sich mit seinem Leben befindet. Unruhig, ängstlich, verwirrt hin und her wandernd, findet er erst seinen Platz, nachdem wir ihm Arnica D4 gegeben haben. Sie hilft besonders jenen, denen die *Erschütterungen* des Lebens und der Bewegung Kopfschmerzen, Benommenheit und Schwindel bereiten.
 ⤳ 3 x 1 Gabe täglich
Die Potenzhöhe steigern wir zweimonatlich auf *D6, D12* und auf *D200*.

Aurum D12 Geld, Gold und Macht sind die Insignien des ebenso roten, kräftigen, eher untersetzten Menschen. Die Maßlosigkeit seines Strebens, die von *Ellbogen, Erfolg* und *Ärger* begleitet war, hat sein *Gold* und ihn ermattet, hat sein Geld und ihn entwertet, hat seine *Macht* und ihn gebrochen. Wer hoch nach oben steigt, muß die

Der kranke Mensch

Gefahr voraussetzen, tief zu fallen. Enttäuscht, gekrümmt und gekränkt über mangelnde Anerkennung und Zuneigung von jenen, die er auf dem Wege zur Macht zeitlebens *mit Füßen trat*, überfällt ihn jetzt die zerfleischende Enttäuschung über sein sich krümmendes, kränkendes Ego. Zu spät erkennt sein ehemals *scharfer Intellekt* die Aussichtslosigkeit seines Soseins. Alles verfettet, verkalkt, verhärtet: die Adern, das Herz, die Leber, die Seele! Er verfällt in *tiefe Schwermut*. Wenn er hier noch zu Ihnen kommt, kann ihn Aurum D12 davor bewahren, alle Hilfe *höhnisch* abzulehnen, sich der Trunksucht zu ergeben und sich nach dem erlösenden *Tode* zu sehnen, den er – unbemerkt von seiner Umwelt – *aktiv herbeiführen* kann.

⤳ 2 x 1 Gabe täglich

Ob bereits verkalkt oder nicht, wir bemerken, daß die roten, *warmen, kräftigen* Menschen über sehr ähnliche Störungen klagen: Blutandrang zum Kopf, Kopfschmerz, Benommenheit und Schwindel. Als solche führen sie uns nicht zu einer Arzneiwahl. Erst das Verständnis um deren Begleitumstände, erst das Bemühen um die Ganzheit der Person mit den nur ihr eigenen Eigenheiten und erst das Verstehen um das Schicksal dieser Person mit ihren Eigenarten, erlaubt uns eine empfindsame Unterscheidung der Arzneien. Der *Arnica*-bedürftige Mensch braucht Ruhe und findet keine, möchte sich bewegen und kann nicht mehr. Sein Schicksal ist geformt durch *Erschütterungen* und *Verletzungen*, die er nicht überwinden konnte. Der *Aurum*-bedürftige Mensch muß und kann sich bewegen, besonders in frischer, kühler Luft, aber Kälte verträgt er nicht. Sein Schicksal ist geformt durch *Entmächtigung* und *Entwertung* im Menschlichen.

Strontium carbonicum D12

Der dritte in diesem Bunde braucht *Kühle*, aber *nicht am Kopf*. Hier liebt er *Hut* und *Sonnenwärme*. Er liebt Bewegung, aber der Schwindel läßt ihn taumeln *wie trunken*, auch ohne den geliebten Alkoholgenuß. Sein Schicksal ist seine *destruktive*, degenerative Anlage, seine *Verrenkungen* und *Verstauchungen* der Gelenke und der Gelenkigkeit seines Lebens. Durch sie bewegt ihn ein ständig schlechtes Gewissen, als habe er etwas Schlimmes getan. Strontium carbonicum D12 über lange Zeit gibt ihm die Chance zu entwirren, zu entstauen und uns – als Verstehende und Heilende – die Chance, ihn zurück ins Leben zu begleiten.

⤳ 2 x 1 Gabe täglich

Barium carbonicum D12

Endlich wird er *liebenswerter*, wenn auch nur vorübergehend! Ihn können wir wie ein *greises Kind* an der Hand führen und *trösten*. Irgendwann in seiner frühkindlichen Entwicklung ist etwas schiefgelaufen, so daß er sich noch als alter Mann wie ein *kindischer Greis* benimmt. Das äußere Verhalten und Benehmen sind Ausdruck innerer Vorgegebenheiten. So wird es verständlich, daß alles *verlangsamt* und *schwerfällig* ist: Das Hirn, der Geist, die Seele, die Arbeit der Drüsen und der Gefäße. Sie verhärten bis zur Brüchig-

Arteriosklerose

keit, bis zur *Verblödung!* Geben Sie ihm die Gewißheit der Umsorgung und Barium carbonicum D12 über lange Zeit. Er wird es Ihnen mit kindlicher Anhänglichkeit danken.

↣ 2 x 1 Gabe täglich

Barium jodatum D12

Was *Barium carbonicum* als Arznei für die eher rundlichen Menschen bedeutet, schenkt sie als *Jodid* desselben Schwermetalls den eher *schlanken* Menschen, welche die gleiche Entwicklung, das gleiche Verhalten und Benehmen aufweisen. Ihnen geben wir entsprechend Barium jodatum D12, auch über lange Zeit.

↣ 2 x 1 Gabe täglich

Plumbum metallicum D12

Weder Rundliches noch Schlankes ist an diesem Menschen zu sehen. Bei ihm ist alles bereits *geschwunden* oder im Begriffe, dies zu tun. Wir nennen diesen Prozeß *fettige Degeneration*. Nicht nur die Gefäße sind einbezogen, auch das Hirn, das Herz, die Leber, die Nieren, die Muskeln. Zunehmende Gedankenstörungen und Blutungen ins Gehirn und in die betroffenen Organe sind deren schwere Folgen. Er erscheint *elend blaß*, trocken und *schmutzig*. Die Fettpölsterchen seiner Unterhaut sind aufgezehrt, so daß er im Gesicht trocken und *mager* aussieht. Seine Oberlippe ist kaum mehr sichtbar. Die Falte zwischen Nase und Lippe ist lang und verstrichen. Kaum daß Sie sich ihm nähern, zuckt er zusammen und zurück, so berührungsempfindlich, so *schreckhaft* ist er geworden. Aber er umfaßt ständig mit *festem Druck* seine Muskeln und seinen Kopf, *streckt sich* und *dehnt sich,* was ihm, zusammen mit Plumbum metallicum D12, offenbar Linderung verschafft. Mit dieser Arznei werden nicht nur seine Gefäße erweitert, auch sein Leben, sein Denken und Fühlen werden elastischer!

↣ 2 x 1 Gabe täglich

Hyoscyamus D30

Als Patient wird dieser blasse, abgehärmte, ängstlich dreinschauende Mensch kaum alleine zu Ihnen kommen. Sie erleben ihn beim Hausbesuch nach einem Schlaganfall oder im Diabetes-Koma, wie er, verwirrt an die Decke starrend, mit den Händen am Bettzeug, am Nachthemd, an der Hose fummelt. Sie erleben ihn in der Klinik nach einem Unfall oder nach einer Operation, wie er aus dem Bett und aus der Klinik *flüchten* will. Sie erleben ihn als psychiatrisch Internierten, wie er in seinem Wahn *singt* und *betet.* Aus Angst, *vergiftet* zu werden, verhält er sich Ihnen gegenüber argwöhnisch und ablehnend. Schon als Kind war er auf alles *eifersüchtig, fluchte, spuckte* und *biß.* Als Schuljunge zog er seine Hosen runter und stellte mit *geilem Lachen* und Gebaren seine Genitalien zur Schau. Manch ein Schüler wird jetzt seinen Mitschüler erkennen! Heute als alter Mensch neigt er dazu, die alten Gewohnheiten von damals wieder aufzunehmen. Er schimpft nörgelnd oder *murmelnd* vor sich hin, bis er *im Sitzen* vor Ihnen einschläft. Kurz davor geben Sie ihm noch Hyoscyamus D30, und lassen ihn in Ruhe *dahindösen*, bis er sich seiner Umwelt wieder zuwendet, weniger erregt und weniger schimpfend. Bei Bedarf wiederholen Sie die Gabe.

⁓ 1 Gabe einmalig

Helleborus D6

Bei allen arteriosklerotischen Menschen und bei den ihnen bedürfenden, entsprechenden Arzneien erleben wir die Gratwanderung zwischen Diesseits und Jenseits unserer Seele, zwischen Hiersein und Dortsein, zwischen Leben und Nicht-Mehr-Leben, zwischen Dasein und Irresein. Vom vorigen unterscheidet sich dieser Mensch äußerlich durch seine *dümmliche,* ausdruckslose, verständnislose *Gedunsenheit.* Er will nicht, daß Sie mit ihm reden, und will selbst *nicht reden.* Empfinden Sie ihn nicht wie ein Kind, das gelegentlich, partout schweigend, vor Ihnen sitzt? Oft sind solche Verhaltensweisen die Folgen eines Geburtstraumas oder Hirntraumas durch einen Unfall oder einer frühkindlichen, auch unbemerkten Hirnhautentzündung (⇨ *Geburtsschaden, Hirnhautentzündung*).

Aber in der Homöopathie müssen wir nicht unbedingt reden. Die anthropologischen Phänomene, Erscheinung, Haltung, Verhalten und Benehmen, geben dem empfindsamen Beobachter genügend Hinweise, um ihm Helleborus D6 zu verordnen. Wenn er daraufhin die kalte, schweißbedeckte *Stirn runzelt*, wenn seine Kiefer *Kaubewegungen* wie beim Essen ausführen, seine Zähne an den *Lippen zupfen* und seine Glieder sich *unwillkürlich* krampfend bewegen, dann können Sie Ihrer Arzneiwahl sicher sein und darauf hoffen, ihn beim nächsten Besuch reden zu hören.

⁓ 3 x 1 Gabe täglich

Notizen

Asthma

Welch ein Hilfeschrei an die Umwelt bedeutet ein Asthmaanfall; verkrampft und beengt kann ich nicht mehr frei atmen, kann ich die Freiheit nicht mehr atmen, die mir Verantwortung für meine selbständige Entfaltung im Ich und im Du garantierte. Die Abhängigkeit von der Anlage und der Verfassung des asthmatischen Menschen wird Ihnen hierdurch offenbar. Im folgenden seien Ihnen nur *mitmenschliche Hilfen* gewährt für Auslösungen und Zustände.

Erkältungsasthma

Aconitum D30 Unterkühlung und Zugluft stehen am Beginn des *Erkältungsasthmas*. Es folgen trockene Hitze, Frost, Angst und Atemnot. Jede Erkältung schlägt auf die Bronchien. Der Erkrankte ist *rot, hitzig* und *unruhig*, setzt sich auf, bewegt sich, öffnet das Fenster und möchte nicht alleine sein, weil ihn die „*nahende Todesstunde*" tiefgreifend plagt. Aconitum D30 behebt die Angst und die Verkrampfung, insbesondere wenn Sie ein eher *schlanker* Mensch sind.
　　1 Gabe in ¼ Liter Wasser gelöst, alle 5 Minuten einen gewöhnlichen Schluck trinken

Belladonna D30 Der eher *kräftige, rote* Mensch, der auf den geringsten Luftzug, selbst nach dem Friseur, mit *Erkältungsasthma* aufwartet, ist dampfend hitzig, benommen, zeigt glänzende, verwirrte, ängstliche Augen, *verlangt nach Wärme* und Ruhe. Der begleitende Bellhusten verschlimmert sich abends beim Niederlegen und morgens beim Erwachen. Belladonna D30 stößt den erlösenden Schlaf an.
　　1 Gabe in ¼ Liter Wasser gelöst, alle 5 Minuten einen gewöhnlichen Schluck trinken

Nervöses Asthma

Ambra D3 Wenn Ihnen durch berufliche, geschäftliche Sorgen beim Reden und Konzentrieren der *rote Faden* entgleitet, der Gedanke, der Satz abreißt und Sie verlegen erröten, wenn Sie dauernd, *schlaflos grübelnd*, im Bett liegen und den Ausweg aus den in sich kreisenden Gedanken mit asthmatischer Atemnot beantworten, dann nehmen Sie Ambra D3, um den Kreislauf Ihres „*nervösen Asthmas*" zu unterbrechen.
　　3 x 1 Gabe täglich

Mephites D6 Eine weitere Arznei für das „*nervöse Asthma*" ist für das *verzogene Einzelkind*, das jeden Ärger, jede Angst, jeden nicht erfüllten Wunsch mit einem Anfall beantwortet. Mephites D6 ist auch für ähnlich geartete Erwachsene hilfreich.
　　3 x 1 Gabe täglich

Der kranke Mensch

Chronisches Asthma

Ipecacuanha D4

Beachten Sie bitte bei den drei folgenden Arzneihilfen die Prozeßhaftigkeit der Erscheinungen. Der *Würge-* und *Brechhusten* ist von *grobblasigem*, pfeifendem, kochendem Rasseln begleitet. Die *Wangen* des Leidenden sind *rot*, die *Zunge sauber* und rein, ihm ist *anhaltend übel*, und er erbricht nach dem Hustenanfall. Geben Sie Ipecacuanha D4. Wenn dieser Mensch sich heftig über seinen Zustand *entrüstet*, wird ihn diese Arznei von seinem Leiden befreien.

1 Gabe alle 10 Minuten oder 1 Gabe nach jedem Würgeanfall

Tartarus stibiatus D6

Schwindet die Röte der Wangen, ergreift ihn *Blässe* und Kälte und ein *Würge-* und *Brechhusten* mit einem schwer auszuwerfenden, tiefsitzenden, *feinblasigen*, rasselnden Sekret, dann folgen Sie mit Tartarus stibiatus D6, 1 Gabe 1-2stündlich, je nach Schwere des Zustandes, besonders wenn der Leidende zusehends erschöpft und verfällt.

1 Gabe 1-2stündlich

Arsenicum album D30

Nehmen Erschöpfung und Verfall zu und vergesellen sich mit *todesängstlicher Unruhe*, mit quälendem, *trocken-brennendem* Erstickungshusten, dann geben Sie Arsenicum album D30, bis Erwärmung und Ruhe einkehren, besonders wenn sich die asthmatischen Erstickungsanfälle um *Mitternacht bis 3 Uhr* wiederholt einstellen, der Kranke trotz inneren Frierens nach kühler, frischer Luft verlangt und dabei seinen Körper warm einmummt, so daß nur noch der Kopf mit seinem *totenmaskenhaften* Ausdruck sichtbar bleibt.

1 Gabe in $^1/_4$ Liter Wasser gelöst, alle 5 Minuten einen gewöhnlichen Schluck trinken

Spongia D3

Droht der Asthmaanfall allabendlich beim Niederlegen zu beengen, giemt und pfeift die Atmung *wie durch einen Badeschwamm* gepreßt, dann wird Ihnen Spongia D3 sehr hilfreich werden.

3 x 1 Gabe täglich bzw. 1 Gabe alle 10 Minuten im Anfall

Carbo vegetabilis D30

Hindert Sie die *Angst vor einem drohenden Asthmaanfall* am Zubettgehen, so wird Ihnen Carbo vegetabilis D30 diesen Schritt erleichtern. Die *Holzkohle* heizt die Kräfte wieder auf, die in Ihnen so rasch erlöschen.

1 Gabe abends

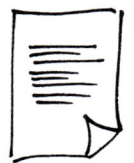 **Notizen**

Augenbeschwerden

Die Augen sind die Öffnung der Seele nach außen und nach innen. Sie haben etwas mit Schauen und Blicken, mit Sicht und Ansicht zu tun. Die Ansichten eines Menschen sind klar oder verschwommen, weitsichtig oder kurzsichtig. Ihre Blickrichtung ist vorwärtsschauend oder rückblickend, nach innen oder seitwärts schielend. Ihr Ausdruck ist matt und glanzlos wie der ermattete, stumpfe Geist oder feurig und glänzend wie der lodernde Wahn.

Wenn immer ich an das Auge denke, fällt mir dazu die einfach formulierte Stelle aus *Matthäus 6, Vers 22* ein, die da lautet: „Das Auge ist das Licht des Leibes. Wenn dein Auge strahlt, dann wird dein ganzer Leib licht sein. Wenn aber dein Auge finster ist, so wird dein ganzer Leib finster sein. Wenn nun das Licht, das in dir ist, Finsternis ist, wie groß wird dann die Finsternis sein." Es lohnt sich, darüber nachzudenken.

Akute Beschwerden

Aconitum D30 Jede *akute Entzündung* am Auge, sei es am Lidrand, an der Bindehaut, Regenbogenhaut, Augeninnenhaut (Uveitis, selten) oder Netzhaut (Retinitis) verlangt schon *im Beginn* der geringsten Beschwerden Aconitum D30. Besonders, wenn sie *plötzlich*, unerwartet und mit Heftigkeit auftreten. Sie sind meist die Folge von Unterkühlung durch Zugluft bei entsprechender Empfindlichkeit der Person. Lokale *Kühle* lindert die Schmerzen.
1 Gabe einmalig

Belladonna D30 Lindert lokale *Wärme* die Beschwerden und besteht eine äußerste Empfindlichkeit gegen Berührung und Licht, dann ist schon die zweite Entzündungsarznei, Belladonna D30, angezeigt, die so rasch lindert, wie die Störung auftrat. Für alle anderen Entzündungsarten lassen Sie beim Augenarzt eine Diagnose stellen.
Aber vergessen Sie nicht: Ihr Homöopath hält eine Arznei für Sie bereit, selbst wenn es sich um die gefährliche Gürtelrose (Herpes zoster) der Hornhaut handelt (➔ *Gürtelrose*)!
1 Gabe einmalig

Euphrasia D12 Für die *leichte Bindehautreizung* stellt uns die Homöopathie eine schöne Arznei zur Verfügung: Euphrasia D12, im Volksmund bezeichnenderweise der *Augentrost* genannt. Sie ist auch als Augentropfen von der Firma „*Wala*" erhältlich.
2 x 1 Gabe täglich

Cinneraria Eine andere Art von *Augentropfen*, die wir Homöopathen gern verwenden, nennt sich Cinneraria, von der Firma *Wala* erhältlich.
3 x 2 Tropfen täglich in die Augen

Conjunctisan A Oder Conjunctisan, von der Firma *Vitorgan*, beim *grauen Star* (Katarakt) und *grünen Star* (Glaukom).

Der kranke Mensch

Beide Erkrankungen bedürfen jedoch ärztlichen Beistandes!
⟾ 3 x 2 Tropfen täglich in die Augen

Phosphorus D30 Immer häufiger tritt die *Netzhautblutung* oder die Neigung dazu auf. Eine nicht unerhebliche Ursache dafür sind die zunehmenden Radio- und Funkwellen, die über eine Antenne in Augennähe empfangen werden (z.B. eingebautes Radio im Kopfhörer, Funktelefone usw.). Zwar werden Sie auf dem entsprechenden Auge vorübergehend teilweise oder ganz blind und der Laserstrahl „näht" den Netzhautriß wieder zusammen, aber für den Notfall halten Sie sich jedenfalls Phosphorus D30 in Ihrer Hausapotheke.
⟾ Im Beginn alle 10 Minuten eine Gabe

Crotalus D12 Für die *Nachbehandlung* der *Netzhautblutung* besorgen Sie sich gleich Crotalus D12, falls Sie Ihren Homöopathen nicht umgehend erreichen können.
⟾ 2 x 1 Gabe täglich

Chronische Störungen

Wenden wir uns den *chronischen* Störungen zu. Lassen Sie uns dafür gemeinsam das Auge von außen nach innen durchschreiten, von der äußeren Anschau bis zur tiefgreifenden Zerstörung des Augennervs und der Netzhaut.

Thallium metallicum D6 Frauen mögen ihre *Augenbrauen* mittels ihrer diversen Farbkästen nachzeichnen. Männer ohne diesen Augenrahmen sind benachteiligt. Geben wir beiden Thallium metallicum D6, über sehr lange Zeit, besonders wenn die Haut auch anderswo Haare vermissen läßt, wo sie gewöhnlicherweise sprießen (⇨ *Haarausfall*).
⟾ 3 x 1 Gabe (Tabletten) täglich

Acidum phosphoricum D6 Dem sorgenvoll *früh Ergrauten,* dessen Augenbrauen sich lichten, werden sie mit Acidum phosphoricum D6 nachwachsen.
⟾ 3 x 1 Gabe täglich

Alumina D6 Trockene, dürre, *frostige Frauen* ohne den sichtbaren Schwung der Braue werden ihn mit Alumina D6 pflegen, insbesondere wenn die *äußere Hälfte* unsichtbar ist.
⟾ 3 x 1 Gabe täglich

Sulfur D6 Eher *rundliche,* hitzige, schwitzige Männer oder *dürre,* schweißstinkende Jünglinge mit *Hängeschultern,* vielleicht noch mit einem *ekzematösen Ausschlag* in beiden Brauen, erhalten Sulfur D6.
⟾ 3 x 1 Gabe täglich

Selenium D6 Wenn sich beide *hormonell* und *sexuell überlastet* haben, sind sie jetzt ohne Augenbrauen bereits *impotent*. Ruhe, Geduld, Streichel-

Augenbeschwerden

einheiten und Selenium D6 fördern Wachstum der Brauen, des Geistes und der Hormone.
 3 x 1 Gabe täglich

Mercurius solubilis D30
Die *chronische Bindehaut-* und *Lidrandentzündung* mit Empfindlichkeit gegen Zugluft, Unterkühlung, Durchnässung und Erkältung braucht Mercurius solubilis D30, wenn *kühle* Auflagen lindern.
 2 x 1 Gabe wöchentlich

Hepar sulfuris D30
Ziehen Sie eher *warme* Dampfbäder oder Kompressen vor, dann ziehen Sie auch Hepar sulfuris D30 vor.
 2 x 1 Gabe wöchentlich

Graphites D12
Sind nur die Lidränder chronisch befallen und deren *Wimpern ausgefallen* oder nach *innen gestülpt* (Entropium), so daß die Bindehaut rötlich unterlaufen ist und ewig tränt, dann wird Graphites D12 Gutes verrichten.
 2 x 1 Gabe täglich
Bei allen drei Arzneien sind die *Absonderungen* gelblich, grünlich, eitrig, stinkend.

Belladonna D30
Menschen mit *Lidkrampf* (Blepharospasmus, Tic) blinzeln nicht charmant, sondern eher verkrampft. Tun sie das als Begleiterscheinung einer *Entzündung*, dann wird Belladonna D30 sehr rasch helfen.
 1 Gabe einmalig

Magnesium phosphoricum D12
Tun sie es jedoch als Ausdruck ihrer *Nervosität* und *Abgespanntheit*, dann ist Magnesium phosphoricum D12 vorzuziehen, auch dann, wenn das Lid in sich zuckt und zittert.
 1 Gabe einmalig, bedarfsweise

Lycopodium D4
Dürre, ausgetrocknete, *leberbelastete* Menschen bekämpfen ihre *mürrische* Nervosität am besten mit Lycopodium D4, um die Stoffwechselgifte auszuscheiden, die ja für ihre Austrocknung und ihren meist *rechtsseitigen*, wangenerfassenden *Tic nerveux* mittelbar verantwortlich sind.
 3 x 1 Gabe täglich

Causticum D4
Die *angeborene Lidlähmung* wird allzu rasch aus ästhetischen Gründen operativ korrigiert. Wir versuchen erst Causticum D4, über mindestens zwei Jahre hinweg. Mein kleiner philippinischer Kindergarten-Freund Dino nimmt diese Arznei jetzt über ein Jahr mit erstaunlicher Besserung, so daß Mutter Sandy und Vater Boyet, unbeirrt vom Drängeln der plastischen Chirurgen, weiterbehandeln.

Der kranke Mensch

Dino selbst liebt seine Kügelchen, ohne von ihrer Heilkraft bewußt zu wissen.

🥄 3 x 1 Gabe täglich

Variolinum D200

Die *erworbene Lidlähmung* ist am häufigsten eine Folge von „Kinderschutz"-Impfungen (v.a. Pockenimpfung). Sie beeinflussen wir mit Variolinum D200. Bereits eine Gabe reicht aus, um das Lid konservativ zu liften. Versuchen Sie diese Arznei, auch wenn Ihnen immer wieder hartnäckig klar gemacht wird, daß Ihre Störung angeboren sei. Die meisten Eltern vergaßen, daß Sie ja noch zur ehemaligen Flut der Massengeimpften gehörten.

🥄 1 Gabe einmalig

Gelsemium D4

Die schweren und *schwersten Grade* von Lidlähmung verlangen nach Gelsemium D4, ebenso über einen langen Zeitraum zugestanden.

🥄 3 x 1 Gabe täglich

Kalium carbonicum D4

Die häufigere Lidlähmung *aus Schwäche* antwortet am besten auf eine Arznei, die ohnedies einen schwachen *Geist,* ein schwaches *Herz* und einen schwachen *Magen* heilt und Kalium carbonicum D4 benannt ist.

🥄 3 x 1 Gabe täglich

Sepia D6

Die einfache, *vorübergehende* Lidlähmung ist dem Bild der vorigen ähnlich, nur paßt zu ihr eine eher innerlich *derbe Frau,* als das schwächliche innere Element der vorigen. Sepia D6 wird auch ihre hängende Derbheit des Lides erweichen und ihr Antlitz verschönern, falls das Alter nicht bereits zu viel Häßliches für sich beansprucht hat.

🥄 3 x 1 Gabe täglich

Apis D4

Wenn wir von Häßlichkeit sprechen, so sind die geschwollenen Augenlider infolge *chronischer Tränensackentzündung* eingeschlossen. Hinter dem leicht rosarot geschwollenen *Oberlid* versteckt sich eine chronische Entzündung (Bindehaut, Lidrand, Gersten- oder Hagelkorn usw.). Der Betroffene schaut aus, als sei er ständig *von einer Biene gestochen.* Deshalb wird das Bienengift als Apis D4 zunächst das Entzündliche vernichten.

🥄 3 x 1 Gabe täglich

Kalium carbonicum D6

Ein eher hautfarbenes, *wäßriges Säckchen*, das das Oberlid schwach und schwer erscheinen läßt, hängt geradezu *über* dem *oberen Lidrand* herunter. Es bedarf Kalium carbonicum D6, bei blassen, wäßrigen, schweren und schwachen Menschen.

🥄 3 x 1 Gabe täglich

Augenbeschwerden

Causticum D4 — Das stets geschwollene *Unterlid* ist konstitutioneller Natur. Am häufigsten ist Causticum D4 angezeigt und, wie immer, sehr lange zu geben, da diese Arznei nur träge reagiert.
3 x 1 Gabe täglich

Phosphorus D12 — Sind *Ober-* und *Unterlid* chronisch geschwollen, so denken wir personenbezogen an Phosphorus D12, das wir pathophysiologisch als Zellatmungsgift zu schätzen wissen.
2 x 1 Gabe täglich

Arsenicum album D12 — Sind *Ober-* und *Unterlid* und das *ganze Gesicht* zart angeschwollen, so suchen wir auch diesmal eine Person dahinter, der am ehesten Arsenicum album D12 entspricht. Schauen Sie sie gut an, denn die Schwellung ist kaum sichtbar, weil sie die Fältchen glättet. Viel beeindruckender dagegen ist ihre *Leichenblässe*.
2 x 1 Gabe täglich

Barium carbonicum D6 — Jeder von uns kann sich an Menschen erinnern, deren Augenlider mit *ovalen, gelblichen*, kleinen *Spangen* durchzogen sind. Es handelt sich dabei um Cholesterineinlagen, die auf einen entgleisten Fettstoffwechsel (Lipomatose) hinweisen. Meist hat auch die Verkalkung im Hirn und in den Gefäßen schon begonnen (⇨ *Arteriosklerose*). Barium carbonicum D6 wird die Schönheitsflecken nicht entfernen, aber dem fortschreitenden, inneren Prozeß Einhalt gebieten.
3 x 1 Gabe täglich

Cholesterinum D10 — Zusätzlich gebe ich gern Cholesterinum D10, am besten morgens nach dem Frühstück, dann wird es tagsüber nicht vergessen. Diese *isopathische* Arznei wird nach dem Prinzip „Gleiches heilt Gleiches" angewandt und überall da eingesetzt, wo die Grenze des üblichen Cholesteringehaltes überschritten wird und sich krankmachend manifestiert.
1 Gabe täglich

Aethiops antimonialis D4 — Unter den häufigsten *Hornhautveränderungen* finden wir die Verkrümmung, den *Keratokonus*. Den eher *schlanken* Menschen geben wir ein Gemisch aus Schwefel, Antimon und Quecksilber als Aethiops antimonialis D4. Sie heilt auch *Hornhautgeschwüre*.
3 x 1 Gabe täglich

Pulsatilla D4 — Die eher *rundlichen* Menschen sprechen besser auf Pulsatilla D4 an, besonders wenn sie kurzsichtig sind.
3 x 1 Gabe täglich

Kalium chloratum D4 — *Herpes-zoster-Bläschen* sind ungemein schmerzhaft. Sie hinterlassen *Narben,* welche die Sicht behindern können. Kalium chloratum

Der kranke Mensch

D4 ist bisher die beste Arznei, die ich in meinem Heilschatz dafür gefunden habe.
⚬ 3 x 1 Gabe täglich

Die Erkrankungen der *Regenbogenhaut* sind meist durch Unterkühlung und durch rheumatische Beschwerden in deren Folge ausgelöst (⇨ *Rheuma*).

Bryonia D3

Die *akute Iritis, Iridozyklitis* und im schlimmsten Falle *Uveitis* spricht gut auf Bryonia D3 an, wenn die *geringste Augenbewegung* den heftig *stechenden* Schmerz unerträglich macht und lindernde *warme* Kompressen besänftigen.
⚬ 1 Gabe halbstündlich

Mercurius solubilis D3

Wenn danach die entzündliche *Rötung* auftritt, sollten Sie *Bryonia* durch Mercurius solubilis D3 ersetzen. Sie wird mit *kalten* Kompressen gelindert.
⚬ 3 x 1 Gabe täglich

Phytolacca D4

Sind Sie sich eines *Herdgeschehens* bewußt oder liegt Ihnen gar die klinische Diagnose eines *Morbus Reiter* vor, dann folgt darauf gut Phytolacca D4, besonders wenn unser Patient sich zuvor *unterkühlt* hat.
⚬ 3 x 1 Gabe täglich

Acidum nitricum D4

Für die immer wiederkehrende, *chronische Iritis* und *Iridozyklitis* halten wir Acidum nitricum D4 als hierfür *wichtigste Arznei* in Reserve, ganz besonders, wenn wir aus der Lebensgeschichte unseres Patienten oder dessen Familie von *Syphilis* erfahren können.
⚬ 3 x 1 Gabe täglich

Nun sind wir an der *Netzhaut* und beim *Sehnerv* angelangt, bei den *Retinopathien*. Sie konfrontieren uns als Folge von Stoffwechselstörungen, insbesondere beim Diabetes, bei Nierenerkrankungen und bei den *gichtigen* Patienten.

Nux vomica D4

Folge von *Durcheinander* beim Essen, beim Alkohol, bei der Zeiteinteilung, bei der Lebensweise, zwingen uns zur Wahl von Nux vomica D4, besonders wenn es sich um einen mit Nervosität und Gereiztheit gepaarten *Managertyp* handelt.
⚬ 3 x 1 Gabe täglich

Phosphorus D12

Die am häufigsten benutzte Arznei, die uns durch ihre *Gefäßdurchlässigkeit* und folglichen *Blutungen* bekannt ist, ist jedoch ist Phosphorus D12.
⚬ 2 x 1 Gabe täglich

Augenbeschwerden

Tabacum D12 Liegen dem Netzhaut- und Sehnervschwund *Gefäßkrämpfe* zugrunde, dann ist die erste Arznei, die wir geben, Tabacum D12, 2 x 1 Gabe täglich, oder D30, einmal täglich morgens.
 2 x 1 Gabe täglich

Cuprum metallicum D6 Danach folgt gut die *krampfigste* aller Krampfarzneien mit Cuprum metallicum D6, die uns immer da begegnen wird, wo *Degeneration* und *Systemerkrankungen* von besagten Krämpfen begleitet sind.
 3 x 1 Gabe täglich

Plumbum metallicum D6 Nach der Engstellung der Gefäße setzt sich in ihnen die *Verkalkung* fest, wofür wir Plumbum metallicum D6 bereithalten, besonders wenn uns am Rande der Regenbogenhaut ein weißer *Verkalkungsring* (Arcus senilis oder lipoides) und die *Engstellung* der Pupillen auffällt.
 3 x 1 Gabe täglich

Arsenicum album D6 Den *entzündlichen* Veränderungen an der Netzhaut wie *Retinitis diabetica* und *Retinitis hypertonica* als Folge von *Diabetes* und *Bluthochdruck* gebührt Arsenicum album D6. Sie ist die letzte Arznei in der Reihe der Degeneration.
 3 x 1 Gabe täglich

Crotalus D12 Aber es bleibt uns noch die mittelbare Ursache der *Embolie* in den kleinen *Netzhautgefäßen*, für die uns die Homöopathie zwei wertvolle Arzneien geschenkt hat. Die erste ist Crotalus D12, deren zugehöriger Mensch in der *feuchten, tropischen* Hitze explodiert.
 2 x 1 Gabe täglich

Lachesis D12 Die zweite Arznei ist Lachesis D12 für jenen, der *Hitze in keiner Form* und Weise erträgt.
 2 x 1 Gabe täglich

Der *graue Star*, der *Katarakt*, ist Ausdruck einer Austrocknung und Verhärtung der Linse (⇨ S. 57).

Causticum D12 Die wichtigste Arznei ist Causticum D12, wenn sich die Sicht vernebelt. Im *feuchtwarmen Klima* fühlt sich der Getroffene am wohlsten.
 2 x 1 Gabe täglich

Calcium fluoratum D12 Schreitet die *Verhärtung* bei hektischen *Morgenmenschen* fort, so lassen wir Calcium fluoratum D12 folgen. Wie wir wissen, wirkt das *Fluor* am ehesten auf chronische Entzündungen mit Neigung zu sich verhärtenden Geweben, und *Calcium* wirkt gewebeaufbauend.
 2 x 1 Gabe täglich

Der kranke Mensch

Magnesium fluoratum D12

Ist das *Abwehrsystem* jedoch mit allen möglichen Giften *versackt*, dann entscheiden wir uns für Magnesium fluoratum D12, dem durch seinen *Magnesiumanteil* die entschlackende Kraft innewohnt und der vorigen Arznei gut folgt.

🥄 2 x 1 Gabe täglich

Tuberculinum GT D200, Medorrhinum D200, Luesinum D200

Wir haben noch zu bedenken, daß der *graue Star* eine Folge der erkrankten *Anlage* ist, weshalb wir unsere *Erbnosoden* Tuberculinum GT D200, Medorrhinum D200, Luesinum D200 in der aufgeführten Reihenfolge als *Zwischengaben* interpolieren.

🥄 1 Gabe einmalig monatlich

Aconitum D12

Der viel gefährlichere *grüne Star*, das *akute Glaukom*, das wie ein Sturmwind erscheint und dessen plötzliches *Druckgefühl* den Getroffenen dazu zwingt, den Augendruck messen zu lassen, braucht Aconitum D12, wenn er eher *schlank* ist (➪ 57).

🥄 2 x 1 Gabe täglich

Belladonna D12

Der eher *rundliche* Mensch bedarf dagegen Belladonna D12, womit ich persönlich die besten Erfahrungen gemacht habe. Mag sein, daß meine Patienten alle rundlich waren!

🥄 2 x 1 Gabe täglich

Glonoinum D12

Das *chronische Glaukom* behandeln wir ebenso erfolgreich mit Glonoinum D12, wodurch die lästige Augentröpfelei wegfällt. Wer sich trotzdem damit beschäftigen möchte, darf das natürlich ohne Widerspruch.

🥄 2 x 1 Gabe täglich

Sehstörungen

Erlauben Sie mir noch, die häufigsten *Sehstörungen* zu erwähnen und die bewährtesten zugehörigen Arzneien.

Das *Schielen*, vor allem bei Kindern, läßt sich so gut beeinflussen, daß wir die „Silberblick"-Operation zunächst zurückstellen.

Cina D4

Wir beginnen die Behandlung mit Cina D4 und verabreichen sie es 2 Monate lang.

🥄 3 x 1 Gabe täglich

Agaricus D4

Danach lassen wir weitere 2 Monate Agaricus D4 folgen.

🥄 3 x 1 Gabe täglich

Spigelia D4

Zunächst wird die Kur dann mit Spigelia D4, ebenfalls 2 Monate lang eingenommen, beschlossen.

🥄 3 x 1 Gabe täglich

Augenbeschwerden

Bei nur geringem Erfolg wiederholen wir die Kur in der angegebenen Weise. Vielleicht ist Ihnen aufgefallen, daß alle schielenden Kinder sehr nervös sind. Zwei dieser Arzneien, *Cina* und *Spigelia,* heißen beide im Volksmund *Wurmkraut,* so daß Schielen mit Würmern in Zusammenhang gebracht werden kann. Die Großeltern dieser Kinder wußten um diese Zusammenhänge und haben sie zuerst „entwurmt", bevor sie zum Augenarzt schritten. Damals wurde noch eine echte Volksmedizin betrieben, die aus der Erfahrung entsprang und von Mund zu Mund getragen wurde. Mein Wunsch ist es, daß die Homöopathie diesen Volksgeist wiederbelebt!

Gestatten wir der *Kurzsichtigkeit* ein Wort.

Phosphorus D12   Sie führt uns verständlicherweise hinter die kurzsichtige Person, und wer liegt uns hier näher als die *ewig jugendliche,* die Phosphorus D12 braucht.
2 x 1 Gabe täglich

Pulsatilla D4   Oder das eher *rundliche*, liebliche, *wenig erwachsene* Wesen, dem Pulsatilla D4 entgegenkommt.
3 x 1 Gabe täglich
So können wir die Reihe fortsetzen, bis wir alle weitsichtiger werden.

Argentum nitricum D12   Die *Weitsichtigkeit* ist ein Privileg des Alters, wo die Natur meint, daß wir *weise* werden sollen. Weitsichtige *junge Menschen* fand ich am ehesten in Argentum nitricum D12, wegen ihrer hohen intellektuellen Potenz widergespiegelt, falls diese nicht durch ihre *stolpernde Unsicherheit* überlagert ist.
2 x 1 Gabe täglich

Silicea D12   Ebenso potentiell weise ist der *schüchterne Unsichere*, der jedoch nicht weiß, was er sich an Empfindungen *erlauben darf* und den Silicea D12, in allen Daseinsbereichen stärkt.
2 x 1 Gabe täglich

Sepia D12   Die weiseste unter allen Frauen ist die *junge Karrieremacherin,* die einer *dramatischen Schaustellerin* ähnelt. Ihr gebührt Sepia D12, um ihre *ambitiöse Weitsichtigkeit* in umweltfreundliche Bahnen zu lenken.
2 x 1 Gabe täglich

Ich darf mich bedanken, daß Sie mit mir geduldig die Symbolkraft des Auges durchschritten haben. Das Auge, das uns Licht und Wahrheit bietet und uns sehend macht. Doch das Wesentliche bleibt für das Auge unsichtbar!

Der kranke Mensch

Notizen

Bauchspeicheldrüse

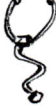
⇨ *Darmentzündung, Diabetes*

Die Pankreasdrüse ist der Sitz der Süße unseres Lebens. Zur Verdauung dessen, was auf uns einströmt und was wir in uns aufnehmen, spaltet sie mit Hilfe ihrer Fermente die grobe leibliche und geistige Nahrung in feinere Strukturen auf, um Leib, Gemüt und Ideen aufzubauen, anzuregen und zu versüßen. Den Rest des Verdauten übergibt sie als Ballast dem Dickdarm zum Ausscheiden. Zur Nahrungsaufnahme muß ich offen sein, muß kauen und beweglich sein und gelegentlich auch schlucken wollen, können und dürfen.

Ohne leibliche Nahrung, ohne geistige Anregung findet keine Fermentierung statt. Die Minderung oder der Verlust der Fermentierung bedeutet Grobheiten anstatt verfeinerter Lebensqualität; bedeutet Verdauungsunfähigkeit unserer Sorgen und Probleme; bedeutet Ausscheidungsunfähigkeit von Abfall und Ballast. Wenn ich zurückhalten muß, entzündet sich mein *Dasein,* entflammt akut im Fieber oder resigniert im chronischen *Sosein*. Wir magern ab, verdorren und erstarren.

Natrium muriaticum D200

Wenn Ihnen ein solch *ausgedorrter* Mensch begegnet, dann kann er nicht mehr essen, weinen, lachen. Sein Ausdruck ist gezeichnet von Sorgen und Kummer, die er nicht vergessen kann, und von *unverzeihlicher Demütigung*, die er nicht überwinden kann. Nichts kann mehr verdaut werden. Der Stuhl trocknet ein wie seine Seele. Nur noch ein *zäher Durst*, ein zähes, sehnsüchtiges Verlangen und Natrium muriaticum D200 nähren sein resigniertes, melancholisches Sosein mit dem *Salz der Erde,* zu dem er seinen Bezug zurückgewinnen mag.
⇨ 1 Gabe einmal im Monat

Jodum D12

Beide sind abgemagert. Aber so ruhig und zurückgezogen der eine, so hektisch und *beängstigend aufgeregt* ist dieser. Von eckigen, fahrigen Bewegungen begleitet, kann ihm nichts schnell genug gehen: das Essen, die Verdauung, die Gedanken. Er ißt im Stehen zu jeder Tageszeit, löscht dazu seinen *unbändigen Durst* mit Wein und rast *durchfällig* zur Toilette. Jodum D12 ist uns als Drüsenarznei bekannt (⇨ *Schilddrüse*) und wird auch diese Drüse vor der degenerativen Entartung bewahren. Nur im systematischen Denken und Erarbeiten erfahren wir von den großen Zusammenhängen im Menschen und in der Arznei.
⇨ 2 x 1 Gabe täglich

Hedera D6

Wenn wir *Jodum* begegnen, fällt uns eine *jodhaltige Pflanze* und ein Mensch dazu ein, der in seinen Aktionen und Reaktionen nicht gar so ausgeprägt stürmisch und destruktiv ist. Im Gegensatz zum hitzigen *Jod*-Menschen ist dieser *kälteempfindlicher*, aber auch seine Durchfälle und Schmerzen sind am besorgniserregendsten *morgens*, im *Frühjahr* und im *Herbst*. Er *reibt* und massiert dabei sei-

Der kranke Mensch

nen Bauch und seine gleichermaßen schmerzenden Gelenke, was ihm, zusammen mit Hedera D6, vorübergehend Linderung verschafft.

⤸ 3 x 1 Gabe täglich

Iris D6

Wem die Süße verlorengegangen ist, der wird sauer. Hier ist einer, der so *sauer* ist, daß ihm die Säure bereits aus dem Magen aufstößt mit Übelkeit, Brechreiz und sauren, *kolikartigen* Durchfällen. Auch seinen Kopf überfällt bitterer Schmerz und Schwindel. Für ihn und seine Bauchspeicheldrüse haben wir bei solch akuten Beschwerden Iris D6, 1 Gabe bedarfsweise alle 10 Minuten, aber auch regelmäßig 3 x 1 Gabe, falls die Empfindungen der Erscheinung der Person entsprechen.

⤸ 1 Gabe bedarfsweise alle 10 Minuten

Colocynthis D4

Ich darf Sie an drei bewährte Schmerzmittel erinnern, denen wir noch öfters begegnen werden. Vor allem *plötzlich* einschießende, *messerscharf* stechende, leicht krampfende Schmerzen im Mittelbauch oder anderswo sprechen immer auf Colocynthis D4 gut an, besonders, wenn der Leidende, sich *krümmend*, *feucht-warmer* Auflagen bedient, die Schmerz, Bauch und eventuelle Durchfälle besänftigen.

⤸ 1 Gabe bedarfsweise alle 10 Minuten

Magnesium phosphoricum D12

Dieser Schmerzleidende empfindet sein Übel *krampfend*, als drücke eine Faust ins betreffende Organ. Mit seiner *geballten Faust* drückt er, sich ebenso *krümmend*, dagegen und versucht, sich *trocken-warme* Umschläge aufzulegen, die zusammen mit Magnesium phosphoricum D12 seinem Übel ein Ende bereiten.

⤸ 1 Gabe bedarfsweise alle 10 Minuten

Belladonna D30

Bisher haben wir uns im Schmerz gekrümmt. Nun gibt es Menschen, die sich bei Krämpfen *strecken* müssen, um Erleichterung zu erfahren. Ihnen sei, gleich wo der Schmerz erscheint, Belladonna D30 empfohlen. Wenn der Krampf sich wiederholt, lösen Sie am besten 2 Gaben in einem Viertelliter Wasser und nehmen bis zu fünfminütig einen kleinen Schluck davon.

⤸ 1 Gabe einmalig bei Bedarf

Dioscorea D4

Noch einer *streckt sich* und beugt seinen Rücken nach hinten, aber dieser fast ausschließlich bei Störungen des Magens und der Bauchspeicheldrüse. Der Schmerz ist unerträglich und höchst individuell. Er verläuft *fächerförmig* vom Nabel zum linken Oberbauch. Wenn die Besonderheit der Schmerzempfindung gewahrt ist und obendrein die begleitenden Durchfälle ihn erschöpfen, kann Dioscorea D4 auch 3 x 1 Gabe regelmäßig verabreicht werden. Ansonsten:

⤸ 1 Gabe bedarfsweise alle 10 Minuten

Bauchspeicheldrüse

 **Notizen**

Der kranke Mensch

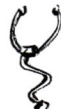

Beingeschwüre

⇨ *Krebsgeschehen, Wundliegen*

Das *Ulcus cruris* ist eine Öffnung der Haut. Das bedeutet, daß der Betroffene sich eine zusätzliche Körperöffnung schaffen muß, weil die vorgegebenen verstopft oder anderweitig gestört sind. Dadurch versucht er, sich von seinen Stauungen zu befreien. Die Öffnung aber bleibt eine Verletzung als Ausdruck seines innersten Soseins; eine Wunde, die sticht, ätzt, juckt, brennt und eventuell stinkt. Oft habe ich in der Praxis erlebt, daß sich nach der Geschwürsbildung Depressionen besserten und umgekehrt nach deren Verschluß verschlimmerten.

Ich werde versuchen, Ihnen in diesem Kapitel Auslösungen, Ursachen und Zusammenhänge in Bezug und Wirkung darzustellen, die sich in vielen klinischen Bereichen wiederholen, wie Sie erleben werden. Dadurch sollen Sie mit mir lernen, zusammenhängend zu denken, ohne sich in Teildenken ergehen zu müssen. Lassen wir den Menschen ganz wie er ist und wie die Arznei es ist (!).

Verletzung

Arnica D4

Beginnen wir bei der *Verletzung* des Menschen als äußerem Geschehen. Jede *Verletzlichkeit* von außen setzt die Bereitschaft der inneren Verletzlichkeit voraus. Ist sie nicht gegeben, kann mir ein Stoß, ein *Schlag* von außen nichts anhaben. Ist sie vorgegeben, so wird ein Schlag zum *Schicksalsschlag*, für den wir Arnica D4 bereithalten. Natürlich dürfen Sie auch flächenhaft und geradlinig denken. Sie erreichen damit das gleiche Ziel mit Hilfe der Symptomenverzeichnisse oder Repertorien (das ist die Heilige Schrift der „*Hämopathen*", aus der sie das Heil der Patienten heraussuchen). Nur verwehren Sie sich damit das Verstehen um das faszinierende Geheimnis menschlicher Existenz, das dadurch so viel einsichtiger wird und durch die Einsicht so viel einfacher und leichter zu ertragen ist. Dies setzt allerdings die Fähigkeit des räumlichen, verzweigten und dynamischen Denkens voraus. Und was anderes ist unser Leben als ein verzweigtes Netz von Unvorhersehbarkeiten in einem Raum lebendiger Dynamik?!

⌒⊃ 3 x 1 Gabe täglich

Gewebsverhärtung

Acidum hydrofluoricum D6

Bei den nächsten drei Arzneien ist die *Gewebsverhärtung* richtungsweisende Gesetzmäßigkeit. Bei der ersten finden wir die äußeren Venen erweitert, das Geschwür unbeeinflußbar *hartnäckig*, hitzig wie den Menschen und *wärmeunverträglich*. Ihm hilft Acidum hydrofluoricum D6, besonders wenn seine Haut bereits *faltig* und *gelblich* erscheint und seine Hände und Füße so sehr *brennen*, daß er sie nachts kühlesuchend aus dem Bett streckt.

⌒⊃ 3 x 1 Gabe täglich

Beingeschwüre

Calcium fluoratum D12

Auch dieser Mensch ist *kräftig*, *hitzig* und sehnt sich nach Kühle. Entsprechend stauen sich und *brennen* die Beine im Bett und mit Beginn des ersten warmen Sonnenstrahls. Seine Venen liegen wie *dicke* Stränge unter der *dünnen* Haut, besonders die Oberschenkelvene (Vena saphena) zieht und schmerzt. Das Geschwür sieht *bläulich* aus, *blutet* leicht und *juckt* drum herum. Calcium fluoratum D12 wird ihm auch seine *Abend-* und *Nachtschmerzen* nehmen, die diesem *Morgenmenschen* zuzuordnen sind.

2 x 1 Gabe täglich

Silicea D6

Er ist das *frostige* Pendant zu den beiden vorgenannten. Alles geht ihm langsam und träge von der Hand wie seine schlechte Heilhaut, deren Geschwüre nässen, stinken und eitern. Eine *warme* Auflage und Silicea D6 helfen ihm und seinem Geschwür zu reagieren, frisches Gewebe aufzubauen und es zu straffen.

3 x 1 Gabe täglich

Gewebszerfall

Acidum nitricum D6

Diese Arznei ist komplementär zu *Silicea*, das heißt, sie facht deren Reaktion an, wenn die Trägheit des Menschen zu beherrschend ist. Für sie wie für die folgenden ist der *Gewebszerfall* ausschlaggebendes Kriterium. Die *rissigen, blutenden*, wäßrig sezernierenden Wunden stinken und schmerzen, als bohrten *Holzsplitter* in ihnen. Umgebende *Wärme* und Acidum nitricum D6 bessern seine Qual, aber nicht in *feucht-warmer* Witterung.

3 x 1 Gabe täglich

Hydrastis D4

Der entzündliche Zerfall ist in diesem Bild vorgegeben. Das Geschwür *eitert, stinkt* wie alles Zerfallende, braucht *Wärme* und Hydrastis D4. Die beiden Arzneien ergänzen sich und sind in ihrer Heilkraft gleichwertig mit der Zerstörung des ihr bedürftigen Menschen, dessen Hände und Füße brennen, wie bei *Acidum hydrofluoricum* beschrieben, und dessen Haut sich abschält.

3 x 1 Gabe täglich

Kreosotum D4

Wenn die beiden vorigen keine Heilreaktion mehr anfachen können, dann bleibt uns noch Kreosotum D4. Die Wunde stinkt wie eine *eitrig* zerfallende *Gangrän* infolge von *Durchblutungsstörungen* (⇨ *Durchblutungsstörungen*). Die Haut um das Geschwür ist empfindungslos. *Wärme* erleichtert das Befinden.

3 x 1 Gabe täglich

Asa foetida D4

Noch stinkender, wie ein Gemisch aus *Schwefel* und *Knoblauch*, ist das höchst berührungsempfindliche, *dünn-eitrige* Geschwür mit

Der kranke Mensch

bläulichem Wundrand des schwachen, aber „gut aussehenden", ständig stinkend rülpsenden Menschen, der Asa foetida D4 braucht. Alle seine Venen sind *gestaut*, was sein *vollblütiges Aussehen* erklärbar macht.

🥄 3 x 1 Gabe täglich

Carbo animalis D4

Diese Wunde ist reaktionslos. Das Feuer ist erloschen. Der Wundinnenhof erscheint *wie verkohlt*. Carbo animalis D4 hilft hier und immer dort, wo die Glut der Kohle und des Lebens nur noch so dahinglimmt.

🥄 3 x 1 Gabe täglich

Arsenicum album D6

Wie immer zuletzt, so auch beim Zerfallsprozeß, eine Arznei, dessen entsprechender Mensch *dem Tode verschrieben* ist. Seine Wunde *brennt*, und doch ist es verständlich, daß sie *Wärme braucht*, Anfeuchtungen für ihre Trockenheit und Arsenicum album D6. Der *Kopf* des Gezeichneten jedoch *sehnt sich* nach der *Kühle*, in die er wesensmäßig bereits eingetreten ist.

🥄 3 x 1 Gabe täglich

Eitrige Entzündung

Nun haben wir zwei Arzneien für die *eitrige Entzündung*. Sie setzen sie dann ein, wenn Sie die eitrige Geschwürsüberlagerung zuerst einmal heilen möchten. Sie unterscheiden sich leicht voneinander.

Hepar sulfuris D30

Verwenden Sie Hepar sulfuris D30, wenn die Wunde *splitterartig* sticht und eine *feucht-warme* Auflage lindert.

🥄 1 Gabe täglich

Mercurius solubilis D30

Besänftigt eine *kalte* Auflage bei einer Wunde, die wie ein alter, stinkender, *diphtherischer Belag* aussieht, ziehen Sie Mercurius solubilis D30 vor. Sie wird auch das *Quecksilber* in den Adern des wunden Menschen beruhigen.

🥄 1 Gabe täglich

Ursachenbehandlung

Carduus D6

Die *Leberstauung* ist mitverantwortlich für die Geschwürsentstehung. Rückstau in der Pfortadervene, Hämorrhoiden und Krampfaderbeine sind ihre Folge. Alle großen Leber-Arzneien (➪ *Leberzirrhose*) stehen uns zur Auswahl. Carduus D6 begleitet den Stau zusätzlich und bietet der Leber eine *Ausleitungsmöglichkeit*.

🥄 3 x 1 Gabe täglich

Lachesis D12

Ist der *Gefäßprozeß* das eigentlich auslösende Übel mit gestauten, pulsierenden Adern und blutgeronnenen, erweiterten Venen, dann

Beingeschwüre

wird Lachesis D12 hilfreich eingreifen. Die Beine des kräftig roten Betroffenen sind äußerst *berührungs-* und *hitzeempfindlich*, so daß sie nicht einmal Strümpfe vertragen. Die Wunde ist *bläulich* bis dunkellila verfärbt und *blutet lange* beim geringsten Anlaß.

  2 x 1 Gabe täglich

Vipera D12 Hier begegnet uns das *blasse* Gegenstück zur obigen Kraft. Alle seine Erscheinungen gleichen sich, nur seine Beine fühlen sich wie zum *Zerplatzen* an, besonders wenn er sie sitzend herunterhängen läßt. So sieht man seine unteren Extremitäten immer *auf* anstatt unter *dem Tisch.* Er und sein Geschwür brauchen Vipera D12. Beide letzteren Arzneien beugen auch der stets *drohenden Embolie* im Hirn oder in der Lunge vor.

  2 x 1 Gabe täglich

 **Notizen**

Der kranke Mensch

Bettnässen

Vielgestaltige Auslösungen liegen diesem Übel zugrunde, ebenso viele wie Arzneien in Frage kommen. Deshalb sollten Sie Ihren Arzt zu Rate ziehen, auch um klinische, organische Ursachen auszuschließen.

Einleitende Kur

Ich darf Ihnen hier nur eine empfehlende *einleitende Kur* vermitteln, die sich bei vielen Kindern bewährt hat.

Tuberculinum GT D200 Beginnen Sie die Kur für Ihr Kind, indem Sie das *ererbte Milieu*, das ungesunde Terrain (➪ S. 20) mit Tuberculinum GT D200 besänftigen. Manchmal ist diese Gabe allein schon erfolgversprechend. Wenn nicht, verfahren Sie wie angegeben weiter.
🥄 1 Gabe einmalig

Die folgenden drei Arzneien geben Sie, aufeinanderfolgend, je einen Monat lang.

Ferrum phosphoricum D12 *Zarte, durchscheinende* Kinder sprechen besonders gut auf Ferrum phosphoricum D12 an.
🥄 2 x 1 Gabe täglich

Causticum D12 Danach fahren Sie mit Causticum D12 fort. *Blasse, trockene* Kinder mit tiefen Lidschatten, die gleich nach dem Einschlafen in ihrem Urin davonschwimmen, werden hierdurch im folglich trockenen Bett etwas saftiger gedeihen.
🥄 2 x 1 Gabe täglich

Equisetum D4 Danach folgt Equisetum D4, wenn viel *wäßriger* oder *scharfer, schleimiger* Urin das Bett und die Nase durchtränkt.
🥄 3 x 1 Gabe täglich

Luesinum D200 Wenn Sie einigermaßen zufrieden sind, wiederholen Sie diese Kur, doch anstatt *Tuberculinum GT* an den Anfang zu stellen, verwenden Sie nun Luesinum D200, die eine andere *ererbte Anlage* günstig beeinflussen soll.
🥄 1 Gabe einmalig

Konstitutionsbehandlung

Bei hartnäckigem Mißerfolg mit dieser Kur lassen Sie jetzt Ihren Homöopathen die passende Arznei für Ihr Kind finden.

Bettnässen

 **Notizen**

Der kranke Mensch

Blase

Viele Menschen, in erheblichem Übermaß sind es Damen, planen ihre Wege außerhalb des Hauses entsprechend der erreichbaren Toiletten, die ihnen unterwegs zur raschen Verfügbarkeit stehen. Sie leiden an einer *Reizblase*. Für den, den es betrifft, das abscheulichste Leiden, besonders wenn es ein dauerhafter oder zeitweise wiederkehrender, chronischer Zustand ist. Der akuten Erscheinung liegen am ehesten *Auslösungen* zugrunde wie Angst, Aufregung, Überanstrengung, Unterkühlung und Durchnässung. Das Wissen um die Auslösungen erleichtert die Auslese der Arznei und steht in der Homöopathie in bezug auf Gewichtung *an erster Stelle*. Erst danach sind die lokalen Empfindungen wie Stechen und Brennen während oder nach dem Harnlassen von Bedeutung.

Von geringster Bedeutung ist das Ergebnis der Urinanalyse. Bakterien sind nur *Indikatoren*, nicht *Initiatoren* einer Erkrankung.

Reizblase

Petroselinum D6

Wenn ich mir trotz Nachdenkens keiner Auslösung bewußt bin, ist die erste Arznei für die *Reizblase* Petroselinum D6, besonders wenn der Blasendrang obendrein 4- bis 5mal nächtlich meine Ruhe stört.
↳ 3 x 1 Gabe täglich

Aconitum D30

Die *nervöse Reizblase*, wenn sie akut, *plötzlich* im falschen Augenblick, am falschen Ort auftritt, dann nämlich, wenn ich als ganze Person nervös und *aufgeregt* bin, reagiert beruhigend und entspannend auf Aconitum D30, bei eher *schlanken* Menschen.
↳ 1 Gabe einmalig

Belladonna D30

Ebenso wirkt Belladonna D30 ausgleichend bei eher *rundlichen* Menschen mit *zartroten* Wangen wie eine *Tomate*.
↳ 1 Gabe einmalig

Argentum nitricum D30

Der *hektische* Mensch, der von innerer Spannung getrieben wird, als stünde einer mit der Peitsche antreibend hinter ihm, der *vor jedem Ereignis*, groß oder klein, ständig zur Toilette rennen muß, weil ihn der *Harndrang* plagt, dieser Mensch braucht eine Gabe Argentum nitricum D30, sobald ihn das bevorstehende Ereignis zu belästigen beginnt. Diese Arznei beruhigt nicht nur seinen Toilettenzwang, sondern auch den Rest seines Sonnengeflechts.
↳ 1 Gabe einmalig

Rhus tox D30

Der Blasendrang als Folge von *Überanstrengung*, von *Unterkühlung* und/oder *Durchnässung* hat in Rhus tox D30 mit eventueller Wiederholung nach 6 Stunden, seine beste Arznei (⇨ *Erkältung*).
↳ 1 Gabe einmalig

Blase

Dulcamara D30

Empfindliche Menschen, die auf die *leichteste Unterkühlung* reagieren, kaum daß sie sich auf eine kühle Mauer setzen, in eine kühle Wiese legen, auf einem kalten Stuhl niederlassen, antworten ebenso empfindsam auf Dulcamara D30, besonders wenn ihnen das *feuchtkalte* Wetter zu schaffen macht.

⟿ 1 Gabe täglich

Entzündung

Apis D30

Kaum schmerzte bisher die Blase. Der Drang stand im Vordergrund. Schmerzen beginnen eigentlich mit der *Entzündung*. Sehr selten beginnt sie mit *heftigem Stechen* oberhalb des Schambeins, als habe eine *Biene* dort gewütet. Apis D30 dürfte genügen, um dieses Stadium der Entzündung günstig zu regulieren.

⟿ 1 Gabe einmalig

Cantharis D6

Häufiger wird schon das *heftige Brennen* während des Harnlassens empfunden. Nun, alles was mit Blase und Brennen zu tun hat – so denken wir ganzheitlich – spricht für Cantharis D6 als heilende Arznei, so wie *Cantharis* als bekanntes Canthariden-Pflaster *brennende Blasen* hervorruft.

⟿ 3 x 1 Gabe täglich

Causticum D4

Dauert die Blasenentzündung fort, spricht sie nicht mehr auf *Cantharis* an, aber *brennt* weiter, *verlieren* Sie bei jeder erschütternden Bewegung, bei jedem Husten, Niesen und Lachen *tropfenweise* Urin, was Sie nur durch Feuchtwerden Ihres Südpols bemerken, dann brauchen Sie jetzt Causticum D4, bis Sie sich die Einlagen in den Unterhosen ersparen können.

⟿ 3 x 1 Gabe täglich

Pyrogenium D30

Die *fiebrigen Entzündungen* richten sich bei der Arzneimittelwahl nach der Erscheinung des Fiebers, die Sie im dortigen Kapitel nachsehen mögen. Denken Sie beim *Schüttelfrost* daran, Pyrogenium D30 einzunehmen, um ein septisches Fieber zu vermeiden.

⟿ 1 Gabe einmalig

Ausleitung

Berberis D3, Solidago D3

Bei allen Blasenerkrankungen, wie auch bei allen Nierenleiden (⇨ *Niere*), ist es von besonderer Wichtigkeit, die Niere zu spülen, zu drainieren. Eine bewährte Mischung aus zwei Arzneien zu gleichen Teilen, *„Nierentropfen"* genannt, Berberis D3 und Solidago D3 *zusätzlich* zu allen bereits beschriebenen Arzneien, leistet hierfür beste Dienste und leitet die Gifte (Toxine) mit dem Harn aus Ihrem Körper.

⟿ 3 x 20 Tropfen täglich

Der kranke Mensch

Blinddarmreizung

Der Blinddarm, der Wurmfortsatz, sitzt im rechten Unterbauch. Dort wird die *beginnende Entzündung* als Schmerz empfunden. Er zwingt zum Krümmen des Körpers nach vorn, und im Liegen werden die Beine angezogen.

> Bevor Sie Ihren Hausarzt rufen, bzw. bei bedrohlicher Erscheinung gleich in die Klinik fahren, sollten Sie versuchen, die *Art des Schmerzes* zu unterscheiden. Dadurch haben Sie die Gewißheit, mit der passenden Entzündungsarznei das Geschehen zu regulieren, gleich ob eine Operation folgt oder nicht.

Die leichte gelegentliche *Reizung* können Sie auf alle Fälle mit den folgenden Arzneien beherrschen, auch wenn es sich versehentlich um eine leichte Entzündung des Eierstocks handelt. Seine Lage in Blinddarmnähe vertuscht die exakte Unterscheidung. Sie ist jedoch für die homöopathische Behandlung unerheblich.

Apis D4 Beginnt es im rechten Unterbauch zu *stechen*, und *verschlimmert Druck* den Schmerz, dann legen Sie einen Eisbeutel auf, beobachten, ob er lindert, und nehmen Apis D4. Sie sind dabei praktisch *durstlos*.
 1 Gabe stündlich

Bryonia D3 Beschert Ihnen der *Druck mit der Faust* in den rechten Unterbauch *Linderung*, dann legen Sie einen *feucht-warmen* Umschlag auf und nehmen Bryonia D3. Hierbei haben Sie *viel Durst*, einen *trockenen* Mund und trockene, teilweise sich schälende Lippen.
 1 Gabe stündlich

Im allgemeinen werden Sie mit diesen beiden Arzneien Erfolg haben. Mit meiner Kindergarten-Freundin Claudia habe ich dieses Spiel zwei Jahre lang konsequent getrieben, bis der Blinddarm sich nicht mehr meldete. Claudia ist stolz darauf.

Auch wenn Sie schon unter klinischer Beobachtung stehen, haben wir noch Hilfen, die Sie zusätzlich nutzen sollten.

Lachesis D12 Bei drohender *Blutvergiftung* mit *septischem Fieber*, zwischendurch *Frost*, ohne Schwitzen, trockenem Mund und viel Durst, eventuell mit Übelkeit und Erbrechen, nehmen Sie Lachesis D12.
 2 x 1 Gabe täglich

Pyrogenium D30 Nimmt der Frost, der wie Schauer über den Rücken läuft, trotz des hohen Fiebers zu, so daß Sie sich am ganzen Körper *schütteln*, dann nehmen Sie Pyrogenium D30 sofort bei Beginn des Schüttelfrostes, auch wenn man Ihnen in der Klinik bereits Antibiotika verabreichen sollte. Der bedrohliche Verlauf wird durch diese Arzneien zumindest gelindert.
 1 Gabe einmalig

Der kranke Mensch

Notizen

Blutdruck

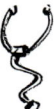

Bei diesem Leiden, Hochdruck oder Unterdruck, Hypertonie oder Hypotonie, wird uns die Augenscheinlichkeit der Arzneiambivalenz offenbar, *ergo die augenscheinliche Gegensätzlichkeit im Menschen*. Rote und Blasse, Kräftige und Schwache, Dicke und Dünne, Fettleibige und Ausgemergelte, alle ereilt dieselbe klinische Diagnose, und alle erhalten das gleiche therapeutische Marktprodukt.

Für den Homöopathen sind diese *äußeren* Offenbarungen *körperlicher* Erscheinung bereits wichtige unterscheidende Merkmale für die *innere* Offenbarung *seelisch-geistiger* Erscheinung. Sie leiten uns im ersten Schritt zur gruppierenden Unterscheidung in der Arzneiwahl. Zum Hochdruck gesellen sich auch jene Arzneien aus dem Kapitel *Blutdruckkrise* mit *Aconit, Belladonna, Glonoinum;* zum Niederdruck jene aus dem Kapitel *Ohnmacht* mit *Veratrum, Carbo vegetabilis* und *Tabacum*.

Arnica D12	Alle roten Bluthochdruck-behafteten Menschen sind außen und innen *gestaut:* die Venen, der Unterleib, der Oberbauch, die Brust, der Kopf, das lebendige Umfeld im Spiegel seiner selbst. Stauung bedeutet Berührungsempfindlichkeit, und aus Angst davor sind sie *ablehnend*. Zu viel Überanstrengung, zu viele *Erschütterungen* und *Verletzungen* haben trotz der Ablehnung ihr Dasein getroffen, ihre Leber getroffen, ihren Fettstoffwechsel. *Fett,* das sich in den Adern anlegte, verhärtete und *brüchig* wurde, so gebrochen wir ihr Lebensmut. Da sie Zuspruch ebenso ablehnen, geben Sie Arnica D12. Vielleicht werden Sie sich dankbar an sie erinnern, wenn auch das Herz gestärkt (⇨ *Herz*), die Gicht und das Rheuma gelindert sein werden. ⚬ 2 x 1 Gabe täglich
Aurum D12	Ähnlich erscheint uns dieser Mensch, nur *tief melancholisch,* gebeugter, untersetzter, *gedrungener* im Ausdruck mit *dunkelroten* Ohren und blutunterlaufenen Augen. Der fettige Abbau (Atheromatose) hat nicht nur die Gefäße ergriffen, sondern auch Leber und Herz. Schwer atmend, fast keuchend drückt ein Elefantenfuß auf sein Herz und auf seine Lebenslage. Ihm wird Aurum D12 die Gefäße und die Stimmung lichten. ⚬ 2 x 1 Gabe täglich Nach 6 Wochen braucht er *D200,* einmalig im Monat.
Viscum album D12	Zusätzlich zur personenbezogenen Arznei für rote, kräftige, gestaute Hypertoniker gebe ich vor dem Schlafen gern Viscum album D12 oder lasse die *Mistel* als Tee trinken. Es hat sich bewährt, versuchen Sie es! ⚬ 1 Gabe täglich
Barium carbonicum D6	Die am meisten angezeigte Arznei für blasse Hochdruck-Patienten begegnet uns beim *Diabetes* (⇨ *Diabetes*). Fett, frostig, *dümmlich,*

anhänglich, *klebrig* sind diese überall verkalkten Menschen. Selbst die Regenbogenhaut (Iris) zeigt einen dick-weißen Kranz von Ablagerungen (Arcus senilis). In dessen Folge spannen die Gefäße und Muskelkrämpfe plagen. Geben Sie diesen leicht zu führenden, *ängstlichen* Wesen Barium carbonicum D6, 3 x 1 Gabe täglich, und später *D12*, 2 x 1 Gabe täglich. Diese Arznei wird für solche Menschen ein wichtiger Halt werden, und sie werden dankbar sein, was wir von *Arnica*- und *Aurum*-Menschen nicht behaupten können. Von der Anerkennung leben auch wir Homöopathen.

⌒ 3 x 1 Gabe täglich

Lachesis D12

Daß dieser rote, *hitzige*, schwitzige, *geschwätzige* Mensch an Hochdruck leidet, wundert uns nicht. Es liegt jedoch in der auffälligen Wechselhaftigkeit und in der erwähnten Ambivalenz begründet, daß Hitzewallungen und Frösteln, hoher und niederer Blutdruck sich abwechseln oder aufeinanderfolgen. So erschöpfen ihn *ideenreicher Tatendrang* im Laufe seines Lebens, und er wird – auf der Höhe seines Lebens – *blaß* und *taumelig*, als fiele er. Nur Lachesis D12 wird ihn am Runterfallen hindern. Bei Kreislaufschwäche infolge septischer Entzündung oder sonstiger toxischer Prozesse ist sie unsere bewährteste Arznei.

⌒ 2 x 1 Gabe täglich

Phosphorus D12

Umgekehrt wie oben begleitet diesen empfindsamen, überempfindlichen Menschen erst der niedere Blutdruck und später der hohe Blutdruck infolge zunehmender Gefäßerregung und Degeneration der Gefäßzellen. Wir kennen diese Arznei aus der Vergiftungslehre, als klinisches Bild der aktuellen Vergiftung (Toxikologie), als Zellstruktur schädigendes Gift und stellen sie an den Anfang der „*toxikologischen Reihe*" zusammen mit *Cuprum metallicum* und den zwei folgenden Schwermetallen *Plumbum metallicum* und *Arsenicum album* (⇨ *Durchblutungsstörungen*). Die Gefäßerregung ist Ausdruck des *inneren Feuers* dieses noch *liebenswerten* Menschen, der alle äußeren Eindrücke, gute oder schlechte, tief nach innen fließen läßt und sie mit einer Happy-go-lucky-Manier verdrängt. So nimmt allmählich sein Gestautsein zu, das sich als Röte und Schweiß nach außen drückt, und aus dem einst *blassen*, durchsichtigen, *feinen*, gelegentlich erröttenden Gesicht wird der *rot gedunsene* Hypertoniker. Ein makabrer, teuflischer Kreislauf beginnt, indem sich die inneren Organe ebenso stauen – das Hirn, das Herz, die Leber, die Nieren – und auf die Gefäßstauung, auf die Höhe des Blutdrucks zurückwirken. So erleben wir mit Phosphorus D12, daß im klinischen Sinne der Hirnabbau, der Herzmuskelschaden, der Leberzellschaden (Hepatose), der Nierenzellschaden (Nephrose) usw. günstig beeinflußt werden bzw. in noch günsti-

gerem Falle geheilt werden, bevor sie in der Destruktion krebsartig entarten.
▬▬◯ 2 x 1 Gabe täglich

Wir kennen aber auch beim Blutdruck-Menschen neben der *Nierendegeneration* den Abbau des *Augenhintergrundes* (Retinopathia hypertonica). Die Gefäße werden erst starr, krampfig, dann brüchig. Zunehmende Sehstörung, Blutung im Auge, vorübergehende oder teilweise Erblindung sind die Folgen davon.

Plumbum metallicum D6

Auch dieser Prozeß beginnt mit den Arzneien *Phosphorus* und endet mit *Arsenicum album*. Dazwischen steht der äußerst berührungsempfindliche, *lähmige* oder schon gelähmte Mensch, der sich *strecken* und *dehnen* muß, um noch lebendiges Körpergefühl zu erleben. Ihm verordnen wir Plumbum metallicum D6, 3 x 1 Gabe täglich, vor den Mahlzeiten, und später *D12*, 2 x 1 Gabe täglich.
▬▬◯ 3 x 1 Gabe täglich

Berberis D3

Dazu regen wir nach den Mahlzeiten die *Leber-* und *Nierenausscheidung* mit Berberis D3 an. Die Aussicht auf Heilung hängt von der individuellen Schwäche oder der Kraft des einzelnen ab, von seinem Reaktionsvermögen (Dorcsi).
▬▬◯ 3 x 1 Gabe täglich

Arsenicum album D12

Bei der letzten Arznei aus dieser Reihe sind die Gefäße so *starr* geworden, daß der Blutdruck wieder sinkt. So starr wie der entsprechende Mensch in seiner abgehärmten Erscheinung, die aber noch die Kraft gibt, sich ordentlich gekleidet, mit einem DIN A4-Krankheitsordner vorzustellen und wohlinformiert, mit subtiler *Genauigkeit*, das klinische Gehabe imitiert. Irgendwo steht er damit außerhalb seiner Selbst und verbirgt hinter dem Ordner seine *großen Ängste* um sein Leid und um sein Leben. Ihm geben wir mit Arsenicum album D12 und später mit seltenen Gaben in *D200* alle 4-6 Wochen die Möglichkeit, noch einmal abzulegen, loszulassen und aufzuatmen, um dann in Ruhe ohne Kampf sterben zu können. Das Leben beginnt homöopathisch gesehen mit *Calcium carbonicum* und endet mit *Arsenicum album*.
▬▬◯ 2 x 1 Gabe täglich

 **Notizen**

Der kranke Mensch

Blutdruckkrise
⇨ *Blutdruck*

Beim Blutdruck spielt die Gesamtverfassung des Hoch- oder Niederdruck-Patienten die entscheidene Rolle. Deshalb entscheidet nur der Homöopath die Arznei der Wahl, um eine gründliche Heilung herbeizuführen. Der Hochdruck-Patient leidet jedoch unter gelegentlichen krisenhaften Zuständen, wodurch auch immer bedingt, für die ich ihm eine *erste Hilfe* empfehlen darf.

Aconitum D30   Bei *plötzlichem* Blutstau im Kopf mit höheren Blutdruckwerten als gewöhnlich, mit sorgenvoller Erregung und *ängstlicher Unruhe*, die zur Bewegung, zum Auf- und Abgehen, zum Öffnen des Fensters zwingt, nehmen Sie Aconitum D30, bis die innere Ruhe wiederkehrt. Den Rest der Lösung können Sie 24 Stunden stehen lassen für eine eventuelle Wiederholung der Krise.
⌒ 10 Tropfen in ¼ Liter Wasser aufgelöst, alle 5 Minuten einen gewöhnlichen Schluck trinken

Belladonna D30   Eher *rundliche* Menschen, deren Blutdruck beträchtlich ansteigt, sobald drückende *Schwüle* sie umgibt, die dabei *schwitzen*, pusten und sich beklagen, brauchen Belladonna D30, mit bedarfsweiser Wiederholung der Gabe.
⌒ 1 Gabe einmalig

Glonoinum D30   Der ältere Mensch, der zur Verkalkung neigt, dessen Blut sich am Herzen, im Kopf staut, was ihn kurzfristig verwirrt, braucht für diese Krise Glonoinum D30. Nach 1 bis 2 Stunden kann die Gabe wiederholt werden. Dieser Hochdruck birgt die Gefahr eines *Schlaganfalles* in sich. Beugen Sie rechtzeitig vor!
⌒ 1 Gabe einmalig

Notizen

Bluterkrankheit

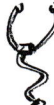

Das Blut hegt, trägt, transportiert und vermittelt unsere Lebenssäfte. Ihre Anreicherung oder ihr Mangel bestimmen das Maß unserer Wärme, unserer Warmherzigkeit oder Kaltschnäuzigkeit, das Maß unserer Schweiße, unserer Saftigkeit oder Trockenheit, das Maß unseres Reaktionsvermögens oder -unvermögens und nach der humoralen Theorie des Hippokrates (Säftelehre) das Maß und den Wert unseres Humors oder unserer Witzlosigkeit.

Ein Prozeß, der den Träger dieser Maßstäbe selbst angreift, muß in sich maßlos, haltlos, entgleisend und zerstörend sein. Denselben Charaktereigenschaften begegnen wir in den entsprechenden Menschen.

Hirudo D200   Alle Bluter erhalten von mir den Saft des *Blutegels*, homöopathisch hochpotenziert, besonders wenn gleichzeitig *rheumatische* Gelenkschmerzen das Grundleiden überlagern, wie wir es aus dem Bild des *Morbus Werlhof* und aus dem Bild von Hirudo D200 kennen. Sechs Monate danach entscheide ich den Fortgang der Behandlung.
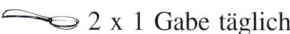 1 Gabe einmalig im Monat

Phosphorus D12   Den zarten, schlanken, überempfindlichen Menschen, deren Blut im *Erröten* entflammen und im *Erblassen* ersticken kann, gebe ich dann Phosphorus D12 auf lange Zeit. *Phosphor* ist ein Zellgift und greift homöopathisch in der Zellatmung ein, dort wo in der kleinsten Einheit des Körpers der Stoffwechsel brennt, verbrennt oder schon verbrannt ist, bevor er die Zelle erreicht. Das ist die Arznei meiner Hunsrück-Freundin Marita, die heute, nach vier Jahren Betreuung, weder klinische Symptome (Blutungen, Leber-, Milzschwellung und Gelenkrheumatismus) noch subjektive Beschwerden äußert.
2 x 1 Gabe täglich

Lachesis D12   Die hitzigen, kräftigen, schwitzigen, *theatralischen*, offenherzigen, *offenblusigen* und offenhemdigen Menschen, deren Blut zerfällt, als sei es mit dem Gift einer *Schlange* vermischt, erhalten Lachesis D12, viele Monate oder gar jahrelang. Auch hier bilden sich die klinischen Symptome zurück, der Biß der Schlange aber bleibt im tiefsten Innern verankert, von wo er gegebenenfalls nach einer *Geburt* oder in den *Wechseljahren* mit ungeahnten neuen Erscheinungen wieder aufbricht und sein Opfer abverlangt.
2 x 1 Gabe täglich

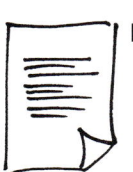 **Notizen**

Der kranke Mensch

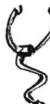 ### Blutschwamm

Dieses Übel ist eher ein ästhetisches als ein krankhaftes, solange es sich unter einem Bikini versteckt. Der Blutschwamm bei Säuglingen bildet sich im Kleinkindesalter meist ohne unser Zutun zurück. Für jene aber, die ihn im Gesicht tragen, sind die „Flammenmale" im Aberglauben des Volkes ein Instrument des Teufels, womit dieser die Abgesandten der Hölle zeichnet. Für den Gezeichneten, der in sich Diabolisches tragen muß – wer tut das nicht auf der anderen Seite seiner Seele (?) –, wird sein Zeichen zur Auslösung tiefgreifender seelischer Störungen, zum Ausbruch teuflischer Instinkte, falls er sich selbst als Markierter, Ausgesetzter und Aussätziger erlebt.

Die vordergründigen Arzneien für solche Menschen sind blutnährende und lassen das zerstörende Element zunächst vermissen. Die Hintergrundsarbeit überlasse ich Ihrer Empfindung und Ihrem Geschick.

Arnica D4 Die erste der drei bewährten Arzneien entfaltet ihre Wirkung auf die *Kapillaren* und Arteriolen des Gefäßsystems eben da, wo der Blutschwamm nistet. Arnica D4 ist unsere erste Blutarznei bei Verletzungen der Haut und der Gefäße. Ich gebe sie 2 Monate lang.
3 x 1 Gabe täglich

Ferrum phosphoricum D4 Danach wird die Stärkung der Gefäße fortgesetzt mit einer Arznei, mit der wir bei hellhäutigen, blassen, blutarmen und leicht fiebernden Kindern große Erfolge haben. Ferrum phosphoricum D4 ist uns in ihren Komponenten als zellgiftiges *Phosphor* und als *Eisen* aus der klinischen Behandlung der *Eisenmangelanämie* bekannt.
3 x 1 Gabe täglich

Abrotanum D4 Nach weiteren 2 Monaten wird die Wirkung auf die feinen Gefäße, besonders dort, wo die Arterien in die Venen übergehen *(arteriovenöse Anastomosen)*, fortgesetzt, um dort die Durchblutung und Regeneration der Adern zu erreichen. Deshalb gebe ich auch Abrotanum D4 sehr lange. Hat unser Patient gut angesprochen, wiederhole ich die Kur mit gleicher Arzneifolge.
3 x 1 Gabe täglich

 **Notizen**

Blutungen

Aus welchen Körperöffnungen auch immer, Blutungen sind ein so bedrohliches, erschreckendes Ereignis, daß sie, obwohl in den vereinzelten Kapiteln beschrieben, hierunter nochmals überschaubar aufgeführt werden sollen. Das gewährleistet Ihnen in der betroffenen Situation einen raschen Zugriff.

Phosphorus D30 Die *Netzhautblutung*, meist an einem Auge, wird als plötzliche Verdunklung empfunden (⇨ *Augenbeschwerden*). Phosphorus D30 wirkt rasch, wobei 3 Gaben insgesamt meist ausreichen dürften.
1 Gabe alle 10 Minuten

Phosphorus D30 *Nasenbluten* hat vielerlei Ursachen. Wenn es häufig wiederkehrt, brauchen Sie ärztlichen Rat. Zunächst jedoch, wenn es plötzlich, ohne ersichtlichen Grund, *hell* und heftig blutet, hilft Ihnen auch hierbei Phosphorus D30 bis zum Versiegen der Blutung.
1 Gabe alle 10 Minuten

Ferrum phosphoricum D12 Hellhäutige, blonde, *blutarme* pubertierende *Jugendliche* mit häufigem, hellem Nasenbluten brauchen Ferrum phosphoricum D12, um auch die Blutarmut, die Erschöpfbarkeit und die Empfänglichkeit für Krankheiten zu bessern.
2 x 1 Gabe täglich

Arnica D30 Die Blutung beim Nasenpopeln ist als *Folge einer Verletzung* zu verstehen, weshalb wir Arnica D30 geben und das blutende Nasenloch fest verschließen, indem wir von außen gegen die Nasenscheidewand drücken, damit das verletzte Blutgefäß tamponiert wird.
1 Gabe alle 10 Minuten

Crotalus D12 Bisher haben wir nur von hellen, flüssigen Blutungen berichtet. Hier nun eine Blutung, die *dunkel* und *flüssig* erscheint. Behandeln Sie über 6 Wochen mit Crotalus D12, damit die Nase nicht wieder blutet.
2 x 1 Gabe täglich

Crocus D12 Während der Pubertät der Mädchen und während der Wechseljahre erscheint gern eine *dunkle*, zähe, *klumpige* Blutung. Sie ist mit Crocus D12, mindestens über 6 Wochen gegeben, auszuheilen.
2 x 1 Gabe täglich

Pulsatilla D6 Wenn in der Pubertät die *Regelblutung* fällig wäre, aber *ausbleibt* und *anstatt* dessen die Nase blutet, dann ist unsere bewährte Pulsatilla D6, über drei Perioden hinweg, angezeigt. Sie reguliert auch den Periodenrhythmus selbst und den Blutfluß wieder ein.
3 x 1 Gabe täglich

Der kranke Mensch

Arnica D30

Das *Zahnfleischbluten* erscheint nur bei und nach dem *Zahnziehen* (⇨ *Zahnziehen*) bedrohlich. Nehmen Sie möglichst schon vorher Arnica D30. Es lindert zusätzlich die Schmerzen der *Verletzung*.
　1 Gabe einmalig

Acidum salicylicum D12

Das morgendliche Zahnfleischbluten *beim Zähneputzen* behandeln wir mit Acidum salicylicum D12 über längere Zeit, bis sich das Zahnfleisch gestärkt anfühlt.
　1 Gabe morgens nüchtern

Ipecacuanha D4

Magenbluten und *Bluterbrechen* sind ein dramatisches Geschehen. Sicherlich bedarf diese Erscheinung klinischer Beobachtung und Diagnostik, um die Blutungsquelle ausfindig zu machen. Bevor Sie aber den ärztlichen Notdienst rufen, geben Sie Ipecacuanha D4. Mit dieser Arznei konnte ich erleben, wie das Bluterbrechen nach kurzer Zeit nachließ und ein Klinikaufenthalt vermieden wurde.
　1 Gabe alle 10 Minuten

Acidum muriaticum D6

Das gleiche gilt für Blutungen *aus dem After*. Eine Spiegelung wird kaum vermeidbar sein, besonders bei dunklen Blutungen. Helles Blut, das dem Stuhl aufgelagert ist, hat seine Quelle in blutenden *Hämorrhoiden*, innerlich oder äußerlich. Meist jucken und schmerzen sie heftig. Acidum muriaticum D6 bis zur Erleichterung, hat sich hierfür sehr bewährt.
　3 x 1 Gabe täglich

Phosphorus D30

Für eher *massive helle* Blutungen aus dem Darm ist wieder Phosphorus D30 die Arznei der Wahl.
　1 Gabe alle 10 Minuten

Calcium carbonicum D6, Kalium carbonicum D6

Starke *Periodenblutungen* mit anschließender Erschöpfung behandeln Sie lange Zeit, mindestens über drei Perioden hinweg, mit den folgenden zwei Arzneien (⇨ *Periode*). *Morgens* mit Calcium carbonicum D6 und *abends* mit Kalium carbonicum D6. Das hat sich einfach bewährt!
　Je 1 Gabe täglich

Bovista D6

Die *Zwischenblutung* während des Eisprungs wird erfolgreich mit Bovista D6 behandelt. Auch *dunkelrote* starke Regelblutungen können Sie mit dieser Arznei günstig beeinflussen.
　1 Gabe 2stündlich

Blutungen

 **Notizen**

Der kranke Mensch

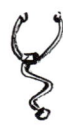
Bronchitis
⇨ *Asthma, Erkältung, Husten, Mukoviszidose*

Die Erfahrung der letzten Jahre zeigt, daß der Husten immer mehr seuchenartig auftritt, das heißt für uns, daß wir dieselbe Arznei bei vielen Patienten verordnen können, aber doch nicht bei allen. (Wir besprechen die Epidemiearzneien im Kreise befreundeter Kollegen, und ich darf Ihnen anraten, es uns gleich zu tun, falls Sie unter Kollegen Freunde haben. Neben den uns bekannten Unterkühlungs-Arzneien waren *Capsicum, Kalium carbonicum, Pyrogenium, Phosphor, Mercurius solubilis* und selbst *Stramonium* die bewährtesten der vergangenen Grippeflutwellen.)

Calcium fluoratum D12

Die Arzneien für die akute Bronchitis entnehmen wir dem Kapitel *Husten*. Die *chronische Bronchitis* drückt den Verlust der Elastizität, der Spannkraft des Gewebes und der zugehörigen Person aus. Wir brauchen demzufolge Arzneien, die auf die *Gewebsverhärtung* und auf die *Verhärtung der Person* einwirken und haben in Calcium fluoratum D12 die erste, bewährteste für solches Wirken.
⤳ 2 x 1 Gabe täglich

Silicea D6

Sich Verhärtendes neigt zum Brechen und zum Gebrochensein. Wer nach der vorigen Arznei dieser als Folge bedarf, ist ein *gebrochener* Mensch. Wie er, sind seine Bronchien verwundet und *wund*, und jeder Verwundete braucht Zuwendung, Pflege und Halt. Wir wenden uns ihm zu mit Silicea D6, die die Schleimhäute pflegt, Gewebe aufrechterhält und Wunden ausheilt. Beide Arzneien ergänzen sich und folgen gut aufeinander.
⤳ 3 x 1 Gabe täglich

Wenn jedoch der erwünschte heilende Fortschritt stockt, nehmen wir Zuflucht zu unseren *Erbnosoden*. Sie sind für *chronische Krankheiten* unentbehrlich, denn die Chronifizierung eines Prozesses ist nichts anderes als ein Verharren in der Starre, die sich allmählich – durch ererbte oder im Laufe unseres Lebens erworbene Gifte – als Vergiftung unseres Abwehrsystems und unseres Daseins ausprägt. Die Erbnosoden beleben den Erstarrungsprozeß, indem sie die Gifte mobilisieren und ausscheiden.

Tuberculinum bovinum D200

Dem *tuberkulinischen*, heiteren, liebenswerten *Milchtrinker*, dem die Rohheit der Umwelt den Atem beschwert, geben wir, selbst im akuten Stadium Tuberculinum bovinum D200, zusätzlich zur laufenden Basisbehandlung.
⤳ 1 Gabe einmalig

Medorrhinum D200

Der *lithämische*, unüberhörbare, bedauernswerte *Biertrinker*, dem sein eigenes Organ die Stimme verschlägt, erhält Medorrhinum D200 als Zwischenbehandlung.
⤳ 1 Gabe einmalig

Bronchitis

Luesinum D200

Dem *luetischen*, ernsten und sich ernst nehmenden, beklagenswerten *Cognac*- und *Champagnertrinker* ordnen wir Luesinum D200 zwischendurch zu.
🥄 1 Gabe einmalig

Die Nosoden geben Sie in der angegebenen Weise von oben nach unten. Denn wir alle tragen in uns Liebenswürdiges, Bedauerliches und Klägliches. Wenn Sie sich aber der ererbten Anlage des Prozesses und/oder des Betreffenden sicher sind, dürfen Sie zweifelsohne nur die zugehörige Nosode auswählen.

Verbascum D6

Ein selten *tiefer, hohler, heiserer* Husten, der uns manchmal lange nach Unterkühlung plagt, spiegelt das Bild von Verbascum D6 wider. Der Husten hat oft den Klang eines *röhrenden Hirsches*, der stottert – falls Sie einem solchen mal begegnet sind.
🥄 3 x 1 Gabe täglich

Marum verum D4

Wenn die *nasse Kälte des Herbstes* naht, Husten und Auswurf den Bronchitiker *vermehrt* plagen, dann hat sich, neben den Arzneien für Herbstrheumatiker (⇨ *Rheuma*), Marum verum D4 sehr bewährt. Die Bronchitis hat oft eine *asthmaähnliche* Komponente und das Riechvermögen ist von *Polypen* überwuchert (⇨ *Nasenpolypen*).
🥄 3 x 1 Gabe täglich

Grindelia D4

Vier bis sechs Wochen nach der Behandlung mit *Marum verum* lassen Sie diese Herbstarznei folgen, deren Bedürftiger ebenso mit *Asthma*, mit *Emphysem* und *Erstickungshusten* geplagt ist. Sie heißt Grindelia D4. Wenn das naßkalte Wetter über den Herbst hin andauert, was es mehr und mehr den Anschein hat, dann verfolgen Sie die Behandlung mit beiden, alle 4 Wochen im Wechsel, bis sich die klirrende Kälte einstellt.
🥄 3 x 1 Gabe täglich

Senega D4

Nun sind wir bei der *Emphysembronchitis* des älteren Menschen angelangt. Seine andauernden, *trockenen*, drückenden, wundmachenden Hustenanfälle haben ihn erschöpft und sein Gesicht gedunsen. Senega D4 geben wir sehr lange neben der personenbezogenen Behandlung.
🥄 3 x 1 Gabe täglich

Antimonium sulfuratum aurantiacum D4

Für den eher *feuchten Emphysemhusten* des älteren Menschen, der *handvollweise* Auswurf hervorwürgt, haben wir in Antimonium sulfuratum aurantiacum D4 noch eine heilende Reserve. Sie wird kürzer und gebräuchlicher als *Antimon sulf. aurant.* bezeichnet.
🥄 3 x 1 Gabe täglich

Der kranke Mensch

 **Notizen**

Brustknoten

⇨ *Krebsgeschehen*

Wäre die Brust ausschließlich ein erotisches Lustsymbol, wäre im Verständnis der Vergänglichkeit der Lust die Verhärtung als Verlust der Weichheit zu verstehen. Aber sie ist vielmehr der Busen der Natur des Weiblichen. Wir sagen: „An deinem Busen laß mich rasten" und meinen: sanfte Ruhe, stilles Nähren! Die Verknotung dieser Gaben ist eine geschwulstige Entartung des weiblichen Elementes, die im Krebs ihre Vollendung findet. Fragen Sie sich, ob diese mit Brustknoten vor Ihnen sitzende Frau sich selbst oder ob ihr die Umwelt nicht erlaubte, sich in ihrer Rolle zu verwirklichen.

Phytolacca D4 Zystisch veränderte Knoten, deren Schmerzen bei *Berührung* (auch beim Stillen) durch den ganzen Körper *schießen*, sich in der *Kälte*, vor der *Periode* und *nachts* verschlimmern, sind *krebsverdächtig*. Hier ist Phytolacca D4 und die sofortige gynäkologische Untersuchung angezeigt. Viele Frauen möchten jedoch keine Operation mehr, wollen nicht mit amputierter Weiblichkeit weiterleben. Wir empfehlen nie die sofortige Brustentfernung, sondern warten sechs Monate auf die Ergebnisse unserer Behandlung.
  3 x 1 Gabe täglich

Conium D4 Sicherlich sind alle Knoten krebsverdächtig, nur nicht alle sind krebsig! Außerdem ist in unseren Arzneien die *Prozeßhaftigkeit* vorgegeben, so daß der Verdacht, den wir aus dem Bild der Arznei ersehen, bereits mitbehandelt wird. Das heißt, mit Beginn der homöopathischen Behandlung wird die Entartung umgestimmt und in den meisten Begebenheiten ausgeheilt. Auch mit Conium D4 erleben wir die Erweichung der Verhärtung aller Drüsen, Lymphknoten, Schilddrüse, Bauchspeicheldrüse, Prostata, Hoden, Eierstock und Brüste. Die letzteren gehören schwächlichen, *frösteligen* Frauen und hängen *schlaff* und geschrumpft über dem Brustkorb. Die Knoten sind steinhart (*Fibrose*), der Schmerz ist *stechend*.
  3 x 1 Gabe täglich

Phellandrium D4 *Eingezogene*, entzündete, *schrundige* Brustwarzen mit wunden, geschwollenen Brüsten und *heftigen Stichen* bis zum Rücken bedürfen Phellandrium D4. Falls Sie stillen, besänftigt dieses den heftigen Stich, *umgekehrt* wie bei *Phytolacca* beschrieben.
  3 x 1 Gabe täglich

Jede dieser drei Arzneien geben wir 2 Monate lang. Nach 6 Monaten also empfehlen wir eine klinische Kontrolle. Falls die Knoten noch nachweisbar sind, wiederholen wir die Kur wie vorgegeben.

Der kranke Mensch

Acidum hydrofluoricum D6

Ist die klinische Kontrolle negativ, das heißt, daß keine oder nur geringe knotige Veränderungen nachweisbar sind, dann fahren wir bei den *hitzigen, kräftigen* Frauen fort, das Gewebe zu stabilisieren. Wir beginnen mit Acidum hydrofluoricum D6, mindestens 2 Monate lang. Ihre Kraft veranlaßt sie jedoch zu alsbaldiger Erschöpfung wie das Bild jeder Säurevergiftung.

3 x 1 Gabe täglich

Calcium fluoratum D6

Nach obiger Arznei verabfolgen wir die Behandlung wieder mit dem Ziel der Gewebsstärkung. Nach 2 Monaten sind die Frauen aus ihrer Erschöpfung soweit herausgewachsen, daß sie zwar noch hitzig, aber eher *derb* erscheinen, so daß jetzt über einige Monate Calcium fluoratum D6 angezeigt ist. Beide Bilder umschreiben typische *Morgenmenschen*, die dem üblicherweise viel höheren Prozentsatz der Morgenmuffel kräftig auf die Nerven gehen, solange diese am Morgen noch muffeln.

3 x 1 Gabe täglich

Silicea D6

Die eher *frostigen* Frauen erhalten anstatt der zwei eben erwähnten Morgenarzneien Silicea D6 sehr lange. Die Arznei paßt zu jenen besonders gut, die ohnehin *schwach* und *zart* gebaut sind. Sie tragen in sich mehr Intellektuelles als Weibliches, doch das geistige Potential reicht nicht aus, um die Unsicherheit ihrer Gefühlswelt zu durchforsten und zu mindern. So erleben sie ihre *Minderwertigkeit als Mangel des Schicksals* und nicht als imperatives Element unseres Daseins.

3 x 1 Gabe täglich

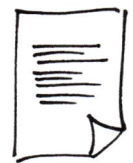 **Notizen**

Darmentzündung

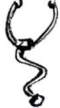

⇨ *Durchfall, Bauchspeicheldrüse, Stuhlverstopfung*

Wenn wir in der Klinik einem Patienten mit chronischer *Kolitis* oder *Morbus Crohn* begegnen, so überrascht uns sein aufgeräumtes Äußeres einschließlich seines ordentlich gefalteten Bettes. Nichts und niemand kann diesen sicheren Abschirmwall seiner Unsicherheiten durchbrechen, weder die Dauertropfinfusion, die ihn vor dem Austrocknen retten soll, noch das Kortison, noch der Chefarzt bei der wöchentlichen Visite. Er verlangt viel Beachtung, Aufmerksamkeit, Streicheleinheiten, die er von den übersorgenden, mit seiner Krankheit identifizierten Eltern nie verspüren durfte. Er hat gelernt, seine Gefühle, seine Wünsche, seine Notwendigkeiten zu unterdrücken, bis er aufgab, sie zu kennen, bis er sich seiner Selbst entfremdete.

Die Entfremdung vom ICH, der wir ja nicht nur bei dieser „Krankheit" begegnen, macht im Eigentlichen krank. Sie erfüllt unsere Welt mit Unrast, Bewegung, mit Flucht und bedeutet den Verlust dessen, was ein Mensch sein kann und sein soll nach dem ursprünglichen Plan seiner Schöpfung. In diesem Sinne verstehen wir Heilung auch als Umkehr und Bekehrung zu sich, zu seinem Wesen und verstehen die Zeit der Krankheit als dienlichen Weg dahin. Die Wiederentdeckung der Ruhe, der Geduld (= Patient), die Entdeckung des eigenen Herzens als freier Besitz ist die wahre Heilung

Natrium muriaticum D200

Die Nahrung seines Lebens läuft an ihm vorbei, durch ihn durch. Nichts kann er dem Leben mehr entnehmen. Zu viele Sorgen, zu viel Kummer, zu viele *Demütigungen* und *Kränkungen* haben ihn *krank gemacht*, ihn seiner geistigen Bestimmung enteignet, ihm den Weg zum *Salz der Erde* versperrt. Mit Natrium muriaticum D200 beginne ich am häufigsten das notwendige Vertrauen zwischen ihm und mir aufzubauen.

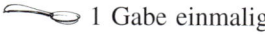 1 Gabe einmalig

China D4

Durch den lange andauernden *Säfteverlust* ist er so erschöpft, daß ich ihm gleichzeitig China D4 zur Kraft- und *Blutbildung* reiche und die Kur bei gutem Ansprechen nach 4 Wochen eventuell wiederhole.

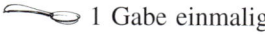 3 x 1 Gabe täglich

Silicea D6

Beim Schreiben des Vorspanns zu diesem Kapitel habe ich besonders an jenen Menschen gedacht, der mir in der Praxis so oft begegnet ist. Er ist so *schüchtern, sanft, zart,* daß wir ihm ständigen Halt bieten möchten. Seine *Zähigkeit*, die ihm sonst zu eigen ist, hat er verloren, wie der Strohhalm seine *Kieselsäure*. Nun ist er *gebrochen, frostig* und *lebensunfähig* geworden. Seine stinkenden, *schleimig-eitrigen* Stühle rinnen *wundmachend* durch seinen mit *Fisteln* behafteten After. Mit Hilfe von Silicea D6 wird er allmählich lernen, Lebensnotwendiges für sich zu behalten und auszukosten.

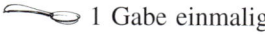 3 x 1 Gabe täglich

Der kranke Mensch

Cuprum metallicum D30

Dergestalt stand eines Sonntags vor sieben Jahren mein vom Tode gezeichneter Portugiesen-Freund Carlos vor der Tür, soeben trotz Intensivtherapie aus der Uniklinik in Metz zum Sterben entlassen. *Schweigsam, scheu, zögernd* berichtete er mit *aufgeregter, zittriger, tonloser* Stimme von seinem klinischen Werdegang. Kaum daß er zu reden begann, überfielen ihn *Bauchkoliken* von ungeahntem Ausmaß. Er *krümmte* sich auf der Untersuchungsliege, drückte seine *geballten Fäuste* den Krämpfen entgegen und stöhnte zaghaft vor sich hin. Da ich handeln mußte, löste ich Cuprum metallicum D30 in Wasser auf und reichte ihm alle 5 Minuten einen Teelöffel voll. Der Krampf ließ allmählich nach, so daß er diese Arznei bedarfsweise erhielt.

 1 Gabe einmalig, in einem Glas mit $1/4$ Liter Wasser gelöst, alle 5 Minuten einen Teelöffel davon einnehmen

Colocynthis D4

Ein kontinuierlicher Schmerz blieb jedoch zurück, den er als plötzlichen, *messerscharf einschießenden Schlag* beschrieb. Mir fiel Colocynthis D4 ein, das er für die Restschmerzen nach *Cuprum* einnehmen sollte.

 1 Gabe bedarfsweise alle 10 Minuten

Aethiops antimonialis D4

Für den zerstörerischen *Schleimhautprozeß* gab ich ihm Aethiops antimonialis D4, das als *Quecksilber-, Schwefel-* und *Antimon-*Gemisch auf jeden Fall organ- und prozeßbezogen eine Erleichterung einleiten mußte.

 3 x 1 Gabe täglich

So geschah es auch. Die Häufigkeit der Stühle und Krämpfe, das Allgemeinbefinden besserten sich; Vertrauen und Gespräche nahmen ihren Anfang. Allmählich begann er, seine Kümmernisse über die unfähigen Eltern zu offenbaren, seine Sorgen um vier jüngere Geschwister, die er mit seinen 22 Lebensjahren alleine unterhielt, bis er vor kurzem, völlig *ausgelaugt*, zusammenbrach. Die Koliken kamen täglich mit ungeheurer Gewalt zurück, und ich hatte Gelegenheit, sie genauer zu beobachten.

Argentum nitricum D12

Ich hatte zuvor übersehen, daß sein Gesicht und seine Hände in *kaltem Schweiß* gebadet waren, daß sein *Herz raste*, daß sein Bauch wie eine *überspannte Trommel* gebläht war. Seine Stühle waren indes *blutig*, schleimig. Das war nicht das Bild von *Cuprum*! Es war das Bild des *Prüflings*, dem Argentum nitricum D12 entsprach, dem aus *zittriger Aufregung* vor den gestellten Fragen des Lehrstoffes oder des Lebens *alles in die Hose geht!*

 2 x 1 Gabe täglich

Nach 2 Monaten erhielt er *D200* und später *M*-Potenzen.

Darmentzündung

Ambra D3

Seine widerspenstige *Familiensorge* glich ich mit Ambra D3, zusätzlich gegeben, aus. Nun stand seiner Befreiung nichts mehr im Wege. Heute ist *Carlos* jungvermählter, fleißiger Ehemann, der nicht mehr über die Aufgaben seines Lebens *stolpert*, sondern seine Sorgen und die der Sippe mit Hilfe seiner *hohen Intelligenz* zur Lösung führt.
 3 x 1 Gabe täglich

Mercurius corrosivus D4

Wir verstehen, daß der *Schleimhautprozeß* ein *destruktiver* ist, obwohl die Person, die diese Anlage trägt, wie bei *Argentum nitricum* liebenswert, tuberkulinisch sein kann. Am besten ist es nun, wenn Sie eine Arznei finden, die beides in sich trägt. Aber das ist nicht immer das Übliche des Alltags. Deshalb möchte ich Ihnen zwei Arzneien ans Herz legen, die den Prozeß heilend beeinflussen. Mit Mercurius corrosivus D4 wirken wir auf die *geschwürig zerfallende* Schleimhaut mit zähen, eitrig-schleimigen oder wäßrigen, aber immer *blutigen*, übelriechenden Durchfällen mit *messerscharfen*, wundmachenden, brennenden Schmerzen.
 3 x 1 Gabe täglich

Hydrastis D4

Mit Hydrastis D4 besänftigen wir die *geschwürig verletzte* Schleimhaut des in sich verletzten Menschen mit schleimigen, *grünlichen, blutigen, sauer* stinkenden Durchfällen mit schneidenden Schmerzen im Oberbauch und brennend bei der Entleerung, da *Fissuren*, kleine Einrisse, den After umgeben.
 3 x 1 Gabe täglich

Colchicum D4

Auch bei ihm sind die Stühle eitrig-schleimig, *ruhrartig, blutig*, übelriechend mit Krampfkoliken. Nur steht dahinter ein gichtig-rheumatischer, blasser, *lithämischer* Mensch mit *destruktiven* Anlagen. Seine *geschwürige* Darmentzündung erblüht in jedem *naß-kalten Herbst* aufs neue wie die *Herbstzeitlose*. Seine Durchfälle sind von großer Blähsucht und hinfälliger *Übelkeit* begleitet, die schon beim *Riechen* und noch übler beim *Anblick* von bestimmten *Speisen* ausgelöst werden. Besonders Fische, Eier und fettes Fleisch erwecken seinen *Ekel*. *Warme* Bauchumschläge, Bettruhe, Zusammenkauern und Colchicum D4 lindern sein Leid, insbesondere wenn seine *Herbstruhr* gleichzeitig von seinem Herbstrheuma (⇨ *Rheuma*) begleitet wird.
 3 x 1 Gabe täglich

Aloe D6

Es sind mir wenige rote, kräftige Menschen mit dieser Erkrankung begegnet. Ich erinnere mich jedoch aus meiner homöopathischen Anfangszeit an eine junge Dame, die durch eine strenge, fleischlose Diät gar nicht sehr krank aussah. Doch die klinische Diagnose *Colitis mucosa* und ihr Bericht paßten zueinander. Bei ihren häufigen *explosionsartig wegspritzenden* Durchfällen ging gleichzeitig Harn mit ab. Die Homöopathen benennen dieses Phänomen als „*falsche Freunde*". Sie hatte das Gefühl, als könne sie den After willentlich nicht mehr kontrollieren, das heißt, sie wußte nicht, ob das *Pflockgefühl* im Enddarm nun Stuhl oder Wind war, so daß sie ein dortiges *Unsicherheitsgefühl* entwickelte und sie ihre Monatsbinden etwas weiter hinten trug. Nachts trug sie Windeln, um dem Malheur des plötzlichen Stuhl- und Harndrangs vorzubeugen. Ein Jahr lang kam sie vierteljährlich zur Vorstellung, schwörte auf Aloe D6, sah jedesmal rosiger und zufriedener aus, bis ich sie zu vermissen begann. Ich habe nie wieder von ihr gehört, doch ist mir durch sie die Begegnung mit *Aloe* geschenkt worden, wodurch sie unvergeßlich in meine Erinnerung eingraviert ist.

3 x 1 Gabe täglich

Am Beispiel von *Carlos* und der jungen Dame haben wir wieder erlebt, wie wenig die lokalen Beschwerden und organischen Befunde über die Wahl der Arznei aussagen. Sicherlich *helfen* Sie auch dort, wo wir organ- und funktionsbezogen denken. Aber letztlich entscheidet immer die Kenntnis des *ganzen Menschen*, das Bergeifen seiner *Lebensumstände* und das Verstehen um seinen *Lebensweg* über eine ganze Arznei und damit über den Weg des Menschen zur Heilung und zum Heil.

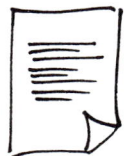 **Notizen**

Diabetes

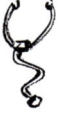

⇨ *Bauchspeicheldrüse, Durchblutungsstörungen*

> Wenn wir in der Erhebung der Kranken- und Lebensgeschichte des Menschen dahin zurückgehen, wo der Anfang, der Beginn der Erkrankung seinen Weg genommen hat, erfahren wir von ihrer Auslösung, dem Kummer, der Demütigung, der Angst, dem Schock, dem Ärger, der Aufregung. Solche Auslösungen sind wichtig zu wissen, denn sie stehen in der Hierarchie der Arzneiwahl obenan.

Bedenken Sie weiterhin beim Diabetes, daß die minderwertige Anlage der Bauchspeicheldrüse vorgegeben ist. Deshalb müssen wir die *ererbte Anlage* in unsere Behandlung einbeziehen. Insbesondere bei Kleinkindern sind die *Erbnosoden* (⇨ S. 20), hier vor allem *Luesinum*, sehr bald und monatlich einzusetzen. Wenn es uns nicht gelingen sollte, den Diabetes auszuheilen, so werden wir jedenfalls eine Stabilisierung erreichen, eine Verminderung der Tabletteneinnahme und der Insulineinheiten und ein allgemeines Wohlbefinden. Das ist schon viel für uns, und das ist noch mehr für den, den es betrifft.

Einleitende Kur

Natrium muriaticum D200

Von einer solchen Auslösung, von einschneidendem Kummer, von ihr Leben verändernder Demütigung und *Kränkung* berichteten die meisten Patienten. Damals begannen auch die Herzbeschwerden, das Herzklopfen, der Heißhunger, der *große Durst*, die Abmagerung, die wäßrigen Durchfälle oder die trockene Verstopfung. Bei solchen Menschen beginnen Sie mit Natrium muriaticum D200, besonders wenn sie mit blassem, trockenem, melancholisch-ängstlichem Gesicht eher ruhig und *tief seufzend* stückweise erzählen.

↘ 1 Gabe einmalig

Acidum phosphoricum D3

Dazu geben Sie eine *Säure*, die ja alle auf Schwäche, Mattigkeit und rasche Erschöpfbarkeit einwirken. Ich selbst gebe zuerst Acidum phosphoricum D3 zur Hochpotenz *Natrium muriaticum* für die Dauer von 4 Wochen. Diese Arznei, die wir schon bei *Kummer* kennengelernt haben, war fähig, meiner belgischen Bauern-Freundin Annie schon in dieser kurzen Zeit ein neues Lebensgefühl zu vermitteln. Sie hatte den frühzeitigen *Tod* ihres Ehemannes *nicht überwunden*.

↘ 3 x 1 Gabe täglich

Acidum aceticum D4

Wenn die Erschöpfung, der Schwindel, die Benommenheit noch störender sind und hinter einem blassen, *wächsernen*, abgehärmten Gesicht hervorschauen, das Ihnen gelegentlich mit *hektischer*, schwitziger Röte einen durchdringenden, *abweisenden* Blick zuwirft, dann bevorzuge ich zunächst Acidum aceticum D4 vor der *Phosphorsäure*, aber in Verbindung mit *Natrium muriaticum*.

↘ 3 x 1 Gabe täglich

Der kranke Mensch

Acidum lacticum D3

Hat die erste Kur mit *Natrium* und *Phosphorsäure* gut angeschlagen, so lasse ich gern danach Acidum lacticum D3 4 Wochen lang folgen, wiederum mit einer Gabe *Natrium muriaticum D200*. Diese Arznei ist besonders angezeigt bei bedauernswerten *rheumatischen Diabetikern* mit *heftigen Nachtschweißen*, mit den bereits bekannten Erscheinungen der Säurevergiftung. Hat auch diese Kur Gutes hinterlassen, so können nach Belieben Ihrer Intuition beide Kuren in beschriebener Weise wiederholt werden.
↪ 3 x 1 Gabe täglich

Notfall

Tabacum D6

Alle Diabetiker bekommen für den *Notfall* der Unter- oder Überzuckerung in ihre Hosentasche oder Handtasche Tabacum D6. Schwindel, elende Übelkeit und *Vergehensgefühl* (Ohnmachtsneigung) sind die Anzeichen und gleichen in ihren Erscheinungen einer Nikotinvergiftung. Erinnern Sie sich an Ihre erste heimliche Zigarette? Ich schon! Mutter *Gretel* glaubte, es seien die frischen Pflaumen gewesen!
↪ 1 Gabe alle 10 Minuten

Konstitutionsbehandlung

Phosphorus D12

Weiter geht es in der Behandlung des *ganzen* diabetischen Menschen. Dieser Mensch unterscheidet sich von *Natrium*, daß er keineswegs depressiv ist. Er ist höchstens träumerisch-melancholisch. Ansonsten *sprudelt* er vor Phantasie, *Ahnungen*, Regungen, bis er sich erschöpft, erblaßt, verlangsamt und verwirrt, bis er in sich *zusammenfällt* wie eine *Totenmaske*. Diät einzuhalten ist eine Qual. Er steht lieber *nachts* auf, stillt seinen feurigen *Durst*, stillt seinen hitzigen *Hunger* mit *sauren* Gurken und Eis. Trotzdem wird er wegen seiner Schlankheit bewundert, die durch das alles verbrennende Feuer in seinem Stoffwechselsystem bedingt ist. Solche *liebenswerten* Nachtmenschen, die den Glitzerglanz des Sternenhimmels und der Erdenlichter bewundern, brauchen Phosphorus D12, bis das Feuer und der Diabetes ausgelöscht sind.
↪ 2 x 1 Gabe täglich

Jodum D12

Mit dem Vorigen hat dieser Mensch große Ähnlichkeit. Er ist ebenso *hitzig*, aber *schwitzig*; ebenso *heißhungrig*, aber füttert sich durch den Tag; ebenso *durstig*, aber eher tagsüber auf Wein; er ist ebenso unruhig, aber *beängstigend aufgeregt* bis zum Verrücktwerden; er ist ebenso schlampig in seiner Diät und schlank, aber die Nahrung ist bereits *verbrannt*, bevor sie den Stoffwechsel erreicht. Dann wird er gelb, fahl, alt. Besorgt, mutlos und *beklagenswert* zieht er sich in eine lebensgefährdende Menschenscheu zurück.

Jodum D12, geduldig und regelmäßig genommen, wird ihm Mut geben, seinen Appetit regeln, seine Drüsen ordnen.

⤍ 2 x 1 Gabe täglich

Begleitbeschwerden

Die folgenden Arzneien weisen auf bestimmte *Begleitbeschwerden* beim Diabetes hin. Sie können aber auch den ganzen Menschen heilend erfassen, je nachdem inwieweit sie zu seiner Entsprechung passen.

Acidum sulfuricum D12

Diesen Menschen kennen wir schon als klimakterische Frau (⇨ *Wechseljahre*) und als verwahrlosten Säufer. Wenn er diabetisch erkrankt ist, was bei Säufern allzu häufig der Fall ist, dann plagt ihn ein entsetzlicher *Juckreiz* an verschiedenen Stellen des Körpers mit und ohne Ausschlag, gehäuft am Rücken. Schwere nächtliche Nerven-Muskel-Schmerzen *(diabetische Neuromyalgie)* in den Beinen reißen ihn aus seinem schweißtriefenden Schlaf. Versuchen Sie, ihn mit Acidum sulfuricum D12 zu begleiten. Es wäre illusorisch, eine Heilung zu erwarten, denn diesem Menschen in seiner *Verwahrlosung* mangelt es an verantwortlicher Zusammenarbeit.

⤍ 2 x 1 Gabe täglich

Aranea diadema D12

Auch diesen Menschen plagen Nervenschmerzen. Sie sind jedoch einmalig in ihrer Lokalisation. Tief *bohrend* und *grabend* ziehen sie vom *Fersenbein* hoch in die *Kniekehle*. Wenn sich diese Schmerzen besonders bei *naß-kaltem* Wetter verschlimmern, dann dürfen Sie gewissenhaft Aranea diadema D12 verordnen. Der Schmerz ist übrigens ein recht frühes Hinweiszeichen für beginnende *Durchblutungsstörungen* der Beine, so wie die Seufzeratmung für die beginnende Herzerkrankung. Er kann auch an den Armen auftreten im Gebiet des Nerven, der die Speiche versorgt (Nervus ulnaris). Dabei begleitet ihn Taubheit bis in die letzten *drei Finger* der Hand. Diese Arznei steht mir sehr nahe, da sie in meiner homöopathischen Anfangszeit eine mich nur kurz konsultierende, frostige Kurpatientin mit *chronischer Bauchspeicheldrüsenentzündung* in 4 Wochen heilte. Gott stand damals uneingeschränkt zu mir; heute fahre ich täglich meine Antenne auf Empfang aus.

⤍ 2 x 1 Gabe täglich

Cuprum metallicum D6

Die Beine des diabetischen Menschen sind ein bevorzugter Störungsort und Leidensherd. Diesmal sind es unerträgliche Waden-, Fuß- und Zehen*krämpfe*, die schon nach kurzen Gehstrecken und nachts beharrlich verweilen (⇨ *Durchblutungsstörungen*). Erst Erheben vom Bett, *hartes Auftreten* und Cuprum metallicum D6, abends vor dem Zubettgehen eingenommen, können sie entspan-

Der kranke Mensch

nen. Eine wertvolle Arznei für verspannte Organe und verspannte Menschen.
⤳ 1 Gabe täglich

Arsenicum album D6

Die schlimmsten Menschen sind diejenigen, die zu einfachen Lösungen ein schwieriges Verhältnis haben. Das sind die Menschen, die *mit* und *durch* ihre *Angst* leben, etwas gedanklich verpaßt zu haben in ihrer *Sucht* nach skrupelloser *Ordnung*. Und so leben sie an dem Frieden ihres Geistes, an der Labsal ihrer Seele, an der Erträglichkeit ihrer leiblich-körperlichen Funktionen vorbei! Als Diabetiker sind sie ausgemergelt, ausgemelkt. Da sie ein Leben im Dunkeln fristen, verschlimmern sich ihre Schmerzen *nachts:* Die Nervenschmerzen tief in den Gliedern oder der entzündliche Gewebszerfall, die diabetische *Gangrän*. Sie erschießen oder erhängen sich des nachts oder greifen zu Arsenicum album D6. Je näher die bewährte Anwendung der Arznei dem dazugehörigen Menschen entspricht, desto eher heilen Sie ihn ganz und gar.
⤳ 3 x 1 Gabe täglich

Secale D6

Die *trockene Gangrän* kennen wir aus der Vergiftungslehre des *Mutterkorns*. Äußerlich ähnelt dieser Mensch dem Erscheinungsbild von *Arsen*. Seine Haltung zum Leben ist nicht ganz so zerstörerisch. *Tetanische Krampfzustände*, Kribbeln und Zucken der lähmigen Beine begleiten sein Grundleiden. Bei ihm lindert Secale D6 zumindest die Schmerzen. Aber auch bei dieser Arznei erleben wir die Verfassung der Ganzheitlichkeit.
⤳ 3 x 1 Gabe täglich

Kreosotum D4

Wenn die Gangrän mit *aashaft stinkendem* Sekret zerfällt, hilft nur noch Kreosotum D4. In dieser Potenzierung schmeckt sie noch ebenso widerlich aashaft. Alle Gangränarzneien setzen folgerichtig *Durchblutungsstörungen* voraus.
⤳ 3 x 1 Gabe täglich

Kindlicher und jugendlicher Diabetes

⇨ einleitende Kur (S. 99)

Altersdiabetes

Die vier folgenden Arzneien sind für den *Altersdiabetes* reserviert, wobei die erste auf die Person passen muß.

Barium carbonicum D6

Alter und *Verkalkung* sind uns verständliche und die Umwelt plagende Geschwister. So wird aus dem einst liebenswerten, intellektuell immer etwas zurückgebliebenen, *greisenhaften Kind* (z.B. Mongoloide) ein verblödeter, stumpfsinniger, *kindischer Greis*.

Diabetes

Klein, dick, fett und frostig von Natur und Statur *verkalken* seine Gefäße frühzeitig: im Gehirn, am Herzen, in der Bauchspeicheldrüse und in den Gliedern. Streicheln und *trostreichen Zuspruch* nehmen sie genauso gern an wie Barium carbonicum D6. Es ist erstaunlich, welche Kraft diesen Menschen in ihrer Begrenzung durch diese Arznei zurückgegeben wird.

 3 x 1 Gabe täglich

Datisca D4

Heißhunger ist ein Begleiter des Diabetikers – Ironie des Schicksals. Und Versuchungen klopfen ständig an die Tür, während Gelegenheiten wie Datisca D4 uns nur einmal begegnen. Der hitzige Hunger ist besonders auffällig (⇨ im 2. Teil *Die Arznei*!).

 3 x 1 Gabe täglich

Galega D4

Eine dritte Arznei, die den *Altersdiabetes* sehr günstig beeinflußt, ist Galega D4 (⇨ im 2. Teil *Die Arznei*!).

 3 x 1 Gabe täglich

Uranium nitricum D12

Die letzte Arznei dieses Quartetts ist äußerst wertvoll. Ich setze sie gern *nach* den ersten zwei *Natrium muriaticum*-Kuren ein (⇨ einleitende Kur S. 99). Meine Cointreau-Freundin Ursula berichtet folgendes: „Nachdem ich diese Arznei für meinen Diabetes bekommen hatte, machte ich erstaunliche Feststellungen: Die Appetitlosigkeit wich einem dauernden Hungergefühl mit großer Eßlust; Migräne und Kopfschmerzen blieben über ein halbes Jahr lang aus; der Zuckerspiegel sank, und ich kann heute wieder viel größere Strecken ohne Krampf in den Beinen, ohne dauernd stehenbleiben zu müssen, ohne Stock zurücklegen. Im ganzen hat sich mein Gesamtzustand erheblich gebessert." Uranium nitricum D12 über sehr lange Zeit.

 2 x 1 Gabe täglich

Leider ist diese Arznei bei uns wegen „Strahlenvergiftung" verboten. Hier hat sich die Arzneimittelkommission einen kleinen Scherz erlaubt, wo doch die Homöopathie „sowieso nix taugen soll"! Doch unsere weniger verwaltungswillkürlichen europäischen Nachbarn halten sie für uns bereit.

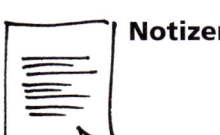 **Notizen**

Der kranke Mensch

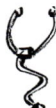
Durchblutungsstörungen
⇨ *Arteriosklerose, Diabetes*

Sicherlich erwarten Sie Hilfen für die Minderdurchblutung des Gehirns. Was man volkswissenschaftlich darunter versteht, ist nicht immer eine solche. Trotzdem können Sie unter den aufgeführten Arzneien wählen. Indes darf ich mich beschränken auf die unteren Gliedmaßen, auf die sogenannte „Gefäßverschlußkrankheit", auf *Claudicatio intermittens* oder *intermittierendes Hinken* oder im Volksmund *Schaufensterkrankheit* genannt, also auf arterielle Gefäßstörungen. Der Erkrankte kann wegen seiner Beschwerden nur kurze Wegstrecken gehen, das heißt von Schaufenster zu Schaufenster, wo er jedesmal einige Minuten verharren muß, bis der Krampf, die Klammheit und/oder Lähmigkeit sich lösen. Die klinischen Ursachen sind vielgestaltig, vom Fettstoffwechsel, über Verkalkung bis zur destruktiven Rückenmarkserkrankung.

Kräftige, rote Menschen

Die erste Arzneitrias ist gekennzeichnet durch *kräftige, rote* Menschen.

Arnica D12 Der erste ist dazu von athletischer Statur. Im Grunde *lehnt* er den Arztbesuch und Arzneien *ab*. Nur die Schmerzen übermannen seine Natur. Nachdem er das Leben auf seine Weise als „graue Eminenz" eines Konzerns genossen hat, will er von Menschen nichts mehr wissen. Sein Leben lang hat er sich im Stillen voll eingesetzt und *überanstrengt*. Jetzt ist er *zerschlagen*, sein Kreuz ist zerschlagen, seine Beine sind zerschlagen. Alles ist zu *erschüttert* und *hart* geworden, das Bett, das Sitzen, das Reden, seine Lebenslage. Schweigsam nimmt er Arnica D12 dankend entgegen und ward selten wiedergesehen. Vielleicht sucht er Sie noch einmal auf, bevor die Amputation infolge der heillos verkalkten Gefäße droht.
⌒ 2 x 1 Gabe täglich

Aurum D12 Der zweite Leidende ist eher *untersetzt*. Der *erfolgreiche* Geschäftsmann, der mit *despotischem* Management und stahlharten *Ellbogen* die Finanzleiter nach oben stieg, um dann erstmals zu bemerken, daß ihn keiner mag, weder seine Familie, noch seine Mitarbeiter. Von egozentrischer Kränkung gebückt, braust er beim leisesten Widerspruch auf, wendet sich ab und möchte sterben. Vorher aber kommt er in die Praxis mit unerträglichen, nächtlichen Beinschmerzen. Er muß sich erheben, seine Beine bewegen und verlangt unsere Hilfe. Wir geben ihm Aurum D12 und nach 6 Wochen – er kommt wieder – 1 Gabe *D200,* alle 4-6 Wochen.
⌒ 2 x 1 Gabe täglich
Trotzdem wird die Zerstörung ihren Lauf nehmen, es sei denn, sie setzen *Luesinum D200* dazwischen.

Lachesis D12 Der Dritte im hitzigen Bunde ist uns als *schwatzhafte Klimakterikerin* oder als ebenso männliches wechselhaftes Wesen

Durchblutungsstörungen

bekannt (⇨ *Wechseljahre*). Nach einem phantasiereichen, arbeitsreichen Leben voller Tatendrang, Aufstieg und *beherrschendem* Erfolg, ist keiner da, der sie bewundert. Alles *staut* sich, alles *lahmt*, der Geist, die Seele, die Gefäße. Nur noch die sphärenbeherrschende Geschwätzigkeit hinkt der Lähmigkeit nach, welche die Beine bereits erreicht hat. Deren körperferne Teile sind *dunkelrot* bis *blaurot* verfärbt, schmerzen nachts und beim morgendlichen Erwachen. Wenn Sie fähig sind, dieses *bedauernswerte* Wesen zu unterbrechen, geben Sie ihm rasch Lachesis D12 mit der Auflage, im *Frühjahr* oder im *Herbst* wiederzukommen. Dann sind seine Schmerzen am stärksten und erfordern eine Gabe *D200*.

🥄 2 x 1 Gabe täglich

Blasse, abgemagerte Menschen

Die zweite Arzneitrias bevölkern die *blassen, abgehärmten, abgemagerten* Patienten. Bei ihnen stehen die *Krämpfe*, die Taubheit, die drohende „Rückenmarksdarre" im Vordergrund. Bereits beim Diabetes sind uns diese Arzneien begegnet.

Secale D4

Die frühzeitige Verkalkung und Verengung der Arterien verursachen Brennen und Krämpfe in den Beinen. Sie *reiben* und *strecken* ihre Glieder, um Linderung zu erhalten. Trotz der *äußerlichen Kälte* in den Beinen vertragen sie *keine Wärme*, nicht einmal die Zudecke. Secale D4 wird ihre vor allem *nächtlichen* Beschwerden besänftigen.

🥄 3 x 1 Gabe täglich

Cuprum metallicum D6

Das Beschwerdebild dieses Menschen ist dem von *Secale* sehr ähnlich. Er springt jedoch aus dem Bett, stellt die Füße kräftig auf den Boden und *umklammert* mit beiden Händen seine Waden. Zu Beginn des *Neumondes* leidet er am heftigsten. Versuchen Sie mit Cuprum metallicum D6 diesen *beklagenswerten* Zustand zu beheben.

🥄 3 x 1 Gabe täglich

Plumbum metallicum D6

Die letzte Arznei ist wiederum den vorigen ähnlich. Bei diesem Menschen ist jedoch alles schon *geschwunden*: Das Hirn, das Gedächtnis, die Nieren, die Muskeln, die Gefäße. Wie bei *Secale* streckt und dehnt er seine Glieder, jedoch bessert der *feste Druck* wie bei *Cuprum*, während *leichte Berührung* äußerst verschlimmert. Sie brauchen Plumbum metallicum D6. Diese Arznei ist unsere bewährteste für die *amyotrophe Lateralsklerose* (Rückenmarksschwund unklarer Genese).

🥄 3 x 1 Gabe täglich

Cuprum und *Plumbum* gehören zu den fünf großen Arzneien aus der *toxikologischen* Reihe für solch schicksalsschwere Erkrankungen. Das heißt, wir kennen diese Arzneien sehr wohl aus der klinischen Vergiftungslehre (Toxikologie) und haben somit sichere Daten bei der homöopathischen Behandlung der Schmerzqualität.[1] Die Arzneifolge beginnt mit *Phosphor*, dann *Hyoscyamus, Cuprum, Plumbum* und zuletzt *Arsen* – wie immer zuletzt, wenn wir durch unser Leid „am Ende" sind oder am Ende unseres Lebens.

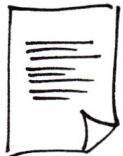 **Notizen**

---

[1] Mehr darüber in der „*homöopathischen Arznei*" (⇨ S. 499).

Durchfall

Der akute Durchfall ist wie beim *Oberbauchsyndrom* (⇨ *Oberbauchsyndrom*) meist eine Verdauungsstörung in der Folge von genußreicher Nahrungsaufnahme oder Nahrungsunverträglichkeit, aber auch von Wettereinflüssen.

Nux vomica D30

Die häufigste Störung plagt uns nach *Durcheinander* von Essen und Trinken. Nux vomica D30 hilft rasch, falls Sie vergaßen, es vorbeugend einzunehmen. Üblicherweise heilt diese Störung ohne mitmenschliche Arznei (Dorcsi) aus, jedoch unterstützt *Nux vomica* die *Entgiftung* der Leber.

🥄 1 Gabe einmalig

Carbo vegetabilis D30

Für die Folgen von *fettigem Überessen* mit sichtbar *geblähter* Magengegend und *Gären* im Bauch ist Carbo vegetabilis D30 eine äußerst hilfreiche Arznei. Sie facht das Feuer der Verdauung spontan an.

🥄 1 Gabe einmalig

Veratrum album D30

Weniger spontan heilend sind wäßrige, erschöpfende Durchfälle mit anschließendem *Ohnmachtsgefühl* meist als Folge von Wettereinfluß oder allgemeiner Erschöpfung. Hier hilft Veratrum album D30, wenn Ihnen gar schwummrig im Kopf, *kaltschweißig* auf der Stirn, aber nicht übel ist.

🥄 1 Gabe 2stündlich

Arsenicum album D30

Große Übelkeit, Hinfälligkeit, *Totenelendigkeit*, Blässe mit *kaltem Schweiß* als Folge von *Nahrungsvergiftung* oder Kostumstellung in fremden Ländern mit gußweise erschöpfendem Durchfall, eventuell mit gleichzeitigem Erbrechen, fordert Arsenicum album D30. Es hilft erstaunlich rasch, was ich auf meinen vielen beruflichen Fernreisen in den Orient und nach Lateinamerika dankbar erleben durfte, da ich, neugierig von Natur und Charakter, allzu gern die brutzelnden Speisen der Straßenverkäufer ausprobiere.

🥄 1 Gabe 2stündlich

Aloe D6

Eher *explosionsartige* Durchfälle nach Kostumstellung im Orient und Okzident mit aufwerfenden, im Bauch kollernden Blähungen heilen rasch mit Aloe D6, mindestens 3 x 1 Gabe täglich, je nach Heftigkeit des Dranges auch dazwischen eine Gabe. Diese Arznei ist besonders angezeigt, wenn der *Schließmuskel* des Afters sich *unsicher* anfühlt. Wir meinen, Winde zu lassen und erleben den eher wäßrigen Stuhl in der Hose. Mein Chirurgen-Freund Herbert kannte diese Erscheinungen über 20 Jahre lang, die ihn besonders beim langen Operieren plagten, weil obendrein der OP-Saal stank

Der kranke Mensch

wie die Pest. Für ihn war diese Arznei eine existentielle Offenbarung.
➢ Mindestens 3 x 1 Gabe täglich

Ferrum phosphoricum D12

Wenn die Natur uns wieder einmal einen Sommer bescheren sollte mit Sonne, *Hitze* und aalendem Wohlbefinden, Sie oder Ihre Kinder jedoch an Durchfall leiden *ohne* Beeinträchtigung Ihres Allgemeinbefindens, dann brauchen Sie Ferrum phosphoricum D12, bevor der Säfteverlust nach einer anderen Arznei schreit.
➢ 2 x 1 Gabe täglich

Antimonium crudum D30

Wenn Sie bei solchem Wetter gern *schwimmen* gehen, obwohl das *Wasser* entschieden *zu kalt* ist, vergessen Sie nicht Antimonium crudum D30 zur Heilung aller *Folgen von Kaltbaden*, einschließlich des Durchfalls.
➢ 1 Gabe 2stündlich

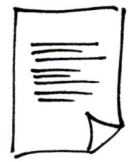
Notizen

Eierstock

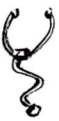

⇨ *Gebärmutter, Scheidenentzündung*

Der Eierstock ist der Ort der Schöpfung. Vor der Schöpfung war das Wort und dann die Tat. Es ist das bejahende Wort zu gemeinsamer, intimster zwischenmenschlicher Handlung, das die Schöpfung eines neuen menschlichen Wesens voraussetzt. Ohne geistigen Anspruch, ohne Philosophie, birgt jede Handlung Unvorhersehbares, Unvoraussagbares und Unheilvolles in sich. Zysten, Tumore überwuchern die feingliedrige Struktur des Schöpfungsortes bis hin zur Unfruchtbarkeit, bis hin zur selbstzerstörerischen Krebsgeschwulst. Sie sind die Folgen eines primär lüsternen Lebenswandels der Person oder seiner Vorfahren, deren Handlungsfolgen wir verantwortlich oder unverantwortlich mittragen. Dies entspricht dem Gesetz der Evolution. Der Verlust der schöpferischen Kraft ist der Verlust unserer Unsterblichkeit. Das geschieht überall da, wo der Geist vergaß, den Ort der Handlung zu vergeistigen und wo die Seele vergaß, den Ort der Handlung zu beseelen. So verbleiben Worte und Handlung im Leiblichen verhaftet. Leibliches altert, stirbt, und mit ihm stirbt die Sehnsucht nach Unsterblichkeit.

Arzt   Nun sind wir zum Handeln aufgerufen. Es obliegt unserem ärztlichen und menschlichen Verständnis zu entscheiden, in welcher Daseinsschicht des Leidenden wir unsere „Be-Handlung" ansetzen möchten. Die Verantwortlichkeit oder Unverantwortlichkeit entspricht in ihrem Ausmaß derjenigen, die wir in unserem Patienten erreichen werden. Die erste Arznei ist immer der Arzt. Der Erfolg dieser Arznei definiert seine ethische Haltung.
⌒ 1 Gabe bei jeder Begegnung

Akute Entzündung

Eine *akute* Eierstockentzündung sollte in der Praxis behandelt werden. Die sofortige Versorgung verhindert die gefürchteten Verwachsungen nach der Entzündung, die in der Folge Unfruchtbarkeit oder auch chronische Unterleibsbeschwerden nach sich ziehen können. Doch unter Umständen ist keine sofortige Versorgung möglich. Dafür darf ich Ihnen hierunter erste Hilfen in die Hand geben, welche die Wartezeit entzündungshemmend verstreichen lassen.

Die Arzneiwahl entscheiden Sie nach dem *Ort* der Störung, der *Erscheinung* der Störung und nach den *Empfindungen* der Störungen.

Apis D4   Schmerzen im *rechten* Unterbauch sind schwerlich gegen eine *Blinddarmentzündung* (⇨ *Blinddarmentzündung*) abzugrenzen. Wie Sie sehen, sind die dort beschriebenen Arzneien auch hier von Bedeutung. Ist der Schmerz *stechend*, druck- und wärmeempfindlich, dann legen Sie einen *Eisbeutel* auf und nehmen Apis D4. Bei bestehendem Fieber haben Sie *keinen Durst* und schwitzen nicht.
⌒ 1 Gabe stündlich

Der kranke Mensch

Lachesis D12

Die *linksseitige* Eierstockentzündung ist ebenso druck- und wärmeempfindlich. Entgleitet sie zur *Blutvergiftung* mit septischem Fieber, dann ist Lachesis D12 die Arznei der Wahl. Die fiebrige *Hitze* wird durch *Frostschauder* abgelöst. Der trockene Mund ruft *viel Durst* hervor, trotzdem schwitzen Sie kaum.
🥄 2 x 1 Gabe täglich

Pyrogenium D30

Steigern sich die Frostschauder bis zum klappernden *Schüttelfrost*, dann nehmen Sie dazu Pyrogenium D30, um die Abszeßbildung auf dem Eierstock zu vermeiden.
🥄 1 Gabe einmalig

Bryonia D3

Ein *stechender Bewegungsschmerz*, der sich auf *milde Wärme* lindert und dem *Druck* der geballten Faust nachgibt, obwohl oberflächlich *Berührung verschlimmert*, verlangt nach Ruhe und nach Bryonia D3. Begleitet Fieber das Geschehen, so haben Sie einen trockenen Mund und *heftigen Durst*.
🥄 1 Gabe stündlich

Belladonna D30

Ebenso berührungs- und erschütterungsempfindlich ist eine Entzündungsart, deren Schmerz *wellenartig pulsiert*. Auch hier lindert ein *milder, warmer* Umschlag und Belladonna D30, wobei gewöhnlich drei Gaben insgesamt ausreichen. Bei begleitendem Fieber verlangen Sie nach *Bettwärme*. Gegen Mitternacht brüten Sie in *dampfendem* Schweiß.
🥄 1 Gabe alle 8 Stunden

Mercurius corrosivus D4

Wenn Sie nun gar nicht wissen, welche Arznei Sie wählen sollen und sich trotzdem die antibiotische Behandlung Ihres Frauenarztes nicht zumuten möchten, dann steht Ihnen, bis zur Besserung eingenommen, noch Mercurius corrosivus D4 zur Verfügung. Diese Arznei ist besonders angezeigt, wenn Sie *nachts* stark und *stinkend* schwitzen und eine *kühle* Auflage die Beschwerden lindert.
🥄 3 x 1 Gabe täglich

Chronische Beschwerden

Sepia D12

Nach der initialen Begegnung lernen wir nun die *chronischen* Störungen und die Tragik dieser Frau kennen. Sie wird wenig darüber erzählen, wir können nur zwischen den Zeilen des klinischen Berichtes und ihrer Aussagen lesen, wo wir von *Gebärmutterverlagerung*, von *Senkungsbeschwerden*, von Ausfluß, von starken Unterbauchschmerzen, von *chronischer Eierstockentzündung* erfahren. „Das Zeug sollte endlich raus, es hat sowieso keinen Nutzen mehr", hören Sie häufig als Wunschäußerung, denn den *Koitus lehnt sie mit abwehrender Handbewegung ab*. Das verleitet, ihr

Eierstock

Sepia D12 zu geben, die ihre derbe Haut, ihr derbes Innenleben und ihre derben, vernarbten Eierstöcke heilend erreichen wird.
🥄 2 x 1 Gabe täglich

Thuja D6

Das Schicksal dieser Frau ist ihre *lithämische* Anlage (➪ S. 20). Bei entsprechender Offenheit von beiden Seiten erfahren wir vielleicht von einem *Tripper*, den sie selbst behelfs Antibiotikum durchstanden hat. Nur die Folgen hat sie nie überwunden. Heftige Schmerzen plagen ihren Unterleib eher *links* infolge der *chronischen Eierstockentzündung*. *Zysten* und *alte gonorrhöische Tumore* durchweben ihre Ovarien, der *gelbgrüne* Ausfluß macht die Geschlechtsteile wund. Sie erhält Thuja D6, wenn sie ein eher blasser, aufgeschwemmter, durchweg *frierender* Mensch ist, der an den *unbedeckten* Stellen des Körpers heftig schwitzt.
🥄 3 x 1 Gabe täglich

Medorrhinum D200

Ihre zugehörige *Erbnosode* (➪ S. 20) ist Medorrhinum D200, um die versackten Gifte ihrer ererbten oder erworbenen Infektionen zu mobilisieren.
🥄 1 Gabe einmalig dazwischen

Palladium D12

Diese unverträgliche Dame kann sehr *frech* werden, wenn Sie ihr in Gesellschaft nicht schmeicheln und Beifall zollen. Mit *ausfallenden* Worten zieht sie sich dann gekränkt zurück, *schmollt* melancholisch, weint und fühlt ihre *chronische Eierstockentzündung*, eher *rechts*, eher im Stehen, mehr als zuvor schmerzen. Zollen Sie ihr Lob und Palladium D12, dann wird sie uns später vielleicht von ihren ehemaligen *sexuellen Reizzuständen* erzählen.
🥄 2 x 1 Gabe täglich

Jodum D12

Sie ist eine besorgniserregend, erregte Frau, der die *Schilddrüsenüberfunktion* ins Gesicht geschrieben ist. Sie futtert sich durch den langen Tag, bleibt trotzdem *hitzig* und *dürr*, weil die Nahrung aufgezehrt ist, bevor sie den Stoffwechsel erreicht. So ausgezehrt, verknoten sich ihre Drüsen, im Hirn, am Hals, in der Brust, in der Bauchspeicheldrüse und im *Eierstock*, die wir mit Jodum D12 erweichen und rundlicher gestalten möchten.
🥄 2 x 1 Gabe täglich

Aurum D6

Eine ebenso hitzige, aber untersetzte Frau, die mit ihren *Machtansprüchen* die ehelichen Rollen vertauschen möchte. So tauscht sie ihre Weiblichkeit und Mütterlichkeit gegen *blutende Myome*, *Gebärmuttervorfall* und *Eierstockzysten* ein, aber auch gegen Enttäuschung und *schwermütigen* Zerfall. Aurum D6 wird ihr die Beschwerden nehmen, *D200*, einmal im Monat, mit Sicherheit die Depression.
🥄 3 x 1 Gabe täglich

Der kranke Mensch

Lycopodium D6

Eine dürre, *hagere* Frau, die Sie nicht unbedingt reizen sollten. Sie ist höchst *argwöhnisch*, bezieht jede allgemeine Aussage auf sich und nimmt sie Ihnen übel. Die Empfindlichkeit täuscht, denn ihre vorwurfsvollen Antworten sind *rücksichtslos*. Rücksicht zollt sie auch ihrer Familie nicht, geschweige denn ihrem Ehemann. Intimverkehr lehnt sie ab. Zu *trockene* Scheide oder brennender Ausfluß, ziehende Schmerzen im *rechten* Unterleib infolge der *Eierstockzysten* schiebt sie als Vordergründe vor. Nur *wohlbedachte Anerkennung* und Lycopodium D6 gehen ihr zu Herzen und *befeuchten* ihre *Augen*, die sich selten tränenreich ergießen.

3 x 1 Gabe täglich

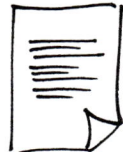 **Notizen**

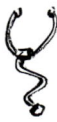

Ekzem

Die Anlage zu ekzematösen Hauterscheinungen ist ererbt. Sie gehören im weitesten Sinne zur Gruppe der *Stoffwechselerkrankungen*. Stoffwechselgifte (Toxine), die nicht über den üblichen Weg der Leber, der Nieren und der Gebärmutter ausgeschieden werden können, werden über die Haut ausgeleitet und verursachen die uns bekannten und den Betroffenen höchst plagenden, trockenen, nässenden, juckenden Hauterscheinungen. Ziel der homöopathischen Behandlung durch den Homöopathen ist es, diese *fehlgeleitete Ausscheidung* wieder in die rechten Bahnen zu lenken. Für dieses oft langwierige Unterfangen braucht jeder Leidende eine andere Arznei.

Einleitende Kur

Hier kann ich Ihnen zunächst eine *einleitende Behandlung* angeben, die oft überraschende Verbesserung bewirkt. Besonders gedacht ist sie für den Zweifler an der Homöopathie, für den die kortisonhaltigen Salben nur einen augenscheinlichen Beruhigungseffekt heischen. Verständlich für den, der leidet. Unverständlich für den, der die Kenntnis um Krankheits- und Heilungsprozeß verinnerlicht in sich trägt.

Calcium carbonicum D30
Beginnen Sie die Einleitung mit Calcium carbonicum D30.
↷ 1 Gabe einmal in der Woche

Berberis D3
Und nehmen Sie zusätzlich eine *Ausleitungsarznei*: Berberis D3, um die Gifte vor allem *über die Niere* auszuschwemmen.
↷ 3 x 1 Gabe täglich

Calcium phosphoricum D30
Nachdem Sie 2 Monate diese Behandlung verfolgt haben, ersetzen Sie *Calcium carbonicum* durch Calcium phosphoricum D30, wiederum über 2 Monate hinweg. Die Einnahme von *Berberis* bleibt dabei in der oben angegebenen Weise erhalten.
↷ 1 Gabe einmal in der Woche

> Zusätzlich bereiten Sie:
> ▶ Wannenbäder mit *Stein-* oder *Meersalz*, 1 Gramm auf 1 Liter Wasser, oder mit *Balneum-Hermal-Öl* bei trockenen Ausschlägen.
> ▶ Feuchte Ausschläge lieben ebenso Salzbäder und einen nicht reizenden *Kinderpuder*.
> ▶ Salben Sie wenig, denn Ihre Haut braucht Ruhe. Bei großer Trockenheit verwenden Sie eine Salbe, die sich bei meinen Patienten bewährt hat: Calendumed-Salbe „DHU".

Konstitutionsbehandlung

Haben Sie mit diesen Angaben einleitend Erfolg, so wird jetzt einer weiteren homöopathischen Behandlung nichts mehr im Wege stehen.

Verstehen wir das Ekzem als eine Unfähigkeit der Person, ausscheiden zu können. Verstehen wir die ekzembefallene Person als einen Menschen, der nicht gelernt hat oder nicht lernen

Der kranke Mensch

durfte, auf natürlichem Wege zu geben. So begegnen wir ihm auf der Gemütsebene als einem ruhigen, gehemmten, in sich gekehrten, bedächtigen melancholischen oder verhalten zornigen, verhalten aggressiven Menschen, der seine Haut *aufkratzt, um sich zu öffnen*.

Eine Heilung erfolgt nach dem Heringschen Gesetz.[2] Von oben nach unten und von innen nach außen. Also ist es unsere Kunst, die tief drinnen noch verschlossene Knospe zu berühren, Blatt um Blatt zu entfächern, damit Seele und Geist dieses All-Leidenden wie eine Blume sich der Sonne zuneigend entgegenblühen. Es gilt, die Verfassung in jeder Schicht der Person zu erfassen, zu erkennen, zu begreifen und im Ergriffensein die Arznei zu begreifen, die diesem Menschen den Weg zu seiner Eröffnung erleichtert.

Die klinische Medizin begreift allmählich, daß das Ekzem nicht nur eine Erkrankung der Haut darstellt. Die Haut ist nur das Sichtbare, das Faßbare, das meßbare Agens. Das Unsichtbare, das Unfaßbare, das Unermeßliche hinter der Augenscheinlichkeit des Leides verweist sie wohlweislich an den Psychotherapeuten, mit dem ein oft langwieriger Entblätterungsprozeß beginnt. Wir haben dagegen eine Arznei, die wir – wie den kranken Menschen – in ihrer Entgleisung (Toxikologie) in uns erleben.

Sulfur D30

Sicherlich ist eine der größten, erfolgreichsten und tiefgreifendsten Arzneien für ekzembelastete Menschen Sulfur D30. Sie ist nur selten zu wiederholen.

1 Gabe einmalig

Als Reaktionsarznei darf sie nur angewandt werden, wenn die Haut eher ruhig, eher reaktionslos ist; oft ist sie im Beginn und am Ende einer langen Betreuung angezeigt, um die Stoffwechsel-Giftausscheidung anzuregen oder zu vollenden. Als der Verfassung des Kranken ähnliche Arznei finden wir den Betroffenen als kräftigen, warmen, *roten*, leicht *schwitzenden* Menschen, dessen Haut sich im *Sommer* verschlimmert, dessen heftiger Juckreiz in der Bettwärme unerträglich wird, wo er ohnedies Hitze im Körper staut und die *Füße* unter der Bettdecke *rausstreckt*. Der leicht erscheinende Schweiß verursacht einen *ätzenden* Schmerz auf den Ekzemstellen, die großflächig, trocken, feucht oder eitrig am ganzen Körper auftreten. Eine kühle Dusche beruhigt, beseitigt jedoch nicht die eher *schmuddelige*, äußere Erscheinung. Obwohl *Sulfur*-bedürftige Menschen stets die gleichen Eigenarten und begleitenden Umstände (Modalitäten) aufweisen, kennen wir zwei grundlegend voneinander abweichende, äußere Erscheinungen.

- Der eine ist eher *rundlich*, rot und ein *lustiger Witzeerzähler*.
- Der andere ist eher *schlank*, blaß und ein *ernster Pseudophilosoph* in fleckigen Jeans, bedrucktem T-Shirt, Jeans-Schlappen und mit ungebändigter Haarmähne.

---

[2] Mehr darüber in „*Homöopathie – eine Einführung in Bildern*" (→ S. 499).

Ekzem

Kinder sind laute, aufbrausende *Anführer*, die immer Getreue finden, um ihr Vorhaben ohne Einsatz ihrer persönlichen Mühe zu verwirklichen.

Calcium und *Sulfur* ergänzen sich und folgen gut aufeinander. Wenn Sie sich hierin erkennen, sprechen Sie mit Ihrem Homöopathen, er wird für jeglichen Hinweis dankbar sein.

Pulsatilla D30

Leicht *verletzlich*, leicht *beleidigt*, leicht *errötend*, leicht zu Tränen gerührt, erregt und *gehemmt* mit feuchten Händen erscheint dieser junge Mensch in seiner knospenden Jungfräulichkeit voller Liebreiz, Anmut und Gefühl. Seine kranke Haut ist die aufgepfropfte Begrenzung seiner natürlichen Entfaltung. Das Ekzem blüht, ähnlich wie bei *Sulfur* erwähnt, in allen möglichen Schattierungen. Es verschlimmert sich ebenso im Sommer, *Kühle* wird *wohltuend* empfunden, obwohl eine *innere Frösteligkeit* vorherrscht. Deshalb finden wir ihn gern am Ofen in gut geheizten Räumen mit weit geöffneten Fenstern. Die frische Luft besänftigt auch die Bronchien, die von chronischer Entzündung und/oder *Asthma* befallen sind. Auffallend ist der *Wechsel* der Haut- mit den Schleimhauterscheinungen, das heißt, steht das Bronchialleiden im Vordergrund, so verringert sich das Ekzem und umgekehrt. Dort, wo die Haut noch unverletzt ist, können wir mit tröstendem Zuspruch die Tiefe der Person erreichen, so daß die versprochene Aussicht auf Heilung mit einem errötenden, zugeneigten Lächeln erwidert wird. Geben Sie solchen Menschen Pulsatilla D30. Sie werden erleben, wie die vordergründige Erscheinung verblaßt, wie der Atem zurückkehrt und wie die verteidigende *Halsstarrigkeit* sich in Güte, *Milde* und Offenheit verwandelt.

⁓ 1 Gabe wöchentlich

Lachesis D30

Die Begegnung mit meiner Logopädie-Freundin Susanne verdanke ich ihrem Vater und meinem Pharma-Freund Hans-Joachim. Die Begegnung mit ihrer heilenden Arznei verdanke ich meiner ärztlichen Freundin Dagmar. 20 Jahre lang ertrug Susanne ihre Last mit Demut und mit Demütigung durch ihre Umwelt, die sie als „Aussätzige" in gewisse Verhaltensschranken wies. Aber sie ertrug es letztlich mit bewundernswerter Heiterkeit, mit einem Lachen, welche das morgendliche Dahinmuffeln anderer in Daseinsfreude verwandelte. Sie war von kräftiger Statur, *rot*, hitzig, nachdenklich, phantasiereich, vorsichtig, traurig und oft mutlos. Ihre Haut, die am ganzen Körper in jeder Form blühte, verschlimmerte sich nach Erregung und Kummer, im *Frühjahr* bis zum *Herbst*, durch jegliche *Wärme*, während Kühle und frische Luft besserten. Ihr langer Leidensweg mit *Asthma*, Heuschnupfen, Nesselsucht auf Alkohol und Fisch wurden mit *Schering*schen Kortisonsalben vorübergehend gelindert, um danach desto stärker auszubrechen. Sie erhielt Lachesis

Der kranke Mensch

D30 wöchentlich, nachdem 1 einmalige Gabe *D30* erfolglos geblieben war, und 2 Tage später war sie befreit. Nur zögernd, vorsichtig, ja mißtrauisch teilte sie ihren Erfolg mit mir.

⸺ 1 Gabe wöchentlich

Diese Arznei scheint aber nicht nur personenbezogen, entsprechend der Person des Menschen angezeigt zu sein, sondern bewährt sich immer häufiger als *Reaktionsarznei*, stärker und kräftiger als *Sulfur*. Viele vorausgegangenen klinischen Behandlungen, äußerliche und innerliche, Medikament- und Nahrungsallergien, alle jene unfähigen Abwehrreaktionen des Leibes auf den Mist, den Abfall und die industriellen Pollutionen unserer modernen Zeit, lassen uns zu dieser reinigenden Arznei greifen. Nehmen Sie sie, wenn Ihre Behandlung stockt und Sie Susannes skizzierten Lebensweg als den Ihren erkennen.

Reaktionsarznei

Zincum metallicum D30

Nennen wir die ungünstigen Einflüsse, auch diejenigen klinischer Art, höflichkeitshalber *Pollutionen*. Was der Haut nicht zugehört, wird abgeschnitten (Warzen) oder nach innen vertrieben (Schweiß, Ekzem) mit Hilfe von Salben, Pudern, Lösungen und Deosprays. So mußte es auch mein Schüler-Freund Miguel aus Brüssel erfahren, dessen Asthma verschwand und dessen Ekzem, das er als Dreijähriger vorübergehend kannte, machtvoll am ganzen Körper, heftigst juckend, ausbrach. Seine bescheidene, zurückhaltende Mutter, meine Sprachen-Freundin Anne-Marie, wollte mich „nicht stören", salbte mit Kortison, was Miguels Haut verständlicherweise beruhigte. Umgehend meldete sich wieder seine Schleimhaut mit nächtlichen Asthmaanfällen, nachdem das *Ekzem nach innen verrieben* und vertrieben war. Für solche Mißgeschicke geben Sie Zincum metallicum D30, und die Heilung wird gesetzmäßig von innen nach außen erfolgen. Was verdeckt ist, wird aufgedeckt!

⸺ 1 Gabe einmalig

Miguel erhält jetzt wieder *Sulfur*, in seltenen *Korsakow 1000-Potenzen (M)* (⇨ S. 24), was ihn ausheilen wird.

Bacillinum D200

Letztlich möchte ich auf eine weitere *Reaktionsarznei* aufmerksam machen, die als Zwischengabe dann hilfreich ist, wenn ein bisher guter Behandlungserfolg in seiner Dynamik stockt. Hier geben Sie Bacillinum D200, und das ekzematöse Geschehen wird sich für einige Zeit beruhigen. Allerdings muß noch ein Rest von *Liebenswürdigkeit* in ihrer entsprechenden Person versteckt sein. Doch wer ist nicht gern liebenswert, der Liebe wert?!

⸺ 1 Gabe einmalig

Ekzem

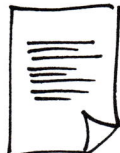
Notizen

Der kranke Mensch

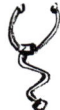

Epilepsie
⇨ *Geburtsschaden, Hirnhautentzündung*

Diese schicksalshafte Erkrankung ist eine schwere toxische Störung der Natur des Menschen. Ihre *destruktive* Anlage ist angeboren oder durch Unfall, Geburtstrauma, Hirnentzündung, Hirnhautentzündung oder durch seelisches Trauma erworben. Wenn der erworbene Hirnschaden nicht allzu ausgedehnt ist, hat die Homöopathie aussichtsreiche Möglichkeiten, die Schwere des Schicksals zu mildern. Die bisherige medikamentöse Behandlung verringern wir entsprechend der zunehmenden Besserung. Die klinischen Kontrollen entscheiden letztlich, aber nicht ausschließlich, ob und wann die Heilung eintritt und Medikamente abgesetzt werden können.

Calcium carbonicum D12

Vor allem bei frühzeitig uns vorgestellten Kindern haben wir gute Heilchancen, da deren *Calcium*-Konstitution uns noch so offen entgegentritt. *Calcium* versorgt sie mit leiblichem *Halt* im Stützgewebe, mit seelischem Halt im Selbstbewußtsein und mit geistigem Halt im Verstandesbewußtsein. So geben wir unseren blassen, *rundlichen Süßigkeitsleckern*, die zu allem „ja" sagen und *nichts* in Ihrer Praxis *anzufassen* wagen, Calcium carbonicum D12, bis sie auch mal „nein" sagen können.
↪ 2 x 1 Gabe täglich

Calcium phosphoricum D12

So geben wir den blassen, *schlanken Salzleckern*, die „ja" und „nein" gegeneinander abwägen, die alles Sinnerregende in Ihrer Praxis *bedacht anfassen* und bedächtig zurückstellen, Calcium phosphoricum D12, bis sie auch Süßigkeiten mögen.
↪ 2 x 1 Gabe täglich

Calcium fluoratum D12

So geben wir unseren blassen, *unterernährten Süß- und Salzleckern*, die zu allem „nein" sagen, *alles* Erreichbare in Ihrer Praxis *hektisch anfassen* und fallen lassen, Calcium fluoratum D12, bis sie auch mal „ja" sagen und abwägen. Erkennen Sie Ihre Kinder wieder?
↪ 2 x 1 Gabe täglich

Cuprum metallicum D200

Alle epileptisch oder epileptiform Erkrankten brauchen irgendwann Cuprum metallicum D200, drei Gaben insgesamt. Vor allem bei den Älteren leiten wir unsere Behandlung damit ein, denn diese Arznei ist die größte unter unseren Krampfarzneien.
↪ 1 Gabe einmalig im Monat

Argentum nitricum D12

Die Mehrzahl epileptischer Menschen ist blaß und schlank. Sowohl ihre Hirnregung als auch ihre rasch folgende Hirnerschöpfung sind bezeichnend für die Gegenseitigkeit ihrer Persönlichkeitsstruktur. Zu ihnen gehört jener mit auffallendem Verlangen nach *Süßem*, das er aber meist *nicht verträgt*. Sein Magen wird sauer, und

Epilepsie

die Säure brennt ihm bis in die Speiseröhre hinauf. Sein Bauch *bläht* sich wie eine *Trommel*, und erleichterndes Luftaufstoßen explodiert aus dem Rachen. Die zwingende Folge von *Cuprum* ist für ihn Argentum nitricum D12, bis sich seine *hektisch stolpernde* Hirnerregung, sein hektisch rülpsender Bauch geglättet haben, bis er der Lebenssüße beschwerdelos zugänglich wird.

🥄 2 x 1 Gabe täglich

Zincum metallicum D30

Eine weitere konsequente Folge und steigende therapeutische Konsequenz ist hiernach Zincum metallicum D30, vor allem wenn die *Unruhe* sich nicht nur im Hirn, sondern sich auch in den *Beinen* lokalisiert und den Betroffenen zu steten *radfahrähnlichen* Bewegungen zwingt. Bei manch einem passionierten Radfahrer oder simulierenden Heimtrainer sollten wir uns an diese Arznei erinnern!

🥄 1 Gabe wöchentlich

Zincum metallicum D12

Bemerken wir diese Art von Unruhe nur beim Zubettgehen, so geben wir jedem Leidenden, ungeachtet der Basisbehandlung, abends Zincum metallicum D12. Sie können diese Arznei auch mit *Baldrian* mischen und als *Zincum valerianicum D12* zur Nacht verabreichen.

🥄 1 Gabe täglich

Im weiteren therapeutischen Entscheidungsverlauf unterscheiden wir *vier wesentliche Gruppen* mit jeweils gemeinsamen Merkmalen.

1. Gruppe

Acidum hydrocyanicum D4

Die Krämpfe überraschen uns *schlagartig* mit einem *lauten Aufschrei*. Die Muskeln spannen und rütteln. Das Gesicht ist dunkelrot bis bläulich gestaut und mit *eiskaltem* Schweiß bedeckt. Ebenso eisig sind die Glieder. Meist geht unwillkürlich Urin ab. Der dieserart Hinfällige berichtet uns im nachhinein, einen *blitzartigen Stoß* vom Kopf bis zum Fuß empfunden zu haben. Wir geben ihm umgehend Acidum hydrocyanicum D4 und bitten ihn, diese Arznei immer bei sich zu führen. Die äußerliche Verkrampfung der Muskeln sollte Sie nicht dazu verleiten, sie gewaltsam zu lösen, da eine unheimliche Kraft dahintersteckt. Sie sind primär keine Muskelkrämpfe, sondern Hirnkrämpfe! Auch ist es sinnlos, einen Notarzt zu rufen, denn der Anfall dauert in der Regel nicht länger als 5 bis 10 Minuten.

🥄 1 Gabe alle 5 Minuten

Versuchen Sie jedoch, immer einen Hartgummi oder ein festes Tuch in der Nähe zu halten, die Sie im Notfall zwischen die Zähne schieben, um die Zunge vor dem heftigen

Der kranke Mensch

Kieferbiß zu schützen. Beobachten Sie bewußt den Verlauf der Erscheinungen, denn Ihr Homöopath wird Sie danach fragen, um über die heilende Arznei zu entscheiden. Jedes erstmals aufgetretene Anfallsleiden sollte umgehend zur neurologischen Überwachung.

Cicuta D6

Auch bei diesem Anfall finden wir das *blaue* Gesicht, das dieser Gruppe gemeinsam ist und den anfänglichen *Aufschrei*. Er unterscheidet sich vom Vorigen durch heftig *rückwärts gebeugten* Kopf und Rücken. Danach tritt ein langer, *ohnmachtsähnlicher* Schlaf ein, wonach sich der Krampfende an nichts mehr erinnert, wie das im allgemeinen üblich ist. Der Anfall überfällt eher nachts, tagsüber stellen sich gelegentliche geistige *Abwesenheiten* (Absencen) mit plötzlichem *Zusammenzucken* und *stierem Blick* ein, an die er sich ebenfalls nicht erinnert. Letztere können durch Berührung und/oder Erschütterung ausgelöst werden. Sein Allgemeinbefinden wird dadurch nicht beeinträchtigt. Regelmäßig Cicuta D6, verlängert und intensiviert Ihre stets helfende Hand. Wenn wir Glück haben, erfahren wir aus der Vorgeschichte des Krampfenden von einem *Unfall*, der dem ersten Krampfanfall vorausging.

→ 3 x 1 Gabe täglich

Bufo D12

Anfällen mit und bei starker, *sexueller* Erregung begegnen wir bei *aufmüpfigen*, störrischen Kindern, in der Pubertät und bei Erwachsenen, die aus beiden Stadien nicht herausgewachsen sind. Während und nach übertriebener *Onanie*, exzessivem *Geschlechtsverkehr* und bei der *Periode* werden sie mit bestürzender Peinlichkeit überfallen. Bevor das Kind *albern* und frech wird, bevor der Pubertierende lernunwillig und *unmanierlich* wird und bevor der Erwachsene kindisch und *läppisch* demoralisiert, geben wir ihnen Bufo D12, mit sehr gutem voraussagbarem Erfolg.

→ 2 x 1 Gabe täglich

2. Gruppe

Agaricus D12

Das gemeinsame Element dieser Gruppe ist die schwere *Beeinträchtigung der Hirnfunktion* durch die Anfälle. Die Anfallslokalisation in der Großhirn-Zwischenhirn-Beziehung erklärt uns das Allgemeinverhalten. Dieses gestaltet sich von der ausgelassensten, geradezu ekstatischen *Euphorie* bis hin zur *Dösigkeit* und Schlummersucht. Aber sie sind immer schüchterne Wesen. Sowohl die spät entwickelten Kinder, die überbeanspruchten Schüler und Studenten, als auch die ewig müden, gähnenden, trunken schwindeligen Erwachsenen mit ihren *versetzten* Blähungen, die, wenn sie endlich abgehen, ihren Hirnzustand erhellen. Agaricus D12 wird ihnen zum unabdingbaren „Hirnfutter".

→ 2 x 1 Gabe täglich

Epilepsie

Hyoscyamus D12

Wie der Vorige verhält sich auch er euphorisch, *geschwätzig* und *geil*, spöttisch, drohend und *gewalttätig* oder ablehnend, argwöhnisch, in sich *flüchtend*. Seinen plötzlichen Anfällen geht der uns bereits bekannte Aufschrei voraus, wenn sie im ersten Schlaf oder nach dem Essen und Trinken auftreten. Dem *Teuflischen* in diesen immer blassen Menschen treten wir mit Hyoscyamus D12 entgegen, damit auch seine unglückliche Liebe infolge seiner krankhaften *Eifersucht* sich in glücklichere Zuneigung verwandeln kann.
⤑ 2 x 1 Gabe täglich

Helleborus D4

Obwohl auch dieser Mensch – entsprechend der lebendigen Gegensätzlichkeit in unser aller Dasein – erregt und aufgeregt sein kann, so erscheint er bei uns eher schreckhaft und verlangsamt, dösig und *dümmlich*, gelangweilt und *gedunsen*. Seine *Redeunlust* kann auch durch gutes Zureden nicht lustiger werden, eher verschlimmert es unser redliches Bemühen und seinen Gemütszustand. Meist sind Hirnschäden bei der Geburt oder Hirnentzündungen um die Geburt die Anfallsauslöser. Geben Sie ihm seine erwünschte Ruhe und Helleborus D4. Sie wird die maximal mögliche Hirnleistung in Gang setzen.
⤑ 3 x 1 Gabe täglich

3. Gruppe

Causticum D12

Dieser Gruppe von Menschen ist eigen, daß ihr seelisch-geistiges *Verhalten* vom Anfallsleiden *unbeeinflußt* bleibt. Es sind immer milde, mitfühlende, *mitleidende* Menschen, deren anhaltender Lebenskummer sie so sehr austrocknen ließ, daß sie sich nur noch in *feuchtem* Klima mit *trübem* Himmel wohlfühlen. Der Anfall ist ihr letztmöglicher Hilfeschrei, um auf sich selbst aufmerksam zu machen. Wir begleiten sie mit Causticum D12, bis ihre Anfälligkeit, ihre Rührseligkeit und ihr Mitgefühl sie nicht mehr belasten.
⤑ einmalig im Monat

Oenanthe D6

Jetzt begegnet uns im Anfall wieder der anfängliche *Aufschrei*, das Aufbäumen des Rückens und das bläuliche Gesicht. Im Vergleich zu *Cicuta*-bedürftigen Epileptikern bemerken wir *Schaum vor dem Mund* und vor der Nase. Das Geschehen spielt sich *nachts* im Schlaf ab, *ohne* daß der Krampfende *erwacht* oder sich morgens erinnert. Die zerbissene Zunge oder Lippe erstaunt ihn desto mehr. Oenanthe D6 wird seine Anfälle und sein Erstaunen mildern.
⤑ 3 x 1 Gabe täglich

Veratrum album D12

In der Hinfälligkeit ist dieser Anfällige ebenso bläulich-blaß und mit kaltem Schweiß bedeckt. Die inneren Organe krampfen *kolikartig*, die Glieder verzerren sich mit epileptiformen Zuckungen. In

Der kranke Mensch

ihm spiegelt sich die Palette des Wahnsinns von der extremen *Manie* bis zur extremen *Depression*. Singend, beißend, betend und fluchend flüchtet er vor der Allgegenwart des *Teufels*, bis er in schweigsame Abkehr und menschenscheue Niedergeschlagenheit verfällt. Welch einen heftigen Lebenskampf führen solche Menschen gegen sich und gegen die teuflische Verfolgung, die nichts anderes ist als ein Teil ihres Selbst. Das sind die kreislaufgestörten *Hypotoniker*, die nach äußerer und innerer *Wärme* verlangen und sie doch *nicht vertragen*, weder äußerlich durch warmes Wetter und herzenswarme Menschen noch innerlich durch warme Speisen und Getränke. Nicht einmal die Berührung ihrer eigenen Kleider, die Berührung der nächtlichen Bettdecke, die Berührung ihres Innenlebens vertragen sie, ohne sie, gewalttätig kämpfend, zurückzuweisen. Bevor er seine letzten Lebenssäfte durch Erbrechen und Durchfälle verliert, reichen wir ihm Veratrum album D12. Diese Potenzhöhe erreicht seinen Geist- und Gemütszustand. *D6* würde nur seinen Kreislaufschwindel beeinflussen.

↣ 2 x 1 Gabe täglich

4. Gruppe

Sulfur D12

Veratrum hat uns übergeleitet in die letzte Gruppe der Epilepsiearzneien und in die Gruppe der Menschen, deren unbewältigter Lebenskampf mit Gut und Böse, mit Gott und dem Teufel, in Hirnkrämpfen ihren Ausdruck findet, bis sie, der Wirklichkeit entfremdet, *religiösem Wahn* verfallen. Auch dieser stets und nur akademisch philosophierende, selbstsüchtige, stets und nur nörgelnde, *gleichgültige Weltverbesserer* tobt seine Lebensverkrampfung im Hirn aus. So lange zumindest, bis darüber sein Lebenssinn zerbricht, bis er im Alkohol verwahrlost und voll von religiösen Zweifeln um sein Seelenheil bangt. Geben wir ihm mehr Gehör, mehr Beistand und Sulfur D12, 2 x 1 Gabe täglich, oder *D200,* alle 6 bis 8 Wochen. Sie ist eine der größten Arzneien aus unseren homöopathischen Schätzen, und viele junge und alte Menschen unserer Gesellschaft brauchen sie zum Wohle ihres Geistes und zum Wohle der Gesellschaft.

↣ 2 x 1 Gabe täglich

Anacardium D12

Leidenschaftlich und unberechenbar wie sein Temperament sind die Anfälle des Dritten in dieser Gruppe mit religiösen Skrupeln. Sein Kampf sitzt wie ein *Pflock* im Hirn, im Magen, im After, bis sie geschwürig zerfallen: der After im schwärenden Krebs, der Magen im durchgebrochenen Ulcus, das Hirn in der Auseinandersetzung mit Tod und Teufel. Hätten wir nicht Anacardium D12 für sie, würde die Unlösbarkeit ihrer *intellektuellen Zwiespältigkeit* sie eventuell zum Erschießen zwingen, wären sie nicht zu feige dazu.

↣ 2 x 1 Gabe täglich

Epilepsie

Alle *chronischen Erkrankungen* brauchen im Laufe ihrer Behandlung eine Zwischengabe unserer *Erbnosoden* (⇨ S. 20). Die Erbkrankheiten bzw. deren über Generationen weitervererbten Folgen bestimmen den Grad unserer Kränklichkeit und unserer Unvollkommenheit. Sie sind die eigentlichen Auslöser *(Ätiologie)* unserer mehr oder weniger hochgradigen Neigung zu gewissen Krankheiten *(Diathese)* und sind für unsere jetzige mehr oder weniger minderwertige Verfassung *(Konstitution)* verantwortlich.

Bei der Epilepsie nehmen wir an, daß möglicherweise eine leichte Entzündung mit einer der Erbkrankheiten vor oder nach der Geburt unbemerkt abgelaufen ist und das Hirn „vergiftet" hat. Diese Annahme bestärkt sich durch die heilenden Erfolge mit passenden Arzneien.

Die Auslese der Nosode geschieht nach dem Bild der geprüften Arznei und nach der Art der Erkrankung, die sich aus den Schattierungen des Temperaments des betreffenden Menschen und aus dem Verhältnis zu seiner Erkrankung ablesen läßt.

Tuberculinum GT D200

Im allgemeinen beginnen wir mit Tuberculinum GT D200 für die *liebenswürdigen* und liebenswerten Menschen bzw. in der unbeugsamen Annahme, daß jedem Menschen solche Eigenschaften innewohnen. Sie sind meist *schlank*, blaß, schüchtern, *schlampig,* aber zäh, müssen lange über Probleme nachdenken, um dann *gefühlsmäßig* zu entscheiden.
⌒ 1 Gabe einmalig

Medorrhinum D200

Nicht vor Ablauf eines Monats lassen wir Medorrhinum D200 folgen für die bedauernswerten, *prahlerischen*, Lust und Laster konsumierenden, lustigen Stoffwechselgeschädigten, die Probleme anpacken und *praktisch* lösen.
⌒ 1 Gabe einmalig

Luesinum D200

Nicht vor Ablauf eines weiteren Monats folgt Luesinum D200 für die *beklagenswerten*, sich äußerst *ernst nehmenden*, im Geheimen *Lust* genießenden, *stolzen,* aber niemals lustigen Zeitgenossen, die Probleme mit ihrem scharfen Verstand so lange *analysieren*, bis die Voraussetzungen der zu lösenden Problematik sich völlig verändert haben, so daß sie nun deren Veränderung analysieren. Ihre skrupellose *Pingeligkeit* hält sie so lange gesund, bis sie unerwartet *plötzlich* und immer *schwer* erkranken.
⌒ 1 Gabe einmalig

In der Regel werden die Erbnosoden alle 2 Jahre in der angegebenen Reihenfolge wiederholt, können aber auch entsprechend dem Bild der Person und dem Bild der Arznei eingesetzt werden, je nachdem, inwieweit der Behandelnde über den Ablauf der Behandlung *im Bilde* ist.

Der kranke Mensch

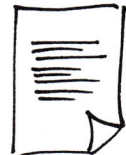 **Notizen**

Erkältung

Es ist wieder Herbst! Nicht etwa, daß dieser Umstand für uns eine neue Tatsache wäre ... nein! Neu an dieser Jahreszeit ist die Unvorhersehbarkeit ihrer Erscheinungsformen mit heftigen Temperaturwechseln bis zum Einbruch der stabilen Kälte im Januar. Das bedeutet im homöopathischen Sprachschatz unvorhersehbare Folgen von Auslösungen wie Unterkühlung, Durchnässung, Föhn, Zugluft, feuchte Kälte, trockene Kälte.

Vorbeugung

Wenn Sie ein leicht erkältlicher Mensch sind, beugen Sie lieber vor, was Ihnen nicht schwer fällt, denn jeder erkältliche Mensch ist vorsichtig, und Vorsicht bewegt uns zur *Vorbeugung*. Hierfür haben wir zwei bewährte Arzneien.

Camphora D1 Die erste ist Camphora D1, bevor Sie das Haus verlassen müssen, am besten auf einen Würfelzucker, um den Kampfergeschmack zu versüßen. Sie wirkt über ihre kreislaufanregende Komponente (⇨ *Ohnmacht*). Vor allem leicht fröstelnde Menschen werden diese Arznei als Vorbeugung lieben lernen.
  🥄 1 Tropfen morgens

> Beachten Sie bitte, daß *Kampfer* eine starke Strahlung aussendet, welche die Wirkung anderer homöopathischer Arzneien vermindern kann (ähnlich wie *Minze*, *Menthol* und *Kamille!*). Schon *Kent* empfiehlt, diese Arzneifläschchen „in einem entlegenen Winkel des Hauses" aufzubewahren.

Influencinum D200 Die zweite Arznei zur *Vorbeugung* bereits bekannter Erkältlichkeit ist Influencinum D200. Sie wird am besten ab Oktober unter die Haut gespritzt. Sie können den Inhalt einer Ampulle auch auf die Zunge träufeln, falls Sie das Spritzen fürchten.
  🥄 1 Ampulle monatlich

Influencinum D30 Sollte Sie trotzdem eine Erkältung ereilen, und Sie können eine der folgenden Auslösungen nicht ausfindig machen, dann spritzen Sie gleich zu Beginn Influencinum D30. Einmal in der Woche wiederholen Sie diese Gabe bis zur Genesung.
  🥄 1 Ampulle einmalig

„Erste Hilfe"

Nux vomica D30 In dieser Jahreszeit schaue ich morgens aus dem Fenster, erkenne die Wetterlage als *trocken, kalt, zugig* oder als ungemütliches *Durcheinander* und entscheide, daß jede eben erhaschte Erkältung Nux vomica D30 bis zu Besserung bedarf. Wenn Sie obendrein noch das Fenster öffnen, beim *leisesten Luftzug niesen* und die Nase läuft, dann brauchen Sie mich hierfür nicht mehr zu konsultieren.

Der kranke Mensch

Die Nase ist übrigens *nachts im Liegen verstopft*. Wiederholen Sie die Gabe, bis Sie auch nachts wieder ungehindert atmen können.
⤳ 1 Gabe täglich

Rhus tox D30

Häufig sind wir kleidungsmäßig gegen den raschen Temperaturwechsel von warm zu kalt im Tagesablauf nicht gewappnet. Durchgefroren und *unterkühlt* kommen wir zu Hause an. Nehmen Sie ein schönes warmes Bad und legen sich gleich ins *warme* Bett. Wenn nicht, nehmen Sie bis zur Besserung Rhus tox D30, bevor sich in der Nacht die ersten Folgen der Unterkühlung (Nase, Hals, Bronchien, Blase) einstellen mit heftigen Rücken- und Kreuzschmerzen wie *zerschlagen*, wie durchgebrochen, wie geprügelt. Diese Arznei wirkt ebenso bei zusätzlicher Folge von *Durchnässung*, wenn wir vom Regen überrascht oder, körperlich überanstrengt, schwitzen und dann der kalte Wind durch die Kleider bis ins Knochenmark weht. Denken Sie daran, daß uns solche Ereignisse auch im kühlen Sommer ereilen können, dann wenn der Sommer, wie so häufig in den vergangenen Jahren, sich eher herbstlich gestaltet.
⤳ 1 Gabe täglich

Mercurius solubilis D30

Regelrechte Epidemien überfallen uns mit dem immer rascheren Wetterumschlag zum *naß-kalten* Herbst oder zum beharrlich nieselnden Winterbeginn. *Kriechende Frostschauer* schleichen den Rücken rauf und runter, die weder am Heizofen noch im vorgewärmten Bett eine Linderung erfahren. Gestatten Sie sich jetzt schon Mercurius solubilis D30 bis zur Besserung, bevor die Schleimhäute *wunde* Sekrete absondern, bevor die Zunge *anschwillt*, sich *schmutzig-grau* belegt, bevor die Mundhöhle einen widerlich *abstoßenden* Speichel- und *Rachengeruch* in die Umgebung verbreitet.
⤳ 1 Gabe täglich

Erkältungsbeschwerden

Tuberculinum bovinum D200

Kinder und Erwachsene, die den kommenden Winter nicht mit herbstlicher Freude, sondern mit *ständig wiederkehrenden Erkältungen* bis ins Frühjahr hinein einleiten, sind auffallend schlanke, *zarte*, hübsche Menschen mit *bläulich* schimmerndem Weiß der Augen, umrandet von langen, dunklen Wimpern und manchmal mit einem Hauch von *flaumigen Säuglingshaaren* auf Unterarmen, Unterschenkeln und auf dem Rücken. Auch die *steten Wetterwechsel* über Sommer beantworten sie mit „Schnupfen, Husten, Heiserkeit", was sie mit jährlich zu wiederholenden Gaben von Tuberculinum bovinum D200 unterbinden können. Diese *Nosode* (⇨ S. 20) ist im Unterschied zum menschlichen *Tuberculinum GT*

Erkältung

auch akut einsetzbar, wenn sich ein ungewöhnliches, bisher ungewohntes Verlangen nach *frischer*, knackiger Nahrung und auf literweise *frische Milch* den Beschwerden zugesellt.

⤻ 1 Gabe monatlich ab September, 3 Gaben insgesamt

Eupatorium perfoliatum D30

Die *rheumatische Grippe* ist nach meiner Erfahrung weder jahreszeitlich noch geographisch verankert. Sie erscheint ebenso häufig hier im Herbst wie andernorts in der *tropischen Hitze*. In Vollendung zum Erkältungszustand bei *Rhus tox* ereilt uns *Fieber*, und der ganze Körper ist *wie zerschlagen* mit reißenden Schmerzen in Muskeln, Gelenken und Knochen (engl.: *break bone fever*). Die segensreichste Arznei bei solch beklagenswertem Zustand ist, bis zur Besserung eingenommen, Eupatorium perfoliatum D30.

⤻ 1 Gabe täglich

Ich habe sie letztlich nur noch in *D200* mit *raschem* Erfolg gegeben und sie selten wiederholt. Erleben Sie diesen Segen!

Dulcamara D30

Es gibt Menschen, die sich bei jeder Erkältung nur die *Blase* unterkühlen mit heftigem, lästigem Harndrang. Solche Menschen brauchen sich nur auf einen Stein oder auf einen kühlen Stuhl zu setzen, und ihr Leid beginnt. Das sind die Menschen, denen wir beim Spaziergang oder im Café mit einem klappbaren Sitzkissen begegnen. Sie brauchen bis zur Besserung Dulcamara D30, als ebenso ständigen Begleiter wie ihr Sitzkissen – bis sie beides nicht mehr brauchen.

⤻ 1 Gabe täglich

Antimonium crudum D30

Der *Sommer* naht, und sollte er heiße Tage hervorzaubern und Sie Ihren Badeanzug einpacken, dann legen Sie Antimonium crudum D30 mit ins Gepäck. Sie werden beides brauchen. Den Badeanzug zum Schwimmen im kalten Wasser, die Arznei für die *Folgen von Kaltbaden in sommerlicher Hitze*. Wer hat nicht bei sich oder seinen Lieben erlebt, wie danach die Nase läuft, das Hüsteln beginnt, die Magenschmerzen, der Durchfall, das Fieber. Bei solcher Darmgrippe ist die *Zunge dick weiß* belegt. Geben Sie diese Arznei bereits, wenn Sie das wasserunterkühlte Wesen trotz Hitze fröstelndschnatternd am Schwimmbecken stehen sehen.

⤻ 1 Gabe 2stündlich

Gelsemium D30

Eine andere Art von Erkältung, die gern beim *Einbruch schwüler Tage* im Sommer (und auch in anderen Jahreszeiten) auftritt, ist die *Kopfgrippe* mit Kopfdruck, Hinterkopfschmerz, Hinterkopfschwindel, mit *Frostschaudern* den Rücken rauf und runter, mit teilnahmsloser, matter *Lähmigkeit*. Alles ist „wie zu" und geschwollen: Schleimhäute, Kopf, Glieder und Lebensgeister. Gelsemium D30 genügt, um die Sekrete und Geister in erlösende Bewegung umzusetzen.

≈ 1 Gabe täglich

Wenn Sie Ihre Arznei in diesem Kapitel der Auslösungen nicht ausfindig machen können, dann schauen Sie nach, entsprechend dem Sitz der Erkältung, in den Kapiteln *Halsschmerzen*, *Schnupfen* und *Husten*.

Beginnt Ihre Grippe gleich mit *Fieber*, schauen Sie bitte im dortigen Kapitel nach. Denn das Fieber erfaßt den Geplagten als Ganzes und ist somit in der Arzneiwahl höher zu bewerten als lokale Erscheinungen.

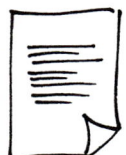 **Notizen**

Erysipel

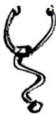

Der im Volksmund benannte *Rotlauf* ist eine schwere bakterielle Entzündung der Haut. Sie bricht gewöhnlich an den Unterschenkeln aus und weist so viele Erscheinungsformen auf wie die Anzahl der Arzneien, die uns zur Wahl bereitstehen. Die wichtigsten seien Ihnen genannt, nachdem Sie den Beginn der akuten Form, entsprechend der erlernten Entzündungsreihe, mit *Aconit, Belladonna, Apis* beherrscht haben.

Cantharis D6

Brennende, wäßrige Blasen, so groß wie Fußblasen nach dem Wandern, übersäen den *hellroten* Grundton der entzündeten Stellen. Alles was mit Blasen und mit Harnblase zu tun hat, erhält Cantharis D6, damit auch die *Nierenbelastung* gleichermaßen mitgeheilt wird.
→ 3 x 1 Gabe täglich

Rhus tox D6

Hier sind eher *juckende, leicht brennende*, kleinere Blasen und *Bläschen* über die eher *dunkelrote* Verfärbung der Entzündung verstreut und bedürfen Rhus tox D6. Die Beine fühlen sich *wie zerschlagen* an.
→ 3 x 1 Gabe täglich

Crotalus D12

Gewebs-, Blutzerfall und fieberhafte Prozesse mit *septischem* Charakter sind die eindrucksvollen Vergiftungserscheinungen eines Schlangenbisses. Wie der Biß juckt, brennt und sticht die *dunkelrot* entzündete Schwellung. Die kleinen *Bläschen* sind mit *blutiger* Flüssigkeit gefüllt. Unser Patient fühlt sich elend *kollapsig* und nimmt Crotalus D12, um Herz, Blut und Gewebe der Heilung zu überlassen. Dann wird die Plage sicherlich im nächsten Jahr zum Beginn der *gleichen feucht-warmen Jahreszeit* nicht wieder erscheinen, was sie unter antibiotischer Behandlung zu tun pflegt.
→ 2 x 1 Gabe täglich

Lachesis D12

Septisch fiebernd mit gelegentlichen Schüttelfrösten verläuft diese Entzündung, ähnlich der vorigen. Das *linke* Bein ist eher befallen, ist höchst berührungs- und *hitzempfindlich* und sieht *bläulich* verfärbt aus. *Nach* dem morgendlichen *Erwachen* ist der Schmerz am unerträglichsten. Kühle und Lachesis D12 heilen erstaunlich rasch und vermeiden die *periodische* Wiederkehr im nächsten *Frühjahr*.
→ 2 x 1 Gabe täglich

Anthracinum D30

Nach der entzündlichen Verhärtung erscheinen auf diesem Erysipel intensiv brennende, *bläulich-violette* bis *schwarze Bläschen*. Sie zerfallen geschwürig wie eine schwere, stinkende Gangrän mit eitriger, *wundmachender* Flüssigkeit. Aus meiner mitteilsamen Erfah-

Der kranke Mensch

rung gebührt Anthracinum D30 bei diesen Erscheinungen der Erwägung.

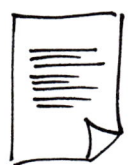 1 Gabe einmalig

Sulfur D30

Wenn die Entzündung zu unbestimmten Zeiten immer wieder entflammt, dann gebe ich *nach* der Behandlung Sulfur D30, um das Abwehrsystem von abfälligem Ballast zu befreien.

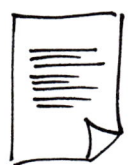 1 Gabe einmalig

Notizen

Fieber

Es verwundert mich mit Freude, wie gelassen die Mütter und Väter meiner kleinen Patienten sind gegenüber der Dramatik eines auftauchenden Fiebers. Sie haben die nötige Gelassenheit erlernt in der Gewißheit einer heilenden Arznei. Es erstaunt mich ebenso mit Freude, wie rasch selbst Kinder die Namen der Arzneien zitieren. So rief mich eines Abends mein kleiner Freund Christian an, damals 7 Jahre, und meinte: „Nun habe ich schon *Aconit* genommen, dann *Belladonna* und hab' immer noch Fieber. Was nehm' ich denn jetzt?" Wir verlieren mit Recht das Gefühl drohender Ungewißheit in Diagnose und Therapie, weil wir nicht mehr fragen *„warum, weshalb, wieso?"*, sondern das *„wo, wie, wann?"* beobachten, berichten und im Bild der entsprechenden Arznei wiederfinden.

Aconitum D30 Die am häufigsten angezeigte Fieberarznei *im Beginn* des Geschehens ist Aconitum D30. Besonders, wenn die Körpertemperatur *plötzlich*, von jetzt auf nachher, unerwartet ansteigt. Die Haut ist heiß, *trocken*, hellrot, der Kopf *benommen*, der Geist *unruhig verwirrt*, die Seele ängstlich.
1 Gabe einmalig

Belladonna D30 Oft bricht 2 Stunden später, spätestens um Mitternacht, der Schweiß aus, *dampfender Schweiß*. Immer noch hellrot, *glänzende* Augen, *benommen* und trotzdem zugedeckt bis über den Kopf. Das Verlangen nach *Wärme* ist der *entscheidende Widerspruch* bei dieser Art Fieber. Belladonna D30 genügt. Der Fiebernde beruhigt sich und fällt in einen erholsamen Schlaf. Am Morgen erwacht er geleutert, geheilt, oder die Entzündung hat sich an einem Organ oder Körperteil herauskristallisiert. Schauen Sie dann in den entsprechenden Kapiteln nach.
1 Gabe einmalig

Veratrum viride D30 Ein heftiges Fieber ähnlich den beiden vorigen: plötzlich, hitzig und trocken beginnt es wie bei *Aconit*, genährt von einem vollen, raschen, harten Puls wie bei *Belladonna*. Je länger das Fieber anhält, desto mehr wird das Bild von *Kreislaufstörungen* und Ohnmachtsanwandlungen mit *kalten, klebrigen Schweißen* geprägt, die den heftigen *Frost*, das kalte Schaudern im Fieber, begleiten. Das unterscheidet es von den dampfenden Schweißen bei *Belladonna*. Auch die ängstliche Unruhe, der wir bei *Aconit* begegnen, vermissen wir beim derart Fiebernden, den Veratrum viride D30 von hitziger Wärme und kaltem Frostschweiß befreit. Ist die *Zunge gelb* belegt und in ihrer *Mitte* von einem *roten Streifen* durchzogen, dann ist die Wahl der Arznei sogar unumstritten.
1 Gabe einmalig, bei Bedarf wiederholen

Apis D30 Alle Fiebernden haben gewöhnlich Durst. Das im Volksmund genannte *Nervenfieber* macht eine Ausnahme. Der Fiebernde ist

Der kranke Mensch

durstlos, oder er hat Durst mit der charakteristischen Eigenart, daß er nur *kleine Schlucke* eines *kalten* Getränkes zu sich nimmt. Trotzdem ist er heiß und *trocken*, leidet an *stechenden* Schmerzen (Kopf, Herz, Lunge, Rippenfell, Niere usw., wo auch immer), ist *ruhelos*, erschöpft, benommen, verlangt nach *Kühle*, schreckt gelegentlich aus seiner Benommenheit mit einem *schrillen Schrei* auf. Vor allem solcherart fiebernde Kinder haben dieses auffallend schrille, durchdringende Weinen. Geben Sie Apis D30, und Sie werden bei der Beruhigung der Erscheinungen mit überraschtem Erstaunen zusehen.

⌇ 1 Gabe einmalig, bei Bedarf wiederholen

Arsenicum album D30

Dieser Fiebernde ist ebenso *durstlos* wie der vorige. Oder er hat Durst mit dem charakteristischen Verlangen, nur *kleine Schlucke* eines *warmen* Getränkes zu sich zu nehmen. Ruhelos, äußerst *rasch erschöpft* und benommen, sehnt er sich nach *innerer* und *äußerer Wärme* und nach Arsenicum album D30, solange die ängstlich-unruhige, *leichenblasse* Schwäche anhält. Die *rasche Erschöpfung*, die eigentlich im *Widerspruch* steht zu den krankhaften Phänomenen, wird sich durch die Arznei ebenso *rasch* in *heilende* Kraft wandeln. Der Kranke schläft sich in die Gesundung hinein und fühlt sich hinterher *wie neu geboren*.

⌇ 1 Gabe einmalig, bei Bedarf wiederholen

Baptisia D30

Das *schwerste Krankheitsgefühl* äußert dieser plötzlich, heftig, *hitzig gerötete* Fiebernde. Falls er sich noch äußern kann. Denn so rasch können Sie gar nicht schauen, wie er in einen teilnahmslosen, ja *stumpfsinnig betäubten, fieberberauschten* Zustand verfällt. *Durstlos* döst er dahin, *deliriert*, murmelt etwas von *fehlenden Teilen* seines Körpers, bis Baptisia D30 ihn genauso überraschend *rasch erlöst*, wie er verfiel.

⌇ 1 Gabe einmalig, bei Bedarf wiederholen

Ferrum phosphoricum D12

Alle Fiebernde sind gewöhnlich benommen und teilnahmslos oder unruhig leidend. Bei unseren Kindern erleben wir jedoch gelegentlich, daß sie zwar hoch fiebern, aber kein Verlangen zeigen zu liegen. Sie sind *putzmunter*, wollen eher *spielen*, in Büchern blättern, Geschichten erzählen. Geben Sie Ferrum phosphoricum D12 und die sich ausformende Entzündung (meist Zahnfleisch, Mandeln, Ohren) ist rasch beherrscht.

⌇ 2 x 1 Gabe täglich

Eupatorium perfoliatum D30

Häufig zur schlechten Jahreszeit unterkühlen wir uns und entwickeln ein Fieber mit Schmerzen *wie zerschlagen*, verrenkt, geprügelt *am ganzen Körper*, fühlbar in Muskeln, Gelenken und Knochen. Es gehört zu den *rheumatischen Fieberarten* und verlangt nach

Fieber

Eupatorium perfoliatum D30. Ich habe erleben dürfen, wie diese Schmerzen schon nach einer halben Stunde wie weggeweht waren und der Fiebernde sich langsam erholte.

🥄 1 Gabe einmalig, eventuell wiederholen

Übrigens: Alle *tropischen Infektionen* beginnen mit dieser Fieberart und enden mit dieser Arznei.

Chamomilla D30 Kinder, die besonders nervös, gereizt, verdrießlich, unerträglich hitzig sind, mit *feucht-heißer* Schädeldecke, meist eine Wange *rot*, die andere *blaß*, brauchen im Fieber Chamomilla D30. In diesem Zustand verlorener Harmonie sind sie *untröstlich*, wenn ungeachtet, *schreien schrill* und unmotiviert durch die Hallen, tags und nachts. Kein Spielzeug, kein Bilderbuch, kein sanftes, noch heftiges Zureden kann ablenken, beruhigen, zerstreuen. Eher geschieht es, daß die dargebotenen Gegenstände wie ihr Geschrei durch die Hallen fliegen. Nehmen Sie Ihr Kind *auf den Arm*, wird es sich umgehend besänftigen. Schaukeln Sie es dort solange bis *Chamomilla* wirkt. Dann dürfen Sie es aufatmend ins Bett zurücklegen, denn es wird in einen gesunden Schlaf fallen.

🥄 1 Gabe einmalig

Pyrogenium D30 Winter habe ich erlebt, in denen keine Erkältung, kein Fieber ohne unsere bewährte *Schüttelfrost-Nosode* Pyrogenium D30 ausheilte. Das läßt zu denken übrig! So fiel mir auf, daß vor allem jene Kinder mit häufig wiederholten *DTP-Impfungen* (Diphtherie-Tetanus-Pertussis) im frühen Säuglingsalter dieser Arznei bedurften. Auch dann, wenn die sonst notwendigen Zeichen ihrer Wahl fehlten, wie heftig wallendes Blut in den Adern, das *langsam* pulsierte bei *hohem* Fieber und *rascher* bei *niedrigem* Fieber. Denken wir nach!

🥄 1 Gabe einmalig

Cuprum metallicum D30 Durch die heute allzu rasch eingesetzten Antibiotika erleben wir selten noch *Fieberkrämpfe*. Doch kommt es gelegentlich vor, daß neue homöopathische Familien trotz Antibiotikatherapie vom Haus- oder Kinderarzt von Fieberkrämpfen berichten. Geben Sie dann sofort Cuprum metallicum D30 und wiederholen Sie die Gabe gegebenenfalls nach jedem weiteren Krampfanfall.

🥄 1 Gabe einmalig

Bedenken Sie beim Fieber Ihrer nächsten geliebten Umwelt, daß Sie die Eigenart des *Verhaltens, Verlangens*, der *Abneigung* und *Unverträglichkeit* bedingungslos beachten und achten. Es heißt: „Nimm Deinen Nächsten wie er ist." Das bedeutet, ihn in seinem *Sosein* zu belassen und empfindsam auf seine Eigenarten zu antworten.

Der kranke Mensch

Allzu voreilig verurteilen wir ein für uns befremdendes Verlangen, wie das Wärmebedürftnis beim *Belladonna*-Fieber, machen trotzdem kalte Umschläge, weil wir es für „vernünftig" halten. *Nichts was mit Menschlichem zu tun hat, ist mit Vernunft erklärbar.* Wer weiß das nicht!

Trotzdem neigen wir dazu, nur für unsere Person empfindsam und konziliant zu sein und tyrannisieren unsere geliebte Umwelt mit lauthalser Forderung nach Respekt unserer Eigenart. Heißt es nicht auch: „Liebe Deinen Nächsten wie Dich selbst?" Wenn nicht der Glaube, so wird uns die Homöopathie wieder lehren, empfindsam hin- und anzunehmen, und eventuell lehrt sie uns mittelbar, wieder zu glauben.

Bedenken Sie weiterhin, daß *Fieber* unser Verhalten, vor allem das unserer Kinder, *verändern* kann. Fieber ist ja nur der Ausdruck einer tiefer in der Person liegenden Störung und gibt uns einen Hinweis zu seiner Person. Wer kennt nicht das Fieber unserer Kinder vor einer geistraubenden Klassenarbeit oder nach heftigem Tadel? Ich habe bei meiner Tochter Chantal, damals 5 Jahre alt, ein 3 Tage anhaltendes Fieber erleben müssen. Als gewohnt lebendiges, eher schwatzhaftes Wesen, war sie auffallend angenehm gelassen, ein herrlicher, nicht klagender Engel. Eine Gabe *Lachesis D200* erlöste sie von ihrem Fieberzustand. Ihre Lebendigkeit blieb erhalten, aber das störende hektische, hampelnde Getue war verlorengegangen und blieb eine Eigenart ihrer Vergangenheit.

Bedenken Sie abschließend, daß Fieber als *Abwehrreaktion* unseres Körpers zu verstehen ist. Das bedeutet, je *höher* es klettert, desto besser ist unsere Abwehr. Ein nur jämmerlich sich dahinschleichendes Fieber spricht für ein jämmerliches Abwehrsystem. Worauf begründen Sie also Ihre homöopathische Anfängerpanik bei hohem Fieber?

Jede Erkrankung hat ihren Sinn, den jeder für sich allein erkennen muß. Und wenn wir der Sinnfindung Platz gewähren sich niederzulassen, werden wir ihren Sinn erkennen: für meine Beziehung zu mir selbst, zu meiner Umwelt und zu meinem Schöpfer.

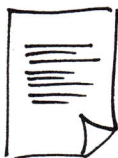 **Notizen**

Föhnbeschwerden

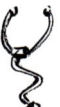
⇨ *Rheuma*

Die Abhängigkeit des kranken Menschen von metereologischen Einflüssen ist das Ergebnis unseres kosmischen Eingebettetseins im Makrokosmos. Für uns Homöopathen ist sie jedoch nur dann von Bedeutung, wenn sie unser existentielles Dasein oder unser existentielles Sosein im Kranksein nachhaltig beeinträchtigt. Wer kennt nicht die Angst unserer Kinder und anderer Mitmenschen vor Gewitter! Ich erlebte, wie ein in der Gesellschaft einflußreicher Patient – selbst dessen Vorname verbleibe incognito, er ist trotzdem ein Freund – bereits bei herannahendem Gewitter die Fensterläden verschloß und sich in die dunkelste Ecke des Kellers verzog. Nachrichten sah, las und hörte er nur wegen des Wetterberichtes, um seine täglichen Aktivitäten demgemäß einzurichten oder umzuschichten. Welche Macht der Naturgewalten mit dem Dasein eines Menschen spielen und welche Ohnmächtigkeit des Menschen gegenüber der Mächtigkeit der Naturgewalten!

Rhododendron D4
Nicht nur der *Föhn*, allein die *föhnige Vorgewitterbrise* gäbe Rheumatikern Anlaß genug, um nicht Bayern oder die Provence als geographisches Lebensmilieu auszuwählen. Sie ziehen sich schon vor dem Wetterwechsel mit ziehenden Gelenkschmerzen, Kopfschmerzen bis in die Zähne und dösiger Benommenheit zurück und warten auf den *nachfolgenden Regen*, der ihnen Erleichterung beschert. Mit Rhododendron D4 wird ihnen die Zeit der Schmerzen und des Wartens verkürzt.
3 x 1 Gabe täglich

Gelsemium D30
Ähnlich ergeht es diesem *Vorgewitterwesen*, das obendrein auch keine *Schwüle* verträgt. Ihm schlägt der *Wetterwechsel* aufs Gemüt. Er wird unruhig, gereizt, *zittrig, schläfrig*. Mit Herzklopfen, Übelkeit, krampfendem *Nackenkopfschmerz* und Gelsemium D30 legt er sich zu Bett und läßt die Wetterfronten sich klären, während er zur Genüge mit sich und der Natur hadert.
1 Gabe einmalig

Crataegus D2
Menschen mit leichter *Herznot* bei jeglicher Belastung kennen den aufkommenden *Schwindel* und die *Stirnkopfschmerzen* bei Föhnwetter, die auf Crataegus D2 sehr gut ansprechen. Auch ihr *niedergeschlagenes, ängstliches*, gereiztes Gemüt wird sich mit dem altbekannten *Weißdornsaft* aufhellen.
3 x 1 Gabe stündlich

Tuberculinum bovinum D200
Die *Anlage* zu diesen Plagen ist *ererbt*, wobei die Wechselhaftigkeit des Wetters vor allem solche Menschen anzieht, die in den Schattierungen ihres Temperamentes selbst *wechselhaft* gestaltet sind. Ihnen entspricht die *Nosode* (⇨ S. 20) Tuberculinum bovinum D200, wenn trotz Ihrer sorgfältig gewählten, entsprechenden Arznei und trotz Ihrer Bedarfsarznei das Übel zurückzukehren pflegt.
1 Gabe einmalig

Der kranke Mensch

Notizen

Fußpilz

Der Fußpilz gehört in die Gruppe der Ekzemerkrankungen, ist eher eine Erkrankung von innen und noch weniger eine Pilzinfektion, wenn auch gelegentlich einige Pilze unter dem Mikroskop nachweisbar sind. Er zeigt sich in einem *bläschenförmigen Ausschlag*. Wir unterscheiden die zwei wichtigsten Formen nach der Jahreszeit.

Acidum hydrofluoricum D6   Der *Sommerpilz*, der mit dem ersten warmen Sonnenstrahl erscheint, spricht gut an auf Acidum hydrofluoricum D6.
   3 x 1 Gabe täglich

Silicea D6   Der *Winterpilz*, der mit dem ersten Kälteeinbruch erscheint, bedarf Silicea D6. Bei beiden Formen trocknen die anfangs juckenden Bläschen aus, bilden eine dunkelbraune Kruste und schälen sich ab, nachdem sich darunter eine neue Haut gebildet hat.
   3 x 1 Gabe täglich

Vergessen Sie jedoch nicht, daß auch diese Störung nur ein *Hinweiszeichen* für eine tiefer in der Person begründeten Störung zum Ausdruck bringt.

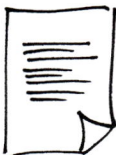
Notizen

Galle

Galle und Leber bilden eine enge funktionelle Einheit. So erklärt es sich, daß die Arzneien für Galleerkrankungen gleichermaßen auf die Leber wirken. Störungen der beiden Organe werden oft als Völlegefühl und Druck unter dem rechten Rippenbogen empfunden. Klinisch ist jedoch die Leber empfindlicher, feiner strukturiert und in ihren Störungen vielfältiger, so daß ihre Heilung dem Homöopathen überlassen wird. Galleschmerzen durch Entzündung und Steine rufen in ihrem schmerzgefärbten Ausdruck eindeutige Empfindungen hervor, die der ersten Hilfe bedürfen bzw. der langzeitigen Behandlung mit bewährten Arzneien.

Akute Entzündung

Mercurius dulcis D12

Die akute *Gallenblasenentzündung* wird wie jede Entzündung mit *Aconit, Belladonna* oder *Apis* behandelt. Ich darf Sie bitten, hier nach den Anweisungen im Kapitel *Fieber* zu verfahren. Eine nicht fieberhafte, eher chronisch wiederkehrende Entzündung mit *Druck*- und *Wundgefühl* unter dem rechten Rippenbogen spricht auch nach jahrelanger Beschwerdefolge sehr gut an auf Mercurius dulcis D12, über längere Zeit bis zur Beschwerdefreiheit.
  2 x 1 Gabe täglich

Belladonna D30

Der Galleschmerz, der eine entzündliche oder mechanische Reizung einleitet, erscheint *plötzlich*, heftig, bei Steinen oft *krampfhaft* und in Wellen. Sie empfinden das Verlangen sich *zurückzubeugen*, den Bauch zu strecken und lösen einengende Kleidung. Belladonna D30 befreit Sie ebenso rasch wie Ihr Schmerz auftrat, so daß Sie kaum dazu kommen, lindernde *feucht-warme* Umschläge aufzulegen.
  1 Gabe einmalig

Colocynthis D4

Ganz entgegengesetzt verhalten Sie sich bei einem Galleschmerz, der pikst, zwickt und plötzlich *schneidend hineinschießt*. Sie *krümmen* Ihren Bauch und halten ihn mit der rechten Hand fest. Am besten Sie legen sich hin, legen *Wärme* auf und ziehen die Beine an, nachdem Sie Colocynthis D4 genommen und dazu eine lindernde *warme* Tasse Kaffee getrunken haben. Sind Sie Raucher, dann rauchen Sie ruhig. Tabak kann auch lindern (!) ...
  1 Gabe alle 10 Minuten

Chelidonium D6

... allerdings nicht, wenn Ihnen obendrein übel ist. Sind Sie ein eher zarter, *schlanker* Mensch und zieht der Schmerz zum rechten Schulterblatt, dann mischen Sie *Colocynthis* mit Chelidonium D6 oder wechseln Sie die Einnahme alle 10 Minuten mit *Colocynthis* ab.
  10 Tropfen alle 10 Minuten

Galle

Carduus D6

Sind Sie eher ein *rundlicher*, verstopfter und gallegestauter Mensch, dann empfehle ich Ihnen, *Colocynthis* mit Carduus D6 zu mischen und in der gleichen Weise gemischt oder einzeln im Wechsel einzunehmen.

10 Tropfen alle 10 Minuten

Diese Mischungen bewähren sich auch bei dieserart nur angedeuteten, aber häufig wiederkehrenden Beschwerden mit einer täglichen Einnahme von 3 x 10 Tropfen vor den Mahlzeiten. *Chelidonium* und *Carduus* sind hervorragende galletreibende Arzneien.

Konstitutionsbehandlung

Bryonia D3

Einen ähnlichen Schmerz, wie unter *Colocynthis* beschrieben, befällt den eher *untersetzten*, galligen Menschen. Es ist ihm übel, er erbricht und *erregt sich ärgerlich* über seine Beschwerden. Diese verschlimmern sich bei der *geringsten Bewegung*, werden aber durch *starken Gegendruck* mit der Faust gelindert, obwohl keine Einengung am Oberbauch vertragen wird. Ebenso lindert eine *kühle* Auflage und Bryonia D3, 1 Gabe alle 10 Minuten anfangs, später weniger häufige Gaben.

1 Gabe alle 10 Minuten anfangs

Gallensteine

Calculi biliarii D10

Ist Ihnen bisher ein *Gallenstein* noch nicht bekannt, dann sollten Sie jetzt einen Internisten aufsuchen, der zunächst durch Ultraschall (Sonographie), dann durch Röntgenbild den Befund abklären wird. Nach ein- oder zweimaligen akuten Gallebeschwerden ist noch keine Operation angezeigt. Mit den angegebenen oder vom Homöopathen ausgewählten Arzneien behandeln wir solange unblutig, wie kein mechanisches Hindernis (z.B. als querliegender Stein) vorliegt. Je nach Steinbefund empfehlen wir homöopathisch potenzierte Gallensteine Calculi biliarii D10, zusätzlich zu Ihrer entsprechenden Schmerzarznei.

1 Gabe täglich

Cholesterinum D10

Bei reinen *Cholesterinsteinen*, die durch ihre Glattflächigkeit im Röntgenbild erkennbar sind, geben wir statt dessen Cholesterinum D10 ebenfalls zusätzlich zur Basisbehandlung.

1 Gabe täglich

Bleiben Sie schmerzfrei, so lassen Sie nach 6 Monaten oder nach 1 Jahr kontrollieren, ob noch Steine vorhanden sind. Solange Sie aber beschwerdefrei bleiben, liegt kein Grund vor, operativ einzugreifen. Häufen sich jedoch Entzündungen, Fieber und Koliken, dann ist eine Operation empfehlenswert.

Der kranke Mensch

Bevor Sie sich in die Hände des Chirurgen begeben, vergessen Sie nicht, im Kapitel *Operation* die notwendigen Arzneien zur Vor- und Nachbehandlung zu studieren und herzurichten.

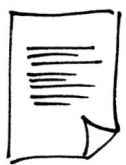 **Notizen**

Gebärmutter

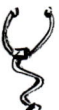

⇨ *Eierstock, Scheidenentzündung*

Wenn die Scheide die Wesenheit des weiblichen Prinzips, der Eierstock den Ort der Schöpfung versinnbildlicht, dann ist die Gebärmutter das Heim der Schöpfung. Ein Heim wird gepflegt, gehegt und mindestens einmal von Neumond zu Neumond gereinigt. Äußerlich erscheinen uns viele Frauen vor der Periode von ungeahnter Putzwut überfallen, wodurch sie die Nestbereitung anzeigen. Um dem Ei das Nisten zu ermöglichen, muß es befruchtet sein. Zur Befruchtung sind die Fruchtbarkeit des Eierstocks – die Fruchtbarkeit der Frau – und das Eröffnen der Scheide – das Sich-Öffnen-Können der Frau – unbestreitbare Voraussetzungen. Um fruchtbar zu sein, muß ich schöpferisch, offen, hingebend und empfänglich sein, nicht nur für das weibliche und männliche Prinzip in uns, sondern auch für das Neue und für das, was neu werden soll, für das Seiende, das Werdende, das Gedeihende in uns und in unserer Umwelt.

Der Verlust der schöpferischen Wesenheit endet
- in Verlagerungen der Gebärmutter als Ausdruck verdrängter Weiblichkeit,
- im Vorfall als Ausdruck verlorengehender Weiblichkeit,
- im Geschwulst (Myom) als Ausdruck überwucherter Weiblichkeit,
- und als Vollendung des Verlustes erleben wir die krebsartige Entartung als Ausdruck der selbstzerstörerischen Weiblichkeit.

Begleiten wir solche schicksalsverkrampften Frauen zurück zum ureigensten Ursprung ihrer stets schöpferisch quellenden Geschlechtlichkeit, damit ihr Dasein als Frau, als Mutter, als Heimverwalterin zu sinnvollem Seinsbesitz wird.

Verlagerung

Bellis D3

Durch *Überanstrengung*, welcher Ursache sie auch immer sein mag, *verlagert* sich bei den zugehörigen Frauen die *Gebärmutter*. Diese hinterläßt ein hinabdrängendes, wehenartiges, wie *gequetschtes* Gefühl, als ob sie aus der Scheide ausbrechen wolle. Ein zäher, wundmachender Ausfluß und Kreuzschmerzen bis in die vorderen Oberschenkel begleiten die Empfindung. Es bleibt die Wahl, mit Maßen zu lieben oder das *Maßliebchen* als Bellis D3 einzunehmen, 3 x 1 Gabe täglich oder bedarfsweise stündlich. Denn was *Arnica* für den Muskelkater, ist *Bellis* für die Gebärmutter.

3 x 1 Gabe täglich

Sepia D6

Derbes Gewebe, *derbes* Gemüt, der Bauch hängt, die Stimmung *hängt*. Das charakterisiert kurzerhand die familienabgehärmte, *familienfeindliche*, partnerpflichterfüllende, partnerablehnende, tragische und theatralische Frau zwischen dreißig und fünfzig. Die *Gebärmutter* verkrampft, *verlagert* sich, die Kraft und das Gewebe werden immer schwächer, bis der Unterleib sich senkt und *abwärts drängt*. Versuchen Sie, ihr mit Sepia D6 beizustehen, falls sie es überhaupt von Ihnen wünscht.

3 x 1 Gabe täglich

Der kranke Mensch

Blutung

Hydrastis D4

Die *Kontaktblutung* beim Koitus ist eine ernstzunehmende Erscheinung, weshalb ich sie Ihnen zwischendrin näher erläutern möchte. Die gesunde Schleimhaut ist widerstandsfähig, anders die durch Schleimhautprozesse angegriffene. Wir denken an *Entzündungen*, wenn sich etwas im Unterleib *wehrt*, an Wunden, wenn unsere Dame *verwundet* ist und an gute oder bösartige Geschwüre, wenn sie etwas *abwehrt* oder sich selbst *zerfleischt*. Entlassen Sie sie mit Hydrastis D4 und mit der Auflage, einen Frauenarzt nachschauen zu lassen.

 3 x 1 Gabe täglich

Conium D4

Wenden wir uns den überwuchernden Geschehnissen zu, dem *Myom*, das ja an sich noch *gutartig* ist, jedoch durch allerlei Beschwerden wie *Schwere, Senkung* und *Blutung* hinderlich sein kann. Wenn eine Patientin über alle drei Begleitbeschwerden klagt, dann sollten Sie die Operation empfehlen. Andernfalls bitten wir, die bereits empfohlene Operation ein halbes Jahr zu verschieben, um ihr und uns die Chance der arzneistimulierten *Tumorschrumpfung* zu gewährleisten. Beginnen wir mit Conium D4 für *derbe, harte, leicht blutende* Myome und behalten die Behandlung 2 Monate so bei, besonders wenn auch die Brust und die Schilddrüse knotig verändert sind.

 3 x 1 Gabe täglich

Aurum D4

Ist unsere Patientin eher untersetzt, kräftig und sehr *melancholisch*, dann empfehlen wir danach Aurum D4 weitere 2 Monate einzunehmen.

 3 x 1 Gabe täglich

Falls Sie die rechte Arznei für sie gewählt haben, entgegnen Sie später der Schwermut mit *D200* einmal im Monat.

Platinum D4

Ist unsere Patientin eher blaß, *ephebenhaft schlank* gebaut, geschmackvoll angezogen, was einen gewissen herabblickenden, *erregten Stolz* nicht vermissen läßt, ziehen wir Platinum D4 vor *Aurum* und nach *Conium* vor, und geben sie ihr weitere 2 Monate. Trifft auch hier die Arznei das Bild der Person, dann verfolgen Sie den Stolz, der so manches *sexuelle Verlangen* und *Ablehnen* in sich trägt, mit monatlichen Gaben von *D200*.

 3 x 1 Gabe täglich

Lilium D4

Als letzte kurative Arznei, die ebenso das Gemälde einer Frau in sich trägt, behalten wir uns Lilium D4 vor. Das Gemälde ist *rot gefärbt*, kräftig und *feucht*. Ihre erträumte, *hitzige Leidenschaft* läßt die *Adern pulsieren*, das *Herz stolpern*. Doch der Wunsch, sich einem Mann hinzugeben, lehrt sie das Fürchten. So ist ihr Schoß in

Gebärmutter

ständiger Bewegung mit fließenden Beschwerden und droht, samt Geschwulst *herauszufallen*, kreuzte sie nicht bei jeder Gelegenheit ihre Oberschenkel übereinander. Nach weiteren 2 Monaten kontrollieren wir den Lokalbefund und entscheiden, je nach Größe der Restgeschwulst, ob wir die Kur wiederholen oder uns für die personenbezogene Arznei entscheiden.

⤳ 3 x 1 Gabe täglich

Notizen

Der kranke Mensch

Geburt

Mit einer psychologisch geleiteten Geburt (z.B. nach *Read*) steht die homöopathische Begleitung in natürlichem und ergänzendem Einklang und ist jeder chemisch gesteuerten Geburt überlegen. Insbesondere wenn Mutter und Kind bereits in der Schwangerschaft homöopathisch behandelt wurden, wird der Geburtsverlauf zur freudigen Labsal für die Gebärende, für das zu gebärende Kind und für die teilnehmende Umgebung.

Vorbereitung

Vergessen Sie deshalb nicht, sechs Wochen *vor* dem errechneten Geburtstermin täglich zwei Arzneien zu nehmen, welche die Gebärmutter und die Beckenmuskeln günstig beeinflussen:

Pulsatilla D4, Caulophyllum D4

Nehmen Sie *vor* dem Essen Pulsatilla D4 und *nach* dem Essen Caulophyllum D4. Beide Arzneien *entspannen* den Unterleib.
⇒ Je 3 x 1 Gabe täglich

Arnica D4

Eine Woche *vor* dem Geburtstermin nehmen Sie dann nur noch Arnica D4, und noch weitere 14 Tage über die Geburt hinaus. Sie werden wenig Schmerzen erleiden, wenig bluten, der Wochenfluß wird intakt sein, und die Gebärmutter wird sich gut zurückbilden.
⇒ 3 x 1 Gabe täglich

Wehen

Gelsemium D30

Bereiten Sie sich für alle Fälle des Geburtsverlaufs mit den folgenden Arzneien vor und unterweisen Sie Ihren „Geburtspartner". Mit *Beginn der Eröffnungsphase* des Muttermundes, der regelrechten ersten guten Wehen, nehmen Sie Gelsemium D30.
⇒ 1 Gabe einmalig

Diese Gabe reicht, um bei *mittelkräftigen* Wehen ins vorbestellte „Krankenbett" zu reisen. Dort dürfte der Muttermund bereits 3 bis 4 cm weit eröffnet sein. Die Fruchtblase sprengt sich oder wird – meist frühzeitig und unsinnigerweise – vom Geburtshelfer gesprengt. Jetzt wiederholen Sie noch einmal 1 Gabe, damit der Muttermund sich vollständig öffnet und der Kopf des Kindes fest in Beckenmitte sitzt. Die *Preßwehen* der *Austreibungsphase* beginnen.

Cimicifuga D3

Das war noch der regelrechte Verlauf. Nun können die *Wehen* aber von Anfang an *schwach* sein *(primäre Wehenschwäche)* oder im Verlauf der Eröffnungsphase schwach werden *(sekundäre Wehenschwäche)*. Bei beiden Schwächen hilft Cimicifuga D3. Diese Arznei ist wehenanregend, krampflösend und schmerzstillend. Das heißt, daß sie auch wirkt, wenn mittelkräftige gute Wehen sich zu *Krampfwehen* entwickeln.
⇒ 1 Gabe $^1/_2$ stündlich

Geburt

Caulophyllum D4

Haben Sie schon mehrere Kinder geboren und erleiden trotzdem eine Wehenschwäche, wobei Sie vom Geburtshelfer erfahren, daß der *Muttermund* sehr *straff* ist, dann hilft Ihnen eher Caulophyllum D4, insbesondere wenn Sie, anstatt zu gebären, nur noch *zittern*.

🥄 1 Gabe stündlich

Chamomilla D30

Krampfwehen können unerträglich schmerzen und die Gebärende zu *schrillen Schreien* bewegen. Die Krämpfe beginnen im Rücken, ziehen in den Unterleib und strahlen *bis in die Oberschenkel* aus. Nehmen Sie Chamomilla D30 und bedarfsweise 1 Gabe, wann immer Sie dermaßen geplagt werden.

🥄 1 Gabe einmalig

Coffea D12

Die schmerzhaftesten, quälendsten *Krampfwehen* habe ich nur bei Gebärenden erlebt, die *aus Freude* über das Geschehen in ihrem seelischen Gefüge heftigst *erregt* waren. Ihnen hilft Coffea D12, bis sich die erregte Freude in freudige Gelassenheit verwandelt.

🥄 1 Gabe bei jeder Wehe

Krämpfe

Cuprum metallicum D30

Krämpfe begleiten nicht nur die Wehen, auch *Finger, Zehen* und *Unterschenkel* können heftig schmerzend krampfen. Lassen Sie sich Cuprum metallicum D30 geben.

🥄 1 Gabe einmalig

Nux vomica D30

Gesellen sich den Wehen ausschließlich *Wadenkrämpfe* hinzu, hilft Ihnen eher Nux vomica D30, insbesondere wenn die Wehen kräftig auf den Enddarm drücken anstatt auf den Geburtskanal und obendrein *Stuhlgang in kleinen Portionen* abgeht.

🥄 1 Gabe einmalig

Mit diesen Arzneien gewappnet, kämpfen Sie nicht nur gegen eine künstlich geleitete Geburt, sondern auch für Ihr Wohlergehen und für das Ihres Kindes.

 **Notizen**

Der kranke Mensch

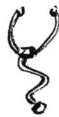
Geburtsschaden
⇨ *Epilepsie, Hirnhautentzündung*

Immer mehr werden Schwangerschaft und Geburt zur Krankheit gemacht, obwohl sie seit Menschengedenken natürliche Vorgänge sind. Der Verlust der Beziehung zur Geborgenheit im Natürlichen, der Verlust des Vertrauens in die bergende, schützende Ordnung der Natur, der Verlust der natürlichen Weiblichkeit vieler Frauen haben der Angst und Unsicherheit vor sich selbst und vor Ungewissem ersatzweise Vorrang gegeben. „Nach dem Prediger" – hier sind eher die existentialistischen Atheisten, Ärzte oder sonstige Gesundheitsmacher gemeint – „kommt das Schwert!" So hat eine krankmachende Gesundheitsindustrie diese geistige oder vielmehr ungeistige Entwicklung erkannt und den gynäkologischen Markt eigennützig mit Apparaten, Instrumenten und Medikamenten bestückt. Die Benutzung derselben zur „Kontrolle", zur Wehenanregung und Wehenbeschleunigung haben folgenschwere, hirngestörte Schicksale für Kinder, Mütter und Gesellschaft hinterlassen, mit denen wir uns als Homöopathen befassen müssen.

Bereits eine leichte Blutung nach einer gynäkologischen „Mal-Schauen"-Kontrolle kann einen beträchtlichen Sauerstoffmangel für das Ungeborene nach sich ziehen. Bedenke man, daß die Plazenta im dritten Monat nur etwa einen Zentimeter Durchmesser aufweist! Ein Tropfen verlorenen Blutes ist wie eine Träne des ungeborenen Lebens. Doch letztlich entscheidet nur die beirrte oder unbeirrte werdende Mutter über Schwangerschaft und Geburtsverlauf. Wir wünschen ihr, daß sie sich ihre instinkthafte Entscheidung zugunsten des Kindes von eingebildeten, rechthaberischen Ärzten nicht enteignen läßt. Wieviel leichter haben es hingegen homöopathisch geleitete Schwangere und Gebärende mit der Unkompliziertheit, Unschädlichkeit, mit der Menschlichkeit unserer Arznei.

Arnica D4   Jeder unnatürliche Eingriff in den Geburtsvorgang bedeutet eine *Erschütterung* und *Verletzung* des Lebendigen. Für deren Folgen geben wir unseren behinderten Kindern Arnica D4. Wir eröffnen die Behandlung eines jeden Geburtstraumas damit, daß wir mit der Arzneiwahl zum Beginn der ursprünglichen Störung zurückgehen, ungeachtet des derzeitigen Alters des Kindes.
⟝ 3 x 1 Gabe täglich

Hypericum D4   Nach 4 bis 8 Wochen entscheiden wir entsprechend dem Bericht der Mutter und nach unserem Eindruck, ob wir Hypericum D4 folgen lassen. Die Vermutung einer Hirnquetschung und damit *Nervenverletzung* veranlaßt unsere Arzneiwahl.
⟝ 3 x 1 Gabe täglich

Helleborus D4   Nach weiteren 4 bis 8 Wochen können wir entscheiden, inwieweit Hirnschäden und Gemütsveränderungen fortgeschritten sind. Ihr Nachweis läßt uns Helleborus D4 auswählen, insbesondere wenn unser Kind ein eher *dümmliches*, ausdrucksloses, blasses, *gedunsenes* Gesicht und eine hartnäckige *Redeunfähigkeit* beibehält.
⟝ 3 x 1 Gabe täglich

Geburtsschaden

Calcium phosphoricum D4

Die meisten Kinder aber sind *redelustig*, zumindest versuchen sie, uns etwas mitzuteilen. Dabei fassen sie alle erreichbaren Gegenstände an und stellen sie sorgfältig wieder zurück. Sie sind *zart*, dürr, appetitlos und *überbeweglich*. Ihnen geben wir Calcium phosphoricum D4, das wir nach einigen Monaten auf *D12*, 2 x 1 Gabe täglich, steigern (die Potenz wird gesteigert, nicht die Gabenhäufigkeit!) und das viele Monate beibehalten.

⌒⊃ 3 x 1 Gabe täglich

Cuprum metallicum D30

Bei allen Kindern beobachten wir *Krämpfe* einzelner Organe, einzelner Muskeln oder Muskelgruppen, die, wenn wir es erfahren können, sich auf *festen Druck* hin bessern. Manchmal sieht ihr Gesicht noch so blaß und *bläulich* aus wie damals nach der anstrengenden Geburt. Ihnen gehört als ständiger Begleiter Cuprum metallicum D30 immer dann, wenn die Krämpfe zunehmen und deren Bereitschaft mit Beginn des *Neumondes* auffällig wird. So konnte ich meinem Schüler-Freund Tobias bereits unbekannterweise fernmündlich mit dieser Arznei zur Erleichterung verhelfen, nachdem mir seine Mutter von akuter Verschlimmerung der gelegentlichen Krämpfe zu solch auffälliger Mondzeit berichtete. Es braucht jedoch das Wissen um die Innerlichkeit des Menschen, um die der Arznei und das hierzu vorauszusetzende Wollen, dynamische Denkvorgänge mit täglicher Kleinarbeit zu verschmelzen, um für Tobias zu erkennen, daß seine Verfassung, sein Sosein *Natrium muriaticum* entsprach.

⌒⊃ 1 Gabe einmalig

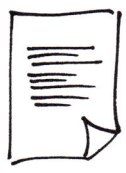 **Notizen**

Der kranke Mensch

Gerstenkorn

Mit Absicht habe ich diese Liderscheinung nicht unter *Augenbeschwerden* beschrieben, damit sie beim Durchschauen des Inhaltsverzeichnisses auffällt, denn viele Menschen wissen nicht, daß wir dafür zwei höchst bewährte Arzneien besitzen, die nach meinen Erfahrungen bisher allen geholfen haben. Nicht nur selbst erprobt in meiner homöopathischen Anfängerzeit, haben sie obendrein die früher recht häufige, kosmetisch häßliche Erscheinung nach der Behandlung mit *einer* Gabe für immer geheilt.

Pulsatilla D30 — Erscheint das Gerstenkorn *akut* am *Oberlid*, so hat sich Pulsatilla D30 als Trost erwiesen. Selbst ein schon 2 Monate altes, immer noch entzündetes Korn bei einer zierlich-halsstarrigen sprießenden Jungfrau durfte ich mit *Pulsatilla XM*, einmalig gegeben, dessen und deren allmähliche Erweichung erleben.
🥄 1 Gabe einmalig

Staphisagria D30 — Entstellt sich *akut* eher das *Unterlid*, so nehmen Sie Staphisagria D30. Machen Sie es einfach nach! Und schimpfen Sie nicht, falls es doch nicht klappt. Dann gehören Sie eben zu jenen 30%, bei denen *diese* bewährte Anwendung nicht anzuwenden ist.
🥄 1 Gabe einmalig

Calcium fluoratum D12 — Dem *chronischen*, kleinen, rundlichen, verhärteten Lidknötchen begegnen wir mit Calcium fluoratum D12, wenn es insgesamt hautfarben erscheint.
🥄 2 x 1 Gabe täglich

Apis D4 — Zu oft entzündet es sich akut, umgibt sich mit einer umschriebenen, gespannten, blaßrosa *Schwellung,* die wir mit Apis D4 zumindest eindämmen. Die Gabenfolge dürfen Sie je nach gegebenem Störungsgrad verdoppeln.
🥄 3 x 1 Gabe täglich

Notizen

Gichtanfall

Die Gicht kommt durch unsere genußreiche Nahrungsaufnahme immer häufiger zum Vorschein. Sie bedarf ärztlichen Beistandes, weil sie in der Tiefe der Person wurzelt. Jedoch möchte ich Ihnen zwei Arzneien empfehlen, die Sie bedarfsweise für den Gichtanfall mit sich führen. Er ist äußerst schmerzhaft, berührungsempfindlich, pocht und reißt.

Arnica D30   Arnica D30, wenn eine *kalte* Auflage lindert.
                     1 Gabe stündlich

Belladonna D30   Belladonna D30, wenn eine *warme* Auflage lindert.
                     1 Gabe stündlich

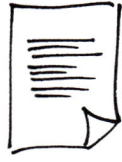 **Notizen**

Der kranke Mensch

Gürtelrose

Die Gürtelrose ist eine Infektion von Nerven durch den Herpes-zoster-Virus. Sie erscheint am liebsten im Bereich des Gürtels und blüht wie eine Rose. Das wäre soweit erträglich. Was sie jedoch unerträglich macht, ist der zerstörerische Charakter der Schmerzen: Ziehen, Bohren, Reißen, Brennen, als möchte der Erkrankte das Fleisch vom Körper reißen. Nachts sind die Schmerzen besonders heftig. Der Virus bildet kleine Bläschen auf der Haut über dem Verlauf der Nerven.

Ranunculus bulbosus D30

Für den Ausschlag im Bereich der *Rippen* gebe ich gern Ranunculus bulbosus D30. Der quälende Schmerz ist *stechend* im ganzen Nervenbereich, auch dort, wo kein Ausschlag sichtbar ist. Die berührungsempfindlichen Bläschen *brennen* und jucken bei Kleiderdruck oder beim versehentlichen Betasten.
⟶ 1 Gabe 2stündlich

Rhus tox D30

Ist der Schmerz eher von *juckender* als brennender Art, lindert das Kratzen und dezente *Wärme* die Beschwerden, dann nehmen Sie Rhus tox D30 bis zur Abheilung oder bis zur Veränderung des Schmerzcharakters. Der Leidende ist sehr *unruhig*, bewegt sich ständig, um das begleitende *Zerschlagenheitsgefühl* zu erleichtern.
⟶ 1 Gabe täglich

Mezereum D6

Der heftige, *wellenartig bohrende* Schmerz, *brennend* wie verbrüht, unerträglicher *nachts,* wird nicht rasch, aber gut gelindert durch Mezereum D6 bis zum Abfallen der Verkrustung. Der Vorteil dieser Arznei, die ich am häufigsten empfehle, ist die vollständige Heilung. Neuralgische Nachwehen, wie ich sie noch 20 Jahre nach der akuten Gürtelrose erlebte, sind undenkbar. Augenblicklich erlebe ich bei meiner Mutter, wie mit Hilfe dieser Arznei die akuten Schmerzen nach drei Tagen wohltuend nachließen, wie der Herpes, heute, am fünften Tag, verkrustet und sie seit letzter Nacht beschwerdefrei durchschläft. Gewöhnlich leiden die Betroffenen, besonders ältere Menschen, zwei bis drei Wochen unter gleichbleibender Qual. Welche Erlösung bietet hier die homöopathische Arznei!
⟶ 3 x 1 Gabe täglich

Prunus D6

Erstaunlich häufig begegnet mir die Rose nicht in der Gürtellinie sondern *am Kopf*, meist auf der Stirn im Haaransatz beginnend. Zunächst stellt uns das mit den oben erwähnten Arzneien keine sonderlichen Probleme. Diese beginnen erst, wenn sich die Rose *über ein Auge* ausbreitet, was dem Betroffenen unerträglich *neuralgische* Schmerzen verursacht. Diese *schießen* im Auge *von innen nach außen* und *blitzartig* von der *Stirn in* den *Hinterkopf*. Bei solch

Gürtelrose

üblen Abwegigkeiten fand ich Prunus D6 als eine echte therapeutische Schmerzerholung.

> 3 x 1 Gabe täglich zusätzlich bzw. bei starker Schmerzintensität bis zu 1 Gabe stündlich

Als Brillenträger peinigte mich einst ein sehr ähnlicher Schmerz. Ich versuchte nämlich, mich der anfänglichen Kontaktlinsenhysterie anzuschließen, erwarb solche, mißachtete die Regeln des abendlichen Abnehmens – damals war das so –, litt beim morgendlichen Erwachen unter Augendruck, nahm die Linsen ab, wobei ich wahrscheinlich Stückchen der Hornhaut abriß. Daraufhin überfielen mich *qualvolle* Schmerzen. Ein Anruf beim Optiker vertröstete mich auf erfahrungsgemäß drei Tage solcher Qual für Regelmißachter. Getröstet hat mich jedoch *Prunus*, das mir gnadenvoll einfiel. Die Not läßt uns gute Arzneien finden!

Notizen

Der kranke Mensch

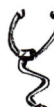 **Haarausfall**

Die Haare sind Anhangsgebilde der Haut, und es wäre verwunderlich, wenn sie nicht in die vielfältigen äußeren Ausdrucksmöglichkeiten seelisch-geistiger Schwankungen und Gegensätzlichkeiten einbezogen wären. Die Beschaffenheit meiner eigenen Haare, so bemerke ich, ist dem Zustand meines Ausgeruhtseins, meines Entspanntseins unterworfen. Bin ich dies, so fühlen sich meine Haare weich, seidig und locker an. Bin ich erschöpft, so sind sie müde, matt und glanzlos wie meine Leistungen. Das Ineinander der verschiedenen Schichten der Person, die Widerspiegelung innerster Vorgänge auf die äußere Umhüllung, machen es mir unmöglich, dieses faszinierende Kapitel auszuschöpfen. Ich darf mich deshalb auf zwei wertvolle Arzneien beschränken, die mich im Erfolg und den durch Haarausfall seelisch belasteten Menschen nie verlassen haben.

Thallium metallicum D6

Die erste Arznei ist das uns allen als *Rattengift* bekannte Schwermetall Thallium metallicum D6. Ähnlich wie von Ratten angefressen, schauen auch die Haare aus, falls überhaupt noch welche vorhanden sind. Diese Kur verordne ich drei Monate lang.
3 x 1 Gabe täglich

Pel talpe D6

Danach, falls noch nötig, lasse ich gern die *Maulwurfhaare* als Pel talpe D6 folgen. So viele Haare sind allerdings nicht mehr vorhanden, daß ich symbolhaft behaupten könnte, sie sähen aus, als ob ein Maulwurf darin gestöbert habe. Schade! Aber wagen Sie es trotzdem, und folgen Sie den Schritten meiner Erfahrung!
3 x 1 Gabe täglich

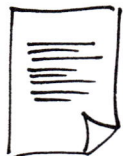 **Notizen**

Halsschmerzen

Meist eine Plage für Kinder und Jugendliche, denn selten habe ich Erwachsene mit noch vorhandenen Mandeln angetroffen. Sicherlich ist die Mandeloperation besser als eine periodische Einnahme von Antibiotika über längere Zeit, denn die Gefahr der „Entzündungsstreuung" auf Herz (Herzmuskel- und Herzbeutelentzündung), auf Niere (chronische Nierenentzündung) und auf Gelenke (Rheuma, Arthritis) ist zu häufig. Eine *Mandelentzündung*, frühzeitig homöopathisch behandelt, hat überraschende Erfolge.

Aconitum D30 Häufig beginnt sie mit *Schluckbeschwerden* in der Mitte des Halses, und die beiden Lymphdrüsen am Kieferwinkel des äußeren Halses sind druckempfindlich. Die *erste Arznei*, wie bei jeder Entzündung, ist Aconitum D30. Doch nehmen und geben Sie es sehr früh, sobald das Gefühl, die Vorahnung beginnender Halsschmerzen auftritt; insbesondere wenn sie plötzlich, *wie angeflogen* erscheinen. Der Rachenring ist dabei *hellrot* und *trocken*. Ein *kalter* Halsumschlag und ein kühles Getränk, das reichlich genossen wird, lindern die Beschwerden. Viele meiner Patienten beherrschen mit einer Gabe *Aconit* die sonst üblicherweise tiefgreifenden Halsentzündungen, darunter meine Apotheker-Freundin und begeisterte homöopathische Quacksalberin Charly.
⌒ 1 Gabe einmalig

Apis D4 Wird das Entzündungsstadium von *Aconit* verpaßt, so stellt sich in der Regel ein trockener, *stechender* Schmerz beim Schlucken ein. Der Rachen ist *trocken,* geschwollen und *hellrot*, die Arznei ist Apis D4, meist nicht länger als einen Tag einzunehmen. Wie bei *Aconit* beschrieben, lindert ein *kühler* Halsumschlag und ein kühles Getränk, nach dem jedoch *kein* Verlangen besteht.
⌒ 1 Gabe stündlich

Belladonna D30 Schreitet die Entzündung fort, indem der Rachen *hellrot* erscheint wie eine *Tomate* mit *feuchten* Ausschwitzungen, mit einer Zunge wie eine *Erdbeere* und mit unerträglich *hämmernden* Schmerzen, dann nehmen Sie rasch Belladonna D30 und warten bis zum folgenden Tag. Jetzt lindern ein *warmer* Halsumschlag und ein warmes Getränk.
⌒ 1 Gabe einmalig

Hepar sulfuris D30 Sind Sie am nächsten Tag noch geplagt, dann erkennen Sie im Rachen gelbe *Eiterstippchen* auf den Mandeln. Jetzt ist Hepar sulfuris D30 angezeigt. Wie bei *Belladonna* beschrieben, lindern ein *warmer* Halsumschlag und ein warmes Getränk. Früher habe ich diese Arznei, wie auch die folgende, in *D12* empfohlen, aber im

Der kranke Mensch

Laufe der Erfahrung bemerkt, daß die höheren Potenzen rascher und dauerhafter wirken.
⚬ 2 x 1 Gabe täglich

Mercurius solubilis D30

Selten erleben Sie das letzte Stadium der Entzündung, den *eitrigen Belag*. Der Hals *stinkt*, die *Zunge* ist dick *geschwollen* und kräftig *schmutzig-grau* belegt. *Kühle* lindert, aber *nicht zu kalt*. Die Arznei ist Mercurius solubilis D30.
⚬ 2 x 1 Gabe täglich

> Jetzt kennen Sie schon die häufigsten Arzneien der *Entzündungsreihe*:
> ▶ Aconit D30,
> ▶ Apis D4,
> ▶ Belladonna D30,
> ▶ Hepar sulfuris D30 und
> ▶ Mercurius solubilis D30.

Für Ihre Mandelentzündung brauchen Sie die Arzneien entsprechend der obigen Unterscheidung nur 1- bis 2mal einzunehmen.

Ausnahmen

Pyrogenium D30

Beginnen Ihre Halsschmerzen mit einem *rohen, wunden* Schmerz, und haben Sie *Aconit* schon genommen, dann folgen Sie mit Pyrogenium D30 und warten ab, welche Erscheinung und Empfindung sich herauskristallisieren werden. Über *Winter* wird diese Arznei häufiger gebraucht, vor allem bei *Diphtherie*-geimpften Kindern!
⚬ 1 Gabe einmalig

Lycopodium D4

Beginnt Ihre Mandelentzündung *rechts* und wandert *nach links*, so nehmen Sie Lycopodium D4. Das hat sich einfach bewährt.
⚬ 3 x 1 Gabe täglich

Lac caninum D4

Beginnt Ihre Mandelentzündung ebenso *rechts*, wandert *nach links*, aber die sogleich verschlungene vorige Arznei bleibt erfolglos, dann denken Sie an Lac caninum D4, besonders wenn die Beschwerden inzwischen *von links* wieder *nach rechts* gewandert sind. Schauen Sie in den Rachen, werden Sie dort einen *glasigen, milchig* glänzenden, ja *silbrigen* Belag vorfinden.
⚬ 3 x 1 Gabe täglich

Lachesis D12

Beginnt Ihre Mandelentzündung *links* und wandert *nach rechts*, so nehmen Sie Lachesis D12. Das hat sich ebenso bewährt.
⚬ 2 x 1 Gabe täglich

Halsschmerzen

Barium carbonicum D6

Die *größten*, geschwollensten Mandeln, die selbst im nicht entzündlichen Zustand so groß sind, daß sie sich *in der Mitte berühren*, bedürfen neben *Tubercilinum bovinum, Bufo* und *Kalium chloratum* am ehesten Barium carbonicum D6. Auch die *Lymphdrüsen* am Hals sind *groß* und *geschwollen* und manchmal auch die Oberlippe. Die Entzündung entwickelt sich *langsam*, wie alles an diesem Kind sich *träge* entwickelt.

🥄 3 x 1 Gabe täglich

Baptisia D6

Dagegen beginnt diese Entzündung wie ein Blitz aus heiterem Himmel. Im Nu sieht der Mund und der Rachen *purpurfarben faulig*, schwammig geschwollen, *geschwürig* aus, und Sie wundern sich, daß der Betroffene *keine Schmerzen* äußert. Das genügt an Beobachtung, um ihm Baptisia D6 angedeihen zu lassen, damit er sich *erstaunlich rasch* aus seinem verwirrten, *stumpfsinnig* in seinem *stinkenden* Schweiß dahindösenden Zustand erholen kann.

🥄 3 x 1 Gabe täglich

Ignatia D30

Die ungewöhnlichste Form der Halsbeschwerden ist die, bei der das *Schlucken* nicht schmerzhaft ist, sondern *lindert*, so daß man ständig Speichel sammelt und runterschluckt oder Flüssiges trinkt. Sobald Sie diese sich widersprechende Erscheinung *(paradoxes Phänomen)* bemerken, nehmen Sie Ignatia D30 einmalig, und einmal täglich weiter, falls nötig und falls Sie sich zu solch „armen Schluckern" zugehörig fühlen.

🥄 1 Gabe einmalig

Phytolacca D4

Viele Menschen haben keine Mandeln mehr, aber trotzdem Halsschmerzen, meist in der Folge von Zugluft und/oder Unterkühlung. Hier hilft nach *Aconit*, eher *leichte Wärme* und Phytolacca D4. Der Rachenring ist hierbei *dunkelrot* bis bläulich-rot. Diese *Seitenstrangangina* ruft Schmerzen hervor, die gern *zum Ohr hin* und den Rachen hinunterziehen. Die Mundhöhle sieht aus wie die eines *Mercurius-solubilis*-Bedürftigen, weshalb wir sie auch gern als „pflanzliches Mercur" bezeichnen. Aber das Verlangen nach warmen Getränken unterscheidet sie. Ist starke *Unterkühlung* vorausgegangen, kann sich der Rücken *wie zerschlagen* anfühlen. Diese Arznei reservieren Sie eher für die kalte Jahreszeit.

🥄 3 x 1 Gabe täglich

 **Notizen**

Der kranke Mensch

Hämorrhoiden

Dieses Übel ist ein Hinweis, daß die Leber oder das Becken gestaut ist. Stauung wiederum ist eine Störung der ganzen Person, und die Entstauung bedarf ärztlichen Beistandes. Für die *akuten Beschwerden* darf ich Ihnen inzwischen erste Arzneihilfen in die Hand geben.

Nux vomica D30 — Menschen mit *unregelmäßiger Lebensweise*, die viel sitzen, durcheinander essen und trinken, morgens unausstehlich *mürrisch* erwachen und danach zeitungslesend die Toilette blockieren, brauchen gelegentlich Nux vomica D30, wenn die Hämorrhoiden schmerzend *schweißen*.
↪ 1 Gabe einmalig

Pulsatilla D4 — Sind Sie eine liebenswerte, eher rundliche Dame, gefühlsbetont, leicht angerührt, eine *ängstlich beschützende Familienmutter*, die gern kocht und nascht, dann nehmen Sie Pulsatilla D4 über längere Zeit, wenn die Hämorrhoiden plagen, weil der Stuhlgang mal wieder zu beschwerlich entleert werden kann.
↪ 3 x 1 Gabe täglich

Aesculus D4 — Sind die Hämorrhoiden *prall* gefüllt, *trocken, heiß*, juckend, leiden Sie gleichzeitig unter *Kreuzschmerzen* und unter *schweren Beinen* mit Krampfadern, dann sollten Sie Aesculus D4 versuchen, bis die Stauungsbeschwerden sich lösen.
↪ 3 x 1 Gabe täglich

Acidum muriaticum D6 — Brennende, *blutende*, stark hervortretende Hämorrhoiden sind eine Plage, weil man so schlecht sitzen kann und von einer Pobacke auf die andere rutscht (⇨ *Blutungen*). Neigt obendrein der After zum *Vorfallen* beim Stuhlgang, dann wird Ihnen Acidum muriaticum D6 Erleichterung verschaffen, Sie vielleicht auch heilen. Eine solch ganze Heilung durfte mein Abiturienten-Freund Christian erfahren, der mit 16 Jahren an *Morbus Crohn* erkrankte. Das Blut schoß geradewegs aus seinem After, was seine Gesamtverfassung noch mehr schwächte als er mit seinen 38 kg schon schwach war. Aber das auffällige Bluten verführte mich zu dieser Arznei, die letztlich dem Bild seiner ganzen Person entsprach und ihn tatsächlich heilte. Das ist superbe Homöopathie!
↪ 3 x 1 Gabe täglich

Hametum-Salbe — Zusätzlich zur homöopathischen Arznei empfehle ich sorgsame Pflege der Aftergegend.
▶ Waschen Sie sich nach jedem Stuhlgang mit purem Wasser und tragen Sie Hametum-Salbe auf.
▶ Bei inneren Hämorrhoiden führen Sie gleichzeitig ein *Hametum-Zäpfchen* in den Enddarm ein.

Hämorrhoiden

▶ Sorgen Sie für regelmäßige Darmentleerung durch Darmpflege mit Kleie und Leinsamen in Yoghurt oder Gemüsesaft, um im Sinne der Kooperation zwischen Arzt und Patient bei der Entstauung mitzuhelfen.

 **Notizen**

Heimweh[3]

Heimweh beinhaltet ja nicht nur die Sehnsucht nach zu Hause, wenn wir in der Fremde sind, sondern auch die Sehnsucht, sich endlich irgendwo heimisch zu fühlen. Eingebettet in die wohlige Sphäre der Familie als auch in die wohltuende Geborgenheit der Schöpfung. Wer von Heimweh zermürbt wird, der ist dem Urvertrauen sehr fern. Nur aus diesem Wissen verstehen wir den Schmerz unserer Kinder.

Capsicum D30 Wer kennt nicht das schüchterne, schlaffe, *rotwangige* Kind aus dem Ferienlager, das vor untröstlichem Heimweh vergeht, über unzusammenhängende Beschwerden klagt, das *Weinen unterdrückt* und nichts mehr ißt. Geben Sie Ihrem Kind vor den Ferien schon Capsicum D30, dann wird es seinen Aufenthalt richtig genießen können.
1 Gabe einmalig

Ignatia D30 Fröhlich zieht dieses Kind allein los, neugierig und abenteuerlustig. Doch die gute Laune hält nicht lange vor. Wenn es den anderen zum Lachen ist, *weint* es *laut* und wenn es den anderen zum Weinen ist, *lacht* es *hysterisch*. Es weiß nicht mehr, was es eigentlich will, so daß nur Ignatia D30 die Entgleisung seines seelischen Willens in erträgliches Gleichgewicht auslotet.
1 Gabe bedarfsweise

Natrium muriaticum D200 Kummervoll, niedergeschlagen und seufzend erleben wir das *blasse* Kind, das sich nach Hause sehnt. Die Lust am Essen, die Lust am Spiel, die Lust am Abenteuer vergehen im vielen *stillen Weinen*. Für diesen tiefen Kummer haben wir eine Arznei. Natrium muriaticum D200 wird Ihr Kind die Freude wieder erleben lassen.
1 Gabe einmalig

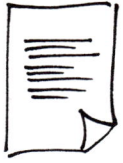 **Notizen**

---

[3] Siehe auch „*Das homöopathische Kind*" (→ S. 499).

Heiserkeit

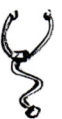

⇨ *Bronchitis, Halsschmerzen*

Der Kehlkopf ist die *Avenue der Sprache*. Die Stimme verleiht der Sprache ihren Ausdruck. Ausdruck ist das Urbedürfnis des Seelisch-Geistigen, sich durch das Leibliche zu manifestieren als zum Wort gewordener Gedanke, als zum Wort gewordenes Gefühl, als Verbalisierung des schöpferischen Flusses. Wenn ich meine Stimme verliere – sei es durch Erkältung, Entzündung, Belastung, Schreck, Papillome oder Tumore –, verliere ich das Vermögen, mich auszudrücken, bin unfähig, für mich selbst zu sprechen, darf weder schreien noch lachen. Für manche Umstehende ist der Zustand ein geruhsamer Segen, für manche ein Fluch. Das ist eine Frage des Standpunktes. Für ihn selbst bleibt er immer ein Fluch.

Aconitum D30 — Dem *Schreckhaften* verschlägt es die Stimme durch Schreck. Er sollte in seiner Hand- oder Hosentasche immer Aconitum D30 bei sich führen, solange ihn die Umwelt zu erschrecken vermag. So vermeidet er Herzklopfen, Zittern und Stimmverlust. Auch im *plötzlichen Beginn* einer Unterkühlungsfolge sollte er mit einer Gabe zugreifen.
⁓ 1 Gabe einmalig bedarfsweise

Spongia D3 — Die Unterkühlung beschert uns viele Arten von Heiserkeiten und entsprechend viele Arzneien. Eine davon möchte ich Ihnen nicht vorenthalten, die mir immer gute Dienste geleistet hat, wenn das Gefühl im Hals sich zu einem *Schwamm* ausweitet, durch den zu atmen Schwierigkeiten bereitet. Sie heißt Spongia D3. Wir kennen sie bereits als große *Asthma*hilfe bei gleicher Empfindung (⇨ *Asthma*).
⁓ 3 x 1 Gabe täglich

Argentum nitricum D30 — Wer seine Stimme zu sehr *belastet* wie Sänger, Redner, väterliche Sonntagsprediger am Mittagstisch, Nörgler und Krakeeler, dem sei Argentum nitricum D30 empfohlen, besonders wenn seine Rede und sein Gang stottern, *stolpern*, stochern und stocken.
⁓ 1 Gabe einmalig bedarfsweise

Alumina D12 — Der *trockenste* unter allen Rednern mit *ausgemergelter* Stimme hat auch ein ausgemolkenes Gehirn. Zäher Schleim haftet in seinem Rachen, ständig muß er sich *zwanghaft räuspern*, und das Schlukken fällt so schwer! Und das besonders, wenn das Wetter zum *Trokkenen* umschlägt. Gestatten Sie ihm einen Aufenthalt am südlichen Meer und stecken Sie Alumina D12 in seine Reisetasche. Als Stimmgewaltiger kehrt er zurück, allerdings erst nach sechs Monaten.
⁓ 2 x 1 Gabe täglich

Arum triphyllum D6 — Auch dieser Mensch sollte sich und seine Stimme nicht überbelasten. Er hat schon genug Ärger mit seiner Nervosität, *reibt* mit der

Der kranke Mensch

Hand an der Nase, *bohrt* mit den Fingern in der Nase, *zupft* sich mit den Zähnen die Lippenhaut ab, *faßt sich* bei jedem zähen Hustenstoß und Räuspern mit beiden Händen *an den Hals*. Lassen Sie ihn gurgeln, gestatten Sie ihm Freiheit in frischer Luft und Arum triphyllum D6. Die frische Luft sollte nicht *naßkalt* sein, nicht *stürmisch* und nicht *gewittrig*. Schicken Sie ihn an den Rand der Wüste.
3 x 1 Gabe täglich

Verbascum D6

Eine tiefsitzende Heiserkeit mit *hohler Baßstimme* und einem trockenen Husten, als trompetete eine stotternde Kuh nach frischer Unterkühlung, spiegelt sich im Bild von Verbascum D6 wider. Rachen, Kehlkopf und Brust sind von Wundheit geschlagen und verlangen nach *Wärme*.
3 x 1 Gabe täglich

Causticum D4

Nicht nur Belastbarkeit allein ist ein Zeichen von Gesundheit, auch Entlastbarkeit hat darauf ein gleichwertiges Anrecht. Wer *chronisch heiser* ist wie dieser blasse Mensch, ist so nervös, gereizt und doch erschöpft, daß ihm die Kraft fehlt, sich auszudrücken. Rachen, Kehlkopf und Stimme kratzen, sind *ätzend wund* wie die Bronchien und die Seele hinter dem Brustbein. *Frische Kühle* als Wasser oder Luft begehrt sein Brennen, aber das Wetter muß *warm* sein und *feucht* wie das Wasser. Unter diesen Vorbedingungen siedeln Sie am besten ans südliche Meer um, sorgen für eine stets frische Brise und für Causticum D4, das über sehr lange Zeit einzunehmen ist, denn auch die Schleimhäute seiner Verdauungsröhren sind wie beim *Alumina*-Menschen hilfebedürftig.
3 x 1 Gabe täglich

 **Notizen**

Herpes labialis

Die Lippenbläschen oder Erkältungsbläschen sind ein Zeichen verminderter Abwehrlage und vorzugsweise eine vordergründiges, ästhetisches Mißgeschick.

Rhus tox D30 — Wie der Volksname uns verrät, erscheinen sie häufig in der *Folge einer Erkältung*. Wenn diese Auslösung zugrunde liegt, nehmen Sie Rhus tox D30, falls Sie diese Arznei nicht ohnehin für die Folgen der *Unterkühlung* und/oder *Durchnässung* eingenommen haben (⇨ *Erkältung*). Die Bläschen sind *dunkelrot* auf geröteter Umgebung und werden alsbald eitrig.
 1 Gabe einmalig

Dulcamara D30 — Vor der Periode oder in der Folge von Durchnässung bei feucht-kalter Witterung sprießen jene *gelbliche* Bläschen, die sich mit Dulcamara D30 entspannen. Ohne die Arznei platzen sie bald auf, verkrusten und werden dann feucht.
 1 Gabe einmalig

Graphites D12 — Manchmal setzt sich der Herpes nicht nur auf den Lippen, sondern auch im *Mundwinkel* fest, der dann einreißt und des Graphites D12 bedarf, bevor die Bläschen *zusammenfließen*, rasch *eitern* und eine dünne, rissige Kruste bilden.
 2 x 1 Gabe täglich

Cicuta D6 — Kleine, oft *wie im Kreis* angeordnete Bläschen, auf denen sich sehr rasch eine *gelbe Grind* auflagert, bedürfen Cicuta D6. Dieser Herpes erscheint nicht nur an den Lippen, sondern überall auf der Haut, besonders im Gesicht und am Po.
 3 x 1 Gabe täglich

Natrium muriaticum D200 — Es gibt auch den eher schlanken, blassen Menschen, der so anfällig ist, daß er beim geringsten *Luftzug* oder beim gelindesten *Ekel* vor etwa „Unreinem" schon Bläschen gedeihen läßt. Hierfür hat sich Natrium muriaticum D200 sehr bewährt. Nehmen Sie es frühzeitig, sobald Sie die erste Schwellung verspüren. Ich selbst habe früher viel unter Lippenbläschen, dem häßlichen kosmetischen Effekt und dem Spott der Nichtleidenden leiden müssen und habe diese Arznei sehr wohl erprobt.
 1 Gabe einmalig

Der kranke Mensch

 **Notizen**

Herz

Die Homöopathie ist eine menschliche Medizin. Bei den Herzbeschwerden zeigt sich die menschlichste Seite des Erkranktseins. Keine Organbezeichnung des menschlichen Organismus hat sich so stark im Sprachgebrauch verbreitet, wie das Herz: herzlich, herzhaft, herzlos, Herzensgüte, Herzenslust, Herzensqual. Das Herz ist ohne Zweifel der Sitz des Gemüts. So werden Störungen des Gemüts zu Störungen am Herzen. Angst, Kummer und Kränkung sind die eigentlichen menschlichen Auslösungen. Das dürfen wir nicht vergessen, wenn ein Mensch durch Herzenskränkung herzkrank wird. Um diese tiefe Schicht der Person kümmert sich der Homöopath. Für die verschiedenartigen, am Herzen empfundenen Störungen wie Klopfen, Stechen, Brennen, Beklemmung, Druck, Unruhe und Angst, gibt es Arzneien für die augenblickliche Herzensnot.

Aconitum D30

Jeder Mensch mit *Herzklopfen,* das ihn *plötzlich,* unerwartet, heftig und kräftig überfällt braucht Aconitum D30. Es unterbricht den wohlbekannten Kreislauf von Auslösung, Beschwerden und Angst, sei es nun *Ärger, Aufregung* oder *Wind, Sturm, Föhn, Zugluft* oder *Wetterwechsel.* Nach einer halben Stunde sollten Sie sich entschieden wohler fühlen: Die *hektische Röte* des Gesichts verblaßt zum ursprünglichen Kolorit, die Ruhe kehrt zurück. Jeder herzkranke Mensch sollte diese Arznei in seiner Tasche mitführen. Unterwegs nehmen Sie 1 Gabe unter die Zunge und bewegen sich vorsichtig weiter, denn *Bewegung lindert* die innere Unruhe. Wie oft habe ich in meiner Praxis die heilsame Linderung dieser Arznei an und in meinen ängstlichen Patienten erleben dürfen.

1 Gabe in $^1/_4$ Liter Wasser gelöst, alle 5 Minuten einen gewöhnlichen Schluck trinken

Natrium muriaticum D200

Menschen, die nach einer *Kränkung* sich schweigend zurückziehen, in der Stille weinen oder nicht mehr weinen können, statt dessen nur noch seufzen, verblassen, abhärmen und abmagern, trotzdem mit *zähem* Charakter ihren Standpunkt verteidigen, leiden an Anfällen von starkem Herzklopfen, besonders *beim Erwachen* aus dem Schlaf. Hier wird die *Angst vor dem kommenden Tag* zur zusätzlichen auslösenden Belastung. Diesen bewundernswert tapferen, geistig feinfühligen, tief leidenden Menschen geben Sie Natrium muriaticum D200, damit seine *seufzende* Beengung sich wieder zu befreiter Atmung entfaltet.

1 Gabe in $^1/_4$ Liter Wasser gelöst, alle 5 Minuten einen gewöhnlichen Schluck trinken

Spigelia D4

Nach Einnahme der einen oder anderen Arznei verbleibt oft ein *Stechen* am Herzen, als ob mit einem *spitzen Messer* darin gebohrt würde. Erschütterung und Berührung lösen ängstliche Unruhe aus. Bei nächtlichen Anfällen begleiten unbegründete *üble Ahnungen*

Der kranke Mensch

das Herzklopfen. Spigelia D4 lindert den Druck, das Stechen, das *hörbare* und *sichtbare* Klopfen.
➣ 1 Gabe alle 10 Minuten

Crataegus D2

Ältere Menschen mit bekannter *leichter Herzschwäche*, die sich vor allem in Atemnot bei körperlicher Anstrengung anzeigt, was zu *stark* oder *langsam* pochendem oder *stolperndem* Herzrhythmus Anlaß gibt, sollten ständig Crataegus D2 bei sich führen. Denn sie leiden am ehesten unter Herzklopfen mit niedrigem Blutdruck und Schwindel oder unter leicht erhöhtem Blutdruck. Dabei seufzen sie, gähnen und strecken sich, als wollten sie tief Luft holen, um den bläulichen Lippen mehr Sauerstoff zuzuführen. Dorcsi nennt diese Arznei das „tägliche Zahnbürsterl des Herzens".
➣ 3 x 1 Gabe täglich

Cactus D3

Manchmal, wenn die Angst sich durch *Aconit* gelegt hat, verbleibt ein beständiger *Druck* in der linken Brustseite, wie eine Herzenge, eine *Angina pectoris*, mit dem Gefühl, als sei das Herz mit einer *eisernen Faust gepackt*. Nehmen Sie Cactus D3 und der rasche, kleine, stolpernde Puls wird voll, stark und regelmäßig schlagen und die wieder aufkommende Angst besänftigen.
➣ 1 Gabe alle 10 Minuten

Als ich früher noch am regionalen Notfalldienst teilnehmen mußte, haben mich *Aconit* und *Cactus* stets begleitet. Bei Herzanfällen dieser Art war es eine Lust für den Patienten und mich, die rasche Wirkung der Arzneien zu erleben, indem mit abnehmendem Leidensdruck der entspannte Gesichtsausdruck des Patienten eher strahlte. Ganz davon abgesehen, daß die eindrucksvolle Dramatik einer Krankenhauseinweisung vermieden wurde. Welch eindrucksvolle Ruhe, welch eindrucksvolles Vertrauen strahlen dagegen unsere Arzneien aus!

Lachesis D12

Pectanginöse Beschwerden, die *aus dem Schlaf heraus* erschrecken, mit dramatischer Angst, mit *Blutwallungen* zur Brust, zum Gesicht, mit *Zusammenschnüren* am Herzen und am Halse wie zum *Ersticken,* überfallen den eher blassen, schlanken, hektischen Menschen, besonders in den weiblichen, aber auch männlichen Wechseljahren. Die Bluse oder das Hemd sind auch im Winter *geöffnet,* denn der Hals wie das Herz, die Taille und ihre Lebenslage vertragen keine Berührung. *Mißtrauen, Mißgunst* und gekränkte *Eifersucht* sind die eigentlichen Auslösungen ihrer Beengung. Mit einem sprudelnden *Redeschwall* verschaffen sich diese Menschen Luft zum Durchatmen. Nur die Herzumklammerung, die Venenentzündung, die drohende Embolie verurteilen sie zu zwangsweiser Ruhe, in der sie trotz *fröstelnder* Ohnmachtsneigung *keine Wärme* vertragen.

Lachesis D12 befreit sie vom Zwang dieser Ruhepause.

≈ 2 x 1 Gabe täglich oder 1 Gabe bei Bedarf

Vipera D12

Die gleichen Beschwerden, die gleichen Erscheinungen, die gleichen Empfindungen überfallen den blassen, kalten, ohnmachtsnahen Menschen. Nur, sein Gesicht bleibt erschreckend *blaß* im Leid. In seinen Beinen empfindet er das Gefühl, als wollten sie *zerplatzen,* wenn er sie, durch seine Hektik aus dem Bett getrieben, am Bettrand *herunterhängen* läßt. Ihm hilft eher das Gift der Schlange Vipera D12. Es wirkt so rasch, wie Schlangen beißen.

≈ 2 x 1 Gabe täglich oder 1 Gabe bei Bedarf

Arnica D30

Eine andere Art von *Druck* überfällt den *kräftigen* Herzpatienten mit Bluthochdruck und Neigung zum Schlaganfall: Einen Druck *wie ein Elefantenfuß.* Angst und Unruhe begleiten auch diesen Menschen wie jeden Herzleidenden. Jede *Erschütterung,* Berührung und Bewegung verstärkt das Gefühl, als könne das Herz aufhören zu schlagen. Trotzdem *findet* er keine Ruhe, *keinen rechten Platz.* Erst Arnica D30 wird die Blutwallungen zum Herzen und zum Gesicht entkräften, wird ihn die Ruhe und den rechten Platz in seiner Lebenslage wieder finden lassen.

≈ 1 Gabe einmalig

Aurum D30

Es überfällt Sie das gleiche Druckgefühl, doch sind Sie ein eher rundlicher, *untersetzter,* kurzatmiger Patient mit *hochrotem* Gesicht, mit hohem Blutdruck, mit verfetteter Leber. Ein Leben lang haben Sie erfolgreich geschuftet, Geld und Gold gehortet, viele Positionen und Freunde erworben. Jetzt drückt das Herz, droht der Infarkt und immer weniger Freunde bekümmert Ihr Leid. Nur noch den Homöopathen besorgt und beunruhigt Ihre verhaltene, *depressive* Ängstlichkeit, die Ihr Gesicht widerspiegelt. Er wird Ihnen Aurum D30 geben und Ihnen empfehlen, diese Gabe zu wiederholen, wann immer Sie Herzdruck verspüren, oder wann immer Sie in Ihrem Erstreben schwanken, weltlichem *Gold* nachzuhängen oder innerem Frieden und wahren Freunden.

≈ 1 Gabe einmalig

Arsenicum album D30

Sind Sie aber jener *blasse, dürre,* unter *Angst* im dortigen Kapitel beschriebene, gütige und skrupellos pedantische Mensch, dann wird Sie, meist nachts, eine unerträgliche *Herzenge* überfallen mit heftigem *Brennen* in der linken Brust, mit *kalten* Schweißausbrüchen, mit Elendigkeit, als stünde der Tod bevor. In der Tat spiegelt Ihr Gesicht eine *totenmaskenähnliche* Verfallenheit wider, das in Augenblicken plötzlicher Unruhe die Namen der Lieben nennt und nach einem *kleinen* Schluck kalten Wassers verlangt. Danach sinken Sie erschöpft, gemartert und kaltschweißig in die Kissen zu-

Der kranke Mensch

rück, bis ein qualvoller, angstvoller Aufschrei Sie aufbäumen und nach dem Leben greifen läßt. Im *Umfang der Lebensangst* erkennen wir als Umstehende den *Grad des persönlichen Zerfalls.* Hier geben wir Arsenicum album D30, die wir als letzte Arznei aufbewahren, um die Herzenge, die Lebensenge oder den Tod zu besänftigen.

    1 Gabe in ¼ Liter Wasser gelöst, alle 5 Minuten einen gewöhnlichen Schluck trinken

 **Notizen**

Heuschnupfen[4]

Der Heuschnupfen bzw. das Heuasthma ist ein Übel, das in erheblichem Maße jährlich mehr Menschen erfaßt. Er gehört in die Gruppe der allergischen Erkrankungen, das heißt, die Anlage dazu ist ererbt. Seine Zunahme spricht für eine Abnahme des Abwehrsystems, denn beim gesunden Menschen kann die Anlage abwehrend reguliert werden, so daß keine Allergie ausbricht. Sollten wir uns fragen, ob wir vielleicht insgesamt schwächer werden?! In jeder Schicht unserer Person? Der Heuschnupfen beginnt jahreszeitlich durch Blüten und Pollen gegen Mitte bis Ende April. Ist die Neigung bekannt, beginnen wir die vorbeugende Behandlung bereits Mitte Januar.

Acidum formicicum D200

Die Säure der *Ameise* ist bekannt als Umstimmungsbehandlung für Rheuma und Allergie. Wir benutzen sie, homöopathisch aufbereitet, zur *Vorbehandlung* bei Heuschnupfen und beginnen Mitte Januar sie als Acidum formicicum D200 unter die Haut zu spritzen. Da die *Ameise* beißt, verabreichen wir ihr Gift als Spritze. Drei Ampullen reichen insgesamt.

⤳ 1 Ampulle einmal im Monat

Acidum formicicum D30

Erscheint der Patient zum ersten Mal bereits mit sichtbarem Heuschnupfen, wird ihm Acidum formicicum D30 gespritzt, bis die akuten Erscheinungen nachlassen. Die „Desensibilisierung" mit Allergenen wie Blüten, Pollen, Tierhaaren, Hausstaub, Milben, Birkenrinde usw. hat erfahrungsgemäß wenig Erfolg, ist kostspielig und zeitraubend über Jahre hinweg. Im homöopathischen Denken ist das Allergen *nur ein Indikator* für die Allergie und *nicht ihr Initiator.* Der Auslöser ist im weitesten Sinne die *Diathese,* die ererbte Anlage, die unser Unvermögen determiniert (⇨ S. 20).

⤳ 1 Ampulle wöchentlich

Galphimia D4

Anfang April beginnt die zweite Phase der vorbeugenden Behandlung mit Galphimia D4 immer noch vorausgesetzt, der Heuschnupfen ist Ihnen bekannt. Diese Arznei ist auch bei Heuasthma wirksam. Ihre Wirksamkeit liegt in einer *Abnahme* der *allergischen Neigung.*

⤳ 3 x 1 Gabe täglich

Pollen LM 6

Wenn Sie sich zum ersten Male mit akuten Anzeichen der Homöopathie zuwenden, bedürfen Sie sicherlich ärztlicher Anleitung. Welche passende Arznei auch immer für Sie gewählt wird, nehmen Sie zusätzlich Pollen LM 6 während der ganzen Dauer Ihrer Leidenszeit. Der *erste Pollenflug* oder später die *Heueinfahrt*

---

[4] Siehe auch „*Die homöopathische Heuschnupfenfibel*" (⇨ S. 499).

Der kranke Mensch

sind besondere Anzeigen für diese Arznei. Die LM-Potenzen erhalten Sie flüssig von der Firma „Arcana" in Gütersloh[5] und als Kügelchen in jeder Apotheke. Da sie eine andere Potenzierungsart darstellen, verschütteln Sie die Flasche 10mal kräftig in Ihrer Hand vor der allabendlichen Einnahme der Tropfen.

🥄 1 Gabe täglich

Euphorbium D6

Bei plötzlichem, *heftigem Beginn* der Erscheinungen an Augen, Nase, Rachen und Bronchien mit Niesreiz, schleimigem Schnupfen, Jucken aller Schleimhäute und trockenem, *brennendem Kitzelhusten* nehmen Sie frühzeitig Euphorbium D6, 1 Gabe 2stündlich, bis die Heftigkeit zurückgeht, danach nur noch 3 x 1 Gabe täglich.

🥄 1 Gabe 2stündlich akut

Allium cepa D3

Mancher Heuschnupfen beginnt mit Fließen (⇨ *Schnupfen*). Die *Tränen* fließen *mild*, der *Nasenausfluß* fließt brennend und *wundmachend*. Wärme und *warme Zimmer verschlimmern* die Erscheinung, während *frische Luft lindert*. Das ist beim Heuschnupfen sehr auffallend. Hier wird Ihnen nur Allium cepa D3, 1 Gabe stündlich, helfen, später dann 3 x 1 Gabe täglich.

🥄 1 Gabe stündlich akut

Arsenicum album D6

Ebenso fließt eine Erscheinungsart, die sich in der *frischen Luft verschlimmert* – wie üblich – und sich im warmen Zimmer beruhigt. Alle Schleimhäute brennen, sind wund wie Feuer, und doch hilft Ihnen Wärme in jeder Weise und die Einnahme von Arsenicum album D6, 1 Gabe stündlich akut und später weniger Gaben.

🥄 1 Gabe stündlich akut

Sanguinaria D6

Beginnen Ihre Beschwerden mit Hitzewallungen zum Kopf, dann wird Ihr Gesicht erhitzt, *gerötet* und aufgedunsen sein. Die Augen sind stark gereizt mit *brennenden* Tränen. Die Nase fließt, juckt, *brennt,* wird wund, und an der Nasenwurzel drückt ein dumpfer Schmerz. Rachen und Bronchien sind trocken, gleichermaßen wund, *brennend*. Ein trockener, quälender, scharf stechender, scharrender Husten kann sich hinzugesellen, der sich *nachts* verschlimmert. Obwohl Sie kälte- und zugluftempfindlich sind, *lindert* ein Spaziergang an der *frischen Luft* den erhitzten Kopf. Nehmen Sie alle 2 Stunden Sanguinaria D6 und später weniger Gaben, je nach Heftigkeit der Erscheinung. Das wird Ihnen rasch Linderung bringen.

🥄 1 Gabe 2stündlich akut

---

[5] Bezugsadresse (⇨ S. 23).

Heuschnupfen

Sabadilla D6

Ähnlich erhitzt ist ein anderes Erscheinungsbild, das sich jedoch in einigen Wesentlichkeiten charakteristisch unterscheidet. Der *brennende* Tränenfluß *verschlimmert* sich in *kühler Luft,* das Nasensekret ist klar, weiß-schleimig, und krampfartiges Niesen erschüttert den eingenommenen Kopf in Stirn und Schläfen. Das Nasensekret läuft *mild* aus den Löchern, der Rachen ist trocken, kratzig und zwingt zu ständigem Räuspern. *Innerlicher Frost* durchschauert Ihre Glieder, besonders im Rücken, so daß Sie die *Wärme* aufsuchen. Sabadilla D6, 1 Gabe 2stündlich anfangs, dann weniger Gaben einnehmend, und es wird Ihnen nicht wie meiner Unternehmer-Freundin Helga ergehen, die sich stundenlang in der warmen Badewanne aufhielt, um die heftigen Frostschauder zu besänftigen.

1 Gabe 2stündlich anfangs

 **Notizen**

Der kranke Mensch

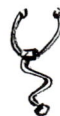# Hirnhautentzündung

⇨ *Geburtsschaden, Epilepsie, Veitstanz*

Höchst selten erleben wir diese Erkrankung als akute Störung in der Praxis. Wir haben es eher mit den Folgen zu tun, dann nämlich, wenn die geistig und körperlich behinderten Kinder von der klinischen Medizin in ihre Schicksalshaftigkeit entlassen wurden. Insbesondere sind es jene Kinder, deren Mütter berichten, im ersten Lebensjahr ein Nachhinken der natürlichen Entwicklung bemerkt zu haben, ohne daß dem eine offenbare, akute Erkrankung vorausging. Nun, auch kurz vor und kurz nach der Geburt kann, von uns allen unbemerkt, eine *Hirnentzündung* (Enzephalitis) oder *Hirnhautentzündung* (Meningitis) abgelaufen sein. Den Folgen beider Erkrankungen wollen wir uns hierunter widmen.

Die akute Erscheinung mit Fieber ohne Durst, zurückgezogenem Kopf (Meningismus) und schrillem Aufschreien behandeln wir mit *Apis*, wie wir das aus der Entzündungslehre kennengelernt haben (⇨ S. 154).

Ich erinnere mich an den ersten Besuch meines Kindergarten-Freundes Alexander, dessen kräftige Schreie bereits aus dem Wartezimmer durch die Praxis schallten. *Stramonium*, schallte es erkennenderweise gleichermaßen durch meinen Kopf, doch in seinem Aufschreien vermißte ich das schrille Element. Vor mir sitzend, hampelte er mit den Beinen und *schlug* sich mit der geballten *Faust* rhythmisch *gegen die Stirn* seines kräftig hellrot gefärbten Gesichtes. Er äußerte stoßhafte Sprachbrocken, die nur seine bewundernswerten, liebenswerten Eltern verstanden. Die Auslösung des Geschehens war diesen nicht bekannt.

Tuberculinum GT D200

Doch in der Betrachtung der beiden war mir eine tuberkulinische Vererbung und eventuell eine unbemerkt abgelaufene, tuberkulöse Hirnhautentzündung nicht ausgeschlossen. So gab ich ihm als einleitende Behandlung Tuberculinum GT D200, das er sich nur mit Argwöhnen auf die Zunge legen ließ.
⌒ 1 Gabe einmalig

Arnica D12

Kraft, Wärme, Schweiß und die *schwere Geburt* für Mutter und Kind veranlaßten mich, meinen Überlegungen weiter nachzuhängen. Die instinktive Unzufriedenheit mit meiner anfänglichen *Stramonium*-Intuition und die mangelnde Boshaftigkeit im Verhalten Alexanders leitete mich zum Verdacht eines zusätzlichen Geburtsschadens. So entließ ich ihn mit Arnica D12, das er erst eine Woche später einnehmen sollte, um die anfängliche Reaktion von *Tuberculin* beobachten zu können. Wie geahnt, verschwand das rhythmische Hand-Stirn-Klopfen und das nächtliche *Kopfrollen* zusehends. *Arnica* hilft ihm seit einem Jahr, seine *Geburtserschütterung* und seine *Verletzlichkeit* weitgehend zu überwinden.
⌒ 2 x 1 Gabe täglich

Hirnhautentzündung

Phosphorus D12
Röte und Wärme, aber *Kraftlosigkeit* sind die Merkmale des zarten, feinnervigen, sehr lebhaften Kindes, das rasch erschöpft und dann totenähnlich erblaßt. Die Ursache der Hirnstörung (z.B. eine abgelaufene Enzephalitis) ist nur erklärbar aus dem Vergiftungsbild durch die Ursubstanz (Toxikologie) und aus dem krankhaft entgleisten Stoffwechsel der Phosphatide, die im Hirnstoffwechsel eine große Rolle spielen. Als Arznei hat sie dort ihren Angriffspunkt. Als solche löscht sie das *Feuer* der Nerven mit Ängsten, Träumen, Wahnideen, löscht das Feuer der Adern mit Wallungen, Blutaustritten und Blutarmut, löscht das Feuer der Organe mit Verfettung, Verschleiß und Verfall. Jenen wie auch unserem Kind, das nicht immer mit hellblonden Haaren und himmelblauen Augen strahlt, widmen wir eine ebenso lebendige Aufmerksamkeit und Phosphorus D12, um sein *wild loderndes Feuer* in harmonische Lebenswärme zu wandeln.
⤳ 2 x 1 Gabe täglich

Cuprum metallicum D6
Für das *blaß-bläuliche* Kind, das sich unwillkürlich verkrampft und dabei seine Muskeln fest mit den Händen umklammert, aber auch immer da, wo *Krämpfe* die Gesamterscheinungen überlagern, brauchen wir Cuprum metallicum D6, 3 x 1 Gabe täglich, oder in *D30* als begleitende Bedarfsarznei, 1 Gabe einmalig.
⤳ 3 x 1 Gabe täglich

Plumbum metallicum D6
Seltener erscheinend, aber sehr ähnlich in der Erscheinung ist das sich *streckende* und reckende Kind, dessen lähmige, krampfende *Muskeln* bereits *schwinden* und höchst berührungsempfindlich sind, während es trotzdem, wie bei *Cuprum* skizziert, seine Muskelkrämpfe mit festem Druck zu lindern versucht. Es bedarf Plumbum metallicum D6 über sehr lange Zeit, damit die klinische Endgültigkeit seines Leides mit lindernder Hoffnung erfüllt wird.
⤳ 3 x 1 Gabe täglich

Helleborus D6
Alle Menschen, die als heilende Arznei eines ursprünglichen Nervengiftes bedürfen, sind äußerst unruhig, erregt oder auch apathisch und *schlafen im Sitzen ein*. Dieses Kind ist wie der arteriosklerotische, alte Mensch nur schlaff, nur wortkarg, nur ablehnend, wobei es verstört, *dümmlich* und *gedunsen* ausschaut. Die Hirnfunktionen sind auf ein unbefriedigendes Minimum beschränkt und nur Helleborus D6 kann diese bis zu einem zufriedenstellenden Maximum herausfordern.
⤳ 3 x 1 Gabe täglich

Hyoscyamus D12
Jetzt wird es wieder lebendiger in unserem Sprechzimmer. Ich darf Ihnen anraten, vorher mögliche Wertgegenstände tunlichst zu entfernen. Denn wenn Sie sich dem Kinde nähern, fühlt es sich ange-

Der kranke Mensch

griffen, *spuckt, beißt* und tritt und verfällt in die boshaftesten Wutanfälle ohne Reue. Dabei ist sein Gesicht *totenblaß*, kaltschweißig und *grimassenhaft* verzogen. Auch heftig *glänzende Gegenstände* und Erscheinungen wie der Widerstrahl der Sonne auf nasser Straße, am See oder am Meer, aber auch ein stetig *tropfender Wasserhahn*, können seine *schrille Wut* und seine veitstanzähnlichen Krämpfe hervorzaubern. Wir greifen rasch nach Hyoscyamus D12, um weiteren Schaden bei unserem Kinde und in Ihrer Praxis zu vermeiden.

⟜ 2 x 1 Gabe täglich

Stramonium D12

Das Hexenhafte und Diabolische auf der anderen Seite unserer Seele erscheint auch in diesem Bilde. Nur ist alles rot, *kräftig, hitziger* und schwitziger. Der Ablauf des Geschehens ist der gleiche: die Krämpfe, die Wut, der Wahn. Stramonium D12 wird auch bei diesem Kind den Zugang zur Reue eröffnen.

⟜ 2 x 1 Gabe täglich

Der Könner gibt beiden *D30* oder *D200* oder gleich eine Gabe *Korsakow 1000 (M)*.

Zincum metallicum D6

Blaß-bläulich wie das *Plumbum*-bedürfende und redeunlustig wie das *Helleborus*-bedürftige hat sich dieses Kind von der Dramatik seiner verkrampften Wut durch obige Arzneien befreit. Wenn außerdem die aggressiv-zerstörerische Untermalung seines Wesens verblaßt ist, führen wir unsere Behandlung mit Zincum metallicum D6 fort. Sie wird das Hirn weiterhin anregen, das Rückgrat aufrichten und die unruhigen, stets *hampelnden Radfahrerbeine* besänftigen.

⟜ 3 x 1 Gabe täglich

Mercurius solubilis D6

Wenn die bisherige Behandlung *gut ausgewählt* war und doch *keinen sichtbaren Erfolg* zeigte, so nehmen wir Zuflucht zu unserer letzten Reserve Mercurius solubilis D6. Sie bleibt unser endgültiger Versuch und wird uns auch dann nicht enttäuschen.

⟜ 3 x 1 Gabe täglich

Luesinum D200

Wenn die bisherige Behandlung Erfolge aufweist, aber in ihrem Heilungsprozeß stockend verläuft, dann nehmen wir Zuflucht zu unseren *Erbnosoden*. Immer dann, wenn degenerative und *destruktive* Elemente unsere Vollkommenheit verhindern, geben wir Luesinum D200, 3 Gaben insgesamt nacheinander.

⟜ 1 Gabe einmalig alle 4 Wochen

Hirnhautentzündung

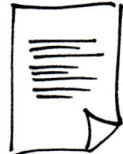 **Notizen**

Der kranke Mensch

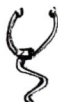
Hodenbeschwerden
⇨ *Hodenhochstand*

Die männlichen Genitalien sind das Instrument des männlichen Prinzips in uns. Es strebt steil oder bedacht aufwärts, rasch oder bedächtig vorwärts, durchstößt mild oder gewaltig und gibt sich offen oder verschlossen hin. In der Hingebung begegnen sich männliches und weibliches Prinzip. Der Hoden ist das Reservoir unserer sichtbaren Hingabe.

Pulsatilla D6

In diesem Verständnis bedeutet eine entzündliche oder tumoröse Schwellung eine Beeinträchtigung oder den Verlust unserer Gabe und Hingabe. So verwundert es uns nicht, daß die am häufigsten hierzu verwendeten Arzneien bei Folgen von Geschlechtskrankheiten angezeigt sind. Nach *Tripper* (Gonorrhö) und nach *Mumps* sind die ohnehin unterentwickelten Hoden und Nebenhoden dieses eher *milden*, leicht *weiblichen*, leicht melancholischen, leicht weinerlichen Mannes geschwollen. Ein gleichsam dickliches, mildes Sekret sickert aus seiner Harnröhre, das Pulsatilla D6 zur Anregung und Ausheilung braucht. Aus dem Vorbericht erfahren wir eventuell von einem klinisch behandelten Tripper, dessen *Unterdrückungsfolgen* jetzt zum Aufblühen kommen.
⟳ 3 x 1 Gabe täglich

Thuja D6

Dieser wäßrig-blasse Mensch hat seinen Tripper nie recht ausgeheilt. Oder er hat ihn von den Vorfahren entzündlich übernommen. Überall wuchert die gonorrhöische Folge: in den verdickten, *einknickenden* Gelenken, auf der braunfleckigen *Warzenhaut*, im geschwollenen Hoden, in der polypenbildenden Blase. Aus ihr entleert er ein *grünes*, schleimiges, brennendes Sekret, wie im *naßkalten* Herbst aus der Nase und den Bronchien. Thuja D6 nimmt ihm seine Unlust zum Gehen, zum Handeln, zum Lieben, zum Leben. Als einmalige Zwischengabe erhält er *Medorrhinum D200*, wenn sein Heil zu wünschen übrig läßt.
⟳ 3 x 1 Gabe täglich

Clematis D6

Tripperfolgen haben immer etwas mit Haut, Schleimhaut, Gicht und Rheuma zu tun. Bei diesem heimwehgeplagten, ängstlich-depressiven Menschen ist der ganze Genitalbereich entzündet. Prostata, Hoden und Samenstrang ziehen so *neuralgisch* wie seine Gelenkbeschwerden. Seine Schmerzen vertragen keine Kälte, aber auch keine Bettwärme. Ein schwieriger, *widersprüchlicher* Mensch, dem Clematis D6 helfen kann. Für *frisch vermählte* Ehemänner auf Hochzeitsreise ist sie wegen zu frühen Samenergusses und wegen überbeanspruchten Samenstranges ein unentbehrliches Gepäckstück.
⟳ 3 x 1 Gabe täglich

Hodenbeschwerden

Plumbum metallicum D6

Überall dort, wo durch Tripper oder Mumps Schwellungen und Krämpfe *verhärten*, denken wir an Plumbum metallicum D6. Der *lähmende* Schmerz in den Hoden zwingt den Gequälten, dieselben *krampfhaft nach oben* zu ziehen.
🥄 3 x 1 Gabe täglich

Rhododendron D4

Diesmal sind Gicht, Rheuma, Wetterwechsel, Unterkühlung die Auslöser der Hoden- und Nebenhodenentzündung (Epididymitis). Dieser Mann empfindet seine Hoden, sein *Vorwetterrheuma* und sich selbst *wie eingequetscht*. Höchst empfindlich im Gemüt und im Genitale, lehnt er die Hingabe ab. Wenn wir mit Rhododendron D4 seine *Rheumaschmerzen* erreichen, werden wir in höheren Potenzgaben sicherlich ihm auch die rechte Potenz wiederschenken.
🥄 3 x 1 Gabe täglich

Spongia D4

Ein Hoden *wie ein Schwamm*, ein Mensch wie ein Schwamm, dem die Säfte und der Atem zu gering sind, um sich durchsetzen zu können, braucht Spongia D4. Der Hoden klemmt und feuert stichartige Schmerzen nach oben. Seine *jodhaltige* Arznei verspricht durch ihr Adjektiv einen ausgeprägten Bezug zu allen *Drüsen*.
🥄 3 x 1 Gabe täglich

Conium D4

Der *Schierling* ist von ähnlicher jodhaltiger Wesenheit. Die inneren und äußeren Drüsen sind *steinhart* und ausgelaugt: Lymphknoten, Kropf (Struma), Bauchspeicheldrüsen, alle Genitaldrüsen und sein Lebensinhalt. Nur Hoden und Prostata senden noch Sekrete aus, doch nicht als Gabe in der Hingabe, sondern als ausfließender Ausdruck seiner *gockelhaften Geilheit*. Mit Conium D4 können wir ihm die Einsicht in ein seinem Alter angemesseneres Verhalten verschaffen.
🥄 3 x 1 Gabe täglich

Aurum D6

Einem Menschen, der nur nimmt und gewohnt ist zu nehmen, verkümmert das Organ des Gebens. In der Tat *schrumpfen* seine Hoden zu harten Knoten bis hin zur *krebsigen* Entartung. Ihm gebe ich zuerst Aurum D6 und nach vier Wochen gleich *D200,* alle Monate einmal. Dazwischen erhält er eine Gabe *Luesinum D200* als rettende Hoffnung, bevor er an allem *verzweifelt*.
🥄 3 x 1 Gabe täglich

Mercurius corrosivus D4

Sollten Sie von Ihrem Patienten von einer erworbenen und erlittenen *Syphilis* erfahren, deren Schmerzinsignum die *Nacht* bedeutet, dessen Harnröhre brennt, sticht zwischen sattem, grünem, *stinkendem Eiter*, dann versuchen Sie Mercurius corrosivus D4 als letzte Möglichkeit, bevor er *umnachtet*.
🥄 3 x 1 Gabe täglich

Hodenhochstand

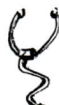

⇨ *Hodenbeschwerden*

Der mangelnde oder unvollständige Abstieg des Hodens aus der Bauchhöhle in den Hodensack erscheint recht häufig bei Kleinkindern. Die ebenso häufige, kinderärztlich angeratene Operation ist vor dem zehnten Lebensjahr ohne Sinn, denn der operative Eingriff soll doch eine Reifung der Hoden in der Bauchhöhle vermeiden. So viele frühreife Kleinkinder sind gar nicht zu erwarten! Es ist außerdem eine bekannte Tatsache, daß solche Kinder eher später als der Durchschnitt die Pubertätsreife betreten. Doch bekannte Tatsachen sind eben keine bewiesenen. Sicherlich haben wir homöopathischen Ärzte es leichter, da wir zusammen mit der Mutter das Kind beobachten und mit unserer Arznei begleiten. Auf diese Weise sind bisher alle vermißten Hoden aus ihrem Versteck vor besagtem Alter herausgekrochen.

Calcium carbonicum D12

Die meisten Kinder sind leicht *pastös*, „brav", leicht zu führen, sagen eh' zu allem „ja", was aber auch bedeutet, daß sie *keinen Widerstand* leisten, noch aufbringen. Diesem Bild und den versteckten Hoden können Sie ohne Bedenken Calcium carbonicum D12 zuordnen. Bei weiterem Nachfragen wird sich das Bild der Arznei nur vervollkommnen und bestätigen. Nehmen Sie sich die Zeit dazu und lassen Sie die Freude des Erkennens nicht vorüberstreichen. Sie dient der Vertiefung unserer Erfahrung.
🥄 2 x 1 Gabe täglich
Sollte Ihre Behandlung stocken, geben Sie eine Gabe *Tuberculinum GT D200* zwischendurch.

Pulsatilla D4

Gleich danach folgt eine Arznei, die sich mit obiger bedingt: die *Kuhschelle*, die nur auf *kalziumhaltigem* Boden gedeihen kann. Ebenso rundlich, ebenso liebenswert und noch *milder* erscheint uns das beim Ansprechen errötende Kind. Ihm gebührt Pulsatilla D4, das ebenfalls über viele Monate gegeben werden sollte.
🥄 3 x 1 Gabe täglich

Aurum D4

Dieses Kind schaut aus, als käme es gerade vom Fußballfeld, so *hochrot* und *hitzig* ist sein Gesicht. Das könnte der Wirklichkeit eines Schiedsrichters entsprechen, denn er ist ein unruhiger Geist, der gern *kommandiert*. Bei uns sitzt er jedoch still und *verschlossen* im Sessel wie in seiner Höhle. Bis er nach langem Zuwarten, unerwartet ärgerlich auffahrend, der Mutter kräftig *widerspricht*. Aus seinen Widerworten spricht lange gehegter, *unterdrückter Verdruß*, denn Widerspruch bedeutet ja nichts anderes als die Angst, sich mit anderen Ansichten auseinanderzusetzen. Und das ist nicht seine Art. In diesem Verhalten manifestiert sich bereits auf diskrete Weise die *drohende Steifheit* der Gedankenwelt, die, falls sie nicht mit Aurum D4 intensiv und lange behandelt wird, im Erwachsenenalter selbst- und umweltsbedrohend hervorbricht. Vom Krankheitsprozeß gesehen steht bei diesem Kind und bei der Arznei die *Hodenunter-*

Hodenhochstand

entwicklung infolge *Keimdrüsenschädigung* im Vordergrund. So sind wir fähig, sowohl aus dem Bild der Arznei als auch aus dem klinischen Prozeß des Patienten seine Entwicklung im voraus zu ersehen und sie mit der Arznei zum Guten zu wenden. Die *Wiener Schule* (Dorcsi) empfiehlt Tiefpotenzen bei prozeßhaften Erkrankungen. Mir juckt die Hochpotenz in den Fingern!

⌇ 3 x 1 Gabe täglich

Lachesis D12

Zustände abflachender Geisteskraft während der Sprechstunde darf ich mit zwei Empfehlungen beleben. Die erste ist für den *linksseitigen* Hodenhochstand, worin Sie in Lachesis D12 ein bewährtes Pendant finden. Abwegig kann die Bewährtheit nicht sein, denn es sind ja die Menschen, die fast nur auf der linken Seite ihres Körpers Beschwerden äußern, die auf diese Arznei ansprechen. Das erfahren Sie unter der *selbstdisziplinierenden* Maßgabe, daß Sie Ihren Patienten reden lassen und ihm auch *zuhören*!

⌇ 2 x 1 Gabe täglich

Apis D4

Die zweite Empfehlung bezieht sich auf den *rechtsseitigen* Hodenhochstand. Auch hier gilt die gleiche Ansicht wie oben, daß manche bewährte Arznei der Person entspricht, und wenn sie das tut, heilt sie mehr, als wir ahnen. Versuchen Sie Apis D4, und lassen Sie sich überraschen. Nur warten Sie nicht zu lange auf den Erfolg.

⌇ 3 x 1 Gabe täglich

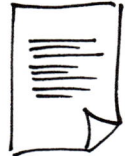

Notizen

Der kranke Mensch

Hüftarthrose
⇨ *Kniearthrose, Rheuma*

Die Hüfte hütet den Schwerpunkt unseres aufrechten Gehens und unserer Aufrichtigkeit. Sie bildet die Achse, um die wir uns drehen und hält den Körper in vollkommenem Gleichgewicht. Die Arthrose ist eine Versteifung, ist der Verlust unseres Schwerpunktdenkens, der Verlust unserer axiären Standpunktänderung, der Verlust unseres Eingebettetseins im kosmischen Gleichgewicht.

Calcium carbonicum D6

Zuerst begegnen wir einer Arznei für den *Beginn des Lebens* und einem Menschen, der immer wieder neu beginnen kann, wenn ihm die Beweglichkeit erhalten blieb. Das setzt voraus, daß sein Leben von *Ruhe*, von Wärme und dem bedingungslosen Gefühl von *Geborgenheit* erfüllt ist. Wenn er mit Arthrosen zu Ihnen kommt, können Sie diese Voraussetzungen als utopischen Traum ungefragt annehmen. Alle Gelenke sind verunstaltet, besonders Knie und Hüfte. Er klagt über schweres Gehen, bergan und *treppauf*. Als *frostiger*, leicht *schwitzender* Mensch meidet er *Kälte, Nässe* und *Zugluft*. Ihre ärztliche Umsorgung und Calcium carbonicum D6 geben ihm den nötigen Knochen- und Lebenshalt, ohne den er *haltlos* zu werden droht.
↪ 3 x 1 Gabe täglich

Calcium fluoratum D12

Er hat sein Leben mit anstrengender *Hektik* und prahlerischen Angebereien so sehr angetrieben, daß seine *derben*, verhärteten Gelenke ihn jetzt in die *Erschlaffung* treiben. Seine Muskeln zittern, zukken und *krampfen*, besonders *nachts*, wobei er sich schmerzlindernd *ausstreckt*. Hektische Menschen sind hitzig, meiden Wärme, Sonne und Bettdecke. Infolge des nächtlichen *Hitzestaus* kühlt er seine Gelenke über der Zudecke so lange, bis er zu frieren beginnt, sich wieder zudeckt und das *Auf-* und *Abdeckspiel* von vorne beginnt. Trotz allem überfällt ihn morgens ein *kurzlebiger Tatendrang*, wobei er jetzt eher seine Umwelt zu Taten drängt. Calcium fluoratum D12 wirkt auf seine chronischen, verhärteten Entzündungen und auf seine chronische, umweltfeindliche innere Entflammung.
↪ 2 x 1 Gabe täglich

Silicea D12

Aus der *Weichherzigkeit*, aber *Gewebesteifigkeit* dieses Menschen erahnen wir, daß sein weiches Herz die Härte, Kälte und Stürme der realen Alltagsumwelt nicht mehr abzuwehren wußte. Reißende, lähmende Schmerzen durchziehen Herz und Gelenke, so daß er *nicht darauf liegen* kann. Im Stehen droht seine Standhaftigkeit *einzusinken*. Nichts ist ihm geblieben, zu dem er sich hinbewegen könnte. Nur noch eine *trockene, warme* Umgebung und Silicea D12 erlauben seiner Erschütterung und Verzagtheit, nicht weiter zu gedeihen.
↪ 2 x 1 Gabe täglich

Hüftarthrose

Strontium carbonicum D12

Durch seine *destruktive* Anlage, die sich in den Gefäßen, Knochen und Gelenken austobt, hat er seine Gelenkigkeit verloren. Er hat sein Leben *verrenkt, verstaucht, verprügelt*. Als hitziger, kräftiger Mensch hat ihn die Hitzigkeit seiner Umwelt entflammt und zu *brennenden, bohrenden, ruckartig stechenden* Schmerzen verurteilt, die *periodisch* nachts oder tagsüber allmählich *an-* und *absteigen*. Durch Strontium carbonicum D12 wird auch sein gleichermaßen brennender, bohrender, schwindelerregender Kopfschmerz gleichermaßen geheilt werden.

🥄 2 x 1 Gabe täglich

Tellurium metallicum D6

Zerstörende *Röte* und nach *Heringslake* stinkende Schweiße beschreiben auch diesen Menschen. Sein Leben hat ihn und seine Gelenke *abgenutzt*, so daß er sie nicht mehr beugen und sich nicht mehr aufrichten kann. Sie schmerzen bei jeder unerlaubten Bewegung, beim draufliegenden Ruhen. Die *Hüftkapsel* und Sehnenansätze sind so verspannt, daß sie beim *Auswärtsdrehen* des Beines die Nerven verklemmen. Der Schmerz verläuft dann von der äußeren Hüfte *quer über den Oberschenkel* zur *Innenseite des Knies*. Das ist so ungewöhnlich, daß Sie allein daraufhin Tellurium metallicum D6 verordnen dürfen. Doch sollten Sie sich das faszinierende Erleben der ganzen Person nicht verwehren.

🥄 3 x 1 Gabe täglich

Notizen

Der kranke Mensch

Husten[6]
⇨ Erkältung

Die wichtigsten Eigenarten bei der Beobachtung des Hustens sind
- **die Art:** trocken, feucht, feines Rasseln, grobes Rasseln, Giemen, Pfeifen,
- **die Zeit:** tags, nachts, morgens, abends, um Mitternacht,
- **der Ort:** drinnen im Warmen oder draußen im Kühlen, beim Übergang vom Warmen ins Kalte oder vom Kalten ins Warme, beim Niederlegen oder Aufstehen, in Ruhe oder Bewegung und
- **die Beschaffenheit des Sekretes:** weiß, gelb, grün, flüssig, zäh, leicht löslich, schwer löslich.

Beginn

Aconitum D30 Jede Erkältung oder Entzündung bedarf schon *im Beginn* Aconitum D30, insbesondere wenn sie *plötzlich,* ungeahnt auftritt. Damit vermeiden Sie rasches, tiefgreifendes Fortschreiten der Erkrankung. Leider vergessen wir bei vielen Störungen, bereits den Beginn zu erfassen und zu behandeln. Wieviel Leid könnten wir uns durch gewandte Beobachtung und schnell folgende Arzneigabe ersparen.
🥄 1 Gabe einmalig

Kitzelhusten

Rumex D6 Der *Kitzelhusten,* der sich anfühlt, als habe man eine Feder im Hals, tritt beim *Übergang ins Kalte* auf. Kaum daß man das Haus verläßt, beginnt man zu hüsteln, zu niesen und die Nase läuft, was nach Rumex D6, 3 x 1 Gabe täglich, verlangt oder eine Gabe bedarfsweise nach Hustenanfall.
🥄 3 x 1 Gabe täglich

Bromum D6 Der gleiche Husten beim *Übergang ins Warme,* kaum daß man die Wohnung betritt, braucht Bromum D6. Kaltes Wasser in *kleinen* Schlucken lindert die trockenen Attacken vorübergehend.
🥄 3 x 1 Gabe täglich

Bellhusten

Belladonna D30 Der *trockene,* tief bollernde Husten, der oft Kinder nach dem *Niederlegen* ins Bett ereilt mit Verschlimmerung gegen Mitternacht, mit Schweiß und Verlangen nach *Wärme,* verlangt nach Belladonna D30. Sie können diese Gabe am folgenden Tag bedarfsweise wiederholen.
🥄 1 Gabe einmalig

---

[6] Siehe auch in „*Homöopathische Heuschnupfenfibel*" (⇨ S. 499).

Husten

Drosera D3

Der nächtliche, *trockene,* hohle, blecherne, krampfartige Husten mit Verschlimmerung um *Mitternacht* kann ein Hinweis auf einen beginnenden *Keuchhusten* (⇨ *Kinderkrankheiten*) oder auf einen sich anbahnenden *Krupp-Anfall* sein. Hier kann Drosera D3 äußerst effektiv sein, wobei Sie die Gabe nachts stündlich wiederholen.

🥄 3 x 1 Gabe täglich

Krupp-Husten

Aconitum D30

Der *Krupp-Husten* ist meist ein *plötzliches mitternächtliches* Geschehen mit lebensbedrohlicher Dramatik, Atemnot, Halsenge, trockenem, blechernem Husten oder mit Giemen, Pfeifen und Atmen wie durch einen feuchten Schwamm. Geben Sie zunächst Aconitum D30. Das beruhigt die zunehmende Angst des Kindes und die der Eltern. Oft genügen einige Kaffeelöffel, um den Anfall zu unterbrechen.

🥄 10 Tropfen in $^1/_4$ Liter Wasser gelöst, alle 5 Minuten einen Kaffeelöffel davon nehmen

Drosera D3

Bleibt ein *hohler, blecherner Krampfhusten* zurück, dann lassen Sie Drosera D3 folgen.

🥄 1 Gabe alle 10 Minuten, 3 x 1 Gabe ab dem folgenden Tag

Spongia D3

Verbleibt ein eher *bellender Räusperhusten* mit *schwammartiger, giemender Atmung* zurück, dann lassen Sie Spongia D3 folgen.

🥄 1 Gabe alle 10 Minuten, 3 x 1 Gabe ab dem nächsten Morgen

Wenn Sie Ihre Nerven nicht verlieren, werden Sie erleben, daß Ihr Kind keinen kortisonspritzenden Notfallarzt mehr benötigt. Sie selbst verlieren Ihre Angst gegenüber der Unwissenheit dieser Not.

Krampfhusten

Hyoscyamus D12

Ein eigenartiger, selten akuter, *krampfartig, trockener* Hustenanfall beim Niederlegen mit Kopfschmerz bei jedem Hustenstoß wird durch Hyoscyamus D12 beruhigt. Meist liegt eine seelische Komponente zugrunde wie bei chronischer Atemnot oder Asthma.

🥄 2 x 1 Gabe täglich oder 1 Gabe vor dem Zubettgehen

Erkältungshusten

Sticta D6

Ein *Erkältungshusten,* der uns ganzjährig ereilt, beginnt meist mit einem *Schnupfen* (⇨ *Schnupfen*) und *steigt* langsam über den Rachen *in die Bronchien ab*, während der Schnupfen sich bessert. Er ist meist trocken, auch mäßig feucht, verschlimmert sich beim Niederlegen und die *ganze Nacht*. Er hinterläßt bei jedem Hustenstoß ein Gefühl, als platze die Brust und der Hinterkopf, *wie zum*

Der kranke Mensch

Zerspringen. Er braucht Sticta D6. Brust und Kopf schmerzen vom vielen Husten.
↝ 3 x 1 Gabe täglich

Causticum D4

Ein ähnlicher Husten, ein ähnlicher Schmerz, jedoch *eher tags* und mit *wundem,* brennendem Gefühl im Rachen und hinter dem Brustbein, der sich auf viel frische, *kühle* Luft und viele Schlucke frischen, *kühlen* Wassers lindert, wird mit Causticum D4 geheilt. Meist setzt sich beim Husten *unbemerkt tröpfchenweise* Urin ab.
↝ 3 x 1 Gabe täglich

> Setzen Sie diese Arznei nie akut ein, sondern erst ab dem zweiten oder dritten Tag, wenn die Stimme rauh und *heiser* wird.
> Mischen Sie sie auch nie mit *Phosphorus,* auch nicht als Folgearznei. Beide sind Feinde, und Ihr Katarrh würde sich verschlimmern

Chronischer Husten

Ammonium bromatum D4

Ein chronischer Husten mit ähnlichen Empfindungen verschlimmert sich im *Warmen* und *eher nachts,* ist trocken bis mäßig feucht und braucht Ammonium bromatum D4, bis die Sekrete sich verflüssigen.
↝ 3 x 1 Gabe täglich

Ammonium carbonicum D3

Ein ähnlich quälender Husten ereilt uns in den *frühen Morgenstunden* mit Hustenattacken nach bereits tagelanger Erkältung. Er hört sich mäßig feucht an, empfindet sich tief *festsitzend* in der Lunge, das Sekret will sich nicht lösen. Die Hustenstöße, der Kreislauf, das Herz, der Allgemeinzustand werden immer *schwächer.* Hier hilft nur noch Ammonium carbonicum D3, bis das Sekret sich abhusten läßt.
↝ 3 x 1 Gabe täglich, bei Bedarf öfter

Stannum jodatum D4

Einen ebenso schwachen Allgemeinzustand beobachten wir bei länger dauerndem Husten mit ebenso *schwachen Hustenstößen,* jedoch leichter löslichem, aber doch schwer abhustbarem Sekret, das von gelber bis grüner, zäher, klumpiger Beschaffenheit ist und wie beim *Phosphor*-Bedürftigen *widerlich-süßlich* schmeckt. Allein schon bei letzterer Eigenart setzen Sie Stannum jodatum D4, bei Bedarf auch nachts, ein. Denn die Hustenanfälle treten eher *nachts* in Erscheinung.
↝ 3 x 1 Gabe täglich, bei Bedarf öfter

Bronchitis

Ipecacuanha D4

Für die leichte und häufige *Bronchitis* (⇨ *Bronchitis*) unserer zunehmend anfälligen Kinder mit Würgehusten oder *Brechhusten,*

Husten

haben wir zwei bewährte Arzneien, die Sie leicht zu unterscheiden lernen. Die eher zarten, blonden Kinder mit noch *rosigen* Wangen und *reiner,* nicht belegter *Zunge* brauchen Ipecacuanha D4. Das Sekret hört sich *grobblasig* an.

⤏ 3 x 1 Gabe täglich

Tartarus stibiatus D6
Die *blassen, übelgelaunten* Kinder mit *belegter Zunge* und *feinblasigem* Sekret brauchen Tartarus stibiatus D6. Diese Arznei finden Sie stellenweise auch unter dem Namen *Ammonium tartaricus.*

⤏ 3 x 1 Gabe täglich

Rippenfellentzündung

Apis D4
Die *Rippenfellentzündung* beginnt meist mit Fieber, viel Hitze und trockenem Husten mit *stechenden* Schmerzen in den unteren Brustabschnitten. Geben Sie erst Apis D4, besonders wenn *kein Durst* besteht und *Abkühlung* verlangt wird.

⤏ 1 Gabe 1-2stündlich

Bryonia D3
Besteht bei denselben Beschwerden heftiger, *brennender Durst* und eher Verlangen nach einem *warmen* Umschlag, dann geben Sie Bryonia D3. Der Hustenanfall verschlimmert sich trotz Verlangen nach Wärme beim *Übertritt ins Warme.*

⤏ 1 Gabe 2stündlich

Lungenentzündung

Phosphorus D12
Ähnlich beginnt eine *Lungenentzündung,* die, wie wir wissen, gleichzeitig mit einer Rippenfellentzündung auftreten kann. Wenn *Bryonia D3,* 1 Gabe stündlich, nicht gleich durchgreifend wirkt, geben Sie zusätzlich Phosphorus D12. In wenigen Tagen sind Sie oder Ihr Kind geheilt.

⤏ 2 x 1 Gabe täglich

Ausheilung

Hepar sulfuris D30
Oder ist der Katarrh endlich „*reif*", das Sekret gelb-grün und locker abhustbar, dann nehmen Sie zum Ausheilen Hepar sulfuris D30. Wenn Sie ein solcher Husten *bei trockenem, schönem* Wetter ereilt oder solches *verschlimmert* und feuchte Luft lindert, dann sprechen Sie auf diese Arznei besonders gut an.

⤏ 1 Gabe alle 12 Stunden

Sanguinaria D6
Manchmal, auffallend häufiger, ist der Katarrh endlich am Abklingen und unsere Freude trübt sich, wenn wir morgens wieder mit einem *trockenen* Husten erwachen, der auf keine der bisher erwähnten Arzneien anspricht. Trotzdem erwähnen wir, *Causticum* zu neh-

men, weil wir ihn ähnlich schmerzhaft *wund* und brennend empfinden. Hier hilft nur noch Sanguinaria D6, bis Sie endlich wieder frei atmen können.

3 x 1 Gabe täglich

Notizen

Impfschäden

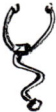

Impfschäden[7]

Im Kapitel *Kinderkrankheiten* habe ich Ihnen meine Ansichten über „Kinderschutz"-Impfungen dargeleg. Hier erfahren Sie, welche Folgeschäden eine Impfung hervorrufen kann. Störungen, die wir erst allmählich oder gar nicht mit ihrer Auslösung in Verbindung setzen. Aber das geschieht, wenn wir – unbewußt und unverantwortlich – der natürlichen Ausprägung des Abwehrsystems den Weg versperren: Von der schlecht heilenden Wunde bis zur Lähmung. Letztlich bleibt jedes ärztliche Handeln eine Frage der Erfahrung und Verantwortlichkeit des Arztes. Trotzdem ist die Impfung noch kinderärztliches Alltagsgeschehen und auch viele „homöopathische Eltern" bestehen darauf.

> Jede Impfung kann die gleichen Komplikationen hervorrufen wie eine selbsterlebte Kinderkrankheit.

Tetanus D200 Wenn der Wille der Eltern zu stark oder unsere Überzeugungskraft zu schwach ist, dann wollen wir wenigstens dem Kinde zuliebe den Komplikationen vorbeugend Einhalt gebieten. Dies tun wir mit entsprechenden *Nosoden*, die auch bei einer über viele Jahre zurückliegenden Impfung ihre heilende Wirkung zeigen. Tetanus D200 vor und/oder eventuell nach einer Tetanusimpfung, je nach Beschwerden. Ich habe nach einer solchen Impfung sich einschleichende *Schwäche*, allmählichen *Leistungsabfall* in der Schule und *Konzentrationsstörungen* beobachtet, die konstitutionell nicht zu erfassen waren. Erst *Tetanus* ließ die vormaligen Fähigkeiten wieder auferleben.
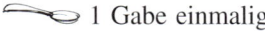 1 Gabe einmalig

Morbillinum D200 Sowohl bei *Masern*-Impfung als auch bei Folgebeschwerden oder am Ende der durchstandenen Kinderkrankheit geben Sie Morbillinum D200 vorher und/oder eventuell nachher, je nach Beschwerdebild. Schauen Sie auf alle Fälle im Kapitel *Kinderkrankheiten* unter *Masern* nach, wo die Komplikationen den Folgebeschwerden entsprechen können.
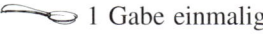 1 Gabe einmalig

Scarlatinum D200 Bei *Scharlach*-Impfung ebenso wie nach der Erkrankung hat sich Scarlatinum D200 vorher und/oder nachher bewährt, besonders wenn die häufige *Nierenentzündung* oder sich gar *Rheuma* entwickelte, wenn auch erst nach vielen Jahren.
 1 Gabe einmalig

---

[7] Siehe auch „*Bedrohte Kindheit*" (⇨ S. 499).

Der kranke Mensch

Phytolacca D4

Bei den rheumatischen Beschwerden geben Sie zusätzlich Phytolacca D4 über lange Zeit und setzen eine Gabe *Scarlatinum D200* gelegentlich, einmal alle 2-3 Monate, dazwischen.
↣ 3 x 1 Gabe täglich

Poliomyelitis D200

Die *Polio*-Schluckimpfung, die bei uns ungefragt und willkürlich schulärztlich durchgeführt wird, bedarf der *Nosode* Poliomyelitis D200 vorher und/oder nachher, je nach Schwere der *Folgeerscheinungen*.
↣ 1 Gabe einmalig

Gelsemium D6

Die Folgeerscheinungen können die ganze Palette der *Kinderlähmung* aufweisen. Hier hat sich zusätzlich Gelsemium D6, 3 x 1 Gabe täglich, bewährt oder auch in wöchentlichen *D30*-Gaben, wenn die Auslösung viele Jahre zurückliegt.
↣ 3 x 1 Gabe täglich

Variolinum D200

Treten nur *Lähmungen* der Augenmuskeln und/oder der Oberlider auf, so geben Sie anstatt *Poliomyelitis D200* Variolinum D200, in Verbindung mit *Gelsemium*. Das zeigt die Erfahrung.
↣ 1 Gabe einmalig

Variolinum D200

Die gleichen Lähmungserscheinungen an Augenmuskeln und Oberlidern können nach einer *Pocken*-Schutzimpfung auftreten. Auch hier hat sich Variolinum D200 bestens bewährt. Eine *Pocken-Impfung* kann eine schlummernde, *ererbte Anlage* aufblühen lassen, besonders die *lithämische*.
↣ 1 Gabe einmalig

Thuja D12

Ich gebe gern jedem Kind neben *Variolinum* zusätzlich Thuja D12, vier Wochen lang, um das Krankhafte in dieser Anlage zu mildern.
↣ 2 x 1 Gabe täglich

Kalium chloratum D4

Wir alle kennen die starke lokale Impfreaktion mit oft *geschwüriger* Veränderung und tragen deren sichtbare Narben. Wenn Sie rechtzeitig Kalium chloratum D4 verabreichen, wird dieser Schönheitsfleck vermieden werden.
↣ 3 x 1 Gabe täglich

Silicea D12

Das Schlimmste für Eltern und Kinder ist der bereits unter Wundstarrkrampf erwähnte *Leistungsabfall*, die geistige Erschöpfbarkeit. Denken Sie an Silicea D12, besonders wenn sich nach der Impfung körperliche Schwäche und *Mattigkeit* zugesellen.
↣ 2 x 1 Gabe täglich

Impfschäden

Die meisten Impfstoffe werden als Mischung, besonders als DTP (Diphtherie, Tetanus, Pertussis), verabreicht. Verlangen Sie zumindest Einzelimpfungen, so daß Sie die anfallenden Gifte gut ausleiten können.

Pertussinum D200

Bei *Keuchhusten*-Impfung geben Sie entsprechend Pertussinum D200 ...
↪ 1 Gabe einmalig

Diphtherinum D200

... und bei *Diphtherie*-Impfung folgerichtig Diphtherinum D200. Auch bei letzterer Impfung kann es zu *Lähmungserscheinungen* kommen.
↪ 1 Gabe einmalig

Apis D4

Nach der Impfung kann sich umgehend *Lähmigkeit* einstellen, aber auch vorangehende *Hirnhautreizung*. Das betroffene Kind beugt den Kopf zurück, als sei er aktiv zurückgezogen, fiebert *durstlos* (⇨ *Fieber*) und stößt *schrille* Schreie aus. Ihm hilft Apis D4 bis zur Entspannung.
↪ 1 Gabe 1-2stündlich

Einem 5jährigen Kind mit solchen schlaff gelähmten Extremitäten verordnete ich über einen hilfesuchenden Kollegen zunächst *Apis D200*, dann *Korsakow 1000 (M)* und später *Arsen D200* und *M*. Wir beide und die Mutter des Kindes erlebten, wie relativ rasch sich das Kind erholte und seine Muskeln sich stärkten.

Zincum metallicum D12

Ist bei solcher *Hirnhautreizung* der Schlaf unmöglich, weil die *Unruhe* in den *Beinen* ihn verhindert, dann erlauben Sie sich abends Zincum metallicum D12, bis Ruhe in das Leidensbild einkehrt.
↪ 1 Gabe täglich

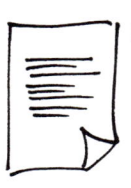 **Notizen**

Der kranke Mensch

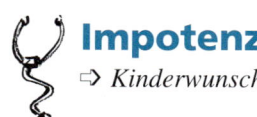
Impotenz
⇨ *Kinderwunsch*

Jeder Mann kann impotent werden. Das beweist die Erfahrung mit jenen Arzneien, die mit Vorliebe Männern hilfreich sind. Die Impotenz hat viele Gesichter und viele Auslösungen. Allen Gequälten ist jedoch ein sexueller Druck zu eigen, der letztlich auf gesellschaftlichem Sportsgeist oder Aberglaube beruht, gleichwertig zu sein, ohne zu wissen, daß sie es eigentlich schon sind. Man spricht nämlich darüber im Kegelklub, im Tennisklub – oh, verzeihen Sie! Beim Tennis schreibt man Klub mit „C"– indem man mit poliertem Potenzgehabe „vertrauliche Geschichten" preisgibt, eher beim Bier als beim Tennis. Aber man spricht darüber auch beim Kaffeeklatsch, bei der wöchentlichen Frauengymnastik für Übergewichtige und im frauenbevölkerten Reitverein. Dort allerdings ohne aufpolierte Verfälschung. Über die Freundin der Ehefrau, deren weitere Freundin mit der Freundin meines Freundes „verkehrt", erfährt man dann sein wirkliches Dilemma. Schwäche, Unfähigkeit, Spannung und Schuldgefühle sind das Ergebnis enteigneten Verhaltens.

Jeder impotente Mensch braucht Ihre volle Zuwendung, auch wenn er nur glauben gemacht wurde, so zu sein. Denn Impotenz bedeutet das *Unvermögen*, im Handeln kraftvoll zu sein, das seinerseits zur Auslösung neuen Leides wird.

Agnus castus D12

Ich darf Ihnen hierunter eine kurative Behandlung empfehlen, die uns befriedigenden Erfolg verspricht. Je näher allerdings die Arzneien dem *Ausdruck* des Patienten und unserem *Eindruck* entsprechen, desto größer gestaltet sich unser Erfolg. Wenn ich den der ersten Arznei entsprechenden, *nervenzerrütteten*, sexuell geschwächten Menschen vor mir sehe, so denke ich unwillkürlich an das Bild des Abtes, der seinen Mönchen die getrocknete Pflanze auf den heißen Penis streute. Im gegensätzlichen Denken der Homöopathie ist diese Hitze bei unserem Patienten verlorengegangen, weshalb wir ihm Agnus castus D12 verordnen, damit er seine alten, *hypochondrischen* Sünden und deren Folgen überwinden kann. Der Jahrtausende alte Volksname der Pflanze heißt *Mönchspfeffer* oder *Keuschlamm* mit Betonung auf keusch!
  2 x 1 Gabe täglich

Caladium D12

Im Geistigen gleichen sich alle drei Männer, indem sie den Traum vom großen Thai-Sex träumen. Dieser steigert sich gedanklich in schwindelnde Höhen, bis ihm tatsächlich *schwindelig* wird, bis es ihm durch *Heiserkeit* die Sprache verschlägt oder es ihm durch *Asthma* den Atem versetzt. Wenn Sie ihn als Lebenspartner begleiten, dann wird er Ihren *zärtlichen Zuspruch* und Caladium D12 am höchsten schätzen, gleichgültig, ob Sie den Koitus ablehnen oder zu häufig fordern.
  2 x 1 Gabe täglich

Selenium D12

Zu viel Kräfte, zu viele Säfte sind ihm durch seine Wirklichkeit verlorengegangen, so daß er von einem kraftvollen, saftvollen Le-

Impotenz

ben nur noch träumen kann. Bis er auch diesen Traum durch Trokkenheit und Dranglosigkeit ersetzt: Im und am Kopf, so daß ihm die *Haare ausfallen*; im Rachen, so daß die *Stimme* ihn *versetzt*; im Schlaf, so daß das *Kreuz* ihm danach *bricht*; im Darm, so daß der *Stuhldrang* ihm *fehlt*. Empfehlen Sie ihm Selenium D12, zusammen mit dem Hinweis, seine Hauptmahlzeiten, die aus Kaffee, Zigaretten, Wein, Cognac und Salzigem bestehen, durch mäßiges Essen und Trinken und durch Spaziergänge an der frischen Luft zu ersetzen.

🥄 2 x 1 Gabe täglich

 **Notizen**

Der kranke Mensch

Insektenstiche

Wer viel gereist ist, kennt die Stechmückenplage und weiß zu erzählen, wie lange ein Stich jucken kann, falls er sich nicht gar entzündet. Insbesondere wenn Sie eine allergische Anlage ererbt haben, werden Sie sich eher mit diesem Kapitel auseinandersetzen, als Ihrer Haut weiterhin eine mückenabstoßende Chemikalien-Lotion zuzumuten.

Apis D30

Schnaken lieben ländliches Milieu, städtischen Abfall und Dunkelheit. In heißen Ländern pflege ich dicke Jeans und halbhohe Stiefel zu tragen, um die bevorzugte Stech- und Sauggegend, Unterschenkel und Knöchel, zu schützen. Trotzdem verbleibt uns, die allabendliche Urlaubsbeschäftigung, die schwirrenden, opfersuchenden Plagegeister von den unbedeckten Stellen unseres Körpers zu verjagen. Sind Sie teilweise erfolglos, so haben Sie Apis D30 in Ihrer Reisetasche und nehmen stündlich 1 Gabe, bis der akute, stechende Brennschmerz vergeht.
~ 1 Gabe stündlich
Ich selbst nehme gern mit Erfolg *Apis D200*, 1 Gabe einmalig. Diese hohe Potenz empfehle ich Ihnen besonders bei *Bienen-* und *Wespenstichen*. Die Gabe wiederholen Sie im Notfall nach 10 Minuten, und Sie werden erleben, wie rasch Schmerz und Schwellung vergehen. Eine *kühle* Auflage beschleunigt das Schmerzvergehen.

Ledum D3

Es gibt Menschen, die aus unerklärlichen Gründen auf *Apis* nicht reagieren. So erging es meiner britischen *Tante Kaye*, die, frisch zu Besuch, Schnakenstiche aus England importierte. Eher von mir vernachlässigt, nahm sie erfolglos 2 Tage lang *Apis*. Nachdem sie mich am dritten Tag als unfähigen Homöopathen beschimpfte, stellte ich ihr Ledum D3 auf den Tisch. Nach nur 3 Gaben war sie schmerzfrei und voll des Lobes. *Ledum* ist eine wertvolle *Verletzungs-* und *Rheuma*-Arznei – als *Folge von Stich* verstanden –, wobei ebenso *kühle* Auflagen lindern.
~ 1 Gabe stündlich

Staphisagria D12

Das Schöne an der Homöopathie ist, daß wir nicht nur eine heilende Arznei für jegliche Störung besitzen, sondern auch vorbeugend wirken können. So lehrt uns die Erfahrung, daß Staphisagria D12 unser Blut für Stechmücken fast ungenießbar verändert. Vielleicht ist es der *unterdrückte zornige* Anteil in Ihrem Blut, den diese Arznei besänftigt und der – unbesänftigt – nährende Schnakenlabsal für weitere Aggressionen gegen menschliche Urlaubshaut in sich birgt.
~ 1 Gabe morgens

Eine zunehmende Plage in unseren Breitengraden sind die *Zeckenbisse*. In den vergangenen Sommern brach unter Müttern eine Hysterie aus mit dem Wunsche nach vorbeugender Zeckenserum-

Insektenstiche

Injektion wegen eventueller Hirnhautentzündung. In der Tat habe ich viele Zecken entfernt, auch an meinem Oberschenkel, jedoch die Injektion abgelehnt. Die Zecke läßt sich einfach entfernen, indem Sie zuerst die Öffnung einer Alkoholflasche – auch in genußreicher Form – über die Zecke stülpen und den so betäubten Plagegeist dann mit einer Pinzette entgegen dem Uhrzeigersinn aus der Haut drehen. Mit einer Gabe *Ledum D200* entließ ich meine Patienten.

Lachesis D12

Andere Zeckenbisse sah ich erst später, als sie bereits *dunkelrot* geschwollen waren. Nach der Entfernung gab ich Lachesis D12. Auch alle anderen Stiche, die diese dunkelrote bis *blaurote* Farbe annehmen, bedürfen dieser Arznei, um eine Blutvergiftung zu vermeiden.

🥄 2 x 1 Gabe täglich

Acidum carbolicum D6

Eine solche *Blutvergiftung* kann sich auch bei einer neuen, von der Natur erfundenen Plage ausbreiten, die durch Stiche von *Kriebelmücken* verursacht wird. Die Kriebelmücke ist von fliegenähnlicher Gestalt, allerdings kleiner als unsere Hausfliege, und ist schwarz gefärbt. Bisher haben sie sich mit Säugetierblut begnügt und belästigten vor allem unsere Kühe und Pferde. Seit ein paar Jahren saugen sie ebenso gern das Blut des Menschen. Ihr Speichel ist so giftig, daß die Einstichstelle rasch vereitert und die nahegelegenen Blutgefäße sich ebenso rasch entzünden. Obwohl die Farbe der Entzündung *blaurot* wie bei *Lachesis* erscheint, ziehe ich Acidum carbolicum D6, 1 Gabe 2stündlich zu Beginn, vor. Die Beine sehen dramatisch aus. Einige meiner derart befallenen Patienten hatten sich *Lachesis D12* bereits selbst verordnet, da solche Ereignisse bekannterweise beim Wochenendspaziergang im Grünen geschehen. Geben Sie *Acidum carbolicum* vor allem dann den Vorzug, wenn sich auf der Einstichstelle zuerst ein *stark juckendes Bläschen* findet, das nach dem Kratzen *entsetzlich brennt*. Seien Sie getrost, diese Arznei tröstet Ihren Schmerz und Ihre Entzündung mit ebensolcher Geschwindheit wie ihr Erscheinen.

🥄 1 Gabe 2stündlich

In gleicher Weise schmerzerlösend erlebte ich selbst diese Arznei bei *Wanzenbissen*, die ein ähnliches Bläschen erscheinen lassen und ebenso ätzend jucken. Sie meinen, wo ich denn heute noch Wanzen begegne? Nun, auf Reisen außerhalb unserer hygienisch geleckten westlichen Wohnkultur!

Notizen

Kater

Die Puritaner unter den homöopathischen Ärzten verbieten ihren Patienten den Alkohol, auch den Kaffee und das Rauchen. Sie selbst sind bemerkenswerte, manchmal auch merkwürdige Heilige. Ich stelle diesen Anspruch weder an meine Person noch an meine Patienten, sondern empfehle Zurückhaltung bei chronisch lebererkrankten, gichtigen Patienten und bei Trinkern. Bei letzteren hat die Empfehlung, von wem auch immer, ohnedies kaum sinnigen Erfolg. So „sündigen" wir allemal, und das gesellschaftliche Gefüge ist dazu angetan, der „Sünde" nachzugeben. Wobei ich den Genuß nur dann als „Sünde", als krankhaft betrachte, wenn ich Schnaps brauche hinter verschlossener Tür, Kaffee brauche, um mich fortwährend aufzuputschen, und kettenweise Zigaretten inhaliere. Ein Glas Wein, eine Tasse Kaffee, eine gute Zigarette oder Zigarre mit liebenswerten Menschen geteilt, haben eher den Charakter einer heilenden Zutat.

Nux vomica D30 So „sündigen" wir alle einmal, sind gelegentlich *übermäßig* gefräßig, geil und versoffen. Wenn Sie Ihre Vorhaben voraussehen, nehmen Sie schon vorher Nux vomica D30 und wiederholen diese Gabe nochmals nach Ihrer Ausschweifung, was vor dem Zubettgehen nötig wird. In der Regel erwachen Sie dann morgens, auch notwendigerweise frühzeitig, mit klarem Kopf, obwohl Sie eigentlich den Kater erwarten.
 1 Gabe einmalig

Außer der Regel sind morgendliche Zustände, bei denen *Nux vomica* nicht ausreiche, um die Leber von alkoholischen Abfallprodukten zu reinigen. Drei Folgezustände sind mir bekannt und drei hilfreiche Arzneien dafür.

Carbo vegetabilis D30 Carbo vegetabilis D30 behebt die allgemeine *Müdigkeit* den *Nakken-Hinterkopf-Druck* und den *geblähten Oberbauch*.
 1 Gabe einmalig

Tabacum D30 Ist Ihnen obendrein noch *übel* und elend im Oberbauch zumute, so befreit Sie Tabacum D30 von dem Gefühl einer frühjugendlichen Nikotinvergiftung.
 1 Gabe einmalig

Cocculus D12 Schwindelige *Dusseligkeit,* so daß Ihnen die Kaffeetasse aus der Hand rutscht, wird durch Cocculus D12 behoben. Eventuell wiederholen, denn hier liegt als Auslösung der Störung keine Folge des Genusses, sondern eine *Folge der Übernächtigung,* der mangelhafte Schlaf, zugrunde.
 1 Gabe einmalig

Vergessen Sie diese hilfreichen Begleiter unserer Unvollkommenheit nicht.

Kater

Notizen

Der kranke Mensch

Kinderkrankheiten

Alle Kinderkrankheiten sind Ausdruck einer angeborenen, ererbten Minderwertigkeit des Abwehrsystems. Der Sinn der Erkrankung liegt darin, diese Minderwertigkeit zu überwinden. Dies erklärt die lebenslange Immunität gegen die durchgemachte Kinderkrankheit. Das Abwehrsystem ist gereift. Nach der Erkrankung bemerken wir bei unseren homöopathisch behandelten Kindern, daß die Anfälligkeit gegen Erkältungen, die Kränklichkeit, nachläßt oder verschwindet.

> Die vorherige Impfung mit Virusstoffen verhindert die Möglichkeit einer natürlichen Ausprägung des Abwehrsystems und der Widerstandskraft und damit auch einer natürlichen, harmonischen Entwicklung der körperlich-leiblichen Funktionen und des seelisch-geistigen Gefüges (⇨ *Impfschäden*).

Durch den Verlauf der Erkrankung und ihrer Komplikationen erfassen wir Homöopathen den Gesundheitszustand Ihres Kindes. Entsprechend dem Abwehrzustand wird die Kinderkrankheit dynamisch behandelt. Das heißt, gewöhnlich nicht nur mit einer Arznei, die anfangs zutrifft, sondern mit verschiedenartigen Arzneien entsprechend dem Krankheitsbild des betroffenen Kindes.

> Bei Komplikationen während oder nach der Erkrankung bitten Sie Ihren Homöopathen um Rat.

Keuchhusten
⇨ *Husten*

Diese Erkrankung soll von unseren Kindern gut durchgestanden werden, weil sie eine positive charakterliche Änderung nach sich zieht. Ich wende mich verständlicherweise an die Eltern mit der Bitte, Geduld zu üben, Geduld, die uns klüger werden läßt.

Belladonna D30 — Die Hustenanfälle beginnen meist abends im Bett und halten die *Nacht* über an. Der Husten ist *trocken, bellend,* das Kind *hitzig* und möchte *warm* eingehüllt werden. Geben Sie am Abend Belladonna D30. Ihr Kind *weint vor dem Husten*, weil ihm der *Bauch weh* tut.
🥄 1 Gabe einmalig

Arnica D30 — Gleichermaßen *weint* dieses Kind *vor dem Husten*, weil es den heftigen Kitzelhusten vorausahnt und ihm die *Brust* entsprechend *weh* tut. Das sollte mit Arnica D30 kein Problem mehr sein.
🥄 1 Gabe bedarfsweise

Drosera D3 — Wird der Husten eher *hohlklingend,* als huste man in einen leeren Kochtopf, verschlimmert er sich um *Mitternacht bis 2 Uhr* morgens, dann lassen Sie Drosera D3 folgen und geben eventuell auch nachts 1 Gabe. Ihr Kind *hält sich* den Brustkorb oder den *Bauch* fest beim Husten.
🥄 3 x 1 Gabe täglich

Kinderkrankheiten

Spongia D3

Wird der Husten eher krächzend, kratzend, *giemend,* als atme man durch einen *Schwamm,* und verschlimmert er sich beim *Niederlegen* des Kindes am Abend und *um Mitternacht,* dann ist eher Spongia D3 angezeigt. Auch diese Arznei kann nachts wiederholt werden. Aufgrund der homöopathischen Behandlung begegnen wir Komplikationen nur noch selten. Mit den bisher aufgeführten Arzneien wird der Keuchhusten oft rasch überwonnen.

↳ 3 x 1 Gabe täglich

Coccus cacti D6

Der Husten bleibt meist trocken. Selten verflüssigt sich das Sekret zu *dickem, glasigem, fadenziehendem* Schleim. Die Anfälle treten eher abends beim *Niederlegen* und *morgens* beim Erwachen auf, klingen *wie ein Raucherhusten* und werden mit einem stets bereiten Glas *kühlen Wassers* und mit Coccus cacti D6 unterbunden. Diese Arznei hilft ausgezeichnet hier wie beim Raucherhusten.

↳ 3 x 1 Gabe täglich

Cuprum metallicum D30

Häufig verfärbt sich beim Hustenanfall das *Gesicht* des Kindes *blau,* insbesondere beim Husten, wie er attackenweise *würgend* und krächzend, unter *Drosera* beschrieben, ohne Pause auftritt. Die Daumen Ihres Kindes sind in die Fäuste geballt und brauchen Cuprum metallicum D30 zur Entspannung.

↳ 1 Gabe einmalig und bedarfsweise

Sanguinaria D6

Nach der akuten Spanne der Erkrankung kann ein *hartnäckiger, trockener* Husten überdauern. Das Blut staut sich dabei im Kopf, was als *pulsierender Kopfschmerz* geklagt wird. Das *Gesicht* verfärbt sich *rot.* Sanguinaria D6 wird die Ausheilung einleiten.

↳ 3 x 1 Gabe täglich

Bromum D6

Ebenso kann sich nach der akuten Phase eine Entzündung des Kehlkopfes und der Luftröhre mit *Heiserkeit* entwickeln. Der Husten, eher ein *Reizhusten* mit Räusperzwang und *Kältegefühl im Rachen,* verschlimmert sich im *warmen* Zimmer, im warmen *Frühjahr,* bei *schwülem* und *naßkaltem* Wetter und beim *Niederlegen.* Das Kind verlangt nach *kleinen* Schlucken *kalten* Wassers und nach Bromum D6, was den Reiz und auch diese Komplikation ausheilt.

↳ 3 x 1 Gabe täglich

Masern

Aconitum D30

Meist beginnt diese Erkrankung mit Fieber *ohne Schweiß*. Steht die *trockene* Hitze mit *viel Durst* und *unruhiger Angst* im Vordergrund, so geben Sie zuerst Aconitum D30.

↳ 1 Gabe einmalig

Der kranke Mensch

Apis D30 Steht jedoch anfänglich die *Schwellung der Haut* und *Schleimhäute* im Vordergrund und Ihr Kind äußert *keinen Durst,* dann geben Sie eher Apis D30.
🥄 1 Gabe einmalig

Euphrasia D12 Mit dem Ausbruch des Ausschlages formen sich Begleiterscheinungen aus, wie wir sie aus dem Volksmund kennen: „*verheult, verrotzt, verschleimt*", Bindehautentzündung, Schnupfen, Husten in der Reihenfolge ihres Auftretens. Die *Bindehautentzündung* verlangt nach Euphrasia D12, eventuell auch als Augentropfen.
🥄 2 x 1 Gabe täglich

Pulsatilla D4 Der *Schnupfen* wird *zäh, mild* und *gelb-grün*, Fieber, Durst und Kind bleiben ebenso *mild* wie die Ausscheidungen. Jetzt brauchen Sie Pulsatilla D4.
🥄 3 x 1 Gabe täglich

Bryonia D3 Meist tritt danach der *harte, trockene, schmerzhafte Husten* auf, das Fieber besteht unbeeinflußbar fort, Ihr Kind wird *schläfrig* und phantasiert vielleicht. Geben Sie jetzt Bryonia D3.
🥄 1 Gabe stündlich

Sulfur D30 Danach erst kann ein *Juckreiz* erscheinen, der sich auf Sulfur D30 lindert und den leicht *violetten* Ausschlag voll zur Blüte bringt. Oder Ihr Kind erholt sich nur langsam, ist schwach, *entkräftet* und wird schwächer.
🥄 1 Gabe einmalig

Komplikationen bei Masern

Für jedes Stadium der Erkrankung haben wir eine passende Arznei, auch für die Komplikationen:

Silicea D6 *Atemnot* und *Durchfall* verlangen nach Behandlung mit Silicea D6.
🥄 3 x 1 Gabe täglich

Camphora D1 Die gelegentliche *Kreislaufschwäche* wird mit Camphora D1 behoben.
🥄 1 Gabe bedarfsweise

Carbo vegetabilis D30 Bei *Ohnmachtsneigung* gibt man Carbo vegetabilis D30 (⇨ *Ohnmacht*).
🥄 1 Gabe bedarfsweise

Moschus D12 Die weniger häufige *Masernhirnentzündung* heilt mit Moschus D12.
🥄 2 x 1 Gabe täglich

Kinderkrankheiten

Alle Erscheinungen bedürfen empfindsamer Beobachtung durch die Eltern.

Mumps

Belladonna D30

Auch der Mumps nimmt bei Kindern vor der Pubertät einen gelinden Verlauf. Das anfängliche *Fieber* ist mit Belladonna D30 gut beherrschbar.
⤳ 1 Gabe einmalig

Mercurius solubilis D30

Besteht ein starker *Speichelfluß* und lindern sich die Beschwerden durch *Kühle*, geben Sie Mercurius solubilis D30.
⤳ 1 Gabe täglich
Dies ist auch bei jungen Menschen während oder nach der *Pubertät* angezeigt, da es zu einer Entzündung und Unfruchtbarkeit der *Keimdrüsen* kommen kann. Beachten Sie dabei die sogenannte *Mercur*-Zunge! (⇨ *Halsschmerzen*)

Pulsatilla D6

Desgleichen kann geschehen, wenn ein *schleichendes Fieber* die Infektion begleitet: Hoden, Nebenhoden oder Eierstöcke schwellen, schmerzen und verlangen besänftigend nach Pulsatilla D6.
⤳ 3 x 1 Gabe täglich

Barium carbonicum D4

Die weiche *Schwellung* der Ohrspeicheldrüsen, welche die Kieferwinkel immer beidseitig verdeckt, geht gewöhnlich in 8 bis 10 Tagen zurück. Besteht sie fort und fühlt sich *eher hart* an, lassen Sie Barium carbonicum D4 folgen, bis die Kieferwinkel wieder tastbar sind.
⤳ 3 x 1 Gabe täglich

Röteln

Aconitum D30

Sie sind von den Masern kaum unterscheidbar, verlaufen auch meist nicht so störungsreich wie diese. Geben Sie, wie immer zu Beginn des *trockenen Fiebers* mit ängstlicher Ruhelosigkeit, Aconitum D30, und wiederholen Sie diese Gabe am nächsten Tag, falls das Fieber noch besteht. Wenn nicht, ist der Verlauf ohne weitere Behandlung regelrecht.
⤳ 1 Gabe einmalig

Zincum metallicum D30

Der *Ausschlag,* wie bei Masern, muß gut herauskommen. Er erscheint von oben nach unten und heilt in dieser Weise ab. Erscheint er nicht eindeutig oder *schwach,* dann geben Sie Zincum metallicum D30 dazwischen, um eventuelle Folgen des unterdrückten Ausschlages (z.B. durch vorherige Impfung) zu vermeiden.
⤳ 1 Gabe einmalig

Der kranke Mensch

Scharlach

Diese Erkrankung tritt epidemisch auf, d.h. es erkranken immer mehrere Menschen gleichzeitig. Sie beginnt mit Fieber (⇨ *Fieber*) vor dem Ausschlag. Der Fieberverlauf kann verschiedenartig sein.

Apis D30
Trockene Hitze *ohne Durst, glatte trockene Zunge* verlangen nach Apis D30, bis der Ausschlag erscheint.
≈ 1 Gabe 1-2stündlich
Ist dann das Gesicht *geschwollen,* fahren Sie mit 1 Gabe täglich fort. Bei solchem Verlauf kann der Ausschlag ausbleiben, dafür jedoch der Hals *geschwürig* werden. Auch dabei heilt *Apis.*

Belladonna D30
Eine andere Fieberart mit *Röte* im Gesicht, die Zunge wie eine *Erdbeere,* mit viel *dampfendem Schweiß* und Verlangen nach *warmem* Einhüllen braucht Belladonna D30. Der daraufhin folgende Ausschlag ist eher *flach* und glatt und bedarf weiterhin dieser Arznei bis zur Abheilung. *Belladonna* beugt am besten den so gefürchteten Komplikationen vor!
≈ 1 Gabe 1-2stündlich

Lachesis D12
Der eher *septische Verlauf* mit *trockener Hitze* im Wechsel mit *Frostschauern* und Schüttelfrost, *trockenem Mund* und *viel Durst* braucht Lachesis D12. Tritt im Verlauf Schweiß ein, fühlt sich der Erkrankte erleichtert. Der Ausschlag ist eher *bläulich-rot,* Ihr Kind begehrt der *Kühle.* Das sind die Arzneien für die erste akute Phase. Das Gesicht ist bisher von *roter* Farbe.
≈ 2 x 1 Gabe täglich

Lycopodium D4
In der zweiten Phase kann unser Patient *blaß* werden und sich *schwach* fühlen. Lycopodium D4 baut wieder auf, besonders wenn es sich um einen schlanken, *hageren* Menschen handelt.
≈ 3 x 1 Gabe täglich

Mercurius solubilis D30
Bei Halsentzündung (⇨ *Halsschmerzen*) mit eitrigen Belägen, stinkendem Atem, großer, weiß-grau belegter Zunge, die an ihrem Rand Zahneindrücke aufweist, und mit stinkendem, lästigem Nachtschweiß geben Sie Mercurius solubilis D30.
≈ 2 x 1 Gabe täglich

Acidum nitricum D6
Sind die *eitrigen* Beläge von *Geschwüren* durchsetzt bei gleichen Begleiterscheinungen, dann geben Sie eher Acidum nitricum D6.
≈ 1 Gabe täglich

Ailanthus D6
Der *Ausschlag* ist ebenso vielgestaltig wie das Fieber. Wir kennen bereits seine Erscheinungen, wie sie bei *Apis, Belladonna* und

Kinderkrankheiten

Lachesis beschrieben stehen. Der *großfleckige, dunkelrote* Ausschlag nun verlangt nach Ailanthus D6. Das Gesicht ist erst *hochrot,* dann *blaß* und *bläulich.* Das Fieber wechselt mit Frostschauern. Unser Patient wird *schwächer,* benommener und ist mit *kaltem* Schweiß bedeckt. Das Bild des „bösartigen Scharlachs". Ein eher bedrohlicher Verlauf, der sich mit Sicherheit nicht derart entwickelt, wenn Sie von Anbeginn gut beobachten und die passende Arznei wählen.
⌒ 3 x 1 Gabe täglich

Rhus tox D30 Wenn der *Juckreiz* plagen sollte, verabreichen Sie zwischendurch Rhus tox D30, am besten abends.
⌒ 1 Gabe einmalig

Barium carbonicum D4 Nach der Erkrankung können sich Störungen einstellen, von denen die häufigsten beschrieben seien. Bleiben die *Lymphdrüsen* groß und *hart*, hilft Barium carbonicum D4.
⌒ 3 x 1 Gabe täglich

Thuja D6 Bleibt ein *Erkältungsinfekt* mit Husten und Schnupfen zurück, hilft Thuja D6.
⌒ 3 x 1 Gabe täglich

Cantharis D6 Und stellt sich nachher eine *Entzündung der Harnblase* ein, heilt Cantharis D6 die Restbeschwerden aus.
⌒ 3 x 1 Gabe täglich

Windpocken

Antimonium crudum D4 Fast alle Kinder sind für Windpocken empfänglich, die im allgemeinen gelinde verlaufen. Wenn Sie die ängstliche Unruhe mit *Aconit* oder die starken pulsierenden Kopfschmerzen im schläfrigen Fieber mit *Belladonna* ausgeglichen haben, dann ist die erste Arznei Antimonium crudum D4.
⌒ 3 x 1 Gabe täglich

Für den juckenden Bläschenausschlag empfehle ich gern *Antijuck-Puder*.

Rhus tox D30 Den instensiven *Juckreiz* eines kräftig *roten* Bläschenausschlages beherrschen Sie mit Rhus tox D30, womit Sie meist keine weiteren Arzneien benötigen.
⌒ 1 Gabe bedarfsweise

Sulfur D30 Bleibt der *Juckreiz* aber reaktionslos und *unerträglich*, geben Sie Sulfur D30.
⌒ 1 Gabe einmalig, mit eventueller Wiederholung

Der kranke Mensch

Mercurius solubilis D30 Werden die Bläschen *eitrig*, so dürften Sie den *brennenden, nächtlichen* Schmerz mit Mercurius solubilis D30 löschen.
  1 Gabe täglich

Antimonium crudum D4 Auch der *Husten* nach der Erkrankung, als häufigste Komplikation, spricht sehr gut an auf Antimonium crudum D4.
  3 x 1 Gabe täglich

Sulfur D30 Ist die Erkrankung überstanden, wiederholen Sie Sulfur D30, zur besseren Ausscheidung der Gifte.
  1 Gabe einmalig

Jetzt haben Sie beim Lesen und Lernen so viel erfahren, daß Ihnen die Angst vor der Bedrohlichkeit und Dramatik bestimmter Kinderkrankheiten sicherlich genommen ist.

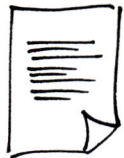 **Notizen**

Kinderschlaf

⇨ *Schlafstörungen*

Das gesunde Kind schläft ausgestreckt auf Bauch oder Rücken, die Arme über dem Kopf. Der gestörte Schlaf des Kindes hat Folgen bis tief in die Gemütsverfassung einer gesamten Familie. Das Kind, das nachts aufwacht, sich in seinem Zimmer allein und ängstlich fühlt, ins elterliche Bett wandert und weiterschläft, hat ein natürliches Anrecht, nicht allein zu sein und dafür die wohlig-warme Körpernähe seiner Eltern zu spüren. Nur wenige Erwachsene werden sich durch solches Verlangen gestört fühlen, ebensowenig wie durch gelegentliches weinerliches oder schreiendes Erwachen in der Folge von Gemütsbewegungen wie Alpträumen, Schreck, Geister- und Gespenstersehen. Es ist die allnächtliche Störung von Geschwistern und Eltern, die uns verzweifeln läßt.

Belladonna D30 — Fast alle Kinder verlangen nach Licht, da die Dunkelheit Geister und Ungeheures ausformt. Die meisten schlafen damit gut ein und sind beim gelegentlichen Erwachen beruhigt, die vertraute Umgebung zu erkennen. Erst wenn schwere Träume plagen, das Kind *redet, stöhnt, zuckt, schlägt,* den *Kopf hin und her rollt* und mit den *Zähnen knirscht,* fährt es *aufschreiend* aus dem Schlaf. Geschieht dies *im ersten Schlaf* vor Mitternacht, erwacht das Kind mit *hochrotem* Kopf, *glänzenden* Augen, *Schweiß* am Vorderkopf und erzählt unter Tränen von *gespenstigen Geräuschen,* dann wird Belladonna D30, an einem bis drei Abenden gegeben, die Nacht wieder zur Erholung werden lassen.
⟹ 1 Gabe einmalig

Stramonium D30 — Bemerken Sie die gleichen Erscheinungen, jedoch mit *ausgeprägter Angst* vor der *Dunkelheit*, wobei das Kind *schreiend* aus dem Schlaf *auffährt,* aus dem Bett *flieht,* sich an die Umstehenden *anklammert,* seine Umgebung *nicht erkennt* und von *fratzenhaften Tieren* berichtet, dann geben Sie ihm Stramonium D30, an einem bis drei Abenden. Sehr häufig angezeigt!
⟹ 1 Gabe einmalig

Chamomilla D30 — Ein anderes Kind, das aus dem Bett *flieht*, nachdem es öfter nachts frech und *schrill schreiend* aus dem Schlaf fährt, will erst gar nicht zu Bett. Trotz Müdigkeit wehrt es sich mit Händen und Füßen. Ist dann das allabendliche Zu-Bett-Geh-Drama überstanden, hören Sie es ärgerlich mit dem *Kopf gegen die Wand* oder Bettkante *schlagen* und kurz über lang steht es, lauthals verdrießlich schreiend, inmitten des gemütlichen Abends, will herumlaufen und *herumgetragen* werden, was es besänftigt. Bevor sich der Teufelskreis von Niederlegen, Erwachen, Herumtragen und Besänftigung ausprägt, geben Sie rasch Chamomilla D30, ebenso an mehreren Abenden. Die telefonischen Danksagungen solcher großtyrannisierten Familien sind nicht nur für uns Homöopathen eine Labsal.
⟹ 1 Gabe einmalig

Der kranke Mensch

Aconitum D30 Das ängstliche, eher *schlanke* Kind – die bisher erwähnten sind eher *rundlich* –, das gelegentlich mit *Todesangst* unruhig aus dem Schlaf erschrickt, vielleicht wegen schreckhafter Träume, braucht nur an drei Abenden Aconitum D30, und es beruhigt sich rasch wieder.
 1 Gabe einmalig

Phosphorus D12 Das sehr *zarte*, phantasiereiche, lebendige, *ängstlich-feige* Kind mit Angst vor Alleinsein und Dunkelheit, so daß es trotz Licht, Müdigkeit und zusehends *blassem Verfall* seiner sonst rosigen Gesichtsfarbe abends lange nicht einschläft, dann die Knie anzieht, sich *schaukelnd* in den Schlaf wiegt und *morgens* als erstes *putzmunter* für die Familie Kaffee bereitet; dieses reizende kindliche Wesen braucht Phosphorus D12 über längere Zeit, um mit seinem Kräftespiel besser haushalten zu lernen.
 2 x 1 Gabe täglich

Jalapa D12 Einem Kind, das sich *tagsüber* gelassen und ruhig wie ein „*braves Baby*" verhält, *nachts* aber unerklärlich anhaltende *Schreiattacken* erbeben läßt, geben Sie Jalapa D12, bis es auch nachts seine Ordnung findet.
 2 x 1 Gabe täglich

Cypripedium D6 Genau das umgekehrte Verhalten, *tags unruhig* und nervös, *nachts* jedoch *wohlgelaunt,* ja lustig erwachend und zum Spielen auffordernd, spricht an auf Cypripedium D6, so daß der Tag wieder zum Tag und die Nacht wieder zur Nacht wird. Häufig sind es die „Tagesmutterkinder", die nachts ihre wahre Mami zurecht genießen möchten.
 3 x 1 Gabe täglich

Viele Familien können jetzt sicherlich den erfrischenden Balsam einer gut durchschlafenen Nacht einatmen. Manch andere brauchen trotz Behandlung den Rat ihres Homöopathen.

Notizen

Kinderwunsch

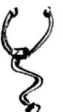

⇨ *Impotenz*

Ein Ereignis im Gedeihen zu weiblicher Wesenheit muß sich zugetragen haben, daß ihr Wunsch nach Erfüllung im wahrsten Sinne des Wortes unbeantwortet blieb. Es im Ermessen aufzudecken, erfüllt unsere homöopathische Berufung. Die klinischen Voruntersuchungen sind meist ohne krankhaften Organbefund. Dies und der bekannte Umstand, daß Frauen nach der Adoption eines Kindes in erfüllende Umstände geraten, bestärkt unsere Ansicht über das Vorliegen einer seelischen Fehlsteuerung.

Selbstverständlich dürfen Sie die unter *Impotenz* erwähnte Kur auch diesen Frauen verordnen. Erfüllender sind jedoch die Erfolge, wo uns unsere Arzneien befähigen, die zerbrochene Weiblichkeit zu ihrer ureigenen Sinnhaftigkeit als empfangendes Wesen im Leiblichen, im Seelischen und im Geistigen hinzuführen.

Calcium carbonicum D12

Seit ihrer frühesten Kindheit wurde dieses Mädchen gehänselt und verspottet wegen ihrer *wäßrigen Pummeligkeit*. Es hängen ihr im Gedächtnis noch die ermahnenden Worte der Mutter nach: „Iß nicht so viel Süßes und trink nicht so viel Kaltes." *Tadel*, Spott und *mangelnder Trost* haben ihre Entwicklung verzögert. Sie wurde unbeholfen, dümmlich und unfruchtbar. Geben Sie Calcium carbonicum D12, wenn Sie sich Ihrer Arzneiwahl sicher sind.
  2 x 1 Gabe täglich

Pulsatilla D12

Ihre Schwester ist die kleine, dickliche, durchweg *milde*, leicht *weinerliche* Frau mit einem ähnlichen Schicksal. Der Tadel hat ihr die Süße des Lebens vereitelt, so daß sie *Sodbrennen* bekommt; die mangelnde Beachtung als Kind haben ihren Durst auf die Fülle des Lebens versiegen lassen, das *Heimweh* nach dem Schoß der alliebenden Mutter hat ihr Herz in Tränen erweicht, hat ihrem eigenen Schoß die Fruchtbarkeit verwehrt. Pulsatilla D12, wenn Sie den Eindruck haben, ein solches gut tröstbares, gut lenkbares und dankbares Wesen vor sich weinend sitzen zu haben.
  2 x 1 Gabe täglich

Sepia D12

Die schicksalshafte Beziehung zu ihrem Vater, den sie verehrt und *haßt* und ihr Kampf um menschliche *Opfer*, die sie *beherrschen* kann, haben aus dieser Frau eine *abgewrackte*, pflichtbewußte, depressive und unkreative *Ehefrau* werden lassen. Oder es ist aus ihr jene unfruchtbare *Karrierefrau* geworden, die unbedingt schwanger werden will, um ein Opfer zu besitzen, aber keinen Mann. Sie braucht Sepia D12, um ein fruchtbares Mitglied unserer Gesellschaft zu werden, um sich dann ein Kind *und* einen Mann zu wünschen.
  2 x 1 Gabe täglich

Der kranke Mensch

Natrium muriaticum D200

Früh erlebten, unvergessenen Kummer und unverziehene Kränkung haben diesem feinen, intelligenten, zurückhaltenden Wesen die Identifikation mit dem Weiblichen durch ihre Mutter nicht erlaubt. In dem fast immer schlanken, blassen Körper sind die weiblichen Organe ausgetrocknet bis zur *Abscheu* vor dem *Koitus*. Natrium muriaticum D200 wird ihr helfen, die Seufzer ihres Lebens in Tränen zu verwandeln, um den Boden ihrer Fruchtbarkeit zu nähren.

⌒ 1 Gabe einmalig im Monat

Notizen

Kinderzorn

Wer kennt sie nicht; die Wutausbrüche unserer Kinder! Und doch sind sie in ihren Äußerungen nicht gleichgeartet. In der Regel werden die Zornesausbrüche durch Nichtigkeiten und Kleinigkeiten ausgelöst, die Wesentlichkeiten regelt ein Kind mit vernünftiger Gelassenheit, selbst mit Liebreiz. Der Reiz des Widerspruches hat jedoch viele Auslösungen, die im sozialen Gefüge einer Familienstruktur oder/und im Gefüge der Gesellschaft zu finden sind. Betrachten wir nun das *Verhalten*.

Chamomilla D30 Sinnlose Wut, auf den Boden stampfen, sich *auf den Boden werfen,* umsichschlagen. Das Kind ist *schwer* auf andere Aufmerksamkeiten *abzulenken,* wirft den angereichten Trost wie Spielzeug, Bilderbuch durch die Gegend und *schreit* aus vollem Hals in hitziger, unleidlicher, *schriller* Tonlage durch die Gemäuer der Wohnung. Bis Sie es auf Ihren Arm nehmen und *herumtragen,* was bei solchem Zorn gewissermaßen Überwindung kostet. Denn lange besänftigt das Herumtragen nicht, eben bis zum nächsten Wutanfall, weil das verlangte Spielzeug nicht gefällt, jetzt dieses, dann jenes, bis alle in eine Ecke fliegen und wieder hervorgeholt werden. Auch die Oma weiß *nicht* mehr, *was es will.* Trösten Sie sich und Ihr Kind, und geben Sie anstatt dem nächsten Spielzeug Chamomilla D30, um den Frieden unter allen im Haus vereinten Generationen wieder herzustellen.
1 Gabe einmalig

Staphisagria D30 Ähnliches Verhalten zeigen übellaunige, *mürrische* Kinder mit lange *unterdrücktem Zorn*, die dann beim geringsten Tadel und Widerspruch in *untröstliche* Wutäußerung verfallen. Die Reaktionen sind noch *heftiger* als vorbeschrieben bei *Chamomilla*-bedürftigen Kindern. Der angebotene Trost und einfallsreicher Zuspruch verschlimmern nur die Lage. Bevor Sie sich nervlich aufreiben und selbst mit zornigem Geschrei ein Ende herbeiführen wollen, geben Sie Staphisagria D30, 1 Gabe einmalig, eventuell 2 bis 3 Tage. Dadurch wird sich auch die kindlich *geschlechtliche Überreizbarkeit* beruhigen.
1 Gabe einmalig

Stramonium D30 Eine letzte Zornessteigerung erleben wir erschreckend in *gewalttätigen* Äußerungen des Kindes. Die geringste tröstliche Zuneigung erfährt eine unerwartete, *unkontrollierbare* Antwort, die Spielsachen werden *zerstört*. Das Kind ist *blind vor Wut* und braucht Stramonium D30, bis sein Gesicht die *tiefroten* Wangen und Ohren und die *zornesfunkelnden* Augen verliert und sich gleichzeitig mit dem Gemüt seine *geschlechtliche Überreizbarkeit* besänftigen.
1 Gabe einmalig und bedarfsweise weiter 1 Gabe täglich

Der kranke Mensch

Hyoscyamus D30

Eigenartig, daß fast alle wutentbrannten Kinder gleichzeitig geschlechtlich übererregt sind. Bei Erwachsenen wäre dieser Gedankengang umgekehrt zu folgern! Bei letzteren wäre es denn verständlich, weniger verzeilich, wenn Sie bei Ihren Zorneswallungen obszöne Wortgebilde auf ihre Umgebung loslassen. Wenn Kinder dasselbe tun, haben wir Grund, uns dessen zu schämen.

So hochrot die Ohren des vorigen Kindes, so *blaß* ist jenes, das mit Hyoscyamus D30 besänftigt wird. *Wild glänzende Augen* und eine unbändige Kraft entwickeln aber beide, wenn der *Teufel* sie reitet.
1 Gabe bedarfsweise

Veratrum album D30

Noch eben die übelsten Worte um sich schleudernd, hängt es im nächsten Augenblick der Mutter am Hals und *küßt* sie ab. Und gäbe es Veratrum album D30 nicht, so hätten wir allen guten Grund, manchmal verzweifelt zu sein. Doch die Arzneien trösten uns!
1 Gabe bedarfsweise

Notizen

Kleinkind[8]

Das gut vorbehandelte Kleinkind ist im allgemeinen widerstandsfähig. Gelegentlicher Schnupfen, Husten, Fieber und sogenannte „Kinderkrankheiten" behandeln Sie entsprechend den in den einzelnen Kapiteln angegebenen Hinweisen.

Chamomilla D30 Erwähnenswert seien hier die Beschwerden bei *Zahnungsschwierigkeiten,* die u.a. den *Schlaf* einer ganzen Familie rauben können (⇨ *Schlafstörungen*). Die bewährteste unter allen Arzneien ist Chamomilla D30 bei Schmerzäußerung wie lautes, verdrießliches und unerträgliches Schreien, wenn Ihr Kind sich nur auf Ihrem *Arm schaukelnd* beruhigt, gar singend grinst, aber sein *Geschrei* wieder losläßt, sobald Sie es *niederlegen* möchten. Man sagt, die beste Beruhigung für Kinder sei die Ummotivation in ein anderes Thema. Bei diesem Zustand bleibt diese Aussage Theorie. Was immer Sie auch anreichen, das Spielzeug, das Bilderbuch, nichts kann den Wunsch, getragen zu werden, ummotivieren. Die dargereichte Ablenkung wird vehement und ungerichtet in die Umgegend geworfen. In der Tat leidet es. Das Zahnfleisch ist *geschwollen,* äußerst berührungsempfindlich, die Kopfdecke ist *heiß, feucht* und fiebrig. *Schnupfen, Husten,* unverdauter bis grüner *Durchfall* und *Fieber* mit *heißer, feuchter Schädeldecke* können sich entwickeln, aber nur wenn Sie die Arzneigabe zu lange hinauszögern.
 1 Gabe einmalig

Ferrum phosphoricum D12 Ein weniger schmerzhafter Zustand, weniger unleidlich, aber *ständig erhöhte Temperatur* bei geschwollenem Zahnfleisch, eventuell mit nicht beeinträchtigendem *Durchfall,* verlangt nach Ferrum phosphoricum D12. Ihr Kind fühlt sich im allgemeinen *wohl*, spielt, singt und lacht dabei.
 2 x 1 Gabe täglich

Podophyllum D6 Besteht ein heftig *stinkender,* auf dem Wickeltisch herausschießender *Durchfall,* so denken Sie an die Zahnung, und geben Sie Podophyllum D6, damit der Schmerz nicht mehr die Leber plagt.
 3 x 1 Gabe täglich

> Selbst wenn Ihr Kind im Anschein einer guten Gesundheit steht, sollten wir uns doch unserer *angeborenen Unvollkommenheit* erinnern und einer Entgleisung vorbeugen. Lassen Sie daher sich und Ihrem Kind 4- bis 6mal im Jahr eine „*Hochpotenz*" zukommen, die Ihr Homöopath für Sie aussucht, damit Ihrer beider Verfassung harmonisch bleibt.

---

[8] Siehe auch „*Das homöopathische Kind*" (⇨ S. 499).

Der kranke Mensch

Nux vomica D30 Das *Erbrechen* unserer Kinder ist häufig vielgestaltig und für sie selbst meist undramatisch. Die Vielgestaltigkeit der Störung drückt sich in den verschiedenen Folgen von *Auslösungen* aus, wie *Erkältung* (⇨ *Erkältung*), aber auch als Antwort auf eine tief in der kleinen Persönlichkeit verankerten Störung des Verhaltens. Wie oft ist uns Erwachsenen „*zum Kotzen*" zumute, warum sollten unsere Kinder nicht auch einen eher unbewußten Grund dafür haben. Die erste hilfreiche Arznei für beide ist Nux vomica D30, wenn wir reizbar, *übelgelaunt* und uneinsichtig sind (⇨ *Kater*). Die Zunge ist belegt, das Erbrochene ist sauer, die Stimmung ist *sauer*.
↳ 1 Gabe einmalig

Ipecacuanha D4 Ist die *Zunge rein,* glatt und sauber, das Erbrechen eher ein *Gewürge* wie beim Brechhusten (⇨ *Husten*), dann hilft Ipecacuanha D4 sehr rasch und verhindert, daß die Schleimhäute zu bluten beginnen.
↳ 1 Gabe alle 10 Minuten

Ignatia D30 Erbrechen als Folge von recht akutem *Kummer* wie Heimweh, Liebeskummer mit Eltern und Freunden, *Tadel* mit heftiger, unbedachter Zurechtweisung braucht Ignatia D30. Diese Kinder sind *übersensibel,* liebesbedürftig und *leicht zu trösten,* aber auch launenhaft, *widersprüchlich* und *kapriziös*. Sie vertragen bei Übelkeit eher schwer verdauliche Speisen als leicht verdauliche. Bei ihrem Kummer *schlucken* sie, seufzen und erinnern uns in ihrem Verhalten gar oft an uns Erwachsene. Versuchen auch wir diese Arznei!
↳ 1 Gabe einmalig

 **Notizen**

Kniearthrose

⇨ *Hüftarthrose, Rheuma*

Die Knie bestimmen die Beweglichkeit der Beine und tragen uns in die Richtung, die unser Wollen und geistiges Streben vorgeben. Die versteifende Arthrose bedeutet eine Minderung oder den Verlust des Vorwärtsstrebens, der Richtungsweisung, der Richtungsänderung und einen Verlust der Leichtigkeit, die Änderung auszuführen.

Am häufigsten sind es junge Mädchen und Frauen im Klimakterium, die unsere Praxis mit Kniegelenkbeschwerden aufsuchen. *Hormonelle Faktoren*, welche die Weiblichkeit mitbestimmen, müssen einen auf- oder abbauenden Bezug zu den Gelenken besitzen. (Das Wort *Hormone* kommt aus dem Griechischen und bedeutet *Bewegung*.) Das Wissen um die Arznei verrät uns die rheumatischen Zusammenhänge bei Erkrankungen der Schilddrüse, der Bauchspeicheldrüse, der Eierstöcke. Da Männer ebenso einen individuellen Anteil weiblicher Hormone in sich tragen, trifft die Auswahl der folgenden drei Arzneien auch auf deren Beschwerden zu. Das sind pathophysiologische Überlegungen, die wir zwar anstellen sollen, bei denen wir uns allerdings nicht allzu gern und lange aufhalten. Also nennen wir sie kniegelenkerkrankte Wesen.

Pulsatilla D6

Dieses *sanfte*, schüchterne, rundliche Menschenkind klagt über reißende, stechende Schmerzen im *rechten* Knie. Kaum daß sie ruht, *streckt* sie sich und verlangt nach *Bewegung*, weil die verrenkten Knie und schweren Beine beim *Herabhängenlassen einschlafen* und sich *stauen*. Kaum daß sie sich bewegt, füllen sich die Krampfadern mit spannender Völle, so daß sie ruhen muß. Mit Kühle, Trost und Pulsatilla D6 unterbrechen wir den Kreislauf ihrer weinenden und lächelnden Wechselhaftigkeit.
↝ 3 x 1 Gabe täglich

Sepia D6

Bei diesem Geplagten gleichen sich Erscheinungen, Empfindungen, Verlangen und Abneigung bezüglich der Knie-, der Rheuma- und der Venenbeschwerden. Nur, daß sein Wesen die Sanftmütigkeit zu (un-)gunsten einer *Derbheit* eingebüßt hat, die sich in der derben Deformiertheit seiner Gelenke ausdrückt, eher im *linken* Knie. Mannigfaltige *Unterleibsbeschwerden* und übliche *klimakterische* Erscheinungen (⇨ *Wechseljahre*) begleiten den *starren Stolz* und das steife Ego der Frauen, denen Sepia D6, zumindest lokal und funktionell Besserung beschert.
↝ 3 x 1 Gabe täglich
In die Tiefe des Gemüts dringen wir mit höheren Potenzgaben, *D200* oder *Korsakow 1000 (M)*, einmalig alle 4 bis 8 Wochen günstiger ein.

Lachesis D12

Zeitlebens hat diese hitzige, schwitzige, *geschwätzige* Frau vergebens versucht, sich und ihre Umwelt zu *beherrschen*. Jetzt können ihre deformierten Gelenke das, was sie *an sich reißen* wollte, nicht mehr halten. Vor allem das *linke* Knie spannt *nachts* und *gegen Morgen* im lähmungsartigen Bein, das wie die Ganzheit ihres Soseins nach *frischer Kühle* und nach Lachesis D12 verlangt. Diese Arznei verhindert ihren *schwermütigen Gemütsverfall*, deren Gefahr auch die beiden oberen ausgesetzt sind, besonders wenn der Verlust der Fruchtbarkeit im Lebenswechsel weiblicher Jahre auch zu geistiger und seelischer Unfruchtbarkeit ihres Daseins führt.

⟿ 2 x 1 Gabe täglich

Causticum D6

Bei diesem schwachen, *fahlen* Menschen entwickelt sich der Rheumatismus auf *schleichende* Weise. Er ankert in *beiden* Knien, verkürzt die Sehnen, so daß er über gespannte *Verkürzungsgefühle* in der Kniekehle klagt, sich *streckt* und *dehnt*. Noch einmal bäumt er sich damit gegen die Verkümmerung auf, bevor wir ihm gemächlich Bewegung, *feuchte Wärme* und Causticum D6 verordnen.

⟿ 3 x 1 Gabe täglich

Medorrhinum D200

Die Verunstaltung beider Knie ist ein Zeichen dafür, daß dieser *tuberkulinische*, nette Mensch in seine *lithämische* Phase der produktiven Wucherung eingetreten ist, weswegen wir ihm unsere *Erbnosode* Medorrhinum D200 zur Mobilisierung der Abwehrgifte dazwischen darreichen.

⟿ 1 Gabe einmalig

Notizen

Kniegelenkentzündung

Eine Entzündung setzt sich gern dort fest, wo der Widerstand am geringsten ist. Bei gewebe- und gelenkschwachen Menschen siedelt sie sich des öfteren im Knie an. *Schmerzart,* verschlimmernde und lindernde *Umstände* sind für die Arzneifindung maßgebend. Sie ersparen sich Trakturen wie Röntgen und Punktionen.

> Jede Entzündung verlangt nach Ruhestellung! Also:
> ▶ Machen Sie es sich auf dem Sofa bequem und besänftigen Sie Ihr Knie im akuten Stadium mit *Quarkumschlägen* oder mit der Auflage eines *Weißkohlblattes*.
> ▶ Der Mineralaustausch dieser Auflagen wirkt entzündungshemmend, was Sie daran merken, daß die Hitze dem Entzündungsherd entzogen wird.
> ▶ Diese Zusatzbehandlung hat sich bei allen Entzündungen wie Venen, Lungen, Rippenfell, Furunkel usw. bewährt.

Belladonna D30 Das Gelenk ist *heiß, rot, geschwollen* wie jede Entzündung. Wenn es drinnen *pocht* und wallt, jede Berührung äußerst schmerzt und eine *warme* Auflage lindert, dann wird Belladonna D30, 3 Gaben insgesamt, die Heilung fördern.
⤳ 1 Gabe alle 6 Stunden

Apis D4 Das Gelenk ist heiß, rot, geschwollen. Drinnen *sticht* es in Ruhe, bei Bewegung und bei Berührung. Eine *kalte* Auflage lindert den Schmerz, Apis D4, 1 Gabe stündlich im Beginn der Entzündung, später, wenn die Erscheinung sich zusehends bessert, 2-3stündlich 1 Gabe.
⤳ 1 Gabe stündlich

Bryonia D3 Das Gelenk ist heiß, rot, geschwollen. Drinnen *sticht* es bei der *leichtesten Bewegung*. Ruhe und eine *kalte* Auflage lindern den Schmerz, Bryonia D3, 1 Gabe 2-3stündlich im Beginn der Entzündung, später 3 x 1 Gabe täglich bis zur Ausheilung.
⤳ 1 Gabe 2-3stündlich

Lachesis D12 Das waren bisher die hellroten Entzündungen. Eine, die sich ziemlich schnell *blaurot* verfärbt und sich eher im *linken* Knie festsetzt, bedarf Lachesis D12, wobei eine kühle, ja *eiskalte* Auflage die beißend wunden Schmerzen lindert.
⤳ 2 x 1 Gabe täglich

Sulfur jodatum D4 Die Kniegelenkentzündung ist häufig von einem *Erguß* begleitet. Die Kniescheibe „schwimmt" (ballotiert) geradezu im „Wasser" oder es bleibt ein Erguß nach dem akuten Geschehen zurück. Für dessen *Auflösung* (Resorption) nehmen Sie Sulfur jodatum D4 bis zur völligen Ausheilung.
⤳ 3 x 1 Gabe täglich

Der kranke Mensch

Luvos – Heilerde 2

In dieser Phase legen Sie Umschläge in Zimmertemperatur auf mit Luvos – Heilerde 2. Dieser naturreine Löß unterstützt den Heilungsverlauf.

2 x täglich

Kalium jodatum D4

Und zu guter Letzt kann ein *Erguß* auch ohne vorherige Entzündung das Knie verunstalten. Ist die Schwellung *blaß* und *teigig*, von einem wunden *Nachtschmerz* geplagt, dann hilft Kalium jodatum D4 zusammen mit einer nächtlichen *kühlen* Auflage.
Mehr zu diesem Thema bietet Ihnen das Kapitel *Kniearthrose*.

3 x 1 Gabe täglich

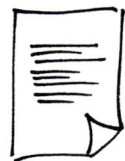

Notizen

Kopfschmerz

Dieses Leid ist so vielfältig in seiner Auslösung und Ausprägung und so vielgestaltig mit der Anlage und Verfassung der betroffenen Person verbunden, daß diese in ihrer Gesamtheit homöopathisch erfaßt werden muß. Es fällt mir nicht leicht, die wesentlichen heilenden Arzneien und Arzneihilfen für Sie auszusuchen. Als Folge von *Auslösungen* finden Sie Hilfe in den entprechenden Kapiteln *Erkältung, Periode, Schulangst, Verletzung, Wirbelsäule, Ärger, Angst* und *Kummer*. Außerdem achten Sie bitte auf den Sitz, die Lokalisation des Schmerzes, auf die *Schmerzempfindung,* auf den Gesichtsausdruck, das *Aussehen*, und auf das *Verhalten* des Leidenden.

Hinterkopf

Gelsemium D30 Angst, Ärger, Aufregung, Erwartung, Prüfung oder auch Wetterwechsel, Föhn, Erkältung sind die Auslösungen für einen weitverbreiteten *Hinterkopfschmerz*. Der Schmerz sitzt *krampfend* im Nacken und zieht über den Hinterkopf, die Schädeldecke, zur Stirn, zu den Augen. Wie ein *Band,* wie einen Reifen empfindet der Kopf die Zusammenschnürung. Trotzdem fühlt er sich an „wie zu groß". Die Augen flimmern. Der Erkrankte *zittert,* ist berauscht, benommen und schläfrig. Sein Gesicht ist eher *dunkelrot,* erschöpft. Nehmen Sie Gelsemium D30. Mit dem Nachlassen des Schmerzes werden Sie *Unmengen farblosen Urin* lassen.
⤳ 1 Gabe einmalig

Cimicifuga D3 Gelenk- und Muskelrheuma, Periode, Wechseljahre und Nervosität sind die Auslöser eines Hinterkopfschmerzes, der eher Frauen befällt. Der *krampfartige* Schmerz beginnt mit *steifem Nacken,* zieht neuralgisch über die Schädeldecke und Augen bis in die Wangen und die Kiefer. Der Leidende hat das Gefühl, als *öffne* und *schließe sich die Schädeldecke*. Von innerer Unruhe geplagt, seufzt er ängstlich, denn er glaubt, nicht mehr gesund zu werden. Trotzdem überfällt uns ein *Redeschwall* mit sehr wechselhaften Inhalten. Er schließt dabei die Fenster und hält seinen Kopf *warm.* Geben Sie ihm Cimicifuga D3, 1 Gabe alle 10-15 Minuten bei Kopfschmerz, sonst 3 x 1 Gabe täglich
⤳ 1 Gabe alle 10-15 Minuten

Kater

Nux vomica D30 Ekzesse mit Genußmitteln in zeitlichem *Durcheinander,* Übernächtigung aus gesellschaftlichen Anlässen, Überanstrengung bei geschäftlichen Belangen sind die Auslösungen für den eher zivilisatorischen *Katerkopfschmerz* mit Hauptsitz im Hinterkopf. Auch Erkältung und Unterkühlung bei *trocken-kaltem* Wetter können einen ähnlichen Kater auslösen. Der Katerkopf – wer kennt ihn

Der kranke Mensch

nicht! – brummt, ist *wie zu groß* empfunden, benommen. Das Gesicht sieht verloddert, gequollen, aufgeschwemmt, übermüdet und überarbeitet aus. Am besten Sie reichen ihm schweigend ein *kühles* Tuch und frühzeitig Nux vomica D30, denn jedes Reden, jede Kleinigkeit *reizt* ihn bis zum Platzen. Bei Erkältungen kuschelt er sich in eine *warme* Bettdecke bis zum Hals, gut eingepackt, denn jeder *kleinste Luftzug* unter der Decke reizt ihn zum *Niesen* wie zum Platzen.

⮕ 1 Gabe einmalig

Schulkopfschmerz

Calcium phosphoricum D12

Die *schlanken,* blassen, ernsthaften Kinder und jungen Menschen mit übermäßigem Bewegungsdrang überfällt häufig gegen Ende des Schulunterrichts ein sogenannter „*Schulkopfschmerz*", ausgelöst durch rasche geistige Ermüdbarkeit. Die *Knochennähte* des Schädels schmerzen, und am Hinterkopf herrscht ein Gefühl, als ob ein *Eisbeutel* aufläge. Die ganze Wirbelsäule ist verbogen und schwach *(Morbus Scheuermann)*. In der Schulbank und am Mittagstisch *stützen* sie *den Kopf auf,* da sie ihn kaum mehr frei halten können. Das Mittagessen, in dem sie eher *rumstochern,* lindert ihre Beschwerden. Danach verlangen sie nach einem *warmen* Bett. Calcium phosphoricum D12, über lange Zeit gegeben, stärkt ihr Stütz- und Hirngewebe.

⮕ 2 x 1 Gabe täglich

Pulsatilla D4

Das eher *rundliche,* liebenswerte, anschmiegsame, ängstliche, *leicht weinerliche* Schulmädchen leidet ebenso leicht an Schulkopfschmerz, ausgelöst durch *stickige, muffige Luft* im Klassenraum. Es wird ihr heiß und „dusselig" im Kopf, der Hinterkopf drückt, Stirn und Schläfe scheinen zu zersprengen, besonders beim Husten und Bücken. Hier wie zu Hause sperrt sie die Fenster auf, um *kühle Luft* hereinzulassen *trotz innerem Frösteln*. Sie kann dabei nicht stillsitzen, denn Bewegung lindert ihren Schmerz. Das Mittagessen verweigert sie. Sie läßt sich aber *gern* streicheln und *trösten,* wobei sie leicht weint. Geben Sie Pulsatilla D4 über längere Zeit. Diese Arznei wirkt auch bei Jungen und Erwachsenen mit ähnlichem Gemüt.

⮕ 1 Gabe jede halbe Stunde bzw. 3 x 1 Gabe täglich

Auslösungen

Cocculus D12

Autofahren, Fliegen, *Übernächtigung,* übermäßiges Fernsehen, geistige Überanstrengung sind die Auslösungen für einen *Hinterkopfschmerz* mit Nackenschwäche. Der Kopf ist benommen, *wie leer,* wie mit einem *Band,* einem Reifen zusammengepreßt, und Sie haben das Gefühl, als öffne und schließe sich die Schädeldecke. Wie ein *Brett vor dem Kopf,* klagen Schüler, wenn sie in der Schule

Kopfschmerz

infolge der Auslösungen versagen. Sie sind nervös überreizte, *schusselige,* vergeßliche *Hampelmänner.* Essen und Trinken verweigern sie, weil es ihre Beschwerden verschlimmert. Frische Luft, warm oder kalt, vertragen sie nicht. Geben Sie ihm Cocculus D12, 1 Gabe stündlich bzw. später 2 x 1 Gabe täglich, bis die Folgen der Auslösungen ausgeglichen sind.

⇒ 1 Gabe stündlich im Beginn

Phosphorus D30 *Schulmüdigkeit* und geistige Überanstrengung lösen einen heftig drückenden, pulsierenden Hinterkopfschmerz aus. Der Betroffene sieht verfallen und *abgehärmt* aus – bei üblicherweise *blühender* Erscheinung –, ist höchst reizbar. Er braucht nur etwas zu *essen,* Ruhe und Schlaf in *frischer* Luft mit einem *kalten* Waschlappen auf dem Gesicht. So erholt er sich rasch wieder, so rasch wie er erschöpft. Phosphorus D30 bevor er sich zur Ruhe legt, wirkt überraschend schnell und erfrischt das üblicherweise heitere Gemüt.

⇒ 1 Gabe einmalig

Linksseitig

Spigelia D4 Manche Menschen plagt ein *linksseitiger,* eher *neuralgischer Kopfschmerz,* der auf dem linken Scheitel bohrt und *sticht,* zum linken Nacken, zum linken Stirnhöcker und zum linken Auge zieht. Auf dem Schädel haben sie das Gefühl, *als stünde die Pfeilnaht offen.* Jede Erschütterung und Berührung schmerzt, so daß sie sich niederlegen und gegen die Augen drücken, um den Schmerz zu lindern. Der Schmerz nimmt *allmählich zu* und fällt *allmählich ab* mit dem Verlauf der Sonne. Spigelia D4, 1 Gabe alle 10 Minuten, bis die Beschwerden nachlassen, dann nur noch stündlich, 2stündlich, 3stündlich – je nach Schmerzintensität.

⇒ 1 Gabe alle 10 Minuten im Beginn

Ignatia D30 Akuter Kummer und Sorge sind die Auslöser für eine andere Art von *linksseitigem* Kopfschmerz. Er *hämmert,* als ob ein *Nagel* in den Scheitel eingehauen würde und zieht in den Nacken. Dort *krampft* er und lastet als Bürde auf den Schultern. Sie *seufzen,* wollen dies und jenes und nachher doch nicht mehr. Insbesondere beschäftigt *Eßlust* Ihre Wünsche, da Essen Ihre Beschwerden und den Frust vorübergehend lindert. Nehmen Sie noch vor dem *Kummerfuttern* Ignatia D30, und seufzen Sie tief, auch wenn Sie das Gefühl haben, nicht recht durchatmen zu können. Sie vermeiden weitere Gewichtszunahme.

⇒ 1 Gabe einmalig

Rechtsseitig

Sanguinaria D6 Der *rechtsseitige* Kopfschmerz *pulsiert* an der Schläfe, zieht über den rechten Scheitel in den Nacken. Das Gesicht ist *hochrot,* die

Der kranke Mensch

Ohren sausen durch den Blutandrang zum Kopf. Die Stirn berstet *zum Platzen*, und eine Faust treibt das Auge aus seiner Höhle. Manchmal schießt das Blut aus der Nase, was Linderung verschafft. Auch dieser Schmerz *steigt und fällt mit der Sonne* allmählich an und allmählich ab. Nehmen Sie Sanguinaria D6 bei starken, hämmernden Schmerzen, wenn Ihnen obendrein noch *übel* ist bis *zum Erbrechen* und wenn Ruhe, Liegen und Verdunklung wohltuend wirken.

⟞ 1 Gabe alle 10 Minuten

Entspannung

Iris D6

Der *Entspannungskopfschmerz* tritt gar nicht so selten auf. Wenn Sie sich gerade am *Wochenende* einrichten zu entspannen, überfällt Sie ein heftiger *Hinterkopfschmerz* mit *Übelkeit* und *saurem Erbrechen*. Er zieht bis zu den Augen. In der ersehnten Ruhe verschlimmern sich die Beschwerden, so daß Sie sich *zwanghaft bewegen*. Iris D6 bis zur Besserung, danach die Gabenhäufigkeit verringern, je nach Bedarf.

⟞ 1 Gabe alle 10 Minuten

Erschöpfung

Carbo vegetabilis D30

Ein *Erschöpfungskopfschmerz* besonderer Art zwingt uns nach langfristig überzogener, körperlicher und geistiger Überanstrengung endlich ins Bett. Nichts geht mehr: weder das Denken noch die Verdauung. Der *Hinterkopf* krampft, die *Schädelbasis* bohrt, der *Oberbauch* gärt, die Gedanken schwinden. Wie das *Holzkohlenfeuer*, dem der Sauerstoff ausging, glimmt die Lebensenergie des Geplagten auf Sparflamme. Nur reichlich zugeführte frische, kühle Luft und Carbo vegetabilis D30 schüren das Feuer wieder und so die Lebensgeister.

⟞ 1 Gabe bedarfsweise

Folge von Gehirnerschütterung

Die folgenden vier Arzneien haben eine gemeinsame Auslösung: die *Gehirnerschütterung*. Sie ist eine *Verletzung*, und wir alle kennen den begleitenden Kopfschmerz. Dumpfe Schwere im Kopf, Benommenheit und Schwindel, vor allem *bei Erschütterung*. Die Betroffenen verlangen nach *Ruhe*, möchten in Ruhe gelassen werden und *finden* doch *nicht den rechten Platz*. Ihr Gesicht ist dabei *gerötet*, unruhig und ängstlich.

Arnica D30

Wie bei jeder Verletzung nehmen Sie Arnica D30 bis zur Linderung. Die Arznei wirkt danach unwiederholt weiter.

⟞ 1 Gabe täglich

Kopfschmerz

Hyoscyamus D12 Sind Sie eher *blaß*, erschreckt und *ängstlich-unruhig,* so trifft eher Hyoscyamus D12 zu. Hierbei sitzt Ihnen der *Schreck* nach dem Unfall tiefer als die Verletzung.
2 x 1 Gabe täglich

Natrium carbonicum D12 Ich habe Menschen erlebt, die noch 20 Jahre *nach* einem *Unfall* unter Kopfschmerzen litten. Gleich wie die Beschwerden sich im einzelnen gestalten, nehmen Sie unbedenklich Natrium carbonicum D12, bevor Sie bei Nichterfolg einen Homöopathen konsultieren. Er kennt noch viele Arzneien, die Ihre Schmerzen beeinflussen und – wenn Sie Geduld und Ihre Mitarbeit mitbringen – eine Heilung einleiten können.
2 x 1 Gabe täglich

Natrium sulfuricum D12 So könnte bei Mißerfolg der vorigen Arznei noch die Anwendung von Natrium sulfuricum D12 angezeigt sein, bevor Sie schließlich erwähnten Homöopathen aufsuchen.
2 x 1 Gabe täglich

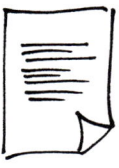

Notizen

Der kranke Mensch

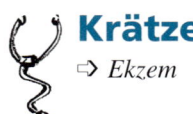

Krätze
⇨ *Ekzem*

Diese Erkrankung der Haut sieht wie ein Ekzem aus. Sie ist durch kleinste *Parasiten* bedingt, die sich maulwurfartig unter der Haut durchfressen und ihre Gifte maulwurfhügelartig ablegen. Diese bilden gangartige Schlieren und winzige Bläschen auf der Haut. Sie jucken entsetzlich. Nach dem Kriege war sie bei uns weitverbreitet, und im Fernen Osten ist sie mir haufenweise begegnet. Immer dort, wo es an Hygiene mangelt, sollte man meinen, frißt sie sich durch. Erstaunlicherweise kehrt sie in letzter Zeit nach Europa zurück. Vielleicht mag die Krätze nur bestimmte Menschenhaut? Wir werden sehen!

Arsenicum album D6

Die Natur liebt Widersprüche, und wir sind Teil der Natur! Ausgerechnet diejenigen Menschen, welche die Neigung haben, sich ständig zu *waschen*, ständig zu *putzen* und ständig zu *ordnen*, werden von diesem Übel überfallen. Die Haut ist blaß, leicht *geschwollen* und fast ohne Unterhaut. Die Krätze juckt, brennt und braucht Arsenicum album D6, um ihr das Gedeihen zu verübeln.
↳ 3 x 1 Gabe täglich

Psorinum D200

Ganz anders und eher verständlich ist der Befall einer blassen, *fettigen, schmutzigen, welken* Haut. Sie gehört dem stinkenden, völlig lustlosen, ewig frierenden Menschen, der selbst *im Sommer fröstelt*. Seine welke, ungewaschen aussehende Haut hat keine Unterhaut mehr, keine Abwehr mehr, kein Leben mehr. Hier kann die Krätze ungehindert gedeihen und juckt vor allem nachts. Dieser *traurige* Mensch braucht Psorinum D200, um seiner mangelnden Reaktionsfähigkeit entgegenzuwirken.
↳ 1 Gabe einmalig

Sulfur D6

Ähnlich schaut es mit diesem Menschen aus. Ob *dick, rund* und *lustig* mit hängendem Bauch oder *schlank, dürr* und *ernst* mit hängenden Schultern, beide sehen *verwahrlost* aus, obwohl sie sich gelegentlich waschen. Aber, gegensätzlich zu oben, frieren sie nicht. Sie sind *hitzig*, schwitzig, trotzdem reagiert ihre Haut kaum mehr. Sie ist ein gefundenes Fressen für die Krätze, deren Gefräßigkeit allerdings erst mit Sulfur D6 gestoppt werden kann. Mit oder ohne Krätze, der So-Geschilderte kratzt sich immer am Kopf, an der Nase, am Penis, am Hintern.
↳ 3 x 1 Gabe täglich

Sepia D6

Dieser Mensch pflegt sich kaum. Er *vernachlässigt* sich und *verwahrlost*. Im Kampf seines Lebens ist die einst spannungsvolle Haut schlaff *derb* und wäßrig welk geworden. Nicht nur, daß sie gern unter Ekzemen leidet, sondern auch die Krätze liebt sie. Er dagegen hat nie lieben können, hat seine Umwelt nur vereinnahmt

Krätze

und ausgesaugt. Nun leidet er drinnen und draußen und braucht Sepia D6. Die Arznei nimmt zumindest der Krätze die Luft weg und vielleicht dem Herzen die Not.
🥄 3 x 1 Gabe täglich

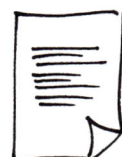 **Notizen**

Der kranke Mensch

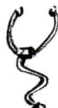

Krebsgeschehen

⇨ *Brustknoten, Nierenbluten* und *„Über das Kranksein"*

Die Krebserkrankung ist die Vollendung zerstörender und zerstörerischer Anlagen, die mehr oder weniger in uns allen schlummern. Sie erwachen aus ihrem Schlummer, wenn die Modalitäten des Lebens, der Lebensmodus, das Schicksal unsere tiefe, lebenserhaltende Substanz aus dem Gleichgewicht verbannt, uns aus der Ausgeglichenheit des *Daseins* in die krankmachende Gewichtung des *Soseins* entläßt. So ist in diesem Prozeß auch der *tuberkulinische* Mensch (⇨ S. 20) einbezogen durch seine träge Unzulänglichkeit, durch sein hilfloses Anlehnungsbedürfnis, durch seine milden, mangelhaften Aggressionen, die ihm die Kraft der Abwehr verwehren. So ereilt es den *lithämischen* Menschen durch seine haltlose Überschwenglichkeit, durch seine übersteigerte Schwermut, durch seine kraftvollen, lautstarken Aggressionen, welche die Kraft der Abwehr überwuchern. So erfaßt es den *luetischen* Menschen durch seine klebrigen Ängste, durch seine übertriebene Ordnungssucht, durch seine läppischen, albernen Aggressionen, welche die Kraft der Abwehr entmutigen.

Acidum aceticum D4

Erschöpft und *abgemagert* erscheinen die meisten unserer krebskranken Menschen in der Praxis. Ein Leben lang haben sie sich für andere *aufgeopfert* und sind am Ende *enttäuscht*, gekränkt und gedemütigt. Ein *großer Durst* auf *kleine* Schlucke kühlen Wassers und das Verlangen nach *sauren*, derben Speisen halten sie noch aufrecht. Die Süße haben sie schon lange verlassen. Nachts drohen sie zu *ersticken* und sind übergossen von *kaltem*, übelriechendem, wundmachendem, *zersetzendem* Schweiß. Acidum aceticum D4 belebt ihre Hinfälligkeit. Ich gebe diese Säure gern zusammen mit einer Hochpotenz *Natrium muriaticum D200*, wenn erlittene Kränkungen das Schicksal des Hinfälligen auszeichnen.
↪ 3 x 1 Gabe täglich

Barium carbonicum D6

Es gibt Patienten, die Ihnen mit ihrer *klebrigen Haftigkeit* auf die Nerven fallen. Sie rauben Ihnen die Zeit mit den gleichen Aussagen über längst nicht mehr ernst genommene Beschwerden, obwohl doch außer ihrem Verhalten *kein krankhafter Befund* erhoben werden konnte. Nichtsdestoweniger sollten wir uns hüten, an solchen Menschen vorbeizugehen, denn eines Tages erscheinen sie mit einer *plötzlich ausgebrochenen Geschwulst*. Sie brauchen schon vorher Ihre Aufmerksamkeit und Barium carbonicum D6, denn das zweifelsohne *dümmliche* Verhalten ist Grund genug, sie mit dieser Arznei zu entlassen.
↪ 3 x 1 Gabe täglich

Geschwüre

Acidum nitricum D6

Überall dort, wo Geschwülste *geschwürig zerfallen*, wo *schmierige*, stinkende Beläge und *blutige* Einrisse aufgelagert sind (Gebärmutterhals/Portio, Magen, Darm), wirken wir mit Acidum

Krebsgeschehen

nitricum D6 entgegen, wenn die Schwäche im Vordergrund steht.
~~ 3 x 1 Gabe täglich

Argentum nitricum D12

Sonst greifen wir eher zu Argentum nitricum D12 (⇨ *Nierenbluten*).
~~ 2 x 1 Gabe täglich

Hydrastis D4

Wenn unser Patient schon *appetitlos* und *abgemagert* ist, ziehen wir Hydrastis D4 vor.
~~ 3 x 1 Gabe täglich

Alle drei Arzneien wirken *gleich stark* und tiefgreifend.

Kreosotum D4

Blutet die Geschwulst tröpfchenweise, dunkelrot bis *schwärzlich*, durch die Beläge sickernd, wird Kreosotum D4 die letztmögliche Arznei sein, wenn es sich um *Hautgewebstumore* handelt. Bringt sie keine Änderung, dann sollte jetzt operiert werden.
~~ 3 x 1 Gabe täglich

Arsenicum album D4

Die geschwürigen *Schleimhauttumore* (Magen, Darm) sind im Aussehen und Zerfall dem vorigen Bild ähnlich und bedürfen Arsenicum album D4. Auch sie ist die letzte unserer Möglichkeiten vor der Operation oder im schmerzenden *Endstadium*, wenn unser Patient uns nicht mehr anschaut, sondern es scheint, als blicke er durch uns durch, als sei er bereits im Besitz des *Durchblicks*.
~~ 3 x 1 Gabe täglich

Acidum hydrofluoricum D6

Menschen, die um ihr Krebsgeschehen wissen, jedoch *nicht danach aussehen* und sich nicht erwartungsgemäß erschöpft und schwermütig verhalten, sind jene, die auch sonst in ihrem Leben *wenig erkrankt* waren und denen Acidum hydrofluoricum D6 wirklich noch helfen, wenn sie nicht sogar heilen kann. Sie bilden am ehesten *Drüsengeschwülste* (Schilddrüse, Brust, Prostata, aber auch Enddarm und After) aus. Dies sind die *roten, kräftigen Frühaufsteher*, die abends das Gefühl haben, als hätten sie alles falsch gemacht. Ihre sprunghafte Wechselhaftigkeit braucht viel Anregung von außen im Gegensatz zu den blassen, abgehärmten *Acidum-nitricum*-Abendmenschen.
~~ 3 x 1 Gabe täglich

Lokalisation

Lassen Sie uns neben dem Bisherigen noch einige Besonderheiten der verschiedenen *Lokalisationen* durchschreiten und beschreiben.

Der *Brustkrebs* und die *Muttermundgeschwulst* werden genauso behandelt wie die *Brustknoten* (⇨ *Brustknoten*). Sie begegnen uns

Der kranke Mensch

Radium bromatum D12

häufig, und durch unsere Arzneien können wir eine echte *krebsvorbeugende* Behandlung einleiten.

Wenden wir uns deshalb den *Komplikationen nach der Brustamputation* zu: „Kater", *Verbrennungen* leichten bis schweren Grades, trockene, narbige, fleckige Haut und später *wäßrige Anschwellung* sind die Folgen der *Röntgentherapie*. Jeder mit Strahlen behandelte Patient bekommt von mir Radium bromatum D12, solange er bestrahlt wird oder Folgeschmerzen äußert.

⤳ 1 Gabe täglich

Leider ist diese wertvolle Arznei in Deutschland wegen des „Strahlenschutzgesetzes" verboten. Welch ignorante Ironie zeichnet dieses Verbot der Arzneimittelkommission aus! Unser benachbartes Ausland, wo ich sie für meine Patienten besorge, ist weniger unwissend. Kompliment!

Serum anguillae D12

Durch die narbige Verziehung einerseits und durch die Schrumpfung der Haut andererseits *staut sich das Blutplasma*, die *Lymphe*, in dem seitengleichen Arm. Das *Aalserum* als Serum anguillae D12, am besten in die Armvene gespritzt, wirkt ihr entgegen.

⤳ 1 Gabe täglich

Conium D4

Wenn der *Magenkrebs* die Verdauungspassage zu verschließen droht, können wir der Operation nichts mehr entgegenstellen. Doch so häufig geschieht das nicht, daß wir keine Chance hätten, homöopathisch einzugreifen. Wählen wir die betreffende Arznei nach der Übelkeit und dem Erbrechen aus, so haben wir Conium D4 für *Erbrechen von schwarzen Massen*, obwohl *Essen* die Magenschmerzen allgemein *bessert*.

⤳ 3 x 1 Gabe täglich

Kreosotum D4

Dies ist auch der Fall bei Kreosotum D4, doch werden hierbei *unverdaute Speisen* noch *nach vielen Stunden* erbrochen.

⤳ 3 x 1 Gabe täglich

Arsenicum album D6

Am Ende seiner Kraft wird unser Patient wieder Arsenicum album D6 benötigen, wenn allein schon der *Speisegeruch* zu *unstillbarem Erbrechen* und zu stiller Erschöpfung zwingt.

⤳ 3 x 1 Gabe täglich

Condurango D6

Ständig brennende Magenschmerzen mit Völlegefühl verlangen nach Condurango D6. Häufig sind die *Mundwinkel* schmerzhaft *eingerissen*, wonach wir unter diesen Umständen unsere Wahl orientieren.

⤳ 3 x 1 Gabe täglich

Krebsgeschehen

Cadmium metallicum D6

Wenn der Krebstumor *geschwürig* zu *zerfallen* droht, haben wir in Cadmium metallicum D6 eine bewährte Arznei. Den Leidenden finden wir heißhungrig oder schon appetitlos. Die Übelkeit bekämpft er mit Essen und, sich *vorwärtsbeugend*, mit dem *Gegendruck* seiner Hände.

⤳ 3 x 1 Gabe täglich

Mercurius corrosivus D4

Die häufige *Dickdarmgeschwulst* beeinflussen wir nach den Säuren *Acidum nitricum* für den *blassen*, schwachen und *Acidum hydrofluoricum* für den *roten*, kräftigen Menschen mit Mercurius corrosivus D4, wenn *ruhrartige, blutig-schleimige* Durchfälle das Leid begleiten (⇨ *Darmentzündung*).

⤳ 3 x 1 Gabe täglich

Medorrhinum D200

Dazwischen setzen wir unsere *Erbnosoden*, zunächst Medorrhinum D200 in 2 aufeinanderfolgenden Monaten ...

⤳ 1 Gabe pro Monat

Luesinum D200

... und danach Luesinum D200 im dritten Monat.

⤳ 1 Gabe einmalig

Jeder Krebsleidende bedarf ihrer besonders, denn die *Anlagen* begleiten uns *unabänderlich* wie der Kontrabaß das Orchester des Lebens.

Conium D6

Die *Prostata* ist eine Drüse und verlangt deshalb wie alle Drüsen (*Schilddrüse, Brustdrüse, Eierstock, Hoden*) in den Anfangsstadien ihrer Entartung nach *pflanzlichen Arzneien*. Conium D6 entspricht dem *roten, kräftigen* Menschen, ...

⤳ 3 x 1 Gabe täglich

Phytolacca D4

... während Phytolacca D4, eher dem *blassen, gezeichneten* Menschen zugehört.

⤳ 3 x 1 Gabe täglich

Hiernach denken wir an die *Metalle*, die wir wiederum mit unseren *Erbnosoden* unterstützen. Ich darf Ihnen nur das am häufigsten angezeigte erwähnen, das bei *kräftigen, untersetzten* Menschen die besten Überlebenschancen bietet.

Aurum D4

Aurum – das *Gold*, das mit Geld, Macht, Erwartung und Enttäuschung sich paart und im Krebsgeschehen seine lebensironische Erfüllung findet. Es ist deshalb nicht erstaunlich, daß alle meine *Prostatakrebs*-Erkrankten mit dieser Statur ausnehmend Unternehmer sind. Geben Sie ihnen Aurum D4.

⤳ 3 x 1 Gabe täglich

Der kranke Mensch

Calcium fluoratum D12

Bei den *hitzigen, schlanken, hektischen, derben* Menschen fällt uns Calcium fluoratum D12 zu, das der *derben Verhärtung* des Drüsengewebes entgegenwirkt.
⟝ 2 x 1 Gabe täglich

Silicea D12

Für die *blassen, frostigen, dürren* Menschen reservieren wir Silicea D12 mit dem Ziel, das Drüsengewebe zu erweichen und das Stützgewebe zu erhärten. Das entspricht dem Gesetz der Gegensätzlichkeit, das wir in uns zu vereinen suchen, *bevor* wir zu entgleisen drohen.
⟝ 2 x 1 Gabe täglich

Lapis albus D6

Auch das derbe Gewebe des *Schilddrüsentumors* erweichen wir zunächst mit *Calcium fluoratum* und mit *Silicea*. Bei *beginnender Erweichung* lassen wir dann gleich Lapis albus D6 folgen, das aus den Elementen der zwei vorrangig erwähnten Arzneien zusammengesetzt ist.
⟝ 3 x 1 Gabe täglich

Nach den bisher bekannten statistischen Erhebungen und Untersuchungen stehen Zigarettenkonsum und *Lungenkrebs* in direktem Zusammenhang. Vor dieser Tatsache kann kein Einsichtiger die Augen verschließen. Die weniger Einsichtigen trösten sich mit der ebenso großen Gewißheit, daß zum Faktor Rauchen die Anlage, Verfassung und die Umweltfaktoren einbezogen werden müssen, um das traurige Ergebnis des Bronchialkarzinoms zu „erzielen". Daß unter diesem Aspekt lungenkranke Menschen das Rauchen sofort quittieren sollten, versteht sich von selbst.

Aurum D4

Das gilt auch für den *selbstsüchtigen, genußsüchtigen* und *machtsüchtigen*, kräftigen, *roten*, hitzigen Menschen, der *nie krank* war und dem es unerwartet tödlich den Atem versetzt. Ihm kann Aurum D4 eventuell noch die Einsicht in die Vergänglichkeit des *Goldes* vermitteln.
⟝ 3 x 1 Gabe täglich

Carbo animalis D4

Tut es das nicht, und erlischt das Lebensfeuer zusehends zur *glimmenden Glut*, so wird ihm Carbo animalis D4 noch etwas *Luft zufächeln*, bevor die Glut erlischt.
⟝ 3 x 1 Gabe täglich

Niccolum metallicum D12

Wird er von einem hartnäckigen, *trockenen Hustenreiz* geplagt, der sich anhört wie ein *Nickelblech*, bei *Bewegung sticht* und die Nächte verübelt, so werden wir ihm Niccolum metallicum D12, frische Luft und kalte Waschungen zugestehen.
⟝ 2 x 1 Gabe täglich

Krebsgeschehen

Laurocerasus D4 — Wird sein lungenorientiertes, *rechtes Herz* belastet, reichen wir ihm zusätzlich Laurocerasus D4. *Blaue Lippen* zeigen die Notwendigkeit dieser Arznei an.
→ 3 x 1 Gabe täglich

Thuja D6 — Menschen, deren Anlage fähig ist, *polypöse Wucherungen* und *Warzen* hervorzubringen (⇨ *Warzen*), die ja kleinste Tumore darstellen, neigen in ihrem Sosein zur geschwulstigen Enteignung ihrer selbst. *Weich, wäßrig* und durchweg *frostig* ist derjenige, dessen *Blasenpolypen* sich in *Blasenkrebs* umwandeln können. Für ihn haben wir Thuja D6.
→ 3 x 1 Gabe täglich

Causticum D4 — *Zäh* und nervös *abgehärmt* ist der andere, warzenproduzierende Mensch, dessen Schmerzen *ätzend brennen*, weswegen wir ihm Causticum D4 eher *nach* der *Polypenverätzung* empfehlen.
→ 3 x 1 Gabe täglich

Metastasen

Viele „Krebspatienten" kommen als letzte Quelle ihrer Hoffnung bereits mit *Metastasen* zu uns. Die über das Blut gestreuten Babygeschwulste verankern sich in der Leber (⇨ *Leberzirrhose*), in den Knochen, im Bauchfell usw. In diesem fortgeschrittenen Stadium habe ich mit Hilfe der Arznei nie eine Heilung erleben dürfen, aber doch zum Teil jahrelange Prozeßpausen und vor allem eine erhebliche Erleichterung ihrer Beschwerden.

Abrotanum D4 — Die *Bauchfellmetastasen* sprechen in diesem Sinne gut auf Abrotanum D4 an, ...
→ 3 x 1 Gabe täglich

Helleborus D4 — ... der wir nach 2 bis 3 Monaten Helleborus D4 folgen lassen, wiederum über viele Monate.
→ 3 x 1 Gabe täglich

Thallium aceticum D6 — Auch die *Knochenmetastasen* sind günstig zu beeinflussen, solange sie sich nicht in der Wirbelsäule festsetzen und dort zu *Deckplatteneinbrüchen* oder sonstwo zum Knochenbruch führen. Thallium aceticum D6 wirkt auch auf die teilweise erheblichen Nervenschmerzen.
→ 3 x 1 Gabe täglich

Behandlungsfolgen

⇨ Brustkrebs

Der kranke Mensch

> Auch bei krebserkrankten Menschen vergessen wir niemals, die Person in ihrer Ganzheit, in ihrer Einmaligkeit, in ihrer Besonderheit zu erfassen und die passendste Arznei für sie auszusuchen.

Wenn es Ihnen gelingt, bei jenen, die dem Tode nahestehen, die Schmerzen zu lindern, ihnen den Überrest des Lebens würdig zu gestalten und ihnen die *Einsicht* in ein *menschengerechtes Sterben* zu vermitteln, dann haben Sie alles in Ihren Kräften Mögliche geleistet.

Carbo vegetabilis D30

Selbst im Beistand des Sterbens, in der Begleitung zum Tod, bleibt Ihnen noch eine große Arznei, nämlich Carbo vegetabilis D30, die das *erlöschende Lebensfeuer* noch einmal aufleuchten läßt, um nach der Erleuchtung zu erlöschen. Die Homöopathie macht Leben, Leiden und Sterben *menschenwürdig*!

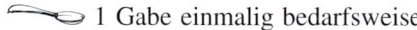 1 Gabe einmalig bedarfsweise

 Notizen

Kummer

Das *Dasein* liegt im Maß der Mitte, das *Sosein* in der Entgleisung des Daseins. Nur in der existentiellen Not – im Sosein – offenbart sich die wahre Verfassung eines Menschen. Die veränderte Weltorientierung, der Verlust von Tradition und Religion als Ausdruck tiefsten inneren Haltes und innerer Ordnung, Verlust von Empfindungen wie Ehre, Ehrfurcht und Würde als Ausdruck äußerer Bestätigung und Anerkennung von außen, verändern das Maß der Mitte. So erleben wir in dem von innen und außen bedrohten Menschen den Widerspruch zwischen der Rolle, die er spielen will oder muß, die er spielen darf oder nicht darf. So erleben wir die Widersprüche zwischen Wünschen und Notwendigkeiten eines Menschen und inneren und äußeren Hemmnissen. So erleben wir die Widersprüche zwischen menschlichen Urbedürfnissen und inneren und äußeren Versagungen, Widersprüche zwischen einer Rollenvorstellung, einer Rollenverwirklichung und einem Rollenzwang, den die Gesellschaft auferlegte. Diese Widersprüche ergeben die Konflikte unseres Daseins.

Inwieweit diese Bedrohung unser Dasein erschüttern kann, entscheidet unser Wertmaß oder unsere Maßlosigkeit, unsere Haltung oder Haltlosigkeit. Wir können die Konflikte kreativ lösen und erhalten unser geordnetes Dasein der Mitte. Wir können sie aggressiv gegen uns und unsere Umwelt bekämpfen, dann werden Frauen hysterisch und Männer zu Säufern. Wir können sie regressiv verdrängen – und verkümmern.

Natrium muriaticum D200

So erleben wir den Verkümmerten in seiner ängstlichen, *in sich gekehrten Depression,* in den Zuständen des Enttäuschtseins, des Gekränktseins, die er *nie vergessen kann.* So erleben wir ihn in seinen Bedürfnissen nach Nähe, nach Zuwendung im Seelisch-Geistigen wie im Körperlich-Sexuellen, in seinem Bedürfnis nach mehr Entfaltung in der *Beziehung zum Du,* dessen Schicksal, dessen Maß oder Maßlosigkeit, dessen Haltung oder Haltlosigkeit zum Beginn eines Erkrankungsprozesses wird. *Seit jener Kränkung ist er krank.* Da begann auch die Verstopfung, das Herzklopfen, die Abmagerung, der Kropf, der Diabetes. So erleben wir aber auch mit Natrium muriaticum D200, wie er seine Verlassenheit, seine Trostlosigkeit und seine Einsamkeit verläßt zugunsten eines besseren Maßes.

1 Gabe einmalig

Acidum phosphoricum D6

Ganz anders der *Liebeskummer* unserer jungen, zarten Menschen. Sie wollen alleingelassen werden, sie wollen *Einsamkeit,* die sie mit *elegischem Seufzen* beleben. Schwäche und Erschöpfung, Kummer wegen des Freundes, den Eltern, den Lehrern erfüllen ihre grübelnden Gedanken. Acidum phosphoricum D6, mindestens 4 Wochen lang, wird ihre zuneigenden Lebensgeister wieder erfrischen.

3 x 1 Gabe täglich

Ambra D3

Wenn Ihnen durch familiären oder beruflichen Kummer beim Reden *der rote Faden entgleitet* und Sie verlegen *erröten,* wenn Sie

Der kranke Mensch

dadurch grübelnd im Bett liegen und nicht einschlafen können, weil die Gedanken sich im Kreise drehen und Sie keinen Ausweg finden, dann nehmen Sie Ambra D3, bis Sie wieder fließend reden und gelöst schlafen können.

◗ 3 x 1 Gabe täglich

Ignatia D30

Wenn Ihr Kummer kurzzeitig zurückliegt und Sie eher *kapriziös* reagieren, mal dies mal jenes verlangen und sich *beleidigt* zurückziehen, dann sollten Sie Ignatia D30 nehmen, bis der *„akute Kummer"* verdaut und ihre zarte, durchscheinende Seele gekräftigt ist.

◗ 1 Gabe einmalig

Viele Erscheinungen und Störungen fließen entkräftigend in uns durch Kummer, Sorge, Demütigung, Kränkung und Kranksein. Die Aussichtslosigkeit bedarf der begleitenden Sicht eines Homöopathen.

Notizen

Leberentzündung

⇨ *Leberzirrhose*

An den Leberleiden können wir besonders gut den Weg schleichender Verfallsprozesse empfindsamen Gewebes verfolgen. Er führt uns von der *akuten Hepatitis* über die *chronisch-aggressive Hepatitis* zur *grob-* oder *feinkörnigen Leberzirrhose* oder zur degenerativen *fettigen Leberschrumpfung*. Die Leber ist das Reservoir von feinsten Katalysatoren und der Ort der Verbrennung unserer Nahrungsaufnahme. Eine in Entzündung entflammte Leber kann nur einem Menschen zugehören, der zu entflammen, zu brennen und zu verbrennen fähig ist, so lange bis er nur noch seine eigene Substanz aufbraucht, um zu überleben, bis er verbrannt ist.

Phosphorus D12 — Ein solch feuriger Mensch besitzt noch Phantasie, Impulsivität, *euphorische Begeisterung*. Allerdings verbindet er sich wenig mit seiner Umwelt. Er sucht Ablenkung, *Zerstreuung*, hüpft von einem zum andern. Er ist in seinem Leiblichen gefangen, und die *akut entzündete* oder *chronisch-aggressive* Leber wird zu seinem Gefängnis. Es war mir nur vergönnt, zwei solcher Patienten ambulant zu behandeln. Die Angst vor der Ansteckung durch den *Indikator Virus* treibt alle anderen in die sterile Infektionsabteilung der Klinik. Beide erhielten Phosphorus D12.
⌒ 2 x 1 Gabe täglich

Ausleitung

Chelidonium D3 — Da beide *blaß, schlank, feucht* und bedauernswert erschienen, ihre Leber druckschmerzhaft geschwollen war, Übelkeit und Erbrechen sie plagten, die sich auf *warme* Umschläge und Getränke beruhigten, gab ich ihnen zur unkomplizierten Giftausleitung Chelidonium D3 zusätzlich. Nach 6 Wochen waren die anfangs hohen Labor*befunde* wieder im Normbereich, was dem Wohl*befinden* der beiden entsprach und weiterhin anhielt.
⌒ 3 x 1 Gabe täglich

Carduus D3 — Die eher *rundlichen, warmen, feuchten*, liebenswerten Menschen erhalten als Leberdrainage Carduus D3, zusätzlich zu ihrer personenbezogenen Arznei.
⌒ 3 x 1 Gabe täglich

Berberis D3 — Den *Fahlen, Abgeschlagenen* und Müden geben wir lieber Berberis D3, das wir gleichzeitig als Nierendrainage kennengelernt haben und woraus wir bei manchen Patienten ein Zusammenspiel von Leber und Niere ableiten.
⌒ 3 x 1 Gabe täglich

Taraxacum D3 — Bei den *blassen, kalten, trockenen*, beklagenswerten Menschen mit einer Zunge, die ausschaut wie eine *Landkarte*, ziehen wir

Der kranke Mensch

Taraxacum D3 vor und können auf diese Weise sichergehen, daß sich die absterbenden und abgestorbenen Viren nicht im Immunsystem ansammeln und die Abwehr blockieren. Die Reinhaltung des Abwehrsystems erlaubt außerdem der personenbezogenen Arznei, ungehinderter und erfolgreicher zu wirken.

→ 3 x 1 Gabe täglich

Konstitutionsbehandlung

Lycopodium D4

Die Leber ist der Sitz von *Ärger* und sonstigen *trivialen Gefühlen*. Der dürre, *hagere, verschlossene* Mensch konserviert dort seine Emotionen wie auch seine Erkenntnisse und Erfahrungen, bis die Stoffwechselabfälle die Leber und sein Leben *chronisch-aggressiv* entzünden und vergiften. Ihm können wir mit Lycopodium D4, über lange Zeit eingenommen, seine Abfälle verbrennen und ausleiten helfen.

→ 3 x 1 Gabe täglich

Sulfur D4

Der Ärger des hitzigen, *feurigen* Zornigels stülpt sich durch sein *ausgeprägtes Ich-Gefühl* umweltbeherrschend nach außen. Doch wenn die Grenzen des edlen Zornes überschritten sind und das *Herrschen* zur *Sucht* wird, kehren sich die Aggressionen nach innen als *chronisch-aggressive* Entzündung. Sie schwellen wie sein Hochmut, stauen das Blut, das Leben, alles wird zu eng. Es sei denn, er läßt sich zu Sulfur D4 überzeugen, das er allerdings sehr lange einnehmen sollte.

→ 3 x 1 Gabe täglich

Bryonia D3

Er ist ein *untersetzter*, heftiger *Choleriker*, dessen chronische Leberentzündung von *aggressiven Schüben* urig hervorbrechenden Zornes heimgesucht wird. Ihm reichen wir in sich entstauenden Ruhepausen warme Umschläge im Bett und Bryonia D3, 1 Gabe stündlich im Anfall und 3 x 1 Gabe täglich in der Beruhigungsphase. Sein Leberschmerz ist die gestaute Kapsel.

→ 1 Gabe stündlich im Anfall

Erschöpfung

Natrium muriaticum D200

Wird unser Patient trotz guter Leberdrainage infolge seiner *chronischen* Entzündung zunehmend *matt, abgemagert*, phlegmatisch und pessimistisch, dann sollten wir *bedächtig* in die Tiefe seines Schicksals eindringen und dort schauen, ob wir nicht *lange zurückliegende Ressentiments*, still gehütete Geheimnisse oder *niemals erörterten Kummer* finden. Wenn Ihre Bedächtigkeit verläßlich ist, steht der Verordnung von Natrium muriaticum D200 nichts im Wege.

→ 1 Gabe einmalig

Leberentzündung

China D4

Die *lange Erkrankung* macht es notwendig, daß wir die Hochpotenz mit China D4, mindestens 4 Wochen lang, parallel unterstützen.
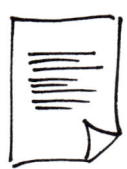 3 x 1 Gabe täglich

Chininum arsenicosum D4

Danach entscheiden wir, ob wir noch einmal *Natrium muriaticum* wiederholen, was wahrscheinlich sein dürfte, und lösen *China* durch Chininum arsenicosum D4 ab.
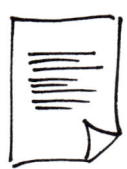 3 x 1 Gabe täglich

Beide sind unsere besten Arzneien zur *Kräftigung*, wobei bei letzterer, die *Arsen*-Komponente, einen wirkungsvollen Bezug zur Entzündlichkeit beinhaltet.

Notizen

Der kranke Mensch

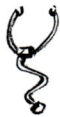
Leberzirrhose
⇨ *Leberentzündung, Nierenschrumpfung*

Die Leber ist der Wohnsitz der Temperamente. Aus den Schattierungen des Temperaments erfassen wir die Struktur des Gemüts. So begegnen wir im Kapitel *Leberentzündung* dem roten, hitzigen, feurigen *Choleriker* im Bild des *Sulfur*-Menschen; dem zarten, blaß-errötenden, in sich verbrennenden *Sanguiniker* im Bild des *Phosphor*-Menschen; dem hageren, ernsten, zornschluckenden *Phlegmatiker* im Bild des *Lycopodium*-Menschen; dem schwermütigen, hingebungsunfähigen, umweltbedrängten *Melancholiker* im Bild des *Natrium muriaticum*-Menschen. Nur in der Entgleisung, Enteignung und Entfremdung erleben wir die wahren Züge der unverdeckten, nackten, offenbarten Charakter-Gleise mit Zügen aus fremdem Eigenen und aus zu eigenem Fremden. *Nur in der Not ist der Mensch sich selbst am ähnlichsten!*

Der leberzirrhotisch erkrankte Mensch hat bereits einen langen, verkörnerten, verknoteten, verhärteten Leidensweg hinter sich. Es scheint, daß die meisten ein alkoholvergiftetes Leben führten. Von ihnen habe ich wenig gesehen. Zu uns kommt jener, dessen schlecht ausgeheilte *akute Hepatitis* sich in eine *chronisch-aggressive* oder in eine *chronisch-persistierende* umwandelt und letztlich in der *Zirrhose* oder in der *fettigen Entartung* endet.

Carduus D3 Mit Hilfe der *Ausleitungsarzneien* für die Lebergifte beginnen wir, die Restleber zu aktivieren, solange sich im Bauch noch kein Wasser staut (Aszites). Dabei beachten wir, daß wir gleichermaßen die Anlage vom *Tuberkulinischen* zum *Destruktiven* durchlaufen und beginnen deshalb mit Carduus D3, um das *tuberkulinisch Liebenswerte* zu fördern. Sie ist die stille Kraft, die den Alltag lebenswert macht.
🥄 3 x 1 Gabe täglich

Chelidonium D3 Danach regen wir mit Chelidonium D3, das *lithämisch Mutige* und *Tapfere* an, ohne die die Weltgeschichte anders verlaufen wäre und ohne die die Liebenswerten keine mutige Unterstützung bekämen.
🥄 3 x 1 Gabe täglich

Taraxacum D3 Mit Taraxacum D3 als letzte, *destruktive* Arznei, unterstützen wir das Willensstarke, ohne das die Mutigen nicht tapfer genug und ohne das die Liebenswerten nicht kräftig genug wären.
🥄 3 x 1 Gabe täglich

Diese drei Arzneien geben wir jede 4 Wochen lang, indem wir sie in der angegebenen Reihenfolge aufeinander folgen lassen.

Nux vomica D3 Nach den ersten 3 Monaten Behandlung *entgiften* wir die Leber *über den Magen* mittels unserer besonderen Magenarznei Nux vomica D3.

Leberzirrhose

Quassia D3 Wir mischen sie zu gleichen Anteilen mit der von Rademacher vor Hahnemanns Zeit eingeführten und lebererprobten Quassia D3, je nach Ausmaß des *Bauchwassers*.
⌒ 3 x 10 Tropfen täglich bzw. bis zu stündlich 10 Tropfen

Ceanothus D4 Wenn bei bestehender Leberzirrhose die *Milz vergrößert* und als Tumor tastbar ist, haben wir in Ceanothus D4 eine geradezu spezifische Arznei. Die Milz ist ein blutbildendes Organ und ein Blutreservoir. Wenn sie gestaut ist, verstehen wir, daß überall leicht *Blutungen* auftreten. Auch das eventuell punktierte Bauchwasser kann voller Blut sein.
⌒ 3 x 1 Gabe täglich

Bei zunehmender Abmagerung beginnen – nach der Behandlung mit *Lycopodium*, das wir bei der chronischen Leberentzündung kennengelernt haben – die *Zellvergiftungs-Arzneien,* an therapeutischer Gewichtung zuzunehmen. Das heißt aber auch, daß sich die Leberzirrhose klinisch zu einer fettigen Entartung, zur *Leberatrophie* hin entwickelt.

Plumbum metallicum D6 Dieser Prozeß und die Abmagerung sind keine günstigen Zeichen für ein heilendes Vermögen des Leidenden. Er sieht *schmutzig, gelblich,* fahl aus. Seine Bauchmitte wird von anfallsartigen *Koliken* überfallen, wobei er die Bauchdecke *kahnförmig* nach innen zieht und durch *Gegendruck* in Bauchlage entkrampft. Wir geben ihm Plumbum metallicum D6 und hoffen, damit seinem Lebenskrampf ein Ende zu setzen.
⌒ 3 x 1 Gabe täglich

Berberis D3 Zur *Giftausleitung* erhält er zusätzlich Berberis D3, um gleichzeitig die Gifte der *beteiligten Nieren* ausleitend mitzuerfassen.
⌒ 3 x 1 Gabe täglich

Phosphorus D12 Mit dieser Arznei haben wir begonnen, die akute Hepatitis zu behandeln und erfahren jetzt von ihrer bis in die Zelle tiefgreifenden Wirkung. Welche kreative Kraft muß dieser Mensch einst besessen haben, bis er vom Schwinden und Schwund besessen wird. Er sieht gelblich, elend aus, wenn er seine letzte Lebenskraft in Form von *kaffeesatzartigem* Blut *erbricht,* was wir mit lauwarmem Tee und Phosphorus D12 zu lindern versuchen.
⌒ 2 x 1 Gabe täglich
Chelidonium D3 oder *Carduus D3*, je nach äußerer Gestalt, je nach äußerem Verhalten begleiten diese Arzneiwahl.

Arsenicum album D6 Wenn keine Arznei bisher geholfen hat oder wenn unser Patient schon dem *wandelnden Leichnam* ähnelt, dann sollte Arsenicum album D6 ihm jetzt die Schmerzen nehmen und sein Leben und Sterben einsichtig und erträglich gestalten.
⌒ 3 x 1 Gabe täglich

Der kranke Mensch

 **Notizen**

Magenschmerzen

⇨ *Oberbauchsyndrom*

Organisch betrachtet, empfinden wir Magenschmerzen aufgrund einer Magenschleimhautentzündung (Gastritis) oder eines Magengeschwürs (Ulcus). Schon vor 25 Jahren behaupteten japanische Mediziner, das Ulcus sei eine „Erkrankung des Gehirns", was klarstellen sollte, daß die eigentlichen Ursachen im Seelisch-Geistigen des Erkrankten zu suchen sind.

Abies nigra D4 Beginnen wir am *Mageneingang* mit dem Gefühl, als krampfe sich im oberen Dreieck des Bauches der Magen zusammen (Kardiaschmerz), wobei diese Empfindung *wie ein Ei die Speiseröhre aufwärts steigt. Saures* Aufstoßen kann diese Erscheinung begleiten. Abies nigra D4 hat sich hierfür als hilfreich erwiesen.
⤳ 3 x 1 Gabe täglich

Mandragora D6 Empfinden Sie an gleicher Stelle ein *Druckgefühl mit Sodbrennen,* wobei die *Magensäure* spürbar in die Speiseröhre aufsteigt und *beim Bücken* in den Mund *aufschwulkt,* dann hilft Ihnen eher Mandragora D6. Die *Alraune* ist eine besonders gute Arznei, wenn Ihre Beschwerden sich durch *Rückbeugen* des Körpers lindern und sich bei Milch-, Kaffee-, Alkohol- und Tabakgenuß verschlimmern.
⤳ 3 x 1 Gabe täglich, bei Bedarf auch zusätzlich eine Gabe

Argentum nitricum D30 Dem typischen *hageren,* schlanken, blaß-nervösen *„Magenmensch"* mit ängstlichem, *tiefgefurchtem* Gesichtsausdruck schlägt jede seelisch-geistige Belastung, jedes Ereignis, jede Begegnung „auf den Magen". Es kann sogar „in die Hose gehen" (Durchfall). Der Magen *krampft, bläht* sich, besonders *nach Süßigkeiten,* die – Ironie des Schicksals – allzu gern genascht werden. Argentum nitricum D30, wenn Hastigkeit, Magenschmerz und *Lampenfieber* die Gelassenheit überbieten.
⤳ 1 Gabe bedarfsweise

Menschen, die viel unterwegs sind, dadurch ein *ungeregeltes Leben* führen und obendrein noch durcheinander essen und trinken, leiden oft an Magenbeschwerden, Säure, Völle, Verkrampfung, Stiche, Ermüdung, wobei sich einige Erscheinungen durch Essen bessern, andere verschlimmern.

Zwei Arzneien haben sich für derart beschäftigte und leidende Menschen wohl bewährt:

Nux vomica D12, Graphites D12 Geben Sie vor dem Mittag- und Abendessen Nux vomica D12 und Graphites D12 *nach* diesen Mahlzeiten.
⤳ je 2 x 1 Gabe täglich
Vorausgesetzt, daß es zu solch regelmäßigen Nahrungsaufnahmen kommt. Jedenfalls nehmen Sie diese Arzneien bei zwei größeren Mahlzeiten ein.

Der kranke Mensch

Geschwür

Das *Magengeschwür* ist gut zu behandeln, besonders wenn die Ulcus-Patienten ihren Schmerz *nüchtern* verspüren. In ihrer Tasche, unterwegs oder nachts im Bett, immer sind sie mit einem Zwieback oder einem trockenen Brötchen versorgt, von dem sie nur einen Bissen zu nehmen brauchen, um ihre Beschwerden zu lindern.

Auch hier haben sich zwei Arzneien bewährt und manch einen vor der Operation bewahrt.

Anacardium D4, Ignatia D4

Vor den Hauptmahlzeiten sollten Sie Anacardium D4 nehmen und *nach* denselben Ignatia D4.
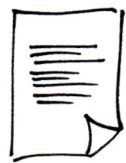 je 3 x 1 Gabe täglich

Zweifelsohne ist es vernünftiger, den leidensvollen Mitmenschen zum nächsten Homöopathen zu schicken.

Notizen

Malaria[9]

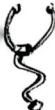

Die Menschen reisen ferner aus Will oder Muß, die Welt rückt näher und mit ihr deren ferne Krankheiten. Verständlicherweise ist die Frage der Vorbeugung vordergründig. Meist sind Wollen oder Müssen gemischt oder das eine zieht das andere nach sich. So ergeht es meinen Lufthansa-Flugbegleiter-Freunden Johan und Thea und so erging es in der Tat meinem Förster-Freund Matthias mit Familie in Kenia. Malaria kommt noch relativ häufig vor, sicherlich solange Hygiene in fernen Ländern ein Fremdwort bleibt, und das wird es auch noch lange bleiben. Schließlich ist den Klongs, Slums, Favelas ein gewisser touristischer Charme nicht abzusprechen, solange wir nicht darin leben müssen. In den Abfällen und stehenden Gewässern gedeiht – unter vielem anderen – die infizierende Stechmücke *Anopheles* als Träger und Überträger der Malaria.

Natrium muriaticum D200

Durch die Erkrankung meiner Förster-Kinder-Freunde Andreas und Daniel in Kenia trotz Stechmücken-Prophylaxe *Staphisagria* (⇨ *Insektenstiche*) überlegte ich, daß es wiederum eine Frage des Abwehrsystems sein muß, eine Frage der schlummernden Kränklichkeit, inwieweit dem Krankheits-*Indikator* die Möglichkeit gegeben wird, krankmachend zu agieren. Nach durchgestandener Erkrankung mit *Crotalus* und dann *China* sah ich die beiden in der Praxis. Sie waren tatsächlich blaß, *dürr*, schwach und *matt*. Beide erhielten Natrium muriaticum D200, 1 Gabe einmalig, da sie dem Bild der Arznei entsprachen, und einige Gaben steckten sie in ihre Reisetasche.

⤻ 1 Gabe einmalig

Im nachhinein sah ich viele dieser Bilder aus meiner klinischen Zeit in Asien vorüberziehen und entschloß, diese Arznei als das Prophylaktikum mit auf die Wege zu geben. Johan erhält es ohnedies für seinen *Herpes labialis* und Thea hält es in Reserve, falls ihr *phosphorisches* Dasein in gegenteiliges, kummervolles Sosein umschlagen sollte.

Eupatorium perfoliatum D30

Die Infektion beginnt – wie fast alle *tropischen* Krankheiten – mit *rheumatischen Fieberschüben*, die ein *Zerschlagenheitsgefühl* in Knochen und Muskeln bedingen. Hier behebt Eupatorium perfoliatum D30 über Nacht die Schmerzen.

⤻ 1 Gabe einmalig

Crotalus D12

Das Fieber kommt jedoch wieder in Schüben, vor allem *nachts* und in den *Morgenstunden*. Dieser *septisch*-fieberhafte Prozeß gedeiht besonders in feuchtwarmen, *tropisch-subtropischen* Meeresgegenden. Der Leidende fühlt sich matt, schläfrig, ist äußerst

---

[9] Siehe auch die „*Homöopathische Reisefibel*" (⇨ S. 499).

Der kranke Mensch

berührungsempfindlich, verlangt nach *kühler* Luft und möchte in Ruhe gelassen werden. Geben Sie Crotalus D12, auch dann, wenn obendrein die Apathie von dahinmurmelnden *Fieberdelirien* über *abscheuliche Tiere* unterbrochen wird.

⸺ 2 x 1 Gabe täglich

Ceanothus D4

Bleibt nach den Fieberschüben sowohl die *Leber* als auch die *Milz* angeschwollen, so geben Sie Ceanothus D4, bis vor allem die Milzschwellung rückgängig ist. Sie ist unsere beste Milzarznei hier und auch bei *Leberzirrhose mit Milztumor* (⇨ *Leberzirrhose*).

⸺ 3 x 1 Gabe täglich

China D4

Kein Wunder, daß nach solch ausgeprägter körperlicher und geistiger Belastung die Erholung nur schleppend voranschreitet. Mit der Erschöpfbarkeit gehen *Mangel an Appetit* und *Interesse* einher. Füttern Sie zumindest China D4, bis das Interesse an Nahrung und Umwelt, an Empfindung und Betätigung wiederkehrt. *China* ist unsere *Erholungsarznei* nach schwerwiegender Erkrankung, und durch sie offenbarte sich Hahnemann im Selbstversuch das Geheimnis der homöopathischen Arzneikraft.

⸺ 3 x 1 Gabe täglich

Auch die Behandlung dieser Infektion ist wieder eine Frage der Erfahrung, der persönlichen Verantwortlichkeit, des Verantwortungsbewußtseins des Homöopathen und der Eltern. Glücklich der Arzt, der keine Antibiotika, keine Kortisone, keine Rheumatika zu verordnen braucht, und glücklich die Eltern, die sie ihren Kindern nicht verabreichen müssen. Ich kann die vorbeugende Medikation mit *Chloroquinen* nicht verübeln. Es existieren davon viele verschiedenartige Präparate auf dem deutschen Markt. Die Nachfrage füllt ihn an. Eigentlich beruhigen wir damit nur unsere *Angst* vor der Infektion und übersehen allzu häufig den Folgeschaden.

 **Notizen**

Mukoviszidose

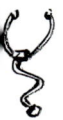
⇨ *Bronchitis*

Sie ist eine seltene Erkrankung, in unserer Praxis jedoch eine weniger seltene Erscheinung. Sie ist durch Vererbung angelegt und von *destruktivem* Charakter in bezug auf die Schleimhäute der *Luftwege* und der *Verdauungsorgane*. Aus der Familiengeschichte des Betroffenen hören wir oft von *chronischen Durchfällen* und von *perniziöser Anämie*. Der Patient selbst erscheint meist blaß, rachitisch dürr mit glockenförmigem Brustkorb und stark aufgetriebenem Bauch. Seine Lippen und seine *uhrglasförmigen* Fingernägel, auch Trommelschlegelfinger genannt, sind bläulich verfärbt infolge des erheblichen Sauerstoffmangels.

Silicea D12

Als derart schicksalhaft Gezeichneter begegnete mir mein musikalischer Schüler-Freund Johannes vor sieben Jahren; heute ist er ein fleißiger Medizinstudent. Damals war sein Leben und sein Tod in stiller Ernsthaftigkeit bewundernswert geregelt. Sie gab ihm den *mangelnden Halt*, die seine abgemagerte, intellektuelle Blässe, seine Hinfälligkeit, aber auch seine verteidigende *Zähigkeit* verrieten. Er begegnete nun Silicea D12, die eine Renaissance seiner Atemwege und seiner Lebenskraft einleitete. Sie und der neue lebensbejahende Mut stärkten seine Abwehrkräfte so sehr, daß er für viele Monate keine akute Bronchitis und keine akuten, *fettaufgelagerten* Durchfälle erleiden mußte.
⌒ 2 x 1 Gabe täglich

Thallium metallicum D6

Als die *Lungenentzündungen* und *eitrig-stinkenden Bronchitiden* gehäuft wiederkehrten und unsere hierfür bewährten Arzneien wenig durchgriffen, so daß Antibiotika genommen werden mußten, entschied ich mich für Thallium metallicum D6, um letztlich auch der fortschreitenden *Abmagerung* Einhalt zu gebieten. So geschah es auch.
⌒ 3 x 1 Gabe täglich

Tuberculinum bovinum D200, Medorrhinum D200, Luesinum D200

Vielleicht hätte ich schon damals die *Erbnosoden* (⇨ S. 20) einsetzen sollen, denn jeder ererbte, chronische Prozeß macht ihren Einsatz unumgänglich. Ich gab sie ihm erst ein Jahr später in der Reihenfolge Tuberculinum bovinum D200, Medorrhinum D200, Luesinum D200, in monatlichen Abständen.
⌒ Je 1 Gabe einmalig

Morbillinum D200, Scarlatinum D200, Diphtherinum D200

Danach erhielt er die *Nosoden* für die durchgemachten Kinderkrankheiten und für die häufigen, eitrigen Mandelentzündungen, die sicherlich ihre unliebsamen Spuren (Toxine) im Abwehrsystem hinterlassen hatten. Morbillinum D200, Scarlatinum D200, Diphtherinum D200 ebenfalls 1 x im Monat, in der vorgegebenen Abfolge gegeben, bewirkten endlich den Durchbruch in eine neue Lebensära.
⌒ Je 1 Gabe einmalig

Der kranke Mensch

Calcium fluoratum D12

Die Zeit der Erbnosoden war begleitet von einer Arznei, die mir eine logische Folge erschien. Die Härte der *Kieselsäure* war nicht mehr zu spüren, und wo *Silicea* angezeigt ist, lauert in der Nähe Calcium fluoratum D12. Auch in umgekehrter Folge ergänzen sich die beiden Arzneien für ein gemeinsames Ziel.

⤳ 2 x 1 Gabe täglich

Phosphorus D12

Seine Gesichtsblässe war längst einem zarten Rosa gewichen. Es war offenbar, daß feurige Lebensgeister seine Adern durchflossen. Den Sommer über verbrachte er in gar stets verliebter, heiterer Euphorie und genoß alles Sinnige und Sinnliche. Die Feuerprobe erreichte ihren Höhepunkt in sich allmählich entwickelnden *Ängsten* und nächtlichen *Halluzinationen*, in denen er *Gestalten* und Fratzen, *aus der Wand kommend*, wahrnahm und *Teile* seines eigenen *Körpers vermißte*. Plötzlich fürchtete er wieder, unheilbar krank zu sein. Bei alledem war er sich der Unwirklichkeit seiner Wahrnehmungen bewußt. Wir ordneten sie diesmal gemeinsam zu und entschlossen uns für Phosphorus D12, 2 Monate insgesamt, danach *D200*, alle 4 bis 6 Wochen. Die Halluzinationen verschwanden umgehend, die stets *verliebte, euphorische Heiterkeit* blieb uns erhalten.

⤳ 2 x 1 Gabe täglich

Pyrogenium D30

Lungenentzündungen waren nicht mehr aufgetreten, aber der Winter bescherte ihm *Fieberschübe* und *eitrig-stinkende Bronchitiden*. Schon im Anstieg des Fiebers half Pyrogenium D30, 1 Gabe meist einmalig, manchmal nach 4 bis 6 Stunden wiedererholend. Er war überreizt und ungeduldig, das Blut schoß *dunkelrot* und heftig zum Kopf und *pochte* in den Schläfen, in der Brust, im Bauch. Sein herzbeklommener *Atem roch* und seine *Schweiße stanken* nach Verfall, bis der erleichternde Schweißausbruch die Überwindung der Krise anzeigte.

⤳ 1 Gabe meist einmalig

Kreosotum D4

Die Bronchitiden blieben hartnäckig bei wiedergewonnener Gemütsverfassung. Der *Auswurf* war weiterhin *eitrig* und *stinkend*. Die Sekrete wurden gelöst und aufgelöst durch Kreosotum D4. Schauen Sie sich bei dieser Arznei die Phänomene des Geistes an. Die Identität mit *Phosphor* wird Sie überraschen!

⤳ 3 x 1 Gabe täglich

Laurocerasus D4

Fieberschübe, Bronchitiden und beengte Atmung belasteten das Herz, so daß sich die Lippen und die Augenringe oft *bläulich* verfärbten, besonders im Fieber. Mangelnde Sauerstoffversorgung und Überbelastung der *rechten Herzkammer* verursachen die „Blausucht", für die die Homöopathie Laurocerasus D4, 1 Gabe

1-2stündlich, je nach Bedarf und Intensität der Erscheinung, bereit-hält.
~ 1 Gabe 1-2stündlich

Jetzt haben Sie mit Ihrer ganzen Innerlichkeit an einem ungewöhnlichen Lebensweg teilgenommen. Ein Erleben, das uns weder die Studien der Alma Mater noch die Klinik vermitteln können. Erst die Praxis und die faustische Auseinandersetzung mit Gesundheit, Krankheit und Heilung erlauben uns, in jedem Menschen, in jedem Patienten das Ungewöhnliche zu ahnen, zu erspüren, zu erleben, was ihn zum Ganzen (Totalität), zum Einmaligen (Hierarchisierung) und zum Besonderen (Individualisierung) macht. In dieser Betrachtungsweise ist nicht die nachvollziehbare Wissenschaftlichkeit, sondern er allein Beginn, Mitte und Ziel unseres Heilungsstrebens.

Johannes bekommt seit diesem Jahr Lachesis, und er wird noch viele Leben durchschreiten müssen, bis er sein eigenes gefunden haben wird.

Postscriptum bei der Überarbeitung des Buches: Johannes hat inzwischen sein Leben gefunden. Er ist fast 40 Jahre alt, praktiziert als homöopathischer Psychiater in einer Landesklinik und regelt die Einnahme seiner Arzneien selbstverantwortlich.

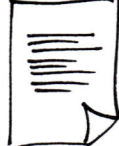 **Notizen**

Der kranke Mensch

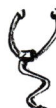 ## Multiple Sklerose

Die klinische Ursache der Multiplen Sklerose, auch MS genannt, ist nicht bekannt. Damit hat sie ein *legitimes Recht* auf homöopathische Behandlung. Immer dort, wo die Klinik an die Grenze ihrer Fähigkeiten stößt, sollte und muß sie eine andere Möglichkeit als Erweiterung ihrer Heilweisen in ihr therapeutisches Konzept einbeziehen oder zumindest gelten lassen. Das betrifft alle chronischen Erkrankungen, für welche der Klinik nichts anderes als eine rechte oder schlechte Symptomentherapie zur Verfügung steht. So sucht sich der chronisch Leidende seinen notwendigen Trost nicht bei seinem Arzt, sondern bei einem Wirrwarr von Pillen, die er durch ihre buntgestaltete Farblichkeit voneinander unterscheidet. Selten ist mir in der Klinik ein Patient begegnet, der den Namen seiner Pillen kannte; selten ist mir ein homöopathischer Patient begegnet, ohne den Namen seiner Arznei zu kennen. Ich betrachte es als ärztlichen Kunstfehler, wenn „heilberufene" Ärzte sich lauthals kritisierend weigern, ihren Patienten eine erweiternde Möglichkeit zu eröffnen und verstehe deren starres Verhalten nur aus ihrer existentiellen Angst vor künftiger Ungewißheit im Gesundheitswesen, denn der chronische Patient scheint die Grundfeste ihrer politisch-sozialen, pharmakoindustriell gesteuerten Überlebenspraxis zu sein. Diese Ängste übertragen sie skrupellos auf den schwer leidenden chronisch Erkrankten mit Hilfe der üblichen ärztekammer- und justizgerechten Schwarzmalerei.

Sicherlich können auch wir die MS nicht ausheilen. Zu viel Nervensubstanz ist bereits zerstört, bevor der Patient die Endgültigkeit seines Leides erfährt. Aber wir können dem unabdingbar fortschreitenden Schicksalsverlauf Einhalt gebieten und können dort begleiten, wo Störungen sein tägliches Wohlbefinden behindern, um ihm damit eine würdige Lebensqualität zu ermöglichen.

Diese Lebenswürde hat meine Ehefrau-Freundin Renate nach langen Jahren der Hoffnungslosigkeit und Verzweiflung wiedergefunden und teilt sie mit ihrem bewundernswerten Ehemann Fred. Er ist ihr einziger, innerer Halt, und ich bin zum einzigen Halt ihrer äußeren Umwelt geworden. Deshalb ist es bei solch schwer chronisch Erkrankten mit vorgefertigter klinischer Diagnose zwingend, nicht nur in die Tiefe der Person, sondern gleichermaßen in die Tiefe des schicksalsbehafteten Lebensweges einzudringen. Die Wesenheit des chronischen Prozesses ist die *Austrocknung* und die *Nervenreizung*. Entsprechend finden wir die Färbungen des Temperaments, des Gemütes und des geistigen Zustandes und suchen auf diesem Wege die passende Arznei.

Die Begleitarzneien, die selbstverständlich auch personenbezogenen Stellenwert beinhalten, darf ich hier mit Ihnen teilen.

Cuprum metallicum D6

Die auffälligsten Beschwerden sind die eher *nächtlichen Wadenkrämpfe*, für die wir Cuprum metallicum D6, 3 x 1 Gabe täglich, und bedarfsweise in der Nacht, bereithalten. Sonst springt unser Patient aus dem Bett, wenn er dazu imstande ist, und muß auf dem kalten Boden *fest auftreten*, um seinen Krampf zu lindern.

⤳ 3 x 1 Gabe täglich

Multiple Sklerose

Agaricus D3 Für *Sprachstörungen* und *Halskrämpfe* oder *Schluckkrämpfe* geben wir ihm zwei Arzneien mit. Zunächst denken wir bei Zuständen, die wie im Rausche einhergehen (⇨ *Epilepsie*), an Agaricus D3, bis die Behinderung sich löst.
3 x 1 Gabe täglich

Causticum D6 Zum anderen entspricht dem eher *milden* Geplagten, dessen Zustand sich im *warmen, feuchten* Wetter bessert, Causticum D6.
3 x 1 Gabe täglich

Beide neigen zum *Stottern*. Beide Arzneien sind ebenso bewährt bei unseren nervösen, sprachgestörten Kindern.

Conium D6 *Kopfschmerzen, Schwindel* und *Linsenschlottern* (Nystagmus) sind die weiteren Übel, für die wir eine Hilfe in die Hand geben müssen. Drei Arzneien stehen uns zur Seite, von denen die erste auch die *Wadenkrämpfe* behebt. Sie ist die Arznei, die Renate aus dem Bett und aus dem Rollstuhl bewegte. Conium D6, über viele Jahre gegeben, erinnert uns an die kurzen Leiden des Sokrates, der durch den *Schierling* sterben mußte.
3 x 1 Gabe täglich

Cocculus D4 Die zweite Arznei kennen wir bei *Übelkeit durch Fahren*. Ähnlich dieser Beschwerden werden *Schwindel* und *Unwohlsein* empfunden, die mit Cocculus D4 günstig beeinflußt werden.
3 x 1 Gabe täglich

Gelsemium D30 Die letzte Arznei ist für jene, die bei jedem *Wetterwechsel*, vor allem beim *Übergang zum Schwülen*, über heftigste, drückende Hinterkopfschmerzen klagen mit Augenflimmern, Müdigkeit, Schlappheit, *Zittern* und Gereiztheit. Alles ist *lähmig*: die Glieder, die Seele, der Geist. Gelsemium D30 wird zur begleitenden Labsal bei drohendem Wetterwechsel.
1 Gabe einmalig

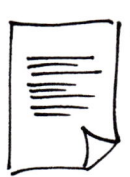 **Notizen**

Der kranke Mensch

Mundfäule

Die Mundfäule oder Aphthen bilden sich aus kleinen, brennenden Bläschen zu kleinen, oberflächlichen, heftig schmerzenden Geschwüren aus; auf der Schleimhaut der Wangen, der Lippeninnenseite und des Schlundes.

Borax D3 Säuglinge *schreien* beim Trinken und Zufüttern, weil ihre Schleimhaut *brennt*. Mundhöhle und Atem sind *heiß*. Bei ihnen wird die Mundfäule häufig als *weißer Pilzbefall* diagnostiziert. Borax D3 bessert die Situation mit viel Geduld.
 3 x 1 Gabe täglich

Acidum nitricum D6 Gelb-weißliche, *geschwürige Placken* (Plaques) mit einem wunden, stechenden Schmerz *wie von einem Splitter* bei Berührung, wobei die Mundhöhle und der Atem streng und *scharf riechen,* werden mit Acidum nitricum D6 gut geheilt.
 3 x 1 Gabe täglich

Hepar sulfuris D30 Eitrige Aphthen mit einem *stechenden* Schmerz, *wie von einem Splitter*. Soweit wie die vorige. Aber hier riecht die Mundhöhle *käsig* und ein *warmes* Getränk zusammen mit Hepar sulfuris D30 lindern den Schmerz und heilen das Geschehen.
 1 Gabe täglich

Mercurius corrosivus D4 Menschen mit einer großen, *geschwollenen, schmutzig belegten* Zunge, die an den Rändern *Zahneindrücke* abbildet, wobei die Mundhöhle und der Atem *übel stinken,* brauchen Mercurius corrosivus D4, insbesondere wenn sie obendrein durstig sind und ihre Drüsen übermäßig Speichel produzieren. Vielleicht liegt hinter diesem Übel doch eine tiefergreifende Störung?!
 3 x 1 Gabe täglich

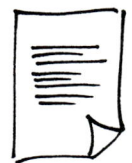 **Notizen**

Nabelkolik

Bauchschmerzen sind eine häufige Erscheinung bei unseren sensiblen Kindern. Die Krämpfe, die sich um den Nabel herum festsetzen, bedürfen bei längerem Bestehen immer der klinischen Untersuchung. Meist sind diese ergebnislos, und schon begeben wir uns in den Bereich homöopathischer Behandlung. Die klinischen Untersuchungen sollten nicht unsinnig ausgedehnt werden. Meine kleine Freundin Bianca mußte drei Monate von Klinik zu Klinik ziehen und sämtliche denkbaren und undenkbaren Untersuchungen, Spiegelungen, Röntgen und Blutentnahmen über sich ergehen lassen, bis eine Nachbarin ihrer Mutter die Homöopathie empfahl. Das war ein grausamer Weg, der kurz nach Beginn der Behandlung mit *Hyoscyamus* endete. Ich erzähle Ihnen die Geschichte Biancas nur, damit Sie Ihrem Kind solche Torturen ersparen.

Chamomilla D30 — Die Nabelkolik beginnt mit plötzlichen, heftigen Schmerzen. Tritt sie in der Folge von *Ärger* auf und wird sie von wütenden, *schrillen Schreien* begleitet, wobei das Kind sich *krümmend* hin- und herwälzt, dann ist Chamomilla D30 unsere erste Arznei.
  1 Gabe einmalig

Magnesium phosphoricum D4, Colocynthis D4 — Klagt Ihr Kind eher über krampfende, *stechende, einschießende* Schmerzen, zieht sich *krümmend* die Beine an den Bauch und drückt die Faust dazwischen, so haben sich zwei Arzneien, Magnesium phosphoricum D4 und Colocynthis D4, sehr bewährt.
  1 Gabe im Wechsel alle 10 Minuten

Ignatia D30 — Dann sind da unsere Kinder, die jeden Morgen *vor* der Schule oder sonstigen *Ereignissen* ihre Bauchschmerzen bekommen. Sie können einfach *nicht* beschreiben, *wie* ihre Beschwerden sich gestalten, *was* sie empfinden, was sie eigentlich wollen. Unbewußt tragen sie einen *stillen Kummer* in sich über Lehrer, Eltern oder Freunde und *seufzen* nach Ignatia D30, bis sich ihre still schreienden Seufzer in eine gefestigtere Art der Begegnung mit ihrem Leid gewandelt haben.
  1 Gabe einmalig bei Bedarf

Belladonna D30 — Ein Kind mit *plötzlich* unerträglichen Krampfschmerzen und berührungsempfindlichem Bauch, das seinen Körper *zurückbeugt,* um Linderung zu erhalten, wird mit Belladonna D30 geheilt.
Merken Sie sich bitte das auffällige Verhalten des Rückbeugens bzw. Ausstreckens des Körpers, und Sie werden bei Bedarf nie an dieser Arznei vorbeigehen.
  1 Gabe einmalig

Cicuta D6 — Die eher *chronischen* Bauchkoliken im frühen Erdenleben unserer Winzlinge, wobei dieselben sich ebenso *zurückbeugen* wie die vorigen und dabei durchdringende, *schrille Schreie* ausstoßen, lassen

Der kranke Mensch

uns an Cicuta D6 denken. Ich betone: denken, weil hierbei die Schmerzen durch *Hirnüberreizung* ausgelöst werden, die wir in der Praxis näher zu untersuchen haben. Sicherlich haben die Schäden durch unbedachten *Schwangerschafts-Ultraschall* und Schallung der Herztöne des Kindes das ihre dazu beigetragen haben.[10]

 3 x 1 Gabe, bei Bedarf öfter

Lycopodium D6 Die von chronischen *Blähkoliken* geplagten Kleinen, die aussehen wie ihr eigener Großvater, lassen uns Lycopodium D6 erwägen. Diese Art von Stoffwechselstörung ist, ähnlich seinem Aussehen, ererbt. Die Arznei aber besitzt die Macht, solche Anlagen verstummen zu lassen.

 3 x 1 Gabe täglich

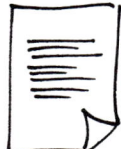 **Notizen**

---

[10] Mehr dazu in „*Bedrohte Kindheit*" (⇨ S. 499).

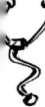

Nagelpilz

Wie beim *Fußpilz* (⇨ *Fußpilz*) handelt es sich weniger um einen Pilz, als um Ernährungsstörungen des Nagels und läßt auf innere Stoffwechselerkrankungen Rückschlüsse zu. Es sind die ausgehöhlten, luftdurchdrungenen, verhärteten Nägel, die als pilzbefallen bezeichnet werden. Auch die psychische Verfassung drückt sich an den Nägeln aus, ebenso wie der Zustand der Haare. Beide werden als Hautanhangsgebilde bezeichnet. So ist es verständlich, daß sich die Gegensätzlichkeit des Menschen in der Gegensätzlichkeit der Arznei und in der Gegensätzlichkeit der Nagelerscheinung ausdrückt. Zwei wichtige Arzneien seien hierunter genannt.

Silicea D12   Ein blasser, schwacher, ewig *frierender* Mensch kann keine starken Nägel vorweisen. Oder er ist in seiner Schwäche, in seiner Ordnungsliebe, in seinem Trost so *verhärtet*, daß auch seine Nägel dick verhärten und an den Seiten einwachsen. Solche Niednägel werden mit Silicea D12 wieder ernährt. Die *Kieselerde* gibt nicht nur dem Nagel, sondern auch der Person Halt und Stütze.
  2 x 1 Gabe täglich

Sepia D6   Dieser gegenteilig *kräftige*, stämmige Mensch zeigt in der Regel kräftige Nägel. Es sei denn, sein eher *derbes*, kräftiges Inneres ist bereits so sehr verletzt, daß es durchhöhlt, verbogen und *verkrüppelt* ist. Genauso erscheinen seine Nägel als äußerer Ausdruck seiner inneren Entgleisung im Seelischen, im Stoffwechsel. Ihm wird Sepia D6 helfen, das Innere und Äußere aufzurichten. Wie tiefgreifend diese Arznei ist, zeigt auch ihre Wirkung auf die nicht seltene *Nagelschuppenflechte* (Psoriasis), eine sonst eher tief in der Unterhaut des Menschen verankerte und verkrustete Stoffwechselerkrankung.
  3 x 1 Gabe täglich

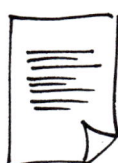 **Notizen**

Der kranke Mensch

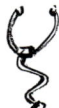
Nasenpolypen
⇨ *Bronchitis*

Die Nase ist das Instrument, das uns riechen läßt: Die sinnenerregenden Genüßlichkeiten des Lebens und den Mitmenschen bis zur Betäubung oder bis zum Verlust. Verlust des Riechens bedeutet nichts anderes, als daß ich „die Nase voll habe" mit Schnupfen, Polypen usw. und daß ich ihn „nicht mehr riechen kann". Oder ist es so, daß ich für mich selbst den „Sinn" verloren habe und dem Ballast erlaube, meine Sinnbestimmung zu überwuchern?

Calcium carbonicum D6
Polypenwucherungen sind Ausdruck *tuberkulinisch* ererbter Abwehrschwäche. Diese beinhaltet bereits die geistige Schwäche. Folglich sind Erkältlichkeit mit Fieber, Schnupfen, Husten und Erschöpfung geläufige Grunderscheinungen. Unsere *unbeholfenen, pastösen* Kinder, die immer *brav* sein müssen, unterstützen wir mit Calcium carbonicum D6. Alle Lymphdrüsen und die Mandeln sind ebenso angeschwollen, bedürfen jedoch keiner Operation, wenn die Arznei regelmäßig und lange genug gegeben wird.
3 x 1 Gabe täglich

Calcium phosphoricum D12
Unsere *unruhig hampelnden, asthenischen* Kinder, die mit Kopfschmerzen von der Schule kommen, wonach sie erwachsenerseits zum Essen ermahnt werden müssen, erhalten Calcium phosphoricum D12, damit das Fett sich unter den Rippen mehrt und die Polypen sich vermindern.
2 x 1 Gabe täglich

Calcium fluoratum D12
Unseren *hektisch hampelnden, robusten* Kindern, die schon am *frühen Morgen* die ganze Sippe in Schwung halten, bis die Uhr aufatmend zum Schulgang mahnt, geben wir Calcium fluoratum D12, bis morgendliche Gemächlichkeit wieder Einzug finden darf.
2 x 1 Gabe täglich

> Vergessen Sie nicht, die *Anlagen* zwischendurch mit den *Erbnosoden* zu harmonisieren (⇨ S. 20)!

Sanguinaria D6
Alles an diesen Menschen ist kräftig *rot, hitzig*: Das Gesicht, der Rachen, die Polypen, die Nächte, in denen sie die Füße über der Bettdecke kühlen. Die Nase läuft wäßrig, der *Reizhusten* kratzt trocken in der Kehle. *Frische* Luft, aber *keine Zugluft*, und Sanguinaria D6 werden Röte, Hitze und Wucherungen besänftigen.
3 x 1 Gabe täglich

Kalium bichromicum D12
Nach roten Gemälden zurück zu *blassen* Lithographien. Bei ihnen sind die Polypen mit *Krusten* und *ausgestanzten Geschwüren* besetzt, der zähe Schleim staut sich an der Nasenwurzel und läuft

Nasenpolypen

gelegentlich den Rachen hinten runter. Das *derbe* Sekret wird umgebungschaudernd in die Mundhöhle gezogen, wo es auf dem Taschentuch *strähnige* Fäden zieht. Igitt, igitt! Sie geben ihm rasch Kalium bichromicum D12, falls Sie das Schaudern verlernen möchten.

⤴ 2 x 1 Gabe täglich

Hydrastis D4

Die Polypen dieses Menschen sind von chronischer, *eitriger*, schleimiger, leicht *blutender* Entzündung überlagert. Alles ist *unappetitlich* an ihm: Die Haut, die Schleimhäute, die Sekrete, der Hunger und die Abmagerung. Bevor er auch geistig verfällt, haben wir Hydrastis D4 für ihn reserviert, damit er manierlicher zunimmt und die Polypen abnehmen.

⤴ 3 x 1 Gabe täglich

Marum verum D4

Wenn die *nasse Kälte* des Herbstes naht, vermehren sich Husten und Auswurf des *chronischen Bronchitikers*. Dann hat sich Marum verum D4 sehr bewährt. Das Riechvermögen ist überwuchert.

⤴ 3 x 1 Gabe täglich

Thuja D6

Auch ihn plagt der *Herbst* in seiner unschönsten Form. Sein schwaches, *wäßriges* Stützgewebe mit allerlei Wucherungen verträgt weder Feuchtigkeit noch Kälte. Sie verstopfen seine Absonderungen, deren Fluß so sehr erleichtert. Seine Haut ist mit *blumenkohlartigen Warzen* und braunen, flachen Flecken übersät, als hätte er die Folgen eines schlecht geheilten *Trippers* zu ertragen. Geben Sie ihm Wärme, draußen und drinnen, und Thuja D6.

⤴ 3 x 1 Gabe täglich

Seine *Erbnosode* ist eindeutig *Medorrhinum*, das er nicht nur einmal in seinem Leben brauchen wird.

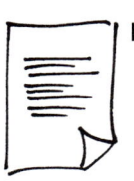 **Notizen**

Nervosität

Durch den Einstrom von Reizen und Forderungen ist unsere Zeit dazu geschaffen, bewegungsfreudige Menschen in nervöse, hektische, überreizte und überforderte Menschen zu verwandeln. Selbst unsere Kinder zeigen erhebliche Folgen der Reizüberflutung, falls sie nicht bewußt davor geschützt werden. Glücklicherweise hat die Natur auch hierfür Arzneien, um verschlimmernde Teufelskreise zu unterbinden.

Kalium phosphoricum D12
Einem Menschen, der so nervös ist, daß er schon beim morgendlichen Erwachen glaubt, die Arbeit stehe *wie ein* unüberwindlicher *Berg* vor ihm und meint, seine Aufgaben *„nicht zu schaffen"*, können Sie mit Kalium phosphoricum D12 eine mitmenschliche Hilfe anbieten.
⁓ 2 x 1 Gabe täglich
Wenn diese Arznei trotz Besserung nicht seine gesamte Verfassung heilend erfaßt, braucht er ärztlichen Rat!

Zincum metallicum D12
Bei unseren *nervösen Kindern* beeindruckt uns mit Entsetzen die *fahrige* Unruhe und *hampeligen* Bewegungsäußerungen. Nun gibt es Kinder, bei denen *nur die Beine* ständig in Bewegung sind, ständig hin und her schaukeln. Ihnen fehlt auch die Konzentration für jegliche Beschäftigung. Endlich im Bett, fahren sie mit ihren Beinen Fahrrad, anstatt einzuschlafen. Zincum metallicum D12 wird ihre Hirntätigkeit dämpfen und ordnen.
⁓ 2 x 1 Gabe täglich

Kalium bromatum D12
Bei den meisten Kindern sind nicht nur die Beine hampelig, sondern alle vier Extremitäten, *auch die Arme* fuchteln ungerichtet in der Luft. Die Bastelarbeit findet keine Vollendung, sondern Zerstörung; Schulkinder krakseln ihre Schrift aufs Papier, Mütter verzweifeln. Kalium bromatum D12 wird Kinder und Mütter beruhigen. Sie ist eine wohltuende Arznei, die ich bei meinen eigenen Kindern zu meiner Zufriedenheit geprüft habe.
⁓ 2 x 1 Gabe täglich

Agaricus D12
Wohl der übelste *Hampelmann* unter allen Kindern ist das *alberne* Kind, unfähig jeglicher Konzentration. Oft zeigen seine Arme und Beine *krampfartige* Bewegungen, und seine Augenlider *zucken*, unrhythmisch aufeinandergepreßt. Agaricus D12 nährt das Hirn und setzt dessen Funktion ins rechte Lot.
⁓ 2 x 1 Gabe täglich

Auch diese Arzneien sind nur eine mitmenschliche Hilfe, die vorübergehende Phasen solcher familien- und schulbelastender Störungen heilen.

Nervosität

Jede fortdauernde Verhaltensstörung ist ein tief in der kleinen Person verhafteter Prozeß, den nur Ihr Homöopath erfassen und günstig beeinflussen kann.

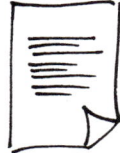 **Notizen**

Der kranke Mensch

Nesselsucht

Die Nesselsucht gehört in die Reihe der Erkrankungen von Menschen mit einer ererbten allergischen Anlage. Die Hauterscheinung zeigt Quaddeln, erhabene, gerötete, juckende, glatte Ausschläge verschiedenster Ausdehnung nebeneinander. Ihre Auslösung beruht auf einer Unverträglichkeit der verschiedensten Substanzen, meist Nahrungs- und Arzneimittel, die jedoch *nur Indikator* und *nicht Initiator* der Erscheinungen sind.

Apis D30 Die häufigste Art des Ausschlags tritt plötzlich auf, sein Schmerz ist von *stechendem, brennendem* Charakter, ähnlich dem eines *Bienenstiches.* Eine *kühle* Auflage besänftigt den Schmerz. Apis D30 heilt die Haut und das Nesselfieber.
  1 Gabe alle 2 Stunden

Rhus tox D30 Herrscht beim Schmerz eher Jucken als Brennen vor und bilden sich auf dem Nesselausschlag kleine, *dunkelrote, juckende Bläschen,* dann ist Rhus tox D30 angezeigt, bis die Erscheinung sich bessert. Dann lassen Sie die Arznei auswirken und legen einen *feucht-warmen* Umschlag auf, der zur weiteren Linderung beiträgt.
  1 Gabe alle 6 Stunden

Urtica urens D2 Ebenso wenig Kühle verträgt ein heftig juckender und brennender Nesselausschlag, der *nach Genuß* bestimmter *Nahrungsmittel* auftritt. Er spricht gut an auf Urtica urens D2, 1 Gabe stündlich anfangs, später weniger nehmend bis zu 3 x 1 Gabe. Falls Sie unter solchen Allergien leiden, werden Sie diese Arzneien lieben lernen, denn sie heilen nicht nur die augenblickliche Erscheinung, sondern auch Ihre Anlage dazu.
  1 Gabe stündlich anfangs

Okoubaka D2 Eine ähnliche Reaktion auf *Nahrungsmittel* fremder Länder wird mit Okoubaka D2 rasch besänftigt.
  1 Gabe alle 10 Minuten

Bei dieser Arznei pflege ich, mich der Geschichte meiner Mutter-Freundin Petra zu erinnern, die eines Abends mit Kind und Kegel zum Chinesen essen ging. Kurz nach Beginn der Essensattacke entwickelte ihr Sohn Jonas seine typische Nesselsucht im Gesicht. Das stets gegenwärtige *Apis*, das bisher gute Dienste geleistet hatte, half nicht! Was nun? Doch eine homöopathische Mutter verzweifelt nie. Auf dem rasch eingeschlagenen Nachhauseweg stellte sie folgende Überlegungen an: Wir waren beim Chinesen, also sind wir irgendwie gereist und haben fremdländische Küche genossen. Dabei fiel ihr die rettende Arznei ein, die sie in angegebener Weise zu Hause verabreichte. Ein mutiger Beweis möglicher Mündigkeit! Niemand anders freut sich so sehr darüber als Ihre Kinder.

Medusa D30 Ob zu Hause oder in den Meereswogen, der *quallenartig verquollene,* verbrannt und *zerfetzt* aussehende Nesselausschlag ruft nach

Nesselsucht

Medusa D30. Trotz heftigem *Verbrennungsschmerz* lindert eine *feucht-warme* Auflage sofort, und die Arznei bedingt den Rest wohltuender Linderung.

🥄 1 Gabe bedarfsweise

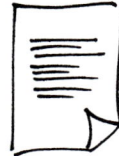
Notizen

Der kranke Mensch

Neugeborenes

Cuprum metallicum D30

Wenn der Geburtsverlauf recht beschwerlich ist, leidet auch Ihr Kind darunter, unter mangelnder Sauerstoffzufuhr. Gleich nach der Geburt schaut es dann eher *bläulich* als rosig aus. Lassen Sie umgehend Cuprum metallicum D30 geben. Damit werden spätere Folgen von Geburtsschäden vermieden.
⟿ 1 Gabe einmalig

Calcium carbonicum D200

Sind Ihre Geburtshelfer jedoch zufrieden, dann beginnen Sie die kurative, *vorbeugende Behandlung* Ihres Kindes mit Calcium carbonicum D200 innerhalb der ersten Lebenswoche, falls es *Sommer* ist.
⟿ 1 Gabe einmalig

Calcium phosphoricum D200

Sollte es gerade *Winter* sein, dann bevorzugen Sie Calcium phosphoricum D200 gleichfalls in der ersten Lebenswoche. Diese *Kalzium*-Gaben ersparen Ihnen das lästige Verabreichen von *Fluor*- und *Vitamin D*-Tabletten.
⟿ 1 Gabe einmalig

Sulfur D200, Tuberculinum GT D200, Medorrhinum D200, Luesinum D200

Darauf folgen in monatlichen Abständen je 1 Gabe Sulfur D200, Tuberculinum GT D200, Medorrhinum D200 und Luesinum D200.
⟿ Je 1 Gabe im Monat
Lassen Sie sich diese „*Hochpotenzen*" von Ihrem Homöopathen herrichten, und plazieren Sie sie sichtbar an einem nicht zu übersehenden, lichtgeschützten Ort.

> Diese Kur beeinflußt günstig störende Faktoren der Vererbung, der Anlage und der Verfassung Ihres Kindes. Erfahrungsgemäß sind solcherart in der Schwangerschaft und als Neugeborenes behandelte Kinder viel kräftiger und widerstandsfähiger als unbehandelte, ältere Geschwister.

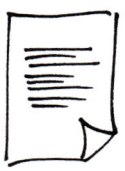 **Notizen**

Niere

⇨ *Nierenbluten, Nierenschrumpfung*

Die Niere ist ein wichtiges Ausscheidungsorgan wie die Leber, Galle, Darm und die Gebärmutter. Ihre Erkrankung umfaßt und beeinträchtigt den Menschen immer als ganze Person. Es ist auch ein bestimmter Mensch, der leicht an der Niere erkrankt, eher leistungsschwach und erkältlich. Er braucht seinen Homöopathen, um die Neigung zur Erkrankung zu verhindern. Aufgrund der Neigung erklärt sich die Nierenentzündung als Folge von Auslösungen wie Unterkühlung, Durchnässung, Zugluft, Wind, Sturm, Gewitter, aber auch Angst, Ärger und Aufregung. Das Bakterium ist dabei nur ein Indiz als Begleiter der Entzündung.

> Entscheidend in der Homöopathie sind immer die Auslösungen, die Umstände und die Empfindungen.

Akute Beschwerden

Aconitum D30 — Die *akute Nierenentzündung* beginnt *plötzlich,* unerwartet. Der Erkrankte erschrickt durch *helles Blut* beim Harnlassen, durch plötzlichen, trockenen Fieberanstieg, durch seine plötzliche Unruhe und *Todesangst*. Er bewegt sich auf und ab oder wirft sich im Bett umher und verlangt, seinen Durst zu stillen. Aconitum D30, wie so oft, beruhigt den Erkrankten und die Entzündung. Rechtzeitig genommen, regelt diese wertvolle Arznei jede akut beginnende Störung.
🥄 1 Gabe einmalig

Belladonna D30 — Der *rundliche* Mensch, der leicht *schwitzt* und sich dadurch beim Entblößen leicht unterkühlt, sich trotz Hitze eher ins *warme* Bett kuschelt, braucht Belladonna D30, um das *dampfende Begleitfieber* zu regulieren, den heftigen Druck in der Niere und die Benommenheit im Kopf zu nehmen.
🥄 1 Gabe einmalig

Ferrum phosphoricum D12 — Ganz anders verhält sich jener Mensch, der erst beim Urinieren bemerkt, daß dabei Blutbeimengungen abgehen und eigentlich leichtes Fieber besteht. Verwunderlicherweise ist sein *Kopf klar,* so daß er seine Denkarbeit fortsetzen kann und keinerlei Verlangen verspürt, seinen Alltag zu unterbrechen. Er braucht Ferrum phosphoricum D12 und wird damit ziemlich rasch geheilt.
🥄 2 x 1 Gabe täglich

Apis D4 — Erkranken Sie an *stechenden* Nierenschmerzen mit heftigem Fieber *ohne* Durstgefühl und können nur wenig Urin lassen, der wie *hellrotes* Blut aussieht, dann nehmen Sie Apis D4, bis das Fieber nachläßt und der Harn klar wird.
🥄 1 Gabe stündlich

Der kranke Mensch

Pyrogenium D30 Beim klappernden Schaudern und *Schüttelfrost* vergessen Sie bitte nicht, Pyrogenium D30 einzusetzen, um die *drohende Blutvergiftung* zu vermeiden.
🥄 1 Gabe einmalig

Coccus cacti D4 Bei der *akuten Nierenbeckenentzündung* leidet die *Blase* mit (⇨ *Niere*), sticht, brennt oder drängt. Nach den Fieberarzneien (⇨ *Fieber*) hat Coccus cacti D4 die beste heilende Wirkung.
🥄 3 x 1 Gabe täglich

Chronische Beschwerden

Cantharis D6 Die wiederkehrende, *chronische Nierenentzündung* bedarf, wie jeder chronisch erkrankte Mensch, ärztlicher Mithilfe. Für die akuten Beschwerden darf ich Ihnen jedoch hilfreiche Arzneien mitgeben. Unterscheiden Sie nach der Empfindung! Ein *heftig drückender* Schmerz spricht auf Cantharis D6 an.
🥄 1 Gabe stündlich

Berberis D3, Solidago D3 Verspüren Sie jedoch nur die Niere als Organ, tiefer im Körper als der Kreuzschmerz, dann nehmen Sie die bewährten „*Nierentropfen*", zu gleichen Teilen gemischt aus Berberis D3 und Solidago D3, bis zum Nachlassen der Organempfindung.
🥄 10 Tropfen stündlich

Kolik

Belladonna D30 Die *Nierenkolik* tritt irgendwann zum ersten Male auf – wie alles –, manchmal mit, manchmal ohne Steine, meist mit. Die Kolik beginnt mit heftigen, *krampfenden* Schmerzen im Rücken, der bestürzte Betroffene stützt die Hände ins Kreuz und *beugt sich* erleichternd *zurück*. Die Schmerzen kommen *wellenartig, pulsierend* und nehmen den Atem. Belladonna D30 unterbricht das Geschehen und läßt uns wieder durchatmen.
🥄 1 Gabe einmalig

Colocynthis D3 Ein anderer Leidender *krümmt* seinen Körper zusammen und stemmt die Fäuste in den Bauch, nachdem ihn plötzlich *stechende* Schmerzen im Rücken überfielen. Colocynthis D3 befreit ihn von Krümmen, Stich und Stein.
🥄 1 Gabe alle 10 Minuten

Magnesium phosphoricum D4 Ebenso verhält sich jener, dessen plötzliche Schmerzen in der Nierengegend eher *krampfen* als stechen. Er braucht Magnesium phosphoricum D4 bis zur Erlösung. Bis dahin *krümmt* er sich im Schmerz.
🥄 1 Gabe alle 10 Minuten

Niere

> Ist ein *Nierenstein* die Ursache der Kolik, spürt der Betroffene, ob und wie er sich löst.
> ▶ Nehmen Sie ein heißes Sitzbad, strecken oder krümmen sich, und trinken Sie in einem Zug 1,5 Liter Tee, den ein guter Geist für Sie zubereitet.
> ▶ Danach bewegen Sie Ihren Körper treppauf, treppab, bis der Stein geboren wird. Um sicher zu sein, urinieren Sie durch ein Sieb.

Grieß

Sarsaparilla D6 Bei eher schlanken, *blassen* Menschen mit Nierenschwäche bildet sich gern *Nierengrieß*, auch schon bei Kindern, fälschlicherweise oft als chronische Nierenentzündung deklariert. Auffallend brennende Schmerzen stellen sich *gegen Ende* des Harnlassens ein, verweilen danach und beruhigen sich erst wieder beim Harnen. Geben Sie Sarsaparilla D6 und nehmen dazu in zeitlichem Abstand voneinander, unsere bereits erwähnten „Nierentropfen" aus *Berberis* und *Solidago*, 3 x 10 Tropfen täglich, bis nicht nur der Nierengrieß, sondern auch Ihre Neigung dazu ausgeheilt sind.
⌒ 3 x 1 Gabe täglich

Steine

Calculi renales D10 Nach dem akuten Geschehen, wenn wieder schmerzfreie Ruhe herrscht, suchen Sie einen urologischen Facharzt auf. Stellt er noch *Steine* fest, dann nehmen Sie Calculi renales D10 und beginnen Sie eine *Nierenstein-Kur* mit zwei Arzneien.
⌒ 1 Gabe täglich

Rubia D1 Zuerst mit Rubia D1 6 Wochen lang.
⌒ 3 x 10 Tropfen täglich

Herniaria D1 Falls danach noch Steine nachweisbar sind, setzen Sie die Steinkur mit Herniaria D1 weitere 6 Wochen, fort und lassen den Urologen nochmals prüfen.
⌒ 3 x 10 Tropfen täglich

Berberis D3, Solidago D3 Verspüren Sie während dieser Steinkur die Niere als Organ in der Tiefe des Rückens, ein Gefühl, als säße dort ein Ball, dann nehmen Sie zwischendurch unsere bewährten „Nierentropfen" zu gleichen Teilen aus Berberis D3 und Solidago D3 und trinken immer wieder zur Nierenspülung natriumarmes, natürliches Quellwasser.
⌒ 10 Tropfen stündlich

> Vergessen Sie bei so vielen guten Hinweisen nicht, daß die Anlage zu Nierensteinen von Ihrem Homöopathen behandelt werden sollte.

Der kranke Mensch

Notizen

Nierenbluten

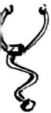
⇨ *Nierenschrumpfung*

Ideen entstehen im Geistigen, und unser Blut transportiert sie in die Organe, in die Instrumente des Lebens, um sie mit Freude, mit Hoffnung, mit Wohlbefinden zu beseelen. Wenn die Nieren bluten, unterbricht der Kreislauf der Beseelung. Oder ist es mein Unvermögen, Ideen in mir zirkulieren zu lassen, so daß die Niere blutet? Oder weiß ich nicht mehr, was ich mir an Gefühlen und Empfindungen erlauben darf ... nach alledem, was mir „an die Nieren ging"? Verfassung, Anlage und Auslösung sind unabdingbar miteinander verschmolzen. „Hätte ich nicht eine schwache Anlage geerbt, hätte die Auslösung keine Auswirkung auf meine jetzige Verfassung, das heißt sie wäre eine andere." Aber was soll's! Wir sind kein jenseitiges Konditional, sondern diesseitige Wirklichkeit.

Argentum nitricum D12

Die Blutung ist in diesem Verständnis sehr ernst zu nehmen. Insbesondere wenn das Blut lange zurückgehalten wurde und uns geronnen zu Gesicht kommt. Der Mensch, der aus schicksalhafter Unsicherheit so lange zurückhalten kann, bis er selbst über seine Nieren stolpert, muß ein *destruktives* Element in sich bergen. Wir vermuten ein *Krebsgeschehen* und entlassen ihn mit Argentum nitricum D12 zur klinischen Untersuchung des *Befundes*. Wieder zurück in unserer Praxis, kümmern wir uns dann um sein *Befinden*.
⌒ 2 x 1 Gabe täglich

Cantharis D6

Aber wir brauchen auch eine Hilfe für den *Notfall*! Die akute Entzündung als unmittelbare Auslösung sticht, brennt und/oder drückt. Nachdem wir, wie im Kapitel *Blutungen* vorgegeben, an *Aconit*, *Belladonna* und *Apis* gedacht haben, fällt uns bei der Blutung eher Cantharis D6 ein. Über die chronische Entzündung erfahren Sie mehr im Kapitel *Nierenschrumpfung*.
⌒ 1 Gabe 1- bis 2stündlich

Sarsaparilla D6

Steine können eine weitere, unmittelbare Auslösung sein, auch ohne Koliken. Wenn Sie ein *roter, hitziger, gichtiger* Mensch sind, nur *im Stehen harnen* können und die Blase *nach* dem Harnen *brennt*, dann ist Sarsaparilla D6 die Arznei Ihrer Wahl. Sie heilt Ihre Blutung sofort, Ihre Steine später und Ihre Gicht im Blut zuletzt. Danach sind Sie wieder ein verträglicher und beweglicher Mensch (⇨ *Rheuma*).
⌒ 3 x 1 Gabe täglich

Ipecacuanha D3

Ein Geheimtip zum Schnellreagieren! Wenn Sie sich keiner Schmerzen und keiner Auslösung bewußt sind und sich *helles, sattes* Blut ergießt, nehmen Sie Ipecacuanha D3, auch wenn die Zunge nicht unbedingt glatt und *sauber* ist. Zumindest wird die Arznei bereits da helfen, wo wir geduldig auf die urologischen Ergebnisse warten.

⤸ 1 Gabe alle 10 Minuten

Notizen

Nierenschrumpfung

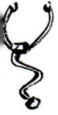
⇨ *Nierenbluten, Diabetes, Leberzirrhose, Durchblutungsstörungen*

Die Niere ist ein Ausscheidungsorgan. Sie filtriert und selektiert Ballaststoffe, die der Reinheit des Blutes – der Reinheit der Lebensfreude – nicht oder nicht mehr dienlich sind. Die Erfahrung und der Volksmund haben uns gelehrt, den Charakter der Ballaststoffe mit dem Charakter des Menschen gleichzusetzen. So verstehen wir den *Harnsäure*-Beladenen, als den gichtigen, ärgerlichen, mürrischen, gereizten Menschen; den *Rheuma*-Geplagten als den verkrampften, verkrüppelten, unbeweglichen, steifen, geizigen Menschen; den *Fettstoff*-Belasteten als den Reserve-schaffenden, zurückhaltenden, schutzbedürftigen Menschen. Die Einschränkung oder der Verlust des Ausfilterns, des Auslesens bedeutet, auf die Reinheit der Lebenssäfte verzichten zu müssen oder die Reinheit nie genossen zu haben. Als „Vergiftung" belasten sie nicht nur unser Blut, sondern auch unser Gemüt und unseren Verstand. Wir fühlen uns belastet und werden giftig! Angst, Ärger, Aufregung, Sorgen, Kummer, Kränkung und Demütigung „gehen mir an die Nieren", bis sie sich verhärten und schrumpfen. *Pulsatilla, Silicea, Lycopodium* und *Natrium muriaticum* sind die großen Arzneien, die den Auslösungen im Seelisch-Geistigen solcher Menschen entsprechen.

Cuprum metallicum D6
Neben der Behandlung der Person in ihrem Schicksal vergessen wir nicht, den *toxikologischen Prozeß* (der Vergiftung) zu beeinflussen und begleiten ihn als erstes vor dem Essen mit Cuprum metallicum D6. Sie ist uns als *Krampfarznei* bekannt, das heißt, daß sich beim *degenerativen* Prozeß die Gefäße in dem entsprechenden Organ (auch Leber, Bauchspeicheldrüse) verkrampfen, bevor der Gewebsschaden als klinischer Befund sichtbar und als subjektive Mißempfindung fühlbar wird. Wenn das Äußere und Innere des Menschen diesem Prozeß entsprechen, dann ist er ein blasser, *kaltschweißiger* und verständlicherweise erschöpfter Mensch, der in der Erschöpfung seines Lebens ängstlich, *schreckhaft* und ablehnend geworden ist, bis er völlig *verkrampft*, bis er rastlos und stumpfsinnig eine Welt der Einbildungen erschafft.
3 x 1 Gabe täglich

Berberis D3
Gleichzeitig denken wir daran, die *Niere* nach dem Essen mit Berberis D3 zu *spülen*. Sie ist unsere beste *Nieren-Drainage-Arznei*, die auch mit *Solidago D3*, zu gleichen Teilen gemischt, verordnet werden kann (⇨ *Niere*), insbesondere wenn unser Patient bereits an die Dialyse angeschlossen wird.
3 x 1 Gabe täglich

Phosphorus D12
Die zweite Arznei für das Bindegewebe ist dann angezeigt, wenn häufig reichlicher Harn, auch unwillkürlich, entleert wird, besonders zur Nacht. Der Harn ist *trüb* von *Eiweiß* oder/und *blutig*. Phosphorus D12 wirkt auf die Zellatmung der Organe, indem es deren Verbrennung reguliert und restauriert.
2 x 1 Gabe täglich

Der kranke Mensch

Plumbum metallicum D6

Zunehmend wird der Prozeß verhärteter und destruktiver. Der ganze Mensch wird *bleiern müde*, bleiern schwer und *lähmig* wie Blei. Alles ist verkrampft und gedrückt. Einige Male noch *streckt* und *dehnt* er sich, als wolle er sich gegen die Aussichtslosigkeit wehren. Bevor ihn die Verzweiflung übermannt, geben Sie ihm Plumbum metallicum D6 eventuell begleitet von *Berberis D3*, und entlassen ihn mit der Hoffnung auf Erträglichkeit seines Leidens.

3 x 1 Gabe täglich

Arsenicum album D6

Unser letztes Register – wie immer *zuletzt* – ziehen wir für den, der dem *Tod* schon *nahe* steht und dessen Gesichtsausdruck entsprechend gezeichnet ist mit *Totenblässe* und *kaltem Schweiß*. Ihm wird Arsenicum album D6 da noch Erleichterung verschaffen, wo seine Umwelt ihn dem Tod bereits übergeben hat.

3 x 1 Gabe täglich

Terebinthina D6

An eine wertvolle Arznei darf ich noch erinnern, die für alle Nierenprozesse angezeigt ist, wenn *schwarz* gefärbter, nach *Veilchen* riechender Urin nur *tröpfchenweise* abgeht. Terebinthina D6 wird die Schleimhäute der Niere günstig beeinflussen. Einen solchen Urin beobachten wir auch bei *Scharlachkomplikationen* und bei *Nierentuberkulose*.

3 x 1 Gabe täglich

Scarlatinum D200

Denken wir daran, daß chronischen Nierenprozessen ein oft *schlecht ausgeheilter Scharlach* zugrunde liegt, besonders wenn Sie sich erinnern können, seitdem *leistungsschwächer* und *erkältungsempfindlicher* geworden zu sein. Wir geben nach dem Gesetz der Entsprechung Scarlatinum D200, um damit Ihr vergiftetes Abwehrsystem zu reinigen.

1 Gabe einmalig

Tuberculinum bovinum D200 als Zwischengabe bedürfen eher die schwächlichen, schlanken, blassen und nierenschwachen Menschen.

 **Notizen**

Oberbauchsyndrom

Darunter verstehen wir das zeitgenössische Stoffwechselproblem einer Wohlstandsgesellschaft: Völle, Blähungen, Druck im Oberbauch, meist nach dem Essen, vergällen die Freßlust unserer Zivilisation. Und doch hat die Natur selbst für solche, gelegentlich wohltuenden Sünden uns geheimnisumwobene Arzneien zur Verfügung gestellt.

Carbo vegetabilis D30
Folge von zu *fettem* Essen, Völle, hängender Magen, alles *gärt* gleich nach dem Essen, der Oberbauch quillt sichtbar hervor und *drückt* beengend *aufs Herz,* die Verdauung stockt. Carbo vegetabilis D30 löst die Blähungen und den Hinterkopfdruck.
⁓ 1 Gabe einmalig

Antimonium crudum D30
Der eher *rüpelhafte Genießer,* der selbst beim gemeinsamen Abendessen keine Freude aufbringen kann, eher mürrisch alles Erreichbare in sich hineinfrißt, danach „*rülpst* wie ein Vulkan" und „furzt wie ein Abflußrohr", braucht Antimonium crudum D30. Vielleicht beeinflußt diese Arznei seine Manieren günstig?!
⁓ 1 Gabe einmalig.

Antimonium crudum D200
Wenn er obendrein jeden Morgen mit der Zahnbürste *seine Zunge schrubbt,* weil sie so *dick-weiß* belegt ist, dann verabreichen Sie ihm Antimonium crudum D200, bis er freundlich wird und seine Zahnbürste bis auf weiteres nicht entfremdet.
⁓ 1 Gabe monatlich

Pulsatilla D30
Wenn Sie eine *liebenswerte, schüchterne,* Freundlichkeit heischende Person sind – meist weiblich, aber nicht immer –, zuviel von Vorspeisen und Hauptgängen durcheinander essen und danach einem Berg von *Eis* mit Sahne nicht widerstehen können, nehmen Sie Pulsatilla D30, schon vorher, wenn Sie Ihre Schwäche selbstkritisch voraussehen, und einmalig nachher. Sie verhindert Blähbauch, schweren Klotz im Magen, Aufstoßen und Sodbrennen außer dem nächtlichen *Selbstbejammern* über begangene Diätfehler.
⁓ 1 Gabe einmalig

Argentum nitricum D30
Der eher beklagenswerte, *nervös-hektische,* hypochondrisch-unsichere Gast oder Gastgeber sitzt bereits eine halbe Stunde *früher* im Restaurant, plagt den Ober mit sinnlosen Fragen und sich mit der Tischordnung. Ihm sind das Jacket zu eng und die Extremitäten zu lang. Die Zeit vergeht ihm zu langsam. Dann schlürft er sein Essen, verlangt nach süßen Desserts, bis sein Oberbauch *platzt,* stößt auf, gähnt und legt beruhigend die Hand *zwischen* seinen nervösen *Magen und Gürtel* oder auf sein zerspringendes Herz. Falls Sie es sind, nehmen Sie Argentum nitricum D30, 1 Gabe einmalig vorher, wenn Sie es kommen sehen und einmal nachher, wenn Sie es wie-

Der kranke Mensch

der mal vergessen haben. Stellen Sie die Flasche in den Flur Ihrer Wohnung, dann *stolpern* Sie drüber, wenn Sie nach Hause kommen. Wenn Sie beim Stolpern dann noch „hoppla" sagen, werden Sie Ihre Arznei sicherlich nicht vergessen, Sie rettet Ihren nächsten hektischen Tag.

🥄 1 Gabe einmalig

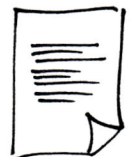 **Notizen**

Ohnmacht

Die Ohnmacht oder der Kollaps ist immer ein dramatisches Geschehen, wobei Sie rasch reagieren müssen. Deshalb ist es anzuraten, die folgenden Arzneien gut zu kennen.

- Als erstes legen Sie den Ohnmächtigen flach auf den Rücken, um Verletzungen zu vermeiden.
- Heben Sie seine beiden Beine möglichst hoch, um die Blutzufuhr zum Gehirn zu gewährleisten.
- Dasselbe machen Sie mit sich selbst beim leichtesten Vergehensgefühl, falls Sie betroffen sind und noch Zeit dazu haben.

Am häufigsten ereilt die Ohnmacht Menschen mit schwachem Herzen oder schwachem Kreislauf bei den verschiedensten Grunderkrankungen. Sie kann aber auch als Folge von Auslösungen verschiedenster Art wie Erschöpfung, Überanstrengung, Vergiftung, Hitze, Schwüle usw. auftreten. Die üblichen, aber nicht notwendigen Begleitempfindungen sind Schwindel jeden Grades, Flimmern und Schwarzwerden vor den Augen, das Gefühl, als „sakke alles ab" oder man ginge wie „auf Watte und Wolken".

Camphora D1 In erster Linie sollten Sie Camphora D1 mit sich führen (⇨ S. 23). Es trifft vielleicht nicht den Nagel auf den Kopf, aber im *Notfall* verläßt es Sie nie. Sie können zusehen, wie der Ohnmächtige in kürzester Zeit seine Gesichtsmuskeln verzieht und zum Bewußtsein seiner Umwelt zurückkehrt. Außerdem dient es im Winter durch seine *kreislaufanregende* Wirkung zur *Erkältungsvorbeugung* bei entsprechender Empfindlichkeit (⇨ *Erkältungen*).
1 bis 2 Tropfen einmalig

Blasse Ohnmacht

Veratrum album D30 Menschen mit *niedrigem* Blutdruck leiden häufig unter Schwindel beim Bücken, Aufrichten und Umdrehen und unter ohnmachtsartigen Zuständen in der Folge von Schreck, Ärger, Aufregung, Furcht, Zorn, bei Infektionserkrankungen und länger dauernden Durchfällen. Die Augen sind *eingefallen,* das blaß-bläuliche Gesicht mit kaltem Schweiß bedeckt. Die geschäftige Unruhe lindert sich durch Auf- und Abgehen und vorübergehend durch Essen und kaltes Trinken. Der Ohnmächtige selbst *friert* bis in die Tiefe seiner Seele, *verweigert* jedoch jegliches *warme* Einhüllen. Veratrum album D30 wird schon bei den ersten Anzeichen hilfreich sein.
1 Gabe einmalig, bei Bedarf wiederholen

Carbo vegetabilis D30 Eine andere Art von Kreislaufgeschehen beginnt mit Ohrensausen und Schweiß an Händen und Füßen. Das ganze Gesicht ist eingefallen, *blaß-bläulich, wächsern,* der Kopf ist schwer wie Blei. Der Ohnmächtige friert, verträgt warmes Einhüllen, aber keinen überheizten Raum, keine Schwüle und möchte *kühle Luft zugefächelt*

Der kranke Mensch

bekommen. *Er hört alles* und *reagiert auf nichts!* Ein wichtiger Merkspruch für die Umstehenden. Wie oft sprechen wir Unüberlegtes am Bett eines Sterbenden. Wie entsetzlich muß es für ihn sein, alles zu hören und nicht reagieren zu können. Geben Sie Carbo vegetabilis D30. Bei solcher Störung liegen meist Stoffwechselerkrankungen zugrunde mit Oberbauchbeschwerden (⇨ *Oberbauchsyndrom*). Auch herz- und asthmakranke Menschen sollten diese Arznei mit sich führen.

⌒ 1 Gabe einmalig, bei Bedarf wiederholen

Tabacum D30

Eine Steigerung dieser Erscheinungen, jedoch mit *krampfartiger Übelkeit* im Oberbauch (⇨ *Kater*), mit kaltem, *klebrigem* Schweiß über dem ganzen Körper, mit blassem Gesicht und *blauer, kalter* Nasenspitze, verlangt nach Tabacum D30. *Diabetiker* sollten diese Arznei immer bei sich führen.

⌒ 1 Gabe einmalig

Arsenicum album D30

Eine weitere Steigerung der Erscheinungen, jedoch mit Übelkeit zum Sterben, mit *Totenelendigkeit,* den Tod ins leichenblasse Gesicht geschrieben, mit heftiger Unruhe, hektischer *Angst,* verlangt nach Arsenicum album D30. Wärme in jeder Weise bei geschlossenem Fenster beruhigt den innerlichen, zittrigen Frost des Ohnmächtigen und Vergehenden. Erinnern Sie sich an die Nahrungsmittelvergiftung (⇨ *Durchfall*).

⌒ 1 Gabe einmalig

Eigenartig, aber nicht ungewöhnlich ist die Ohnmächtigkeit beim Anblick und beim Hören von *fließendem Wasser,* sei es der Wasserhahn, der Fluß, der See. Sie tritt ebenso akut auf als Folge von erlittenem Unrecht, erlittenem Mißtrauen, von Aufregung und Liebesenttäuschung und in der Folge von Verletzungen (Unfall, Operation) und Vergiftungen (Narkose, Arzneimittel-, Drogenmißbrauch unserer Jugendlichen). Der Ohnmächtige ist heftig *erregt,* weist zunächst Hilfe und Arznei zurück, murmelt vor sich hin, zuckt am ganzen Körper, macht mit seinen Händen eigenartige, *zupfende* Bewegungen in der Luft, als wolle er *Flocken lesen.* Stuhl und Harn gehen *unwillkürlich* ab. Das Gesicht ist erschreckend *blaß.*

Hyoscyamus D30

Hyoscyamus D30 wird helfen. Wie oft habe ich auf der unfallchirurgischen Abteilung solche Zustände bei Kopfbrüchen nach Verkehrsunfall erlebt, wobei die noch Bewußtlosen an Armen und Beinen angeschnallt werden mußten, weil sie, infolge der heftigen Hirnerregung, aus dem Bett *fliehen* wollten.

⌒ 1 Gabe einmalig

Ohnmacht

Hyoscyamus D200

Wenn Sie diesen Zustand je bei Ihren Nächsten erleben müssen, dann geben Sie gleich Hyoscyamus D200. Sie ersparen ihnen damit ungeahnte Höllenqualen.

⟾ 1 Gabe einmalig

Rote Ohnmacht

Opium D30

Alle Ohnmächtigen haben gewöhnlich eine auffallend blasse, leicht bläuliche Gesichtsfarbe. Es gibt aber einen Zustand von Bewußtlosigkeit mit *dunkelroter* Gesichtsfarbe. Merken Sie sich diesen auffallenden Unterschied, und geben Sie Opium D30, 1 Gabe einmalig, die Sie nach 10 Minuten wiederholen, falls die Sinne nicht zurückkehren. Meist liegt eine Auslösung zugrunde wie Folge von heftigem *Schreck* oder *Schock*.

⟾ 1 Gabe einmalig

Acidum hydrocyanicum D4

Das dramatischste, gefährlichste Geschehen ist die plötzliche, anfallsartig und *schlagartig* einsetzende, lebensbedrohliche Ohnmacht mit Herz- und Kreislauflähmung bei herzkranken, lungenkranken und stoffwechselkranken Menschen, bei Embolie, Tetanie, Epilepsie, Schlaganfall, Diabetes usw. und als Folge von Hitze und Sonnenbestrahlung (Sonnenstich), wie ich sie einmal bei einem schweren Herzasthma-Erkrankten erleben mußte. Der Vergehende bricht mit einem *lauten Aufschrei* zusammen, zuckt und krampft. Geben Sie Acidum hydrocyanicum D4, bis der Bewußtlose seine Lebensfunktionen wieder aufnimmt.

⟾ 1 Gabe alle 10 Minuten

Mit diesen Arzneien haben Sie eine Chance, dort bereits hilfreich einzugreifen, wo Sie auf die Hilfe des „Systems" warten, auf den Notfallarzt, den Notfallwagen oder auf das Schwinden der therapeutischen Ohnmacht unseres Gesundheitssystems.

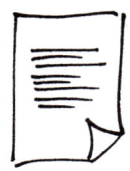 **Notizen**

Der kranke Mensch

Ohrenschmerzen

Ohrenentzündungen haben sich im Laufe der Jahre immer scheußlicher, hartnäckiger und tiefgreifender verbreitet. Inzwischen sind Röhrchen im Trommelfell schon so ähnlich in Mode wie Zahnspangen. Zumindest solange das soziale Kassensystem für die Kosten bei Fuß steht! Die Homöopathie will den Beginn der Störung erhaschen, behandeln und heilen, damit dem Chronischen kein Nährboden zubereitet wird.

Belladonna D30 Der Beginn der Ohrenentzündung, die wir vor allem bei unseren Kindern *plötzlich* auftretend erleben, ist äußerst schmerzhaft, *pulsierend* und hitzig. Die ganze Ohrgegend ist berührungs-empfindlich, besonders der Tragus, das kleine vordere Ohrläppchen. Nachdem Sie *Aconit* nach kaltem Wind, *Chamomilla* mit der feucht-heißen Kopfdecke oder *Dulcamara* bei jedem Wetterwechsel ausgeschlossen haben, bleibt Ihnen noch für die rasche Behandlung des Beginns Belladonna D30. Meist wird ein *warmer* Umschlag verlangt oder *wärmende* Ohrentropfen. Warten Sie mit der folgenden Gabe den nächsten Tag ab.
⟾ 1 Gabe einmalig

Ferrum phosphoricum D12 Sollten dann noch Schmerzen bestehen, was Sie am besten prüfen, indem Sie auf den Tragus gegen das Ohr drücken, dann lassen Sie Ferrum phosphoricum D12 bis zur Schmerzfreiheit folgen.
⟾ 2 x 1 Gabe täglich

Nach dieser akuten Entzündung bildet sich oft ein *Sekret,* das am äußeren Gehörgang sichtbar wird. Der Facharzt wird Ihnen bestätigen, was Sie ohnehin schon wissen, daß es sich um eine *Mittelohrentzündung* handelt. Konsultieren Sie am besten geradewegs Ihren Homöopathen.

Trotzdem hier schon mal zwei der bewährtesten Arzneien bei verschiedenem Ohrsekret.

Pulsatilla D4 Der *milde,* gelb-grüne, *geruchlose* Ausfluß verlangt nach Pulsatilla D4. Sie wird das Geschehen ausheilen.
⟾ 3 x 1 Gabe täglich

Acidum nitricum D6 Der *wundmachende,* gelb-zähe, *stinkende* Ausfluß verlangt nach Acidum nitricum D6.
⟾ 3 x 1 Gabe täglich

Capsicum D6 Selten springt die Entzündung auf den Knochen hinter dem Ohr über, auf das *Mastoid*. Das können Sie prüfen, indem Sie mit dem Finger auf diesen Knochen klopfen. Beklagt sich Ihr Kind, dann sind Sie mit Capsicum D6 sicher, die rechte Arznei gewählt zu haben.
⟾ 1 Gabe 2stündlich

Ohrenschmerzen

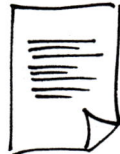 **Notizen**

Der kranke Mensch

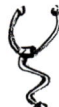
Ohrgeräusche
⇨ *Schwerhörigkeit*

Das Ohr gibt uns die Fähigkeit des Hörens und des Zuhörens. Geräusche sind Abarten harmonischer Zusammenfügung von Lauten und Tönen, das heißt wohl, sie überlagern unser Hören und Zuhören oder beherrschen unser Hören- und Zuhören-Können. Es wäre auch denkbar, daß der Leidende sein Wollen aufgegeben hat, weil er zeitlebens hören, gehorchen und zuhören mußte, ohne die Möglichkeit, seiner eigenen inneren Stimme zu lauschen, die uns, tief in uns allen gemeinsamen Unbewußten, Menschliches und zu Vermenschlichendes zuflüstert. Verkalkung, Vergiftung, Hörsturz und der Ausbruch ererbter Anlagen sind die Auslöser dieses lästigen und teilweise lebensgefährdenden Leides, wenn die Grenze des Erträglichen überschritten wird. Was mag mein bewundernswert geduldiger, tief und still leidender Patient und Ingenieur-Freund Dieter jetzt von sich und meiner Ansicht denken?

China D6   Ungeachtet der Person, betrachten wir zunächst den Prozeß. Erschöpfung infolge *Verlust von Körperflüssigkeiten* und *Lebenssäften*, infolge schwerer Krankheit und Hinfälligkeit, infolge Überempfindlichkeit gegen Licht, Lärm und Geräusche, sind dem Leiden vorausgegangen. China D6 wird zum Beginn unserer Behandlung. Sie ist unsere beste *Erholungsarznei* für die eben erwähnten Auslösungen. Falls sich obendrein Schwindel, ähnlich des *Menière*, hinzugesellen, dann ziehen wir eine Verbindung mit *Schwefel* als *Chininum sulfuricum D4* in gleicher Einnahmeweise vor.
    3 x 1 Gabe täglich

Lachesis D12   Vergiftende, verfettende, verkalkende Prozesse im Blut sind weitere mittelbare Ursachen, die von einem unmittelbaren Prozeß der Person ausgelöst werden (⇨ *Arteriosklerose, Durchblutungsstörungen*). Durch den Verlust unserer paradiesischen Unversehrtheit sind wir in allen Bereichen unseres Daseins verletzlich geworden. Das Blut als Träger der Lebensfreude ist vergiftet mit Mißtrauen, *Eifersucht*, Neid, *Haß* und überschüttet die ohrbetäubten Umstehenden mit *geschwätzigem Redeschwall*. Jetzt muß das Gehör sich vor den eigenen Geräuschen schützen, was wir mit Lachesis D12 unterstützen. Klinisch vermuten wir einen *Gefäßprozeß* mit Blutdurchlässigkeit der Adern.
    2 x 1 Gabe täglich

Phosphorus D12   Die Wertung eines Krankheitsprozesses ermessen wir aus dem Verhalten des Patienten zu seiner Erkrankung. Dieser Mensch ist die *Inkarnation der Blutsymbolik*, der sanguinischste unter allen. Seinem noch *heiteren* Gemüt und seinem Blutgefäßprozeß begegnen wir mit Phosphorus D12. Diese Arznei ist auch bei begleitender Schwerhörigkeit infolge *verfettender Gefäßdegeneration* und entsprechendem Gemüt unsere bewährteste. Sie schließt die Behandlungsfolge des Übels in seinem Fortschreiten. Je ähnlicher jedoch diese Arzneien dem Verhalten und der Erscheinung des Patienten sind, desto größere Wirkung werden sie ausüben. Mit *Silicea, Pulsatilla* und *Lycopodium* aber betreten wir hernach die Bühne der personenbezogenen Behandlung.

⌒ 2 x 1 Gabe täglich

Notizen

Der kranke Mensch

Operation

Jede Operation birgt einen Segen: die chirurgische Heilung und einen Fluch: Narkose, Blutung und Schnitt. Dem Fluch beugt die Homöopathie vor.

Arnica D200 — Am Morgen des Operationstages nehmen Sie Arnica D200. Sie beugt der *Blutung* und den *Verletzungsschmerzen* vor.
⌇ 1 Gabe einmalig

Nux vomica D30 — Nach der Operation lassen Sie sich Nux vomica D30 geben, da Sie selbst noch nicht dazu fähig sind. Sie beugt den Folgen der *Narkosevergiftung* vor.
⌇ 1 Gabe einmalig

Staphisagria D3 — Wenn Sie wieder Meister Ihrer Sinne sind, beginnen Sie selbst mit Staphisagria D3 für die glatte Heilung der *Schnittwunde*. Sie werden erleben, daß der Chirurg Ihnen versichert, wie wenig sie bluteten, wie rasch Sie aus der Narkose erwachten, wie erstaunlich wenig Beschwerden Sie klagten, wie rasch und sauber Ihre Wunde heilte.
⌇ 3 x 1 Gabe täglich

Opium D30 — Sind Sie mit diesen Arzneien nicht vorbereitet, kann es zu sogenannten postoperativen *Komplikationen* kommen wie *Darmverschlingung* (Ileus) und Harnverhaltung. Beide sind zwar klinisch, aber homöopathisch eleganter beherrschbar. Bei der *Darmverschlingung* mit Totenstille im Bauch, wo nichts vor- noch rückwärts geht, mit ohnmächtigen, krampfartigen Schmerzen, lassen Sie sich Opium D30 geben. Ich habe in der Klinik erleben dürfen, wie sich die regelrechten Funktionen des Darmes innerhalb einer halben Stunde wieder einstellten, wie der Patient wieder aufrecht im Bett saß und Zeitung las.
⌇ 1 Gabe einmalig

Causticum D30 — Die *Harnverhaltung* ist ebenso leicht und rasch mit Causticum D30 zu lösen, und die Blasenentleerung nimmt ihren vorgeschriebenen Weg ohne lästiges Punktieren oder Katheterisieren.
⌇ 1 Gabe einmalig

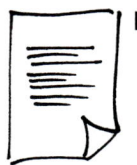 **Notizen**

Parkinsonismus

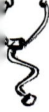 ⇨ *Epilepsie, Geburtsschaden, Hirnhautentzündung, Multiple Sklerose, Veitstanz*

Der kleinschrittige Gang, das sabbernde, wächserne Salbengesicht, das grobschlägige Händezittern und der nach vorne gebeugte Rücken sind die äußeren Eigenarten, die uns zur Diagnose führen. Ich erinnere mich im nachhinein, daß alle meine Parkinson-Patienten ihr ganzes Leben lang kleine Schritte gemacht haben, obwohl sie beruflich führende Positionen innehatten, wo sie sich wünschten und versuchten, alles und alle zu kontrollieren. Damals haben sie mit Worten gesabbert und innerlich um ihre Existenz gezittert. Die Wesenheit ihres Lebenskampfes entspricht der Wesenheit des chronischen Prozesses ihrer Erkrankung. Die Verteidigung ihrer Position hat ihre Aufrichtigkeit gebeugt, hat ihrer Wirbelsäule den Halt genommen. Jetzt hängt ihre Existenz von der wohlfährtigen Hilfe jener ab, die sie ein Leben lang zu gängeln versuchten. Zu viel Nervensubstanz ist jedoch aufgebraucht und zerbrochen, als daß wir die Lebenssäfte wieder zum Fließen brächten. So begleiten wir sie und ihre nächste, fürsorgende Umgebung.

Rote Menschen

Drei *rote, kräftige* und *heftige* Arzneien und Menschen möchte ich Ihnen zuerst vorstellen.

Belladonna D12 Diese Qualitäten müssen sich in allen geklagten Störungen widerspiegeln: Im *tomatenfarbenen Blutandrang* zum Kopf, in den *heißen Schweißausbrüchen*, in den unerträglichen *Muskelkrämpfen*, in der *Angriffslust* und letztlich in den *nächtlichen Halluzinationen*. Sie skizzieren das Gegensätzliche zur täglich *verharrenden Starre*, wo er das Licht und die Sonne als Ausdruck von Freude und Wahrheit nicht mehr verträgt. Die *Nächte* aber sind mit *Geistern* und *Ungeheuern* erfüllt, die ihn *aufschreien, um sich schlagen* und *fliehen* lassen. Versuchen Sie, ihn nicht zu hindern, er kommt nicht weit. Trotzdem unterschätzen Sie nicht die ungeheure Kraft der Muskeln wie des Wahnes. Knipsen Sie anstatt dessen das Nachtlicht an, reichen Sie ihm beruhigendes Essen und Belladonna D12. Das gegensätzliche Verhalten am Tag und bei Nacht verwundert uns nicht, wenn wir wissen, daß auch die *Tollkirsche* als *Nachtschattengewächs* nur des *Nachts* ihre Lebensgeister auferstehen läßt. Dieser Mensch ist wie von ihr *besessen*.
⤳ 2 x 1 Gabe täglich

Stramonium D12 Eine Steigerung des Vorhergehenden erfährt dieser Mensch, dessen geistige Kontrolle über seinen Körper völlig verlorengegangen ist. Alles ist noch viel *heftiger*: Die Röte, die Schweiße, die *Wutanfälle*, die nächtlichen Halluzinationen. Er *zerstört ohne Reue*, eher mit Gehässigkeit, was ihm nicht paßt. Seine Einbildungen sind von lauten *Aufschreien* begleitet, er erkennt Sie nicht, klammert sich jedoch an Sie, bis er sich beruhigt. Ihm geben Sie Stramonium D12. Auch diese Arznei ist aus einem *Nachtschattengewächs* gewonnen.
⤳ 2 x 1 Gabe täglich

Der kranke Mensch

Glonoinum D12 Die Heftigkeit dieses Menschen spielt sich nur in seinen *Adern* ab. Blut schießt plötzlich zu seinem Herzen und zum Hirn, was beide beklemmt und verwirrt. So sehr, daß er weglaufen möchte, weil er sein Zuhause *nicht mehr erkennt* oder, falls er wie üblich *wandernd* sich ergeht, weder Straße noch Zuhause wiederfindet. Ängstlich und weinend fürchtet er, bestraft zu werden, *vergiftet* zu sein und glaubt, der Tod stünde jetzt nahe. Glonoinum D12 wird ihn rasch die Wirklichkeit wieder erleben lassen und seine körperlichen Schmerzen lindern.
   2 x 1 Gabe täglich

Blasse Menschen

Drei *blasse*, ja *erdfahlene, trockene*, schwache Bilder darf ich folgen lassen. Da sie weniger Reaktionsvermögen haben als die vorigen, sind auch ihre Heilchancen geringer.

Argentum nitricum D12 Der Beruf dieses Menschen und seine Aufgabe sind ihm derart zu Kopf gestiegen, daß es ihm jetzt da oben *schwindelt*, vor allem im *Dunkeln*. So *stolpert* er über seine krampfenden Waden, über seine Sprache, über sich, über die Mitmenschen. Argentum nitricum D12, um wenigstens auf das *destruktive* Element ausgleichend zu wirken.
   2 x 1 Gabe täglich

Hyoscyamus D12 Die Leiden des *Stramonium*-Bedürftigen erinnern uns an das Bild dieses Menschen, nur daß er und seine Störungen *erblassen* im Vergleich zur roten Heftigkeit des ersteren. Seine Ängste sind das Wasser, das schmutzige, das glänzende, das tropfende. Es löst Krämpfe und Halluzinationen aus, in denen er fremde Personen sieht und fratzenhafte Geister, so daß er zu *fliehen* versucht. Sein eigentliches Schicksal sind die *Mißgunst*, das Mißtrauen als Ausdruck missenden Vertrauens und die unbegründete *Eifersucht* als Ausdruck mangelnder Liebesfähigkeit, die ihn zur Heftigkeit und zu *nymphomanen* Auswüchsen Zuflucht suchen lassen, bis sein Geist die Beherrschung des Körpers verweigert. So erleben wir ihn, wie er tagsüber, von uns abgewandt, gegen die Wand starrt und mit Gott, Tod und Teufel murmelnd hadert. Zwischendurch geben Sie ihm Hyoscyamus D12. Auch diese Pflanze ist ein *Nachtschattengewächs*, das *Hexen*- oder *Teufelskraut*.
   2 x 1 Gabe täglich

Kresolum D12 So gewalttätig die vorgenannten, so *kindisch* ist dieser Mensch in seiner Jämmerlichkeit. Er schwätzt und gestikuliert mit heiterem, fast *euphorischem Gemüt*, was *im Gegensatz* zu seinem schweren *Grundleiden* steht. Depressiv oder manisch, seine Halluzinationen sind voller *Hochzeitsglocken*, bis das Erscheinen von *Küchenschaben* sein Entsetzen erregt. Wenn Sie das hören, sind Sie mit

Parkinsonismus

Kresolum D12 sicher, ihm große Erleichterung zu verschaffen, auch wenn die Arznei eventuell ein Leben lang eingenommen werden müßte.

🥄 2 x 1 Gabe täglich

 **Notizen**

Der kranke Mensch

Periode[11]

Die monatliche Reinigung des Volksmundes ist der *beste Freund der Frau*. Sie ist ein natürliches, schmerzloses, eher erfreuliches Geschehen, wenn eine Frau sich als weibliches Wesen anerkennt. Jegliche Beschwerden weisen schon aus diesem Grunde auf eine tiefgreifende Störung der Person hin und bedürfen des homöopathischen Rates.

Schmerzen

Im folgenden seien Arzneihilfen angeboten, zunächst um die oft entsetzlichen *Krümmschmerzen* zu lindern.

Magnesium phosphoricum D4, Colocynthis D3

Probieren Sie zwei bewährte Krampfarzneien, die im Wechsel eingenommen werden, wenn *warme* Umschläge auf dem Unterbauch lindern: Magnesium phosphoricum D4 und Colocynthis D3. Spüren Sie nach einer Stunde keine Erleichterung, dann sprechen Sie auf die beiden Arzneien nicht an.
↬ Je 1 Gabe im Wechsel alle 10 Minuten

Ignatia D12

Falls Sie keine Linderung verspüren, lassen Sie gleich Ignatia D12 folgen, gleichermaßen nicht länger als eine Stunde. Der Krampf sitzt wie ein *Pflock* im Unterleib, steigert sich *allmählich,* verschwindet *plötzlich,* um dann in *periodischem* Rhythmus wiederzukehren. Wenn Sie beim Ansehen leicht erröten, gern allein gelassen werden möchten, dort brütend vor sich hinseufzen, weil Sie keiner versteht, und eher voll *kapriziöser* gereizter *Widersprüche* sind, dann wird diese Arznei ebenso zu Ihrem besten Freund.
↬ 1 Gabe alle 10 Minuten

Chamomilla D30

Die bisher erwähnten Krämpfe werden nur im Unterleib verspürt. Strahlen Sie jedoch bis *in die Oberschenkel* aus, ins Kreuz und in den ganzen Bauch, dann nehmen Sie Chamomilla D30, 1 Gabe einmalig, und wiederholen Sie diese Gabe, wenn wieder Krämpfe auftreten. Diese Arznei spricht besonders gut an, wenn Sie ein eher *hitziger* Mensch sind mit Verlangen nach *Kühle,* auch auf dem Unterleib und in Ihrer *nervösen Gereiztheit* eigentlich nicht recht wissen, wonach Sie verlangen.
↬ 1 Gabe einmalig

Belladonna D30

Alle bisherigen Krämpfe lindern sich durch Krümmen des Leibes und Anziehen der Beine. Sollten Sie jedoch das Verlangen haben, mit den Händen ins Kreuz gestützt, sich *zurückzubeugen* oder, sich

---

[11] Siehe auch „*Die homöopathische Frau*" (⇨ S. 499).

flach ausstreckend, ins *warme* Bett zu legen, dann hilft Ihnen sicher Belladonna D30. Auch diese Gabe kann bedarfsweise wiederholt werden.

⤳ 1 Gabe einmalig

Blutfluß

Eine weitere Plage ist die Heftigkeit der *Blutung,* die verständlicherweise auch eine Störung in einer tieferen Schicht der Frau ausdrückt, so daß ich in diesem Rahmen wiederum nur erste Arzneihilfen anbieten kann. Bei der verlängerten, zu *starken* Periodenblutung haben sich zwei Arzneien bewährt, die mindestens über drei Perioden hinweg eingenommen werden.

Calcium carbonicum D6, Kalium carbonicum D6
Nehmen Sie *morgens* Calcium carbonicum D6 und *abends* Kalium carbonicum D6. Die beiden Arzneien sind besonders wertvoll, wenn Sie von eher liebenswürdiger, rundlicher äußerer Erscheinung sind.

⤳ Je 1 Gabe täglich

Millefolium D4
Ist die Blutung sehr stark und eher von *hellroter* Farbe, so nehmen Sie währenddessen zusätzlich Millefolium D4, allerdings nur solange Sie stark bluten.

⤳ 1 Gabe stündlich

Hamamelis D4
Ist die Blutung sehr stark und eher von *dunkelroter* Farbe, so nehmen Sie zusätzlich Hamamelis D4.

⤳ 1 Gabe stündlich

Diese letzteren Arzneien sind gleichzeitig sehr bewährte Hilfen bei Blutung jeglicher Art und Quelle, wenn Sie die entsprechende Farbpalette unterscheidend in Betracht ziehen.

Zwischenblutung

Bovista D6
Auch für die plagende *Zwischenblutung* gibt es eine erfolgsversprechende Arznei in Bovista D6, die ich selbst bei zu starker *dunkelroter,* eher *passiver* Periodenblutung erfolgreich verordne.

⤳ 1 Gabe 2stündlich

Ausbleiben

Senecio D4
Mädchen und junge Frauen warten oft *vergebens* auf ihre Periode. Das Ausbleiben ist häufig die Folge von seelisch begründeten Auslösungen wie Kummer *(Ignatia D30),* Schreck *(Aconit D30, Ignatia D30, Opium D30),* Tadel *(Ignatia D30)* usw., aber auch Unterkühlung *(Aconit D30, Rhus tox D30)* usw. Erkennen Sie kein offenbar vorausgegangenes Geschehen, dann nehmen Sie unbeirrt Senecio D4, bis die Periode wieder erscheint.

⤳ 3 x 1 Gabe täglich

Der kranke Mensch

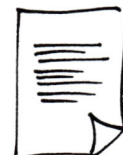
Notizen

Prostata

Die allgemein verbreitete Prostatavergrößerung (Adenom) ist nicht nur ein Leiden alter Männer, auch die jüngeren sind betroffen, nachdem, häufig unbemerkt, eine chronische Prostataentzündung vorausgeht oder die Vergrößerung begleitet. Länger als gewohnt, wartet man auf die Harnentleerung trotz Drang, der Strahl wird schwächer, unterbricht gelegentlich, und Urin tröpfelt nach.

Sabal D1
Alte und junge Männer sprechen zunächst gut auf eine Kur mit Sabal D1 an, die 6 Wochen lang durchgeführt werden sollte, während Sie für die chronische Entzündung Ihren Homöopathen zu Rate ziehen.
↪ 3 x 10 Tropfen täglich

Ferrum picrinicum D4
Nach der Initialkur verfolgen Sie die Behandlung mit Ferrum picrinicum D4, wieder über 6 Wochen lang.
↪ 3 x 1 Gabe täglich

Conium D4
Die dritte Arznei heilt vor allem jene Prostatiker, die sich trotz ihres hohen Alters ihrer Geilheit nicht wehren können. Jeder Rock erregt sie wie ein Schulknabe. Auch wenn Sie weniger geil sind und Ihr „krebsvorsorgender" Arzt eine eher *hart-knotige* Prostata tastet, nehmen Sie Conium D4, weitere 6 Wochen lang.
↪ 3 x 1 Gabe täglich

Populus D3
Wenn nach dieser Kur der Harnstrahl noch nicht wieder kräftig rinnt, sondern eher rinselt, dann lassen Sie Populus D3 folgen, abermals 6 Wochen lang. Hier *brennt* gelegentlich die Harnröhre gegen Ende des Harnlassens.
↪ 3 x 1 Gabe täglich

Selenium D12
Übrigens, die Homöopathie hat auch eine Arznei für *geile junge* Männer, die unter Prostatabeschwerden leiden und die infolge ihrer Geilheit im Alltag *erschöpft* sind. Selenium D12 wird manches verkleinern.
↪ 2 x 1 Gabe täglich

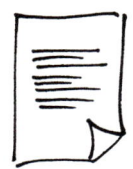 **Notizen**

Der kranke Mensch

Raucherentwöhnung

Für viele Menschen zählt das Rauchen trotz weltweiter gegenläufiger Kampagnen zum festen Bestandteil ihrer Lebensfreude! Ja, sie fühlen sich durch eben diese *politischen Medienfeldzüge*, die von wesentlicheren Problemen in dieser Welt nur ablenken sollen, ebenso in ihrer freien Persönlichkeitsentfaltung gestört wie durch den manchmal als heuchlerisch zu qualifizierenden Druck der *pathologischen Masse* unserer Gesellschaft (siehe verrauchte Toiletten auf Internisten-Kongressen!). Jenen möchte ich eine Hilfe geben, ihre *Willensentscheidung* zu begleiten.

Tabacum D30 Jeden Morgen nach dem Aufstehen greifen Sie anstatt zur Zigarette zu einem Fläschchen nützlicher Arznei und träufeln sich Tabacum D30. Sie nimmt Ihnen den lüsternen Geschmack nach Freudschen Verlangen, richtet Ihren morgendlichen muffigen Kopf und Ihren Willen auf, vermeidet unangenehme *Entwöhnungssymptome* wie *Kopfdruck*, leichte *Übelkeit* und *Kreislaufstörungen*.
  1 Gabe auf die Zunge

Plantago major D3 Den der heroischen Willensentscheidung notwendigerweise folgenden Griff zum Bonbon oder zur Praline unterbinden Sie mit Plantago major D3, 3 x 1 Gabe mindestens täglich, und je 1 Gabe bei faunischem Gelüst. Sie besänftigt Ihre geistige *Erregung*, Ihre Reizbarkeit, Ihre *Verstimmung* und eventuelle *Neuralgien*, besonders des *Trigeminus*. Jetzt können Sie als politisch legitimes Mitglied unserer Gesellschaft mit Recht auf sich stolz sein. Meine Arzneien begleiten Sie, ebenso wie meine Hochachtung und nicht zuletzt mein Spott!
  3 x 1 Gabe mindestens täglich

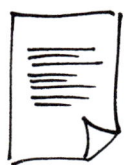 **Notizen**

Reisekrankheit

Cocculus D12

Jedem von uns war es beim Autofahren schon mal *schwindelig*, ganz besonders bei *Übermüdung*. Bei reiseempfindlichen Menschen kann sich auch Übelkeit und Erbrechen hinzugesellen, wobei das Erbrochene wie *in einem Schwall* hervorbricht. Dies ist bedingt durch Bewegungsreiz des Gleichgewichtsorgans im Innenohr. Wenn Ihnen dieser Umstand bekannt ist, dann nehmen Sie schon 1 bis 2 Stunden vor Antritt der Reise Cocculus D12, 1 Gabe stündlich bis 2stündlich, je nach Vehemenz der Erscheinungen auch während der Reise. Sie werden sich Ihres Wohlbefindens erfreuen. Wenn nicht, dann unterscheiden Sie weiter.

⁓ 1 Gabe 1- bis 2stündlich

Petroleum D30

Unsere Autos und autobelebten Straßen stinken nach Benzin (englisch: *petrol*), und manche private oder beruflich gezwungene Kilometersammler sind überempfindlich gegen Tankstellen und Benzingeruch. Es wird ihnen kotzübel, auch mit Erbrechen, wobei das Erbrochene, im Gegensatz zu *Cocculus,* eher aus dem Magen *hervorgewürgt* wird. Ist es Ihnen geläufig, so nehmen Sie schon eine Stunde vor Reiseantritt Petroleum D30. Eine Gabenwiederholung ist in der Regel nicht mehr nötig.

⁓ 1 Gabe einmalig

Tabacum D30

Bei Reisen mit heftiger Bewegung, wie gelegentlich mit *Schiff* und *Flugzeug*, ist die Übelkeit und das Erbrechen oft *krampfhaft*. Das Gefühl dabei ist wie beim Genuß unserer ersten Zigarette im blühenden Alter von 9 Jahren, falls Sie sich erinnern. Hier ist Tabacum D30 sehr hilfreich, ebenso wie beim Zustand vorerwähnter Nikotinvergiftung. Erstaunlicherweise sind solche Menschen häufig Nichtraucher und deren fanatische Apostel.

⁓ 1 Gabe einmalig mit bedarfsweiser Wiederholung

Arsenicum album D30

Ist Ihnen *sterbenselend* mit Schwindel, Vergehen, Erbrechen und gar Durchfall, als hätten Sie hundert frische Austern auf einmal gegessen, dann hilft nur noch Arsenicum album D30, um Sie vor dem nächsten Hospital in der Fremde zu retten (⇨ *Ohnmacht*).

⁓ 1 Gabe öfters

Hyoscyamus D30

Einen *gemütsmäßigen* Zustand von Reiseerkrankung beobachten wir eher bei unseren Kindern und bei den gegebenenfalls leicht verkalkten Omas und Opas. So gern sie reisen, so rasch sind sie beim Fahren nervös, gereizt, *aufgeregt* über den chauffierenden Papa oder Schwiegersohn schimpfend, unleidlich, mürrisch, drohend, ununterbrochen *geschwätzig*. Nach langem Nachfragen, das sie nicht mögen, erfahren Sie eventuell, daß ihnen übel ist. Tröstenden Zuspruch und dargereichte Arznei weisen sie ab, wollen nur in Ruhe vor sich hindösen. Wenn Sie das kennen, geben Sie allen vorher Hyoscyamus D30, und Ihre sonst höllische Reise wird ein harmonisches Fahrerlebnis.

⤳ 1 Gabe einmalig

Rheuma

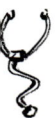
⇨ *Hüftarthrose, Kniearthrose, Schultergelenk*

Die Ursachen des rheumatischen Formenkreises, wie er klinisch genannt wird, sind uns wenig bekannt. Pathophysiologisch vermuten wir allergische, entzündliche Prozesse, die durch *Herdstreuung*, durch bestimmte Wettereinflüsse wie *Sommer* und *Hitze, Herbst* und *Nässe, Föhn* und *Vorgewitter* aktiviert werden können, was unsere kosmische Abhängigkeit immer wieder unter den Beweis der Erfahrung stellt. Psychopathologisch (Seele), anthropologisch (Haltung, Verhalten) und phänomenologisch (Aussehen, Erscheinung) handelt es sich um Menschen, deren Beweglichkeit und Flexibilität, Wendigkeit und Elastizität, Standpunkt und Toleranz chronisch verbittert und verknöchert sind.

Phytolacca D4   *Halsentzündungen* mit *dunkelrotem Rachenring* provozieren Rheumaschübe mit *heißen Gelenkschwellungen*, besonders wenn versehentlich die Mandeln entfernt wurden und eine immer wiederkehrende *Seitenstrangangina* nach *Unterkühlung* das Immunsystem erschüttert. Die Schmerzen schießen wie *elektrische Schläge* ein, so daß er sich *wie zerschlagen* fühlt. Er ist unruhig, möchte sich bewegen und kann nicht mehr. Mit Phytolacca D4 ersetzen wir jahrelange Penicillintherapie und häufige schubweise Kortisongaben.
  3 x 1 Gabe täglich

Vorwetterrheuma

Rhododendron D6   Dieser Mensch ist das *wandelnde Barometer*. Er sagt Ihnen jeden *Abfall* ein bis zwei Tage voraus. Vor Regen, Wind, Sturm, Gewitter und bei *Föhn* (⇨ *Föhnbeschwerden*) leidet er unter existenzraubenden *Kopfschmerzen* bis in die *Zähne*, unter steifen, *rot geschwollenen* Gelenken, mit *reißenden*, durchschießenden Schmerzen in den *Knochenhäuten* und in den *Gichtknötchen*. Sobald sich die *elektrischen* Wetterspannungen durch Eintreffen der Wetterfront, durch *beginnenden Regen* verzogen haben, atmet er erleichtert auf. Wir empfehlen ihm, stets Rhododendron D6 mit sich zu führen, leichte *Kühle* aufzulegen und leichte *Bewegungen* auszuführen.
  3 x 1 Gabe täglich

Herbstrheuma

Rhus tox D6   *Naßkaltes Wetter* bei entsprechend verminderter Abwehrlage ist die häufigste mittelbare Auslösung rheumatischer Schmerzen. Auch dieser traurige, besorgte Wettergeplagte ist unruhig, wie zerschlagen. Seine Unruhe zwingt ihn zu fortwährender Bewegung, die sich jedoch nur in *ständigem Lagewechsel* ausdrücken kann. Ein *war-*

Der kranke Mensch

mes Rheumabad und *Rhus tox D6* werden allmählich Beweglichkeit mit innerer Ruhe über ihn bringen.
→ 3 x 1 Gabe täglich

Thuja D6

Es sind durchweg *fröstelige* Menschen, die unter der unfreundlichen, *nassen Kälte* des Herbstes leiden. Meist lagern sie die Feuchtigkeit in ihr Gewebe ein, was sie noch schwergängiger macht. Aber die Gelenke sind ausgetrocknet, scharren, krachen, knacken bei Bewegung. Dieser *knickt* beim Gehen *ein*, während er selbst das Gefühl hat, seine Beine seien *zerbrechlich wie Glas* oder *schwer wie Holz*. Er braucht Thuja D6 als Haltgeber seiner schwächlichen Verfassung und als Ausgleicher seiner *lithämischen* Anlage, was wir zusätzlich mit einer Gabe *Medorrhinum D200* unterstützen.
→ 3 x 1 Gabe täglich

Natrium sulfuricum D6

Bei ihm ist es eher der *kalte Nebel* des Herbstes, die Feuchtigkeit von *Binnenseen*, die sein Rheuma, sein Asthma, sein Ekzem und seine Leber- und Darmbeschwerden ungünstig beeinflussen. Da ihn selbst das Bett nicht aufwärmt, sollte er auswandern oder Natrium sulfuricum D6 einnehmen, um sich und seine *lithämische* Anlage zu besänftigen.
→ 3 x 1 Gabe täglich

Dulcamara D6

Nicht nur der *feuchte* Herbst, sondern alles, was *kalt* ist oder kälter wird als es eben noch war, wie *kühle Nächte* auf heiße Sommertage, selbst ein kalter Stuhl verursachen *Unterkühlung*, die ihrerseits zur verschlimmernden Auslösung seines Rheumas, seines Asthmas, seines Ekzems, seiner Durchfälle, seiner Blasenentzündung wird. Wie bei den vorgenannten geben allein die *warme, trockene* Umgebung exotischer Länder und Dulcamara D6 das nötige Gefühl wohliger Geborgenheit.
→ 3 x 1 Gabe täglich

Colchicum D6

Kaum daß der *Herbst* ins Land einzieht, ziehen *schießende* Schmerzen in die Knochen, Gelenke, Muskeln dieses kalt-feuchten Menschen, die ihn abschlagen, zerschlagen und lähmen. Die großen und kleinen Gelenke sind *heiß geschwollen* und besänftigen sich trotzdem durch ein *warmes* Bad und durch Colchicum D6, das auch seine *Leberunstimmigkeiten* und seine *Herbstruhr* mildert.
→ 3 x 1 Gabe täglich

Caulophyllum D6

Es sind eher Frauen mit Schwangerschafts- und wechselhaften, krampfenden *Unterleibsleiden*, deren *kleine Gelenke* im *Herbst*, während der Periode und in den *Wechseljahren* besonders schmerzen und sich allmählich verkrümmen. Sie erhalten Caulophyllum D6 zusammen mit zunehmender *Ruhe* und *Wärme*.
→ 3 x 1 Gabe täglich

Rheuma

Sommerrheuma

Guaiacum D6

Hier begegnen wir dem *destruktiven* Knochenabbau und den *deformierten, heiß geschwollenen, kleinen* Gelenken, besonders alter, sturer und starrer Menschen, die sich dehnen, strecken und gähnen, als bäumten sie sich noch einmal gegen die Vergänglichkeit auf. Ihre Muskeln und *Sehnen* empfinden sie *wie zu kurz* und ihre *Schienbeine* schmerzen. Wärme, Berührung und Bewegung vertragen sie in keiner Weise, aber Guaiacum D6 wird zu jeder Jahreszeit auf ihre beharrende Unbeweglichkeit heilend Einfluß nehmen.

3 x 1 Gabe täglich

Hepar sulfuris D30

Auch er sagt Ihnen den Wetterumschlag zum *Tief* voraus, leidet unter *Föhn*, unter *Zugluft*, so daß man ihn stets *kopf-* und *halsbedeckt* antrifft, sei es auf der Straße oder im Bett. Entscheidend jedoch ist seine Furcht vor *trocken-schönem, kühlem* Wetter. Am wohlsten fühlt er sich bei *beginnendem Regen*, in *warmen, feuchten* Gegenden und mit Hepar sulfuris D30. Sie ist eine von *fünf* bewährten Arzneien für unsere *Sommerrheumatiker*, die ich im folgenden mit Ihnen erleben möchte. Zu ihnen gesellt sich noch *Causticum*, dem wir im Kapitel *Kniearthrose* bereits begegnet sind.

2 x 1 Gabe täglich

Sarsaparilla D6

Dieser *Nierengries*-behaftete Rheumatiker haßt die *feuchte Wärme* des Sommers, weil sie sein *wanderndes* Rheumareißen provoziert und seine Gelenke lähmt und versteift. Trotz roter, hitziger, *lithämischer* Kräfte erscheint er uns abgemagert. Wenn Ihnen Damen berichten, daß sie nur *im Stehen harnen* können, weil der harnsaure Nierengries zum *Ende des Harnens* lautschreiende Schmerzen verursacht, dann zögern Sie nicht, Sarsaparilla D6 zusammen mit *trockener Wärme* zu verordnen.

3 x 1 Gabe täglich

Bryonia D6

Ärger und Aufregung schlagen diesem heftigen, feuchten, gedunsenen, *unberechenbar zornigen* Menschen auf die Leber und produzieren dort die Vorbedingungen für sein *akutes Rheuma* oder für sein *rheumatisches Fieber*. Seine Gelenke sind *blaßrot, heiß geschwollen*, antworten mit *stechenden* Schmerzen auf die *geringste Berührung* und *Bewegung*. Trotzdem *drückt* er seine Hand auf die Gelenke und legt sich nachts auf die schmerzenden Partien. Die *Wärme des Sommers*, die *Wärme geschlossener Räume*, die Wärme menschlicher Nähe verachtet er, weil sie sein leibliches Leid, seine seelische Hitzigkeit verschlimmern. Geben wir ihm Bryonia D6, 3 x 1 Gabe täglich, bei akutem Rheuma bis zu stündlich 1 Gabe, lassen ihn in Ruhe, öffnen die Fenster, damit die frische Luft sein Gemüt erfrischend *abkühlen* kann.

3 x 1 Gabe täglich

Der kranke Mensch

Nux vomica D6 Er ist der blasse, kalte, trockene, ärgerliche, reizbare Familienschreck, der durch *chronisches Nörgeln* seine eigenen Fehler rechtfertigt. Er ist der *subalterne Manager*, der von seinem Etagensessel aus mit den Bürodamen *unflätig* über den schlechten Kaffee *streitet*. Er ist der *Nachtschwärmer*, der die gesellschaftlich anerkannten, zeitgenössischen Konsumgüter *genußsüchtig* und wahllos *durcheinander* in sich verschlingt. Nach Mitternacht *protzt* er mit Sexgeschichten, um seine schleichende *Impotenz* zu vertuschen. Wen verwundert es, daß er des Morgens mit *Kater*-Rheuma wie verprügelt erwacht, mit reißenden, lähmigen, krampfenden Gliedern und mit verkrampfter Unsicherheit. Wir reichen ihm ein *frisches, kühles* Tuch mit frischer, kühler Luft und Nux vomica D6, bevor ihn die *Lebensangst* und die *Todesfurcht* aufzehren.

⌒ 3 x 1 Gabe täglich

Beim Rheuma, wie bei allen chronischen Erkrankungen, bedenken wir, die *Erbnosoden* wohlweislich dazwischen zu geben, um die Anlagen zu besänftigen und um die Gifte des verschlackten Abwehrsystems in Bewegung zu setzen.

 **Notizen**

Rippenneuralgie

So bezeichnet wird einen Nervenschmerz entlang der Rippen mit ziehendem, stechendem und/oder bohrendem Charakter. Die Haut im Verlauf der Nerven (Rücken bis Brustbein) ist höchst berührungsempfindlich.

Aconitum D30 Zugluft, Wind, Sturm, Wetterwechsel können diesen Schmerz auslösen. Wie sooft steht auch dabei Aconitum D30 an erster Stelle der arzneilichen Behandlung.
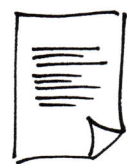 1 Gabe einmalig

Ranunculus bulbosus D4 Ohne offen erkennbare Auslösung des Nervenschmerzes steht Ihnen eine sehr bewährte Arznei zur Verfügung, die Sie zu Anfang der Beschwerden nehmen oder der Einnahme von *Aconit* folgen lassen. Geben Sie Ranunculus bulbosus D4 bis zur Heilung.
3 x 1 Gabe täglich

Notizen

Der kranke Mensch

Säugling

Trotz guter homöopathischer Vorbehandlung wird auch Ihr Kind die sogenannte „exsudative Phase" seines Daseins durchlaufen müssen, die Phase der Ausscheidungen über Haut und Schleimhäute in Form von Schnupfen, Husten und Wundsein am „Südpol" (Windelgegend).

Schnupfen

Sambucus D4

Den typischen *Säuglingsschnupfen* mit *weißlich-zähem* Sekret behandeln Sie mit Sambucus D4. Es kann sich auch Husten und Fieber hinzugesellen. Das Geschehen schaut wie eine Erkältung aus.
3 x 1 Gabe täglich

Hydrastis D4

Bei länger dauernder Erkältung kann das Sekret eine *gelb-zähe* Beschaffenheit annehmen. Dann verlassen Sie *Sambucus* und folgen mit Hydrastis D4. Die Nasenlöcher sind rot, *wund* und brennend.
3 x 1 Gabe täglich

Wundsein

Medorrhinum D200

Bei der von Kinderärzten benannten *Windeldermatitis,* dem Wundsein der Säuglinge, geben Sie einfach eine Gabe der *„Erbnosode"* Medorrhinum D200, falls diese Hochpotenz nicht ohnehin in monatlichem Rhythmus fällig ist. Dabei verschieben Sie die monatlichen Gaben für das *Neugeborene* (⇨ *Neugeborene*) um jeweils die entsprechende Zeit.
1 Gabe einmalig

Erbrechen

Von lebendiger Bedeutung sind die funktionellen Störungen unserer Säuglinge seitens des Magen-Darm-Traktes. Sie beginnen gewöhnlich ab der zweiten Lebenswoche und äußern sich in Erbrechen, Durchfall, Verstopfung und Koliken (⇨ *Nabelkolik*). Erst beginnen sie zu erbrechen, zunächst in kleinen Mengen und nicht nach jeder Mahlzeit, später sich allmählich steigernd, häufiger nach jeder Nahrungsaufnahme. Klinisch gesehen, liegt dieser Störung eine angeborene ererbte *Milchunverträglichkeit* zugrunde, die wir homöopathisch in ihren Erscheinungsformen unterscheiden, um dafür die rechte Arznei zu finden.

Aethusa D6

Eine Art des *Erbrechens* hat explosive Ausprägung, d.h. die Milch wird im Schwall erbrochen und geradezu aus dem Rachen *herausgeschleudert,* kaum daß sie im Magen verweilt. Sofort nach dem Erbrechen wird wieder Hunger geäußert, nach erneutem Milchgenuß wieder erbrochen. Ein Teufelskreis beginnt mit Durchfall, Verstopfung und allmählichem Verfall der Kräfte. Aethusa D6, über lange Zeit, wird den Teufelskreis unterbrechen. Wenn Sie jedoch Ihr *Neugeborenes* vorbehandelt haben (⇨ *Neugeborenes*),

dann werden die Folgen dieser ererbten Anlage nicht zu dieser Bedrohlichkeit führen.
☞ 3 x 1 Gabe täglich

Cuprum metallicum D30

Eine andere Art des Erbrechens hat eher schlaffe Ausprägung. Die Milch wird in kleinen Portionen *aufgeschwulkt* und läuft *geronnen* aus dem Mundwinkel, gelegentlich auch aus der Nase. Diese Kinder werden volkstümlich als *Luftschlucker* bezeichnet, denn beim Trinken ist ein deutliches Glucksen zu hören. Cuprum metallicum D30 wird den drohenden *Pförtnerkrampf* vermeiden, die Trinkfestigkeit herstellen und den begleitenden *Schluckauf* vermindern.
☞ 1 Gabe einmalig, bei Bedarf wiederholen

Magnesium phosphoricum D4

Leidet unser Säugling nach der Nahrungsaufnahme unter regelmäßigem *Schluckauf,* dann wird Magnesium phosphoricum D4 diese lästige Erscheinung beheben.
☞ 3 x 1 Gabe täglich

Verstopfung

Die Milchunverträglichkeit kann sich auch im Darmtrakt austoben mit Durchfall, Verstopfung, starken Blähkoliken. Die verständlicherweise heftigen Schreiattacken und der aufgetriebene, harte *Trommelbauch* veranlassen unsere Mütter, den Verdacht auf Verdauungsstörungen zu äußern, auch ohne begleitendes Erbrechen. Bei Verstopfung ist der Stuhlgang hart, trocken und bröckelig.

Magnesium muriaticum D4

Bei *brustgenährten* Säuglingen gebe ich gern Magnesium muriaticum D4.
☞ 3 x 1 Gabe täglich

Magnesium carbonicum D4

Bei jenen, die leider *Ersatzmilchprodukte* bekommen, empfehle ich eher Magnesium carbonicum D4.
☞ 3 x 1 Gabe täglich

Erfahrungsgemäß tritt der Heilerfolg mit diesen zwei Arzneien in der zweiten bis dritten Behandlungswoche ein.

 **Notizen**

Der kranke Mensch

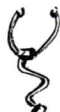
Scheidenentzündung
⇨ *Eierstock, Gebärmutter*

Die Scheide ist der Ort des Empfangens. Um empfangen zu können, muß ich mich öffnen und offen hingeben. Das sind die Wesenheiten des weiblichen Prinzips. Der Mangel an offenherziger Hingebung und dankbarem Empfangen gestaltet den Hintergrund zur vordergründigen Entzündung. Dahinter versteckt sich ein karmischer Lebensweg, der eine Frau zu der Fassade gemacht hat, die sie uns zeigt. Nur wer bereits verwundet ist, empfindet Wundheit!

Acidum nitricum D6
Das Sich-Verschließen der Frau hat vielerlei körperliche Ausdrucksformen. Hier ist die Form der Abwehrhaltung durch juckende, brennende, *wundmachende* Entzündung versinnbildlicht. Ein *dünner*, scharfer, *braun-blutiger*, stinkender Ausfluß entleert sich aus der Scheide, deren Schleimhaut wir versuchen, mit Acidum nitricum D6 zu regenerieren. Blättern wir gedanklich oder tatsächlich noch einmal zurück zum Kapitel *Krebsgeschehen*, wo wir die Arzneien erfahren haben, die uns für die tiefgreifenden, *destruktiven* Schleimhautprozesse zur Verfügung geschenkt sind.
3 x 1 Gabe täglich

Hydrastis D4
Kontaktblutungen bei ehelicher Verpflichtungsübung sind das Signal für die Verwendung einer *ebensostark* wirkenden Arznei, deren entsprechende Frau weniger körperlich schwach ist, aber trotzdem abgehärmt ausschaut. Hydrastis D4 heilt ihren empfindlich entzündeten *Muttermund* und ihre eventuellen dortigen *Polypen*.
3 x 1 Gabe täglich

Hepar sulfuris D30
Hinter einem *gichtig-rheumatischen* Geschehen, das ja immer einen Verlust der Beweglichkeit, der Flexibilität darstellt, verbirgt sich die *chronische* Scheidenentzündung. *Eitrig-grünliches* Sekret ergießt sich aus der Scheide und stinkt wie alter, *ranziger Käse*. Der Geruch erinnert uns an eitrige Wunden, denen wir hier wie da mit Hepar sulfuris D30 heilend entgegenkommen, falls Sie zu differenziertem Riechen fähig sind.
2 x 1 Gabe täglich

Medorrhinum D200
Grünliches läßt immer einen verdeckten, geerbten oder medikamentös *unterdrückten Tripper* vermuten, weswegen wir ihr Medorrhinum D200 dazwischen empfehlen. Auch das rheumatische Geschehen bestätigt durch die *lithämische* Anlage unsere Gabe.
1 Gabe einmalig

Borax D3
Allzugern werden unsere Frauen mit der Diagnose „Scheidenpilz" verunsichert. Pilze gehören zum natürlichen Milieu der Schleimhäute gleich wie Bakterien. Es ist nur eine Frage der *seelisch-leib-*

Scheidenentzündung

lichen Abwehr, inwieweit das Milieugleichgewicht uns dienlich oder hinderlich ist. So ist der *milde, kleisterartige* oder *hühnereiweißartige* Ausfluß der Ausdruck einer solchen Milieuentgleisung. Er ist *geruchlos*, denn Mildes und Sanftes stinkt nie! Versuchen wir mit Borax D3, das Naturmilieu wieder zu erreichen. Wenn Sie sich Tabletten besorgen, führen Sie sie unmittelbar in die Scheide ein, gleichermaßen 3 x 1 täglich. Auch bei der klinisch schwer zu behandelnden *Endometriose* ist sie die einzige chancenreiche Arznei.

↷ 3 x 1 Gabe täglich

Lilium D6

Die *Trichomonaden*-Entzündung, die ja zur Erlangung eine gewisse leidenschaftliche Lüsternheit voraussetzt, läßt sich gut und geduldig mit Lilium D6 beeinflussen, besonders wenn der Ausfluß *dünn, bräunlich* ist, die Schamlippen *wund* macht und unsere Dame ein *Unterleibsdrängen* verspürt, als fiele ihre Gebärmutter aus der Scheide. Deswegen begegnen Sie ihr immer mit krampfhaft *übereinandergeschlagenen* Beinen.

↷ 3 x 1 Gabe täglich

Notizen

Schilddrüse

Sie ist ein zentrales Drüsenorgan mit Beziehungen zum Gehirn, zum Gemüt, zum Temperament und zu den Organen Herz, Leber, Galle, Milz, Bauchspeicheldrüse, Eierstöcke. Hieraus verstehen wir auch die Vielzahl der Begleitstörungen bei Über- und Unterfunktion der Schilddrüse. Einige Arzneien sollen Ihnen erste Hilfe gewähren.

Natrium muriaticum D200

Häufig ist die Erkrankung der Drüse mit einer *Gemütsdepression* verbunden. Manche Menschen wissen auch von einem einschneidenden Ereignis zu berichten, seitdem die Störung begann (⇨ *Kummer*). Abmagerung trotz genügender Nahrungsaufnahme, Durchfälle, großer Durst bei trockenem Mund, Herzklopfen morgens beim Erwachen bei ohnehin gestörtem Schlaf. Viel Grübeln, Sorgen und Seufzen beschreiben diesen in sich gekehrten Menschen. Natrium muriaticum D200, wenn Kummer, Kränkung, Demütigung das Sosein auslöste.
◠ 1 Gabe einmalig

Ferrum phosphoricum D4

Wenn die *vermehrte Herztätigkeit* Sie den *ganzen* Tag über erregt, so nehmen Sie zusätzlich Ferrum phosphoricum D4 bis zur Beruhigung des Herzschlages und der Übererregbarkeit.
◠ 3 x 1 Gabe täglich

Lycopus D12

Wenn die stürmischen Herzreaktionen besonders *abends* nach dem *Niederlegen* ins Bett auftreten, wobei der Herzschlag *fühlbar* und *hörbar* pulsiert, Unruhe und Zittrigkeit den Kranken ergreift, dann nehmen Sie abends vor dem Schlafengehen Lycopus D12. Diese Arznei wirkt besonders gut bei Menschen, denen gleichzeitig die Leber beschwerlich ist und denen gelegentlich die Galle zwickt.
◠ 1 Gabe täglich

Belladonna D30

Plötzliche *Blutwallungen* zum Kopf sind gelegentliche Zwischenerscheinungen von unangenehmer Heftigkeit. Der Kropf *pulsiert*, die Halsschlagadern pochen, *dampfende* Schweiße überfallen tags und nachts den Erkrankten. Belladonna D30 beruhigt das erregte Gefäßsystem.
◠ 1 Gabe bedarfsweise

Bromum D6

Ein ebenso leicht erregter Mensch ist jener mit einem beträchtlichen *Kropf,* viel Herzklopfen und allgemeiner Ängstlichkeit. Viel *Schleim* sammelt sich im Hals, so daß er ständig *hüstelt* und den Schleim zu lösen versucht. In der *Wärme* verschlimmert sich dieser Reizhusten, und auffallenderweise verschwindet er bei einer *Bootsfahrt* auf dem Meer, während die *Seeluft* am Meeresstrand kaum Linderung verschafft. Bromum D6 unterstützt die Besserung durch die Meeresluft auf See, insbesondere wenn der Patient an Land

Schilddrüse

kleine Schlucke *kalten* Wassers zu sich nimmt, um das wiederkehrende Hüsteln zu besänftigen.

 3 x 1 Gabe täglich

Fucus vesiculosus D4

Völlig anders steht daneben der eher *fettleibige* Mensch, der ewig Hungrige, der sich mit bewundernswerter Größe das Fasten abringt und trotzdem kaum ein Gramm an Gewicht verliert. Versuchen Sie den jodhaltigen *Blasentang* Fucus vesiculosus D4 regelmäßig und über sehr lange Zeit einzunehmen. Vielleicht können Sie danach erfolgreich an Schönheitswettbewerben teilnehmen. Alles ist eine Frage des Wartenkönnens. Warten macht geduldig, und Geduld macht weise!

 3 x 1 Gabe täglich

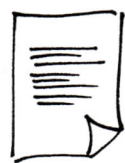 **Notizen**

Der kranke Mensch

Schlafstörungen
⇨ *Kinderschlaf*

Der gestörte Schlaf ist allgemein eine Folge von Auslösungen im Seelisch-Geistigen wie Angst, Ärger, Aufregung, Sorgen, Kränkung, Kummer, Überanstrengung und Überforderung.

> Bei chronischer oder länger dauernder Schlafstörung bitten Sie Ihren Homöopathen um Beistand.

Ich möchte Ihnen jedoch Arzneihilfen für gelegentliche Störungen anbieten.

Ambra D3 Die beste homöopathische Schlafarznei ist Ambra D3. Insbesondere wenn geschäftliche oder *berufliche Sorgen* Sie trotz Müdigkeit wachhalten. Immer wenn mich die technischen Sorgen meiner Praxis plagen und am Einschlafen hindern, nehme ich mit Erfolg 1 Gabe. Eine Arznei für den Nachttisch.
　　3 x 1 Gabe täglich oder 1 Gabe vor dem Schlafengehen

Coffea D12 Geistesarbeiter und kreativ tätige Menschen kennen den Zustand *angenehmen Wachseins* im Bett mit Zustrom vieler *anregender* Gedanken und Ideen. Wenn sie nicht zu müde wären, würden sie sich erheben, Blatt und Stift zur Hand nehmen, um ihre Denkmodelle aufzuschreiben. Nachtmenschen sind besonders empfänglich für solche Wachzustände. Wenn Sie ein derartiger Mensch sind, legen Sie sich Ihr Schreibzeug zurecht. Daneben stellen Sie Coffea D12, was Sie beruhigen und ordnen wird. Menschen, die durch diese Arznei Ihren Schlaf wiederfinden, sind nervös, hektisch, schlank und *schusselig* und lustige, *witzige Teetrinker*. In England bin ich vielen Menschen mit diesem Temperament begegnet.
　　1 Gabe einmalig

Thea D12 Was für die nordischen Teetrinker *Coffea* bedeutet, ist für die germanischen *Kaffeetrinker* mit gleichem Temperament Thea D12. Auch für Menschen ohne diese Wesensart, jedoch Ketten-Kaffeetrinker wie junge Menschen, Anwälte, Ärzte usw., ist diese Arznei eine nächtliche Erlösung.
　　1 Gabe einmalig

Strophantus D4 Vorgenannte Menschen leiden oft unter störendem *Herzklopfen*. Mein Ballettmeister-Freund Rudolf, der sicherlich kein euphorischer Mensch mit freudig-wachhaltenden Gedanken ist, nahm bei schlafstörendem Herzklopfen Strophantus D4, bis er einschlief. Das ist wert, nachgeahmt zu werden!
　　1 Gabe alle 10 Minuten

Schlafstörungen

Gelsemium D30

Eine andere Art von schlafraubender Aufregung mit *Herzklopfen* wird ausgelöst durch *Furcht* vor dem kommenden Tag, weil eine *Prüfung* stattfindet oder ein unangenehmes *Ereignis* bevorsteht. Vielleicht bin ich für die Lage gut gerüstet und gut vorbereitet. Trotzdem bin ich es, mein tiefes Inneres, das unbegründete Furcht und Schlafstörungen empfindet. Hier beruhigt mich Gelsemium D30, insbesondere wenn ich ein eher *rundlicher* Mensch bin (⇨ *Schulangst*).

◠ 1 Gabe einmalig

Zincum valerianicum D30

Menschen mit unergründlicher *Unruhe* im Bett, bei denen die *Beine* keinen Platz finden, die eher *radfahren* wollen, hin und wieder zucken, brauchen Zincum valerianicum D30 vor dem Zubettgehen allabendlich, bis die Beine sich entspannen.

◠ 1 Gabe einmalig

Kalium bromatum D30

Sind nicht nur Ihre *Beine,* sondern auch Ihre *Arme* in unruhiger Bewegung, mal hier, mal dort, mal so rum, mal dort rum, dann ziehen Sie Kalium bromatum D30 vor, und Sie werden rascher in die wohltuende Umarmung des Schlafgottes *Morpheus* aufgenommen.

◠ 1 Gabe einmalig

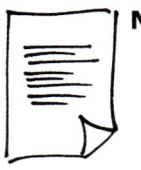 **Notizen**

Der kranke Mensch

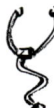 ### Schlafwandel

Der Schlaf- oder *Nachtwandel* ist eine neurotische Erscheinung. Es müssen daher nervlich wenig belastbare, empfindsame Menschen sein, die dem Mond in seinen Phasen huldigen, ohne dessen romantischen Genuß verfallen zu können. Zwei gegensätzliche derartige Menschen und ihre Arznei habe ich mir erlaubt, Ihnen zur Nachahmung auszulesen.

Phosphorus D12 Der erste ist der stets auf Licht und Glanz schöner Dinge und auf den *Lichterglanz* großstädtischer Nächte seelisch Eindrucksfähige, Erregte oder Erschöpfte. Seine euphorische *Leichtfüßigkeit*, seine geistige Beweglichkeit können sich bis zur manischen *Clairevoyance*, zum Gedankenaufleuchten, zum Hellsehen steigern. Werden ihm seine leuchtenden Lebenselemente verwehrt, so erfüllt die *Furchtsamkeit* das Dunkel, das sein Phantasiereichtum durch den Lichtschatten des Lampenschirms oder durch das flackernde Kerzenlicht mit *wilden Fratzen* ausmalt. Dergestalt sind seine Träume aufregend lüstern oder von quälender Natur. Geben wir ihm Phosphorus D12, bevor er mit Hitze und Herzklopfen benommen erwacht, aufsteht, ißt und trinkt.
2 x 1 Gabe täglich

Silicea D12 Der andere ist der stets *lebensüberdrüssig* Traurige, der Heiterkeit liebt, der aus Unsicherheit *Sanftmütige*, Weichherzige, der keinen *Widerspruch* duldet. Schreckhaft und ängstlich wie sein Wesen gestalten sich seine Träume über unzulängliches, *minderwertiges* und *widerwärtiges* Sein. Ihm erlauben wir Silicea D12, bevor er bei *Neumond* wieder zu wandeln beginnt und darüber zerstreut und dusselig erwacht.
2 x 1 Gabe täglich

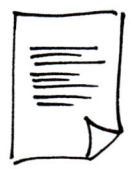 **Notizen**

Schlaganfall

Ein überhöhter Blutdruck, dürre verkalkte Gefäße, schwere Krampfadern sind die klinischen Ursachen für einen Schlaganfall. Im Gehirn kommt es plötzlich zur Blutung oder zum Verschluß eines Gefäßes. Homöopathisch interessant sind der *Ausdruck* und das *Verhalten* des Betroffenen. Bis der Notfalldienst zur Stelle ist, können wir von Anbeginn des Geschehens bereits regulierend eingreifen. Beherrscht *Angst* das Gesamtverhalten, dann benutzen Sie zunächst die Arzneien im dortigen Kapitel. Hier darf ich Ihnen drei der wichtigsten Arzneien benennen, die Sie einsetzen, wenn der Erkrankte die entsprechende Erscheinung aufweist.

Rote Menschen

Arnica D30 Das Gesicht des eher kräftigen Patienten ist *hochrot,* ängstlich, benommen. Unruhe plagt sein Verhalten, er möchte sich bewegen, kann nicht. Jede Erschütterung, selbst die Annäherung ans Bett, löst Schmerzen aus. Das Bett ist zu *hart,* er möchte sich weich legen. Arnica D30, auch nach der Klinikeinweisung, hilft dem Leidenden, die *Hirnverletzung* und die Schmerzen zu lindern.
 1 Gabe täglich

Opium D30 Ein anderes Bild zeigt der gestaute, bewußtlose Patient. Sein Gesicht erscheint *dunkelrot* bis *bläulich,* der Atemrhythmus ist unnatürlich *(Cheyne-Stokes).* Das Bett ist zu *weich.* Opium D30 gibt ihm die Lebensgeister zurück (⇨ *Ohnmacht*).
 1 Gabe täglich

Blasse Menschen

Hyoscyamus D30 Seltener, aber desto eindrucksvoller, zeigt der Ohnmächtige ein *blasses* Gesicht. Bevor er zu Boden fällt, hören wir einen durchdringenden *Aufschrei,* der die Wahl von Hyoscyamus D30 anzeigt. Der unwillkürliche Abgang von Stuhl und Urin sollte sich ebenso rasch beheben wie der unwillkürliche Abgang verwirrter Gedanken.
 1 Gabe umgehend, danach täglich 1 bis 2 Gaben

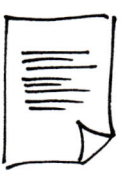 **Notizen**

Der kranke Mensch

Schluckauf

Diese lästige Beschwerde, welche die Umwelt zur hämischen Heiterkeit veranlaßt, ist durch einen Krampf des Zwerchfells bedingt, dem wiederum andere Ursachen zugrunde liegen, wie Oberbauchvölle (⇨ *Oberbauchsyndrom*), Sodbrennen, besondere Nahrungsaufnahme, Krebs usw. Deshalb, wie immer, auch hier nur erste Hilfen zum sofortigen Selbsthelfen.

Belladonna D30 — Ist der Schluckauf sehr krampfhaft, und verlangen Sie danach, Ihren Oberkörper zu strecken, *zurückzubeugen,* dann wird Ihnen Belladonna D30, 1 Gabe einmalig, helfen; Wiederholung nicht vor 30 bis 60 Minuten.
1 Gabe einmalig

Magnesium phosphoricum D4 — Üblicher ist jedoch das Verlangen, den Körper zu *krümmen,* um die Zwerchfellerschütterung zu lindern. Dabei unterstützt Sie Magnesium phosphoricum D4 am besten, um sich der Erschütterung zu entledigen.
1 Gabe alle 10 Minuten

Hyoscyamus D12 — Kehrt der Schluckauf häufiger wieder mit heftiger Erregung des Bauches, der Brust und des *Gemüts,* so daß Sie nach jeder Erschütterung heftig *fluchen,* dann hilft Ihnen nur noch Hyoscyamus D12, 2 x 1 Gabe täglich bzw. alle 10 Minuten, wenn er sehr schlimm ist.
2 x 1 Gabe täglich

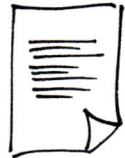 **Notizen**

Schnupfen[12]

⇨ *Erkältung, Heuschnupfen*

Die wichtigsten Eigenschaften bei der Erfassung des Schnupfens unterscheiden wir in:
- **Art des Sekretes:** trocken, flüssig, zäh, weiß, gelb, grün, mild, wundmachend;
- **Ort der Verschlimmerung:** drinnen, draußen, in der Wärme, in der Kühle;
- **Zeit des Auftretens:** tags, nachts, morgens, abends.

Sambucus D4 Unseren *Säuglingen* im ersten Lebensjahr geben wir Sambucus D4 (⇨ *Neugeborene*).
 3 x 1 Gabe täglich

Fließschnupfen

Allium cepa D3 Die Nase *fließt* wie Wasser aus dem Hahn, Sie kommen mit dem Schneuzen nicht mehr nach. Viele Erkältungsarten beginnen mit diesem klassischen Fließschnupfen. Der Fluß verschlimmert sich *im Warmen* und stockt im Kühlen. Allium cepa D3 verändert das Sekret gewöhnlich in einem Tag und leert die anschließende zähe Sekretion.
 1 Gabe 1-2stündlich

Arsenicum album D6 Der gleiche *Fließschnupfen* mit Verschlimmerung *im Kühlen* und Linderung in der Wärme braucht Arsenicum album D6. Die Nase ist wund und rot, das Gesicht eher blaß.
 1 Gabe 1-2stündlich

Hydrastis D4 Äußerst hilfreich für Schnupfen, der sich in eine *weiß-gelbliche* bis *grüne* Sekretbeschaffenheit verändert mit *wunden* Nasenlöchern, ist Hydrastis D4. Für unsere Kinder können wir es bei solcher Erscheinung unbedacht einsetzen. Wir Älteren unterscheiden dann eher unter den *Kalium-Arzneien*.
 3 x 1 Gabe täglich

Stockschnupfen

Luffa D6 Beginnt die Erkältung mit verstopfter Nase, so nehmen Sie für diesen *Stockschnupfen* zunächst Luffa D6 und zusätzlich *Luffa-Nasentropfen* von der Firma *„Deutsche Homöopathische Union, DHU"* bis das Sekret sich verflüssigt. Hiernach beurteilen Sie die Art des Sekretes und behandeln sich entsprechend mit den im folgenden aufgeführten Arzneien.
 3 x 1 Gabe täglich

---

[12] Siehe auch *„Homöopathische Heuschnupfenfibel"* (⇨ S. 499).

Der kranke Mensch

Kalium chloratum D4

Wenn der Schnupfen eher *stockt* mit nur wenig *weißlichem* Sekret beim Schneuzen, die Nebenhöhlen, die Stirn, die Ohren „*zu*" sind und die Nase *wund* wird, hat sich nach meiner Erfahrung am besten Kalium chloratum D4 sehr bewährt. Die Sekrete kommen rasch zum Fließen. Die in die Bronchien absteigende Erkältung wird ebenso vermieden wie der chronische Ohrtubenkatarrh.
🥄 3 x 1 Gabe täglich, bei Bedarf öfter

Kalium sulfuricum D4

Beginnt der Schnupfen mit leichtem, gut *löslichem, weißlichem* Sekret, dann hilft eher Kalium sulfuricum D4. Diese Arznei folgt oft der *Pulsatilla*, wenn diese nicht so gut heilt, wie wir es von ihr erwarten.
🥄 3 x 1 Gabe täglich

Kalium jodatum D4

Ist das Schnupfensekret *gelb-zäh* mit *wunder* Nase und heftigem Druckschmerz über der *Nasenwurzel,* dann nehmen Sie Kalium jodatum D4. Das Sekret *läuft* eher draußen und *stockt* drinnen.
🥄 3 x 1 Gabe täglich

Arum triphyllum D6

Dieser *stockende* Schnupfen unterscheidet sich von allen anderen dadurch, daß Nase und Lippen des Betroffenen so rot und wund sind *wie rohes Fleisch*. Wenn Sie jedoch Arum triphyllum D6 schon dann einsetzen, wenn die *krustig geschwürige* Nase beim Schneuzen *mit Blut* durchsetzt ist und die Nasenlöcher *rissig* werden, dann brauchen Sie obige Unterscheidungsmerkmale nicht abzuwarten. Viel Glück!
🥄 3 x 1 Gabe täglich

Nebenhöhlen

Cinnabaris D4

Sehr lästig ist es, wenn sich zuerst die *Nebenhöhlen* akut entzünden, bevor sich Nasensekret entwickelt. Die äußere Wange fühlt sich heiß an, die Stirn schmerzt, der Schmerz ist pochend, pulsierend. Nachdem Sie zuerst mit *Aconit D30,* dann *Belladonna D30* behandelt haben, nehmen Sie jetzt Cinnabaris D4. Das Sekret verfärbt sich *grünlich,* und sein Lauf befreit die Höhlen.
🥄 3 x 1 Gabe täglich

Trotzdem fragen meine Patienten immer wieder nach, „ob es nicht etwas gäbe" für die *chronische Nebenhöhlenentzündung,* die anscheinend sehr verbreitet ist. Die Frage gilt dem Nachbarn oder Verwandten. Nun, alle chronischen Erkrankungen formen das tägliche Kampffeld Ihres Homöopathen.

Thuja D6

Hier jedoch vorweg eine Hilfe für die Nachfragenden. Es handelt sich um zwei bewährte Arzneien, um Thuja D6, *vor* dem Essen, über längere Zeit, ...
🥄 3 x 1 Gabe täglich

Schnupfen

Kalium bichromicum D12

... und um Kalium bichromicum D12 *nach* dem Essen, ebenso über längere Zeit.

🥄 2 x 1 Gabe täglich

Wenn der Nachfragende damit keine Besserung erfährt, schicken Sie ihn in die Sprechstunde. Erfährt er Besserung, kommt er von allein.

Ausheilung

Hepar sulfuris D30

Endlich ist der Schnupfen „*reif*", gut löslich, läuft *grünlich,* so daß wir mit Hepar sulfuris D30 Nase und Nebenhöhlen reinigen. Wenn das Wetter *schön, trocken, kalt* und *windig* ist, kann diese zur ersten Arznei werden.

🥄 2 x 1 Gabe täglich

Silicea D6

Möchten Sie „sichergehen" und gut *ausheilen,* dann nehmen Sie danach noch einige Tage Silicea D6.

🥄 2 x 1 Gabe täglich

Sulfur D30

Die ganz Gewissenhaften nehmen *am Ende* der Erkältungserscheinungen, wie auch am Ende eines jeden Infektes Sulfur D30, um die eventuell noch im Körper verbleibenden Gifte (Toxine) auszuleiten.

🥄 1 Gabe einmalig

Bedenken Sie bitte, daß ich Ihnen in diesem Kapitel nur Hilfen für den akuten Erkältungsschnupfen anbieten kann. Die sich häufig wiederholenden Störungen sind Ausdruck unserer verminderten Abwehrlage, die wir meist ererbt haben. Sie bedarf verständlicherweise der Hilfe Ihres Homöopathen, weil Ihre empfindliche, anfällige Verfassung zuerst gestärkt werden muß.

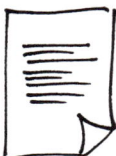 **Notizen**

Der kranke Mensch

Schulangst[13]

Ein Kapitel für Schüler und Lehrer. Auch Lehrer haben Angst, in die Schule zu gehen, Angst vor den Schülern, vor unangenehmen Überraschungen seitens der Schuldirektion oder seitens der Elternschaft. Letztere, infolge mangelnder elterlicher Bildungs- und Erziehungsfähigkeit, erwarten zu häufig vom Lehrer, daß er die Lücken ihrer Kinder ausbügelt. Wer ist solchen Erwartungen schon gewachsen?! – Jetzt habe ich alle Lehrer auf meiner Seite und viele Eltern gegen mich.

Gelsemium D30 Doch auch Schüler haben Angst, in die Schule zu gehen, Angst vor dem unleidlichen, aufbrausenden, ungerechten Lehrer, Angst vor Direktoralverweisen trotz guten Verhaltens, Angst *vor* Klassenarbeiten trotz guter Vorbereitung. Wenn Sie sich oder Ihre Kinder und Jugendlichen darin erkennen, nehmen Sie, geben Sie Gelsemium D30, dann wenn Sie die Angst überkommt, abends schon vor dem Schlafen (⇨ *Schlafstörungen*) oder morgens nach dem Erwachen. Diese Arznei wird gut wirken, wenn Sie ein eher *rundlich* gebauter Mensch sind und eher zu *Zittrigkeit* und Herzklopfen neigen.
1 Gabe einmalig

Argentum nitricum D30 Der blasse, *schlanke,* nervös-zittrige, leicht *stolpernde* Schüler und Lehrer, dem vor lauter Angst und Aufregung der Magen krampft, dem alles „in die Hose geht" mit Harndrang und Durchfall, diesem wird Argentum nitricum D30 sehr hilfreich sein.
1 Gabe einmal abends und/oder morgens

Arsenicum album D30 Dem sehr schlanken, sehr *unruhig-ängstlichen,* sehr *genauen* Schüler wird *Argentum* nicht mehr helfen. Vor jeder Prüfung verbringt er die Nacht auf der Toilette, regelrecht hängend. *Totenelend,* leichenblaß entleert er fortwährend Stuhlgang und erbricht, fortwährend grübelnd, was er noch vergessen haben könnte *zu ordnen,* zu lernen. Ein beklagenswerter Zustand, für den es Arsenicum album D30 gibt, und die Gabe bedarfsweise wiederholt werden kann.
1 Gabe einmalig

Strophantus D4 In jede Schultasche gehört ein Fläschchen Strophantus D4, wenn trotz Vorbehandlung mit vorgenannten Arzneien *kurz zuvor* das Herz weiterpocht, der Kopf *wie leer,* die Konzentration unmöglich ist. *Strophantus* wird die tatsächliche Hirnleistung offenbaren.
1 Gabe alle 10 Minuten

---

[13] Siehe auch „*Das homöopathische Kind*" (⇨ S. 499).

Schulangst

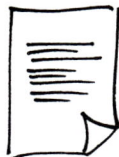 **Notizen**

Der kranke Mensch

Schulmüdigkeit[14]

Die fortwährende Müdigkeit und Konzentrationsunfähigkeit mit Gähnen und *Kopfschmerz* (⇨ *Kopfschmerz*) gegen Mittag, Erschöpfung nach der Schule bedürfen ärztlicher Hilfe. Es gibt jedoch Streßzeiten anfallsweiser, rascher Ermüdbarkeit während Prüfungen und Anhäufung von Klassenarbeiten.

Agaricus D12   Alle erschöpfbaren Menschen sind nervös und leicht gereizt. Sie verbringen ihre Zeit über dem Lehrstoff, leicht ablenkbar, Lippen kauend, *Grimassen* schneidend und zu *Albernheiten* aufgelegt. Solche junge Menschen brauchen Agaricus D12 etwa 10 bis 14 Tage lang. Dann ist die Konzentrationsfähigkeit wieder hergestellt. Diese Arznei wird deshalb das „*homöopathische Hirnfutter*" der Studenten genannt.
     2 x 1 Gabe täglich

Phosphorus D30   Eine weitere hilfreiche Arznei für die *ermüdeten* Hirnfunktionen ist Phosphorus D30. Ich lasse sie gewöhnlich eine Woche lang einnehmen oder zwei Wochen lang jeden zweiten Tag eine Gabe. So wie *Phoshor* in Ursubstanz das Feuer am Streichholz zündet, zündet er, homöopathisch dynamisiert, die Energiezentren des Gehirns. Probieren Sie es!
     1 Gabe täglich

Luesinum D200   Für unsere *mathematikschwachen* Schüler haben wir eine erfolgsrettende arzneiliche Unterstützung, um die logischen Denkfunktionen anzuregen. Wir geben ihnen am Abend vor der Mathe-Klassenarbeit Luesinum D200. Diese Arznei wird aus einem menschlichen Krankheitsprodukt gewonnen und homöopathisch aufbereitet. Hätte ich ihre Wirkung nicht persönlich an meinem jungen, sehr mathematikschwachen, versetzungsgefährdeten Schüler-Freund Frank erlebt, hielte ich diesen Hinweis für eine Vermutung. Für Frank war die nachfolgende Versetzung in die nächste Klasse in seiner Lebenslage von existentieller Wichtigkeit. *Die Erfahrung steht vor jeder Begründung!*
     1 Gabe einmalig

 **Notizen**

---

[14] Siehe auch „*Das homöopathische Kind*" (⇨ S. 499).

Schultergelenk

Erwarten Sie in diesem Kapitel bitte nicht Ratschläge für den chronischen Schulterschmerz. In jedem Kapitel pflege ich Ihnen Arzneien für akute und chronische Erscheinungen in die Hand zu empfehlen oder Ihnen nahezulegen, daß es für diese oder jene Beschwerde eine Arznei gibt, die Sie für sich oder Ihre nachfragende Umwelt verwenden können. Es sei hier auf die *akute* Entzündung des Gelenks eingegangen, die ja eigentlich eine Entzündung der kleinen Arterien in diesem Bereich ausdrückt *(Arteriitis humeroscapularis, Morbus Duplay)*.

Ferrum metallicum D12

Das Eigenartige des Schmerzes ist, daß er sich *nachts* beträchtlich verschlimmert. Der Schlaf des Kranken ist gestört, er muß aufstehen, sich und den Arm *bewegen* und *kühlen,* was kurzzeitig Linderung verschafft. Der Schmerz sitzt vor allem im Muskel, der über das Gelenk zum Oberarm führt (Deltoideus), zieht neuralgisch und *pulsiert wellenartig*. Ob rechtes oder linkes Gelenk, die Empfindung und das Verhalten des Patienten sind die gleichen. Nur die zutreffenden Arzneien sind diskret unterschiedlich. Die Entzündung des *rechten* Gelenks braucht Ferrum metallicum D12 zur Heilung.
2 x 1 Gabe täglich

Ferrum phosphoricum D12

Die Entzündung des *linken* Schultergelenks dagegen spricht sehr gut an auf Ferrum phosphoricum D12. Die Erfahrung und Beobachtung stehen vor der Erklärbarkeit.
2 x 1 Gabe täglich

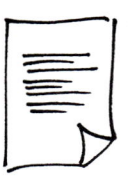 **Notizen**

Der kranke Mensch

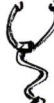 ## Schuppenflechte

Für diese Erkrankung – auch als *Psoriasis* bekannt – hat die klinische Medizin wegen ihrer mangelnden bösartigen Entartung wenig übrig; sie ist eine tief in der Unterhaut des Menschen verankerte und verkrustete Stoffwechselstörung. Ihre Anlage ist vererbt und beweist schon damit, daß es sich nicht nur um ein Hautproblem handelt, sondern um eine vorgegebene Organminderwertigkeit und Krankheitsneigung der ganzen Person. Es wäre anmaßend, in diesem Rahmen ihre Erscheinungen und möglichen therapeutischen Behandlungen voll abzuhandeln. Sie sind so buntgestaltig wie die Menschen und so vielgestaltig wie deren zugehörige Arzneien. Da sie ein festgefahrenes, ja eingerostetes, starres, meist nur ästhetisches Leid darstellt, ist die Regulationsmöglichkeit mit unseren Arzneien ebenso starr. Deshalb möchte ich mich beschränken auf die wenigen Erscheinungen, wo äußere Einflüsse, wie hier die *Jahreszeiten*, als verbesserndes oder verschlimmerndes, rhythmisches Agens auf den Ausdruck der Beweglichkeit und Verformbarkeit des Menschen noch einwirken können.

Frühjahr

Lycopodium D12

Beginnen wir mit dem *Frühjahr*, der Jahreszeit der Freude und der des beginnenden Lichtes, wo alles wieder aufblüht. Auch die Hauterscheinungen dieses schlanken, hageren, fahlen Menschen vermehren sich. Freude kann er ohnehin nie aufkommen lassen. Im Gegenteil, alles ist ihm *zu eng:* Seine gestaute Leber, sein geblähter Unterbauch, sein krampfiger After; seine Kleider, sein Haus, sein Beruf. Alles ist ihm *zuwider:* Das Aufstehen, das Essen, die Arbeit, die Familie, der Beischlaf, der Trost; die Menschen, sein eigenes altes, welkes und zorniges Leben. Wenn Sie diesem *beklagenswerten* Menschen begegnen, geben Sie ihm Lycopodium D12 sehr lange.

⤳ 2 x 1 Gabe täglich

Ich selbst begegne solchen Menschen zu Hauf auf Zusammenkünften homöopathischer Ärzte neben solchen, die *Arsen* brauchen. Und ich bedaure zutiefst, daß ich ihnen nichts geben kann und nichts geben darf, denn Widerspruch zu dem, was sie tun und sind, vertragen solch enge Menschen, die immer zum *Größenwahn* neigen, überhaupt nicht. Nur 1 Gabe in *Korsakow 10 000 (XM)* und davon nur 1 Kügelchen, wäre ein (leider abgelehnter) Trost für die Homöopathie und für die Menschheit.

Herbst

Acidum benzoicum D3, Lithium carbonicum D3, Berberis D3

Der nächste Patient kommt im *Herbst*, wie die meisten Gichtiger und Rheumatiker. Die Arzneien, die für die Verschlimmerung in dieser Jahreszeit zutreffen, sind solche mit ererbter gichtig-rheumatischer Anlage (⇨ *Rheuma*). Wenn sie bei den Patienten nicht sichtbar ist, so strotzt doch ihre Art – *blaß, kalt* und *feucht* – vom inneren Übel. Es sind drei Arzneien, die wir gern zusammenmischen und

Schuppenflechte

als *Gichttropfen* entsprechend einsetzen, wobei sie hier ihre Wirkung auf die Haut zur Entfaltung bringen. Es sind dies zu gleichen Teilen Acidum benzoicum D3, Lithium carbonicum D3 und Berberis D3. Ich selbst bevorzuge die Einzelarznei und gebe sie nacheinander in dieser Reihenfolge bereits ab September je einen Monat lang. Natürlich nur, wenn ich die Chance habe, dem Patienten frühzeitig zu begegnen. Ab Mitte Oktober bevorzuge ich bereits die Mischung. Wenn Sie das Rezept ausgeschrieben haben und der Patient berichtet Ihnen dann noch eben, daß er auch ab und zu *Nierenschmerzen* habe mit *brennendem Harnlassen* und daß auch schon *Grieß* im Harn gefunden wurde, dann liegen Sie mit Ihrer Arzneiwahl zunächst richtig. Ob eine andere personenbezogene Arznei nötig sein wird, das wird spätestens der nächste Herbst zeigen.

⌒ 3 x 10 Tropfen täglich

Winter

Petroleum D12

Die Menschen mit Verschlimmerung der Haut im *Winter* schauen so *schmutzig* aus und *stinken* so übel wie ihre Arzneien. Obendrein ist ihre Haut *rissig, schrundig* und *verdickt*, besonders an den Händen und Füßen. Das Übelsein verfolgt sie gern bis zum Erbrechen beim Fahren und Fliegen. Der Sommer und Petroleum D12 sind für sie eine wahre Erlösung.

⌒ 2 x 1 Gabe täglich

Kresolum D12

Noch übler, noch *beklagenswerter*, noch *destruktiver* ist der Zustand dessen, der Kresolum D12 braucht. Er verschlimmert sich ebenso im *Winter* und heftige, reißende *Gelenkschmerzen* begleiten die Hauterscheinungen.

⌒ 2 x 1 Gabe täglich

 **Notizen**

Der kranke Mensch

Schwangerschaft[15]

Alles menschliche Geben beginnt mit der Vereinigung zweier Menschen, der Vereinigung ihrer Zellen. Beginnen wir mit der *regelrecht* verlaufenden Schwangerschaft.

Eugenische Kur

Tuberculinum GT D200

Sobald Sie wissen, daß Sie schwanger sind, nehmen Sie eine Gabe Tuberculinum GT D200 ...
↪ 1 Gabe einmalig

Luesinum D200, Cancerinum D200, Sulfur D200, Calcium carbonicum D200, Calcium phoshoricum D200 oder Calcium fluoratum D200

... danach, falls keine größeren Störungen auftreten, in *monatlichen* Abständen, aufeinander folgend, Luesinum D200, Cancerinum D200, Sulfur D200, Calcium carbonicum D200, Calcium phoshoricum D200 oder Calcium fluoratum D200 je nach Konstitution, die Ihr Homöopath entscheidet.
↪ Je 1 Gabe einmalig

Diese Behandlung nennt sich „*Eugenische Kur*" nach *Voisin*. Sie ist kurativ vorbeugend und beeinflußt störende Faktoren der *Anlage* und *Verfassung* der werdenden Mutter und des werdenden Kindes.

Erbrechen

Ignatia D30

Die häufigsten *Störungen* sind vor allem im Beginn – oft noch des Umstandes ungewiß und erster Verdachtsmoment – Übelkeit und Erbrechen. Bei überempfindlichen Frauen mit *rasch wechselnden* Gemüts- und Geschmacksänderungen, Verlangen und Unverträglichkeiten, die Übelkeit verursachen, hilft meist schon Ignatia D30. *Ignatia* ist eine wertvolle Arznei bei akuten Sorgen und akutem Kummer (⇨ *Kummer*), und manchmal verursacht die Nachricht einer Schwangerschaft eben Kummer, entsprechend der Lebenssituation, so daß dieser sich in Übelkeit und Erbrechen ausdrückt, besonders bei leerem Magen. Ich habe jedoch keine schwangere Frau erlebt, die ihr Schwangersein über längere Zeit rundweg ablehnte. Eher wurde dieser Umstand schon bald von hoffnungsvoller Freude begleitet.
↪ 1 Gabe einmalig, bei Bedarf wiederholen

Colchicum D4

Eine andere Form von Übelkeit wird durch eine eigenartige *Geruchsüberempfindlichkeit* gegen Speise- und Küchengerüche verursacht. Die Schwangere leidet unter heftigen Magenschmerzen, Erbrechen, auch Durchfall. Sie *fröstelt* innerlich, so daß Wärme und

---

[15] Siehe auch die „*Bewährte Anwendung der homöopathischen Arznei*", Band 1 (⇨ S. 499).

Schwangerschaft

Ruhe ihre Beschwerden lindern. Nehmen Sie Colchicum D4, bis Sie sich wohl fühlen.

    3 x 1 Gabe täglich, bei Bedarf öfter

Ipecacuanha D4   Meist lindert das Erbrechen die Übelkeit. Sie kann auch beständig sein mit *anhaltendem* Hochwürgen von Schleim und Magensäure, besonders gegen Abend und nachts, was die Schwangere erschöpft und sie für sich und ihre Umgebung reizbar macht. Wenn Ihre *Zunge rein* und sauber ist, nehmen Sie Ipecacuanha D4, bis Sie sich nicht mehr über Ihren Zustand *entrüsten.*

    1 Gabe öfter

Stauungen

Je nach meßbarem Ausmaß der Schwangerschaft ist es verständlich, daß sich in irgendeiner Weise *Stauungen* ausbilden.

Cuprum aceticum D4   Sie zeigen sich an verschiedenen Teilen des Körpers, wie Blase, Niere, Geschlechtsteile, Hämorrhoiden, Krampfadern oder einfach in der Empfindung von schweren Beinen. Nachts oder nach längerem Sitzen ist diese Schwere von *Wadenkrämpfen* begleitet (⇨ *Wadenkrämpfe*). Cuprum aceticum D4 hilft besonders in der Schwangerschaft, wenn gleichzeitig die erniedrigten Hämoglobinwerte (Blutfarbstoff) für eine *Blutarmut* (Anämie) sprechen. Sie zeigt sich in allgemeiner Schwäche und rascher Ermüdbarkeit.

    3 x 1 Gabe täglich

Pulsatilla D4   Besteht bereits ein *Krampfaderleiden,* so verstehen wir, daß sich dieses verschiedenartig verschlimmern kann. Treten die Krampfadern an den Beinen vermehrt auf mit begleitender *Beinschwere,* so ist Pulsatilla D4 die Arznei der Wahl. Entzünden sich die Venen, schauen Sie bitte im Kapitel *Venenentzündung* nach.

    3 x 1 Gabe täglich

Collinsonia D6   Auch an den *Schamlippen* können sich, zuvor nur blau durchscheinend, Venen zu Krampfadersträngen entwickeln. Sie erscheinen gern in Gesellschaft von Hämorrhoiden und bei sonst *ungewohnter* Stuhlverstopfung. Collinsonia D6 hat sich für diese Stauung im Unterleib gut bewährt.

    3 x 1 Gabe täglich

Millefolium D4   Aber es können sich ziehende, *krampfige* Schmerzen entlang der Krampfadern zugesellen, die eher auf Millefolium D4 ansprechen.

    3 x 1 Gabe täglich

Apis D4   Die *Beinschwere* kann von einer Schwellung des Gewebes, von „Wasser" oder *Ödemen* begleitet sein, die gegen Ende getaner

Der kranke Mensch

Tagesarbeit zunimmt. Müde sinkt die Schwangere in einen Sessel und legt die Beine hoch. Im Rücken zieht es, der Bauch drückt auf die Nieren, auf die Blase. Die Ruhepause erleichtert ihre Beschwerden für kurze Zeit. Nehmen Sie zunächst Apis D4, besonders wenn die Haut an den Unterschenkeln *glänzt* wie ein Bienenstich und *stichartige* Schmerzen die Nierengegend und Waden plagen.

⊂⊃ 3 x 1 Gabe täglich

Niere/Blase

Berberis D3, Solidago D3

Empfinden Sie in der *Nierengegend* eher ein Druckgefühl, wie eine geballte Faust im Kreuz, dann bitten Sie Ihren Apotheker, Ihnen *Nierentropfen* zu mischen, die zu gleichen Teilen aus 2 Arzneien, aus Berberis D3 und Solidago D3, gemischt werden (⇨ *Niere*).

⊂⊃ 3 x 10 Tropfen täglich

Dazu trinken Sie reichlich Flüssigkeit und halten eine Diät aus trockenem Reis mit etwas Obstkompott.

Pulsatilla D4

Drückt Sie die Last des Bauches auf die Blase, so daß Sie wegen des häufigen *Harndrangs* stets eine Toilette im Auge behalten müssen, dann hilft Ihnen Pulsatilla D4, insbesondere wenn Sie innerlich leicht *frösteln* und Ihnen Frostschauer über den Rücken laufen. Wie Sie sehen, ist sie eine bewährte Arznei für viele Störungen in der Schwangerschaft, geradezu ein Begleiter, vor allem für rundliche, gemütliche, liebevolle und leicht *weinerliche* Frauen.

⊂⊃ 3 x 1 Gabe täglich

Kreislauf

Veratrum album D30

Die blasse, schlanke Schwangere neigt gern zu *Kreislaufstörungen* mit niedrigem, schwankendem Blutdruck, mit Schwindelanfällen vor allem bei rascher Bewegung und mit rascher Erschöpfbarkeit der Kräfte. Veratrum album D30 lindert die Erscheinungen und stabilisiert den Kreislauf auch dann, wenn der Blutdruck weiterhin niedrig bleibt.

⊂⊃ 1 Gabe bedarfsweise

Oberbauch

Der nächste Ort der häufigsten Störungen ist der *Oberbauch* (⇨ *Oberbauchsyndrom*). Hiervon ist das Sodbrennen eine spezifische Erscheinung, wobei ich Ihnen für zwei verschiedene Erscheinungsarten zwei Arzneien in die Hand geben möchte.

Anacardium D4

Anacardium D4 lindert das *Sodbrennen* bei leerem, *nüchternem* Magen, das sich durch Aufnahme von kleinen Nahrungshappen bessert.

⊂⊃ 3 x 1 Gabe täglich

Schwangerschaft

Mercurius solubilis D30
Mercurius solubilis D30 nimmt Ihnen das *nächtliche* Sodbrennen, das sich durch Nahrungsaufnahme nachts nicht verändert. Tagsüber bleibt die Erscheinung ohnehin fern.
↳ 1 Gabe täglich

Chelidonium D6
Bisher ungewohnte Beschwerden im *rechten Oberbauch*, am rechten Rippenbogen, sind galleverdächtig (↪ *Galle*). Es plagt ein Druckgefühl, das sich zur Magengegend hin und/oder zum Rücken und *rechten Schulterblatt* hinaufziehen kann, wobei Gegendruck mit der Hand, Krümmen des Oberbauchs, eine *feuchtwarme* Auflage und ein *warmes Getränk* die Beschwerden lindern. Chelidonium D6 ist hierfür eine bewährte Hausarznei, nicht nur bei Schwangeren.
↳ 3 x 1 Gabe täglich oder wenn nötig alle 10 Minuten

Bellis D3
Wenig erfreulich sind die seltener auftretenden, schmerzhaften *Bauchdecken*. Das Gehen ist durch müde Glieder und Schwäche der Beine erschwert. Der Unterleib ist druck- und berührungsempfindlich. Bellis D3 – das *Maßliebchen* – hilft sehr rasch.
↳ 3 x 1 Gabe täglich

Kindsbewegungen

Arnica D4
Die *Kindsbewegungen* rufen allgemein eine erfreuliche Empfindung hervor. Streckenweise können sie jedoch recht *schmerzhaft* werden und die Kindestragende am Schlafen hindern. Hier hilft Arnica D4, als Folge von *Verletzung* verstanden.
↳ 3 x 1 Gabe täglich

Cicuta D6
Plagen Sie nach *Arnica*-Gaben die Kindsbewegungen *hartnäckig* weiter, so lassen sie uns an Cicuta D6 denken. Es könnte nämlich sein, daß die Schmerzen durch *Hirnüberreizung* Ihres ungeborenen Kindes ausgelöst werden, die ihre Auslösung wiederum in unbedacht angewandtem *Schwangerschafts-Ultraschall* und *Schallung der Herztöne* suchen. Mehrgebärende Mütter, die noch Schwangerschaften ohne die neue Maschinerie erlebten, berichten von ungewöhnlich *krampfartigen* Kindsbewegungen.[16]
↳ 3 x 1 Gabe, bei Bedarf öfter

Blutung

Nux moschata D6
Manchmal zeigt sich während der Schwangerschaft eine *Blutung*, ähnlich der gewohnten Periode. In den ersten Monaten werden Sie ihr wenig Beachtung schenken, wenn Ihnen die Schwangerschaft

---

[16] Siehe auch „*Bedrohte Kindheit*" (↪ S. 499).

Der kranke Mensch

nicht bekannt ist. Später in vollem Bewußtsein des Umstandes löst diese Art „Periode" eher eine bedrohliche Reaktion aus. Wer möchte sein Kind schon verlieren. Nehmen Sie Nux moschata D6, bis diese „Periode" vorbei ist.
⮕ 3 x 1 Gabe täglich

Fehlgeburt

Sabina D4

Besteht die Blutung fort, ist ernsthaft an eine *drohende Fehlgeburt* zu denken, die nach Ruhe verlangt, nach Liegen und nach Sabina D4. Alle meine schwangeren Patientinnen haben mit dieser Arznei ihr Kind „halten können" ohne den üblichen Krankenhausaufenthalt.
⮕ 3 x 1 Gabe täglich

Wenn Sie jedoch um eine *Neigung zu Fehlgeburten* wissen, sollten Sie frühzeitig Ihren Homöopathen konsultieren.

Bang D200

Er wird Ihnen eine Hochpotenz Bang D200 geben, da hier immer der Verdacht auf *Brucellose* besteht, ...
⮕ 1 Gabe einmalig

Kalium carbonicum D6

... und Ihnen Kalium carbonicum D6 zur Gewebsstärkung verordnen.
⮕ 3 x 1 Gabe täglich

Allergie

Okoubaka D2

Unter Schwangeren ist der homöopathische Arzt einer der beliebtesten, weil seine Arzneien für werdende Mutter und Kind unschädlich und menschenwürdig sind. Chemische Substanzen haben ungerechterweise zu viele Nebenwirkungen. Aber Unwissende meinen, daß „eine Schlaftablette gelegentlich wohl nicht schadet und Antibiotika müssen ja genommen werden". Glücklicherweise gibt es schon viele vorsichtige Frauenärzte, aber eben noch nicht genügend. So ist eine der häufigsten *Pillennebenwirkungen* die allergische Reaktion bei der Mutter. Helfen Sie hierbei mit Okoubaka D2 und benutzen Sie Ihre Überzeugskraft, die Leidende zur homöopathischen Behandlung zu bewegen.
⮕ 3 x 1 Gabe täglich

Notizen

Schwerhörigkeit

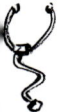

Schwerhörigkeit

↳ *Ohrgeräusche*

Allein die Bezeichnung der Krankheit beinhaltet Schwere. Schwere ist der Verlust der Leichtigkeit, der Beweglichkeit, der Wendigkeit im lokalen Organ, im Gemüt und im Geist. Ein solcher Mensch muß zwangsläufig in sich verharren, verlangsamen und erstarren. Der Gehörsinn geht verloren und damit der Sinn des Hörens, des Zuhörens und des Teilnehmens. Die Umwelt des Schwerhörigen muß schon recht laut werden, um sich Gehör zu verschaffen oder war sie nie leise gewesen? Vor Lärm und Geräuschen verschließen wir allzugern unsere Ohren, weil wir im Wohlbefinden unseres Menschseins im Grunde Unharmonisches und Disharmonisches verabscheuen. Dieser Wesenheit begegnen wir in der Wesenheit der zugehörigen Arzneien.

Hörsturz

Arnica D4

Taubheit ist der Beginn des Absterbens. Lärmbelastung hat diesen Menschen *erschüttert* und sein Gehör *verletzt*, hat sein sehnsüchtiges Ruheverlangen und seinen inneren Friedenswunsch gehörig gestört, mit deren Vorausgabe er, schweigend im Hintergrund, Großes vollbringen konnte. Nun hat das Schicksal ihn vom Lärm der Welt befreit, aber auch von den zarten, feinen Schwingungen, die unser Leben beflügeln. Ärgerlich, ängstlich und nörglerisch, als wolle man ihm zu nahe treten, als fühle er sich verulkt, *verfolgt* und *vergiftet*, gleitet er hoffnungslos und stumpfsinnig zurück in die Starre der Vereinsamung, aus der wir ihn mit Arnica D4 wieder hervorholen können (↳ *Arteriosklerose*). Beim *Hörsturz* geben wir die Arznei, auch ungeachtet der zugehörigen Person, weil hier meist nicht die Verletzlichkeit des Menschen, sondern der *Lärm* die Auslösung des Übels ist.
↝ 3 x 1 Gabe täglich

Lachesis D12

Der *Hörsturz* beruht meist auf einer plötzlichen, kleinen Blutung ins Innenohr. Mit *Arnica* sind wir ihr bereits entgegengetreten in der Annahme, daß verkalkte Adern brüchig geworden sind. Jetzt nehmen wir an, daß zerstörende Gifte das Blut verändert haben und die Adernwände *durchlässig* werden. Es muß schon ein giftiger, *intrigenreicher* und *gehässiger* Mensch sein, *bissig* und mit beißendem Humor, dem Lachesis D12 das Gehör für sein *lautes, ununterbrochenes Gerede* wiederschenkt. Es lohnt sich, die Arznei unmittelbar in die Vene zu spritzen, denn im festen Glauben an symbolische Zusammenhänge sollte das, was die Haut verletzend beißt (hier die *Schlange*) in gleicher Weise, nämlich die Haut verletzend, verabreicht werden.
↝ 2 x 1 Gabe täglich

Der kranke Mensch

Causticum D6

Wenn der *Hörsturz* unseres Patienten *lange zurückliegt*, bevor er sich der Homöopathie zuwendet, so ist der Prozeß vertrocknet und verkrustet. *Klingende* und *sausende* Geräusche begleiten die Schwere des Hörens, die schweren Krusten seines Lebens. Nur noch seine eigene Sprache erreicht ihn und *hallt in seinem Kopf wider*. Wir reichen ihm Causticum D6 für lange Zeit. Sie vermag seine Trockenheit, seine Einsamkeit und seine Krusten zu erweichen.

⟜ 3 x 1 Gabe täglich

Alter

Conium D12

Die *Altersschwerhörigkeit* mag uns an Arzneien und an Menschen erinnern, die nicht nur im Gehör, sondern auch im Verhalten gealtert sind, obwohl ihr sonderlich *geiles Gehabe* an die Sehnsucht unerfüllter, lüsterner Wunschvorstellungen erinnert. Mit *schalkhafter Läppischkeit* versuchen sie die getrübten Sinne mit *erotischen* Phantasien aufzupolieren, um sie ihrem gegengeschlechtlichen Partner ins taube Ohr zu flüstern. Manchem gelingt es auch ohne Gehör, manchem gelingt es nach Einnahme von Conium D12, allerdings über längere Zeit. Dann werden sie eventuell können, wenn sie wollen, falls ihr Wollen sie nicht weiterhin verblendet.

⟜ 2 x 1 Gabe täglich

Crocus D12

Dem obigen Bild entspricht eher ein älterer Mann. Dessen *Schwester* zeigt verblüffend ähnliche Merkmale, allerdings von *weibischem* Gehabe untermalt. Ungeschickt, aber zielstrebig *anbiedernd* mußte ich in meinen jungen, homöopathischen Jahren eine damals 91jährige Frau erleben, wie sie, *aufgeputzt* und aufgebracht wie ein Indianer, mich umarmen und *küssen* wollte, nachdem sie mir mit girlandener Schwatzhaftigkeit von ihren *derb-erotischen* Phantasien berichtete, die sie heute morgen in der Badewanne aufkommen fühlte. Hätte ich damals diesen armseligen, *unerfüllten* Menschen und Crocus D12 gekannt, hätte ich verstehen und helfen können. So mußte ich sie zurückweisen. *Kichernd* verließ sie die Praxis und hinterließ in mir, neben einem höchst unzufriedenen Nachgeschmack, ein unvergeßliches Bild, das mir erst im Bild der Arznei wiederbegegnete und so den Nachgeschmack zum Wohle weiterer Vorkommnisse von mir nahm.

⟜ 2 x 1 Gabe täglich

Chronische Beschwerden

Kalium chloratum D4

Chronische, immer wiederkehrende *Schleimhautentzündungen* des Rachens unter Einbeziehung des Mittelohrs und der beide verbindenden Röhre (Eustachische Tube) bilden die Auslösung einer verminderten Hörfähigkeit, der wir mit Kalium chloratum D4 begeg-

Schwerhörigkeit

nen. Wir kennen sie bei *Schnupfen*, der den Kopf und die Ohren einnimmt, so daß „alles wie zu" ist (⇨ *Schnupfen*).
~~~ 3 x 1 Gabe täglich

Calcium carbonicum D12

Aus der persönlichen Vorgeschichte erfahren wir von häufigen Erkältungen, Schnupfen, Husten, Ohr- und Mandelentzündungen, dem sogenannten *chronischen Lymphatismus*. Heute ist die Erkältlichkeit geringer, aber die Lymphdrüsen im Halsbereich sind noch immer dick geschwollen und die Ohren fast taub. Der ältere Mensch hinter dieser Störung hat heute noch das Aussehen eines *unbeholfenen* Kindes: *rundlich, liebenswert*, entgegenkommend mit sich und seinem Ohr, um besser zu hören, um die Worte, die ihn *trösten* könnten, nicht zu verpassen. Wir machen unseren tröstlichen Zuspruch verständlich mit Calcium carbonicum D12. Die Arznei, die er als Kind benötigt hätte, wird auch jetzt noch und gerade im Alter seine Sinnbestimmung unterstützen und trösten.
~~~ 2 x 1 Gabe täglich

Barium carbonicum D6

Für die ebenso *rundlichen*, schwer gezeichneten *Tuberkuliniker*, deren Prozeß sie zu *kindischen, läppischen, dümmlichen* Greisen zu verwandeln vermochte, ziehen wir Barium carbonicum D6 vor.
~~~ 3 x 1 Gabe täglich

Barium jodatum D6

Für die eher *schlanken*, unruhigeren, alten Menschen (und Kinder) mit gleichem Aussehen und Verhalten bevorzugen wir Barium jodatum D6.
~~~ 3 x 1 Gabe täglich

Die beiden Geplagten weisen am Unterkiefer *sehr harte* Lymphknoten auf, härter als bei *Calcium* beschrieben steht.

Calcium fluoratum D12

Aus der Kindheit und Jugend berichten uns ältere, schwerhörige Menschen von häufig langem *Eiterlaufen* aus den Ohren. Die Antibiotika-Ära war noch nicht angebrochen und außer einem heißen Tropfen Öl in den Gehörgang hatte man wenig Möglichkeiten, dem Übel beizukommen. Die *Ohrknöchelchen* sind inzwischen *karietisch* angefressen. Das was noch übrig ist, wird auf Calcium fluoratum D12 gut ansprechen und dem Ohr die schlummernde Maxime des Gehörs entlocken.
~~~ 2 x 1 Gabe täglich

Ausheilung

Silicea D6

Zum *Ausheilen* des restlichen, chronischen Infektes lassen wir, wenn der Heilungsprozeß mit obiger Arznei stockt, Silicea D6 folgen.
~~~ 3 x 1 Gabe täglich

Die *Aufeinanderfolge* der beiden letzteren Arzneien ist uns bei *chronischen Haut- und Schleimhautprozessen* bekannt geworden, und sie sind dafür stets treu begleitende Helfer.

Schwindel

Der Schwindel ist eine große Allgemeinerscheinung und deutet uns nur eine Spur an zu tieferliegenden Störungen, zum Kreislauf, zum Herzen, zum Hochdruck, zur Verkalkung, zum Stoffwechsel (Diabetes), zur Innenohrschädigung, zur Überanstrengung und zur Übermüdung.

Veratrum album D6
Der leichte *Kreislaufschwindel* bei schwachen, bläßlichen Menschen mit niedrigem Blutdruck spricht sehr gut an auf Veratrum album D6, wenn es über längere Zeit eingenommen wird. Der Schwindel bessert sich, während der Blutdruck meist niedrig bleibt. Vergessen Sie nicht, daß der kreislaufschwache Mensch in seiner Gesamtverfassung behandelt werden muß.
3 x 1 Gabe täglich

Tabacum D6
Der *zuckerkranke* Mensch mit seinen ständigen (verständlichen) Schwankungen kennt den Schwindel allzugut als Begleiter seiner leiblichen Erkrankung. Meist geht er mit Übelkeit im Oberbauch einher. Hierfür hat sich Tabacum D6 sehr bewährt. Bei akuter Erscheinung nehmen Sie eine Gabe alle 10 Minuten, weshalb Sie diese Arznei sowohl im Hause als auch in Ihrer Hosen- und Handtasche mitführen sollten.
3 x 1 Gabe täglich

Conium D4
Ältere Menschen leiden oft an unerklärlichen Schwindelanfällen. Sie fühlen sich eigentlich nur im Liegen wohl, bei Ruhelage. Sobald sie sich bewegen, den Kopf erheben, den Körper drehen, schwankt der Kopf, und die Umwelt *dreht* sich mit ihnen. Conium D4 schafft rasche Abhilfe, insbesondere wenn es sich um kräftige, *rote* Menschen handelt, die ihre *sexuellen Gelüste* nicht verbergen können. Sie drücken sich jedoch mehr im Wollen als im Können aus.
3 x 1 Gabe täglich

Der *Innenohrschwindel,* der sogenannte *Morbus Menière,* ist ein Kreuz für alle HNO-Fachärzte. Es bleibt jenen die medikamentöse Beruhigung oder letztlich die operative Durchtrennung bestimmter Nerven. Homöopathisch haben wir eine Chance, mit zwei Arzneien die schwere *taumelnde* Beeinträchtigung des Patienten zu beheben.

Lachesis D30
Geben Sie möglichst schon zu Beginn Lachesis D30 ...
1 Gabe einmalig

Phosphorus D12
... und ab dem folgenden Tag regelmäßig Phosphorus D12 bis zum Verschwinden der Erscheinung.
2 x 1 Gabe täglich

Der kranke Mensch

Cocculus D12

Müdigkeit und rasche Ermüdung sind Zeichen unserer Zeit. Zeitliche, administrative und soziale Forderungen tragen dazu bei. Schwächliche, *bläßliche* und schlanke, empfindliche Menschen sind besonders empfänglich, rasch zu ermüden, weil sie *nervös* werden, wenn sie *überarbeitet* und überreizt sind. Schwindel überfällt das Gehirn bei jeder Bewegung und beim Autofahren (➪ *Reisekrankheit*). Cocculus D12 klärt die Gedankengänge. Ich selbst liebe diese Arznei und halte sie in meiner Nähe am Frühstückstisch und im Auto.

⌒◯ 1 Gabe bedarfsweise

Phosphorus D30

Schwindel beim *Gehen* mit *pochendem* Hinterkopfschmerz und drückenden, brennenden Rückenschmerzen sind die Folge *geistiger* Überanstrengung und Überarbeitung. Das geistige Feuer ist erloschen und wird mit Phosphorus D30 wieder gezündet. Oder Sie werden angenehm müde, schlafen tief und erwachen frisch mit lebenskräftigen Geistern. Probieren Sie es, meine Geister haben sich öfter an dieser Arznei gelabt!

⌒◯ 1 Gabe einmalig

Notizen

Sodbrennen

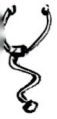

⇨ *Magenschmerzen*

Zwischendurch ein Kapitel für die müden Momente in unserer Praxis, das Ihren Patienten bewährte Hilfen gewähren soll, während Sie selbst eigener Hilfe bedürfen. Bedenken Sie jedoch, daß Sie ein zweites Mal nicht müde sein dürfen, denn die Grenze des Verdaulichen wird unserem Klagenden mit flammender Säure ins Bewußtsein gerufen. Die Stufen des Grenzenbewußtseins bestimmen die Stufen der säuerlichen Antwort und die Stufen ihrer Behandlung: bis zum Mageneingang, bis zur Speiseröhre, bis in den Rachen.

Bismutum subnitricum D4

Das erste, saure Brennen ist begleitet von Völle, Übelkeit und Krampf *nach* dem Essen, der bis zum *Rücken*, bis zwischen die Schulterblätter hin ausstrahlt. Er bessert sich durch *Zurückbeugen* und durch *kaltes* Trinken, das vorübergehend lindert. Bismutum subnitricum D4 ist die Ähnlichkeit mit *Mandragora*, das wir bereits kennen, nicht abzusprechen. Beide haben mir immer große Dienste geleistet.
3 x 1 Gabe täglich

Robinia D6

Nach dem Essen produziert dieser Magen so übermäßig Säure und Luft, daß er zu *bersten* droht und die *saure* Flüssigkeit erbrochen wird. Die Zähne fühlen sich dabei an, als seien sie *stumpf*. Robinia D6 wird, wenn sie weitgehend paßt, sicherlich noch weitere Geheimnisse lösen, die uns nicht vermittelt wurden.
3 x 1 Gabe täglich

Natrium carbonicum D12

Bevor das Gesundheitswesen sich zur Perfektion berufen fühlte, hatten unsere Eltern *Natron* im Haushalt, um damit den „Magenbrand" zu löschen. Wir verwenden es homöopathisch potenziert für denselben Zweck als Natrium carbonicum D12, bei einem Menschen, der sich nach dem Essen *abgespannt* und *ängstlich verstimmt* fühlt. Er muß seinen Magen *reiben*, während er in der Wohnung auf- und abgeht. Hat er *Milch* getrunken, muß er zur Toilette rennen, weil ihn Durchfall dazu drängelt. Hinter diesen Erscheinungen verstecken sich Bauspeicheldrüsen- und Leberleiden.
2 x 1 Gabe täglich

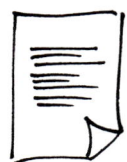

Notizen

Der kranke Mensch

Sonnenallergie

Kaum schickt die Sonne ihre ersten warmen Strahlen, beginnen einige Menschen zu leiden. Ihre allergische Anlage fordert ihr Recht auf Ausbruch, obwohl im Gemüt die Sehnsucht nach der Sonne fortbesteht. Sie leiden an einem juckenden *Frieselausschlag* an den unbedeckten Stellen ihres Körpers.

Natrium muriaticum D200
So ergeht es diesem eher *stillen, frostigen* Menschen, dem die Sonne bereits die Kopfschmerzen verschlimmert oder eventuell das Ekzem. Natrium muriaticum D200 darf er auch schon vorbeugend nehmen.
↪ 1 Gabe einmalig

Calcium fluoratum D6
Oder diesem eher nervösen, *getriebenen, frostigen* Menschen, dem Calcium fluoratum D6 die Sonne freundlicher scheinen läßt.
↪ 3 x 1 Gabe täglich

Acidum hydrofluoricum D6
Oder diesem eher *hektischen, hitzigen* Zeitgenossen, der kleinste Bläschen produziert und bei dem Acidum hydrofluoricum D6 sich sehr bewährt hat. Sein Ausschlag kann aber auch *blasig* werden und heftig brennen. Gewöhnlich hilft auch hierbei die *Flußsäure*.
↪ 3 x 1 Gabe täglich

Cantharis D6
Oder wie meiner Kunstliebhaber-Freundin Priska, die sich jahrelang beklagte, daß sie mit *Acidum hydrofluoricum* erfolglos sei. Sie kam eines Nachsommers mit der freudig-hämischen Nachricht aus dem Urlaub zurück, daß ihr nach vorempfohlenen Versuchen nur Cantharis D6 geholfen habe. In der Tat litt sie an einem Frieselausschlag mit *winzigen Bläschen*. Nun war sie ein besserer Heiler als ich und ist es heute noch, aber die Erfahrung blieb mir im Gedächtnis haften, und ich versuche, ihr ebenbürtig zu werden.
↪ 3 x 1 Gabe täglich

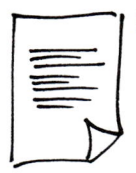 Notizen

Sonnenbrand

Beim Sonnenbaden ist immer Vorsicht geboten im Hinblick auf Intensität, Winkel, vorhandenen Wind und Hellhäutigkeit. Bei fortdauernder leichter Brise ist die Gefahr der Verbrennung rasch gegeben, weil andere Aspekte unbemerkt bleiben.

Hier verschiedene Stadien des Schönheitsleides der weißen Welt:

Belladonna D30 — Rötung wie ein Krebs oder wie eine *Tomate*, Haut schmerzhaft berührungsempfindlich, Frösteln, *Wärme* lindert: Belladonna D30.
  1 Gabe einmalig

Rhus tox D30 — Rötung, *Jucken,* Brennen, *heftiger* Durst in *großen* Schlucken und ein Körpergefühl *wie zerschlagen*: Rhus tox D30.
  1 Gabe einmalig

Arsenicum album D30 — Rötung, *heftiges* Brennen, *heftiger* Durst in *kleinen* Schlucken, müde und erschöpft: Arsenicum album D30.
  1 Gabe einmalig

Cantharis D30 — Weitere Verbrennungsgrade (⇨ *Verbrennungen*). *Blasige* Veränderung, Brennen: Cantharis D30.
  1 Gabe einmalig

Causticum D30 — *Verätzte* Haut, Wundschmerz, Verbrennung zweiten Grades: Causticum D30.
  1 Gabe einmalig

So wird die Erholung zusehends ein durch Unbedachtsamkeit verursachtes Leid, weshalb unsere Arzneien „mitmenschlicher Natur" sind.

 **Notizen**

Der kranke Mensch

Sonnenstich

Bewundernswert für das Schönheitsideal sind jene Menschen, die stundenlang in der Sonne brüten und keine wesentlichen Hautprobleme erleben.

Apis D30

Oft trägt sich jedoch danach ein stundenlanges Gefühl der Benommenheit im Kopf. Diese Empfindung entsteht durch eine *Schwellung* des Gehirns. Nehmen Sie rasch Apis D30, und vermeiden Sie weiteres Sonnenaalen. Denn später gesellen sich unangenehmerweise *trockenes* Fieber *ohne* Verlangen zu trinken, Übelkeit, Erbrechen, *stechende* Kopfschmerzen und Phantasieren hinzu, was wir als schweren Sonnenstich schon erlebt haben. Gegebenenfalls wiederholen Sie eine Gabe, *kühlen* Bauch und Oberschenkel mit feuchten Wickeln, beenden den Sonnenurlaub, lesen und schreiben.
⌒ 1 Gabe einmalig

Lachesis D30

Wenn Sie jedoch hohes Fieber ereilt mit *dunkelrotem* Gesicht, das später erblaßt, reicht es nicht aus, nur die Sonne zu meiden. Panische Angst ergreift Sie, ein *Erwürgungsgefühl* am Hals, äußerste *Berührungsempfindlichkeit* am ganzen Körper und heftige Unruhe. Ohnmachtsnah fröstelnd, werden Sie wahrscheinlich ins nächste Notfall-Krankenhaus eingeliefert, was in fremden Ländern uns eher peinlich erscheint. Falls Ihnen jemand vorher noch Lachesis D30 auf die Zunge legen kann, wird der Verlauf weniger peinlich, und vielleicht können Sie danach doch noch lesen und schreiben, während Ihre Haut ihr urspüngliches Kolorit zurückgewinnt.
⌒ 1 Gabe einmalig

Glonoinum D30

Wenn Sie mit Gefäßwallungen, Bluthochdruck oder Angina pectoris zu tun haben, sollten Sie ohnedies die Sonne meiden. Denn diese und noch ein Schlückchen des guten Weines dazu enden mit hochdeliranten Zuständen in einem *hochroten* Gesicht. Bevor Sie nicht mehr wissen, wo Sie sind und unbedingt *nach Hause* möchten, sollte auch Ihnen ein umstehender guter Geist Glonoinum D30 verpassen. Dann erholen Sie sich so rasch, wie der Kopf zu *sprengen* drohte.
⌒ 1 Gabe einmalig

Arsenicum album D30

Beim dramatischsten Geschehen ist der Leidende bereits *ohnmächtig*. Sein Gesicht ist *totenmaskenähnlich* bleich und mit *kaltem*, klebrigem Schweiß bedeckt. Der Mund ist ausgetrocknet und verlangt nach *kleinen Schlucken* kühlen Wassers. *Frost* und unbändige ängstliche *Unruhe* beherrschen das Bild. Geben Sie rasch Arsenicum album D30, und wickeln Sie ihn gut in warme Decken ein, damit er Lebenswärme verspürt und seinen sonnenfreien Urlaub lesend und schreibend beenden kann.
⌒ 1 Gabe einmalig bis zweimalig nach 15 Minuten

Sonnenstich

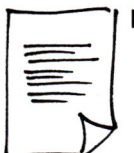 **Notizen**

Der kranke Mensch

Stillzeit

Lesen Sie zuerst unter *Wochenbett* im dortigen Kapitel nach. Dort lernen Sie bereits, einige Beschwerden zu behandeln, die auch für diese Zeit wichtig sind, nur daß sie erst nach dem Wochenbett auftreten.

Lac caninum D4 In der Stillzeit dreht sich das Augenmerk um Brust und Milch. Der Milcheinschuß kann zu viel oder zu wenig sein. Schießt *zu wenig* Milch ein, lassen Sie nicht abstillen, sondern nehmen Sie Lac caninum D4 und füttern Sie Milchpulver zu, falls nötig. Diese Arznei hilft auch bei *zu starkem* Milcheinschuß, wenn die Brüste *schmerzhaft geschwollen* sind.
3 x 1 Gabe täglich

Phytolacca D4 Sind die Brüste eher *hart* gestaut und sehr empfindlich, so daß beim Stillen die Schmerzen in den ganzen Körper *ausstrahlen,* dann hilft Ihnen Phytolacca D4, um die Milchzufuhr zu dämpfen und um die Brustentzündung (➪ *Wochenbett*) zu vermeiden. Diese Arznei verhütet und heilt auch *wunde* Brustwarzen, falls diese ein anderer Grund zum Abstillen sein sollten.
3 x 1 Gabe täglich

Phytolacca D4 Das *Abstillen,* das natürlich empfindende Mütter zum Wohle Ihres Kindes ablehnen, ist meist aus sozialen Gründen, wie Berufstätigkeit, erwähnenswert. Es kann nur mit *Östrogenen* erreicht werden, da es als künstlicher Eingriff in die Natur der Dinge zu verstehen ist. Manchmal ist die Natur jedoch stärker und läßt die Milch weiterträufeln. Hier hilft Ihnen wiederum Phytolacca D4, bis sich der Busen beruhigt.
3 x 1 Gabe täglich

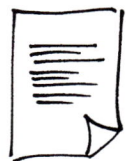
Notizen

Struma

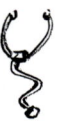

⇨ *Schilddrüse, Krebsgeschehen (Schilddrüsenkrebs)*

Bei Überfunktion und Entartung der Schilddrüse begleiten uns die Arzneien aus den eben erwähnten, ausführlich beschriebenen Kapiteln. Am häufigsten klagen die halslastigen Betroffenen über die verunstaltete Schönheit ihres laborchemisch einwandfreien Kropfes. Hier meine Empfehlung:

Calcium fluoratum D12
Die meisten kropfleidenden Menschen sind *schlank, derb, hektisch*, nähren sich von der eigenen Substanz und brauchen sie leicht auf. Morgens schon voller Tatendrang, steigert sich ihre *Nervosität vor dem Mittagessen*, das sie, selten sitzend, hinunterschlingen. Nicht ohne Grund, denn es beruhigt ihre Nerven, ihren Magen und ihre rasche Stoffwechselverbrennung. Noch einmal erleben sie danach ein Leistungshoch, bis sie am Abend völlig erschöpft in den Schlaf sinken. Ihr Kropf ist von *hartem Gewebe* (Struma parenchymatosa) durchzogen und verlangt nach Calcium fluoratum D12, mindestens 2 Monate lang.
↷ 2 x 1 Gabe täglich

Tuberculinum GT D200
Nach 4 Wochen sollten wir unsere Erbnosode für die *tuberkulinische* Anlage, Tuberculinum GT D200, dazwischen setzen, um das Liebenswürdigste in ihnen zu stimulieren.
↷ 1 Gabe einmalig

Silicea D6
Danach geben wir, ungeachtet der Person, Silicea D6, die bei Gewebsstörungen so oft auf *Calcium fluoratum* folgt. Wenn jedoch der Kropf-Mensch von vornherein *frostig* und *dürr* erscheint, dann wird er diese Arznei bereits zu Beginn der Behandlung erhalten.
↷ 3 x 1 Gabe täglich

Calcium carbonicum D6
Die weiche, von Gefäßen durchdrungene, *vaskulöse Struma* sucht ihre Gewebsstärke in Calcium carbonicum D6 vor den Mahlzeiten, der wir eine *venöse Blutarznei* zur Seite stellen.
↷ 3 x 1 Gabe täglich

Hamamelis D4
Gleichzeitig geben wir nach dem Essen Hamamelis D4, wahrscheinlich über längere Zeit, denn selten sehen wir eben sprießende Kröpfe, die entsprechend weniger Behandlungszeit benötigen.
↷ 3 x 1 Gabe täglich

Luesinum D200
Um dem *zerstörerischen* Element des Gefäßkropfes vorzubeugen, reichen wir Luesinum D200, 1 Gabe einmalig alle 14 Tage als Zwischengabe, 3 x insgesamt.
↷ 1 Gabe einmalig alle 14 Tage

Der kranke Mensch

Calcium fluoratum D6

Auch die *Struma nodosa*, der *Schilddrüsenknoten*, stellt eine Verhärtung des Gewebes dar, die wir, wie oben erlebt, mit Calcium fluoratum D6 bewährt behandeln.
↪ 3 x 1 Gabe täglich
Liegt gleichzeitig eine *leichte Überfunktion* vor, so steigern wir die Potenz nach 2 Monaten auf *D12*, 2 x 1 Gabe täglich.

Conium D6

Steigert sich jedoch der Heißhunger unseres *Calcium-fluoratum*-Menschen bis zur Gewalttätigkeit, Übelkeit mit Sodbrennen und *Magenkrämpfen*, die geradewegs die Wirbelsäule zu durchbohren drohen *(hypoglykämischer Zustand)*, dann sollten wir ihm lieber Conium D6 verabreichen, damit er zur Schmerzberuhigung seinen Magen nicht über eine *Stuhllehne* zu krümmen braucht.
↪ 3 x 1 Gabe täglich

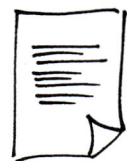 **Notizen**

Stuhlverstopfung

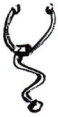

⇨ *Bauchspeicheldrüse, Darmentzündung*

Eine angenehme Verdauung setzt voraus, daß ich meinen Mund öffne und mir und dem Leben offen gegenübertrete; daß ich ab und zu an meinen Problemen kaue, indem ich meine Instrumente bewege; daß ich gelegentlich schlucke, um neue Nahrung zu mir zu nehmen; daß ich meinen Magen, Darm und mich nicht überlaste und zwischendurch für „leichte Kost" sorge; daß Leber und Bauchspeicheldrüse Aufgenommenes aufschließen und ich erschließen, entschließen kann und aufgeschlossen bin. Dann wird die Nahrung, die uns mit Freude, Wärme, Witz und Säften nährt, verdaut und ausgelaugt dem Abfall des Enddarms übergeben, der ihn über den After der Fallgrube überläßt, die wiederum unsere Nahrung düngt.

Wenn ich meinen Mund halte oder halten muß, wenn ich unzerkaut schlucke oder schlucken muß, kann nichts aufgeschlossen, verfeinert und abgegeben werden. Grobe Strukturen und Ballast stauen und verstopfen den Kreislauf fließender Lebensvorgänge, indem sie austrocknen, verkrampfen und zerbröckeln.

Natrium muriaticum D200
So ausgetrocknet vom Kampf mit dem Schicksal, vom unverdauten Kummerschlucken, das den Oberbauch und die Lebenslage beengt, kann dieser Mensch nichts mehr hingeben und sich nicht hingeben. Der Stuhl, der Mund, die Lippen, die Scheide sind trocken, *träge*. Nur noch ein starkes *Durstgefühl* verrät uns seine Sehnsucht nach leiblicher Erlösung. Mit *unauffälliger Beachtung* und Natrium muriaticum D200 werden wir seinem geheimen Wunsch entgegenkommen.
🥄 1 Gabe einmalig im Monat

Alumina D12
Noch *ausgetrockneter* und schon *durstlos* erscheint uns dieser beklagenswerte Mensch, dessen Mund mit seinen tausend Fältchen die Identifikation seines Afters nachahmt. Aus beiden kann Verdautes nicht entlastet werden und vergiftet das lebendig Überbliebene mit dem Abfall von Vergangenem. Mit Alumina D12, über sehr lange Zeit eingenommen, haben wir eine Chance, seinen *geschwürigen Zerfall* zu vermeiden.
🥄 2 x 1 Gabe täglich

Silicea D12
Der Glaube an seine *schicksalshafte Minderwertigkeit* hat ihn veranlaßt, das wenig Aufgenommene nicht mehr loszulassen. Der Rückstau verletzt seinen Schutz, seine Schleimhaut, seinen *rissigen, krampfenden* After. Wenn er sich zwischendurch drückend bemüht, *schlüpft* sein schleimiger, träger Stuhl immer wieder zurück. Nur noch Silicea D12 gibt seinem Stützgewebe und seinem trostlosen Innenleben den sicheren Halt und die Gewißheit, daß die Minderwertigkeit unseres Daseins ein natürlicher Bestandteil unserer Existenz darstellt.
🥄 2 x 1 Gabe täglich

Der kranke Mensch

Selenium D12

Die Erschöpfung durch *sexuelle Exzesse* hat ihn *impotent* und vertrocknet zurückgelassen. Nun hält er am Abfall fest, der ihm aus seiner Geilheit geblieben ist. Vielleicht kann Selenium D12 mit Ruhe und zärtlicher Zuneigung gemischt, ihn vor der völligen Austrocknung bewahren.
🥄 2 x 1 Gabe täglich

Opium D12

Erlittener Schreck und *Schock* bei Kindern und Greisen, Wochenbett und nervenlähmende *Operation* sind die Auslösungen für Blähungsstau und *fehlenden* Stuhldrang (z.B. Ileus). *Schwarze, knollige* Stuhlbrocken müssen per Einlauf mobilisiert werden, es sei denn, wir helfen ihm mit Opium D12, die Beweglichkeit des Darmes und des Lebens wieder anzuregen.
🥄 2 x 1 Gabe täglich

Plumbum metallicum D6

Umweltvergiftungen bei *destruktiver*, krampfender Anlage haben seinen After verschlossen und ziehen ihn *wie mit einer Schnur* zusammen und nach *innen* bis hoch zum Bauchnabel. Was er von sich gibt, ist so dünn wie ein *Bleistift*. Plumbum metallicum D6 wird da noch helfen, wo seine verkrampfte Lebenslage und seine *krampfenden* Glieder bereits den Kampf mit dem Tod begonnen haben.
🥄 3 x 1 Gabe täglich

Graphites D12

Der Mangel an Spannkraft hat diesen Menschen dumm und gefräßig und seinen Stuhl *träge* und *faul* gemacht. Falls er sich mal zum Toilettengang entschließt, entläßt er *dort große, stinkende schleimbedeckte* Knollen. Dabei fällt sein After raus und schmerzt lange nach seiner Verrichtung. Graphites D12 wird auch seinen *trägen Hormonhaushalt* aktivieren und damit seine Evolution fördern.
🥄 2 x 1 Gabe täglich

Platinum D12

Selbststolz, Herabblicken, *Verächtlichkeit* seines und des anderen Geschlechtes haben diesen stillen, schwermütigen, aber immer noch *chic* gekleideten Menschen geprägt. Der häufige Drang, sich und seinen unverdauten Ballast hinzugeben, verläuft erfolglos in Krämpfen. Das kühle Platinum D12 mag ihn erfolgreich verlaufen lassen, so daß ihn Wärme und Menschen von seinem geizig gerafften *Besitz* entlasten können.
🥄 2 x 1 Gabe täglich

Magnesium carbonicum D6

Das tägliche, *subalterne Berufsverhalten*, der selbstgebastelte, häusliche Ärger und die *gewaltförmige* Gereiztheit, wenn er sich im anderen selbst begegnet, haben sein Verlangen nach Entlastung von Vergangenem vergessen lassen. Nur selten entkrampft er trockenen, bröckeligen, *schleimüberzogenen* Abfall. Zwischen den *Süßigkeiten*, die er insgeheim nascht, geben wir ihm Magnesium carbo-

Stuhlverstopfung

nicum D6, um damit auch seine gelegentlichen *Durchfälle auf Milch* zu vermeiden.
↝ 3 x 1 Gabe täglich

Collinsonia D6 Trockene Stuhlverstopfung mit Stauungen der Beine, *Venen, Hämorrhoiden* und des Unterleibes, haben uns eine Arznei entdecken lassen, die sich besonders in der *Schwangerschaft* bewährt hat, wenn sie dort *erstmalig* auftritt. Collinsonia D6 dürfen Sie auch verordnen, wenn Ihnen andere Bilder schwerfällig zukommen.
↝ 3 x 1 Gabe täglich

Hydrastis D4 Auch wenn uns bei *Kindern* und *Greisen* keine Auslösung auffällt oder kein Bild sich gestaltet, dürfen wir Hydrastis D4 verabreichen. Bei schleimigem bis blutigem Durchfall oder hartnäckiger Verstopfung trotz und wegen *Mißbrauchs von Abführmitteln*, ist sie uns eine bewährte Begleiterin.
↝ 3 x 1 Gabe täglich

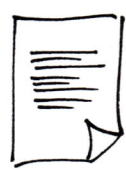 **Notizen**

Der kranke Mensch

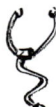 ## Trigeminusneuralgie

Der leibliche Schmerz ist ein Hilfeschrei des Menschen, um auf sein seelisch-geistiges Leid aufmerksam zu machen. Der unerträglichste Schmerz und lauteste Schrei ist der Nervenschmerz. Die Nerven sind Übermittler von Nachrichten unseres bewußten oder unbewußten Wollens. Im Schmerz ist meine Willenskraft unterbrochen.

Aconitum D30

Gehen wir nochmals gemeinsam durch die bewährtesten Schmerzarzneien, die ja nicht nur für den Trigeminusnerv zutreffen, aber hier besonders deutlich werden. Die erste, wie schon so oft erfahren, ist Aconitum D30. Der heftige Schmerz tritt *plötzlich, stürmisch* auf, verlangt nach *Kaltem* und ist meist durch *Sturm* und andere plötzliche, *wechselnde Wetterfronten*, aber auch durch *Ärger* und plötzliche *Aufregung* bedingt. Es muß schon ein *heftiger* Mensch sein, der auf Plötzliches so heftig reagieren kann, und sei es mit Schmerz.

⌒ 1 Gabe in ¼ Liter Wasser gelöst, alle 5 Minuten einen gewöhnlichen Schluck trinken

Belladonna D30

Ein blitzartig krampfender, brennender, *klopfender* Schmerz überfällt diesen eher rundlichen, *hochroten*, schwitzigen Menschen, der ihn mit einem *wärmenden*, wollenen Schal hegt. Um Mitternacht wird sein Schmerz unerträglich, es sei denn, er nimmt Belladonna D30, am besten auch in Wasser gelöst, wie eben beschrieben.

⌒ 1 Gabe in ¼ Liter Wasser gelöst, alle 5 Minuten einen gewöhnlichen Schluck trinken

Chamomilla D30

Als Schmerzarznei für zornige Kinder, die zahnen oder denen der Zorn zu eigen ist, sind wir ihr begegnet. Auch Erwachsene, eher Frauen, erleiden den heftigen, anfallsartigen Nervenschmerz, den sie mit Kühle zu lindern versuchen, während sie sich dabei leicht *hysterisch* aufführen. Die Kraft der *Kamille*, Chamomilla D30, beschwichtigt auch ihre Nerven wie der Kamillentee den durch Ärger verdorbenen Magen.

⌒ 1 Gabe einmalig alle halbe Stunde

Colocynthis D4

Plötzlich einschießende, *messerscharf stechende*, reißende Schmerzen erleidet ein Mensch, der sich, auf der Liege *krümmend*, mit *feucht-warmen* Auflagen und mit Colocynthis D4 seine eher *linksseitigen* Nerven beruhigt.

⌒ 1 Gabe alle 10 Minuten

Magnesium phosphoricum D12

Ebenso plötzlich einschießend, doch eher *krampfend* und häufiger *rechtsseitig*, äußert sich der Schmerz jenes Menschen, der diesem mit einer *warmen* Auflage *dagegen drückend* und mit Magnesium

Trigeminusneuralgie

phosphoricum D12, versucht zu Leibe zu rücken. Nachmittags, um *14.00 Uhr* herum, fühlt er sich miserabel.
↣ 1 Gabe alle 10 Minuten

Cedron D6

In Südamerika wird die *Klapperschlangenbohne* zur Linderung von Schlangenbissen benutzt. So empfindet dieser Geplagte sein Nervenreißen wie den Biß einer Schlange. Der Biß umfaßt ja die Eigenart *periodisch zur gleichen Stunde* zu nerven. Hier sogar *täglich* auf die Minute genau. Homöopathisch bekämpfen wir ihn mit Cedron D6, besonders wenn er *linksseitig* auftritt, sein Auge dabei *brennt*, sein Lid *zuckt* und sein *Farbensehen* tags gelblich und nachts rötlich übertüncht ist.
↣ 1 Gabe alle 10 Minuten

Verbascum D6

Auch diese Arznei hat die Eigenart, periodisch, *täglich zur gleichen Zeit*, den ganzen Bereich des Trigeminus schmerzend zu befallen. Der Überfallene hat das Gefühl, als mache er bei vollem Bewußtsein eine *quetschende* Zangengeburt durch. Verbascum D6 und eine *kühle* Auflage lindern den Schmerz seiner Wiedergeburt.
↣ 1 Gabe alle 10 Minuten

Plantago major D6

Diese Neuralgien entspringen einer *schlechten Zahnwurzel*. Die stichartig *durchschießenden*, hin und her *wechselnden*, anfallsartig wiederkehrenden Schmerzen durchbohren die Augenhöhlen, die Ohren, die Kiefer und die Zähne. Reizbar verstimmt läuft der Gequälte hin und her und mindert mit Plantago major D6 seine Qual. Falls Sie sich des Rauchens entwöhnen möchten, ist jetzt die Gelegenheit, heldenhaft zu sein.
↣ 1 Gabe alle 10 Minuten

Arsenicum album D6

Wieder überfällt ein *periodischer* Anfall, diesmal *nachts* um Mitternacht, den nervenzerrütteten, still Leidenden mit *brennenden* Schmerzen, denen er mit Arsenicum album D6 begegnet. Es ist das letzte Feuer, das in ihm vor der Auskühlung auflodert, weshalb er versucht, es mit *Wärme* zu mildern.
↣ 1 Gabe alle 10 Minuten

 **Notizen**

Umknicken

Ich meine hier das Umknicken im Knöchelgelenk des Unterschenkels. Das leichte Umknicken ist eine Eigenart der Person. Es geschieht unbedacht beim Gehen ohne besonderen Anlaß.

Rhus tox D6

Die akute *Verrenkung* des Knöchelgelenks bei ungeschicktem Auftreten während des Gehens oder beim Sport, läßt sich am besten mit Rhus tox D6 behandeln. Halten Sie das Bein ruhig und machen *lauwarme* Umschläge. Wenn die Sehnen gezerrt sind oder sich am nächsten Tag ein dicker *Bluterguß* zeigt, so schauen Sie unter *Verletzungen* im dortigen Kapitel nach.
1 Gabe 2stündlich

Natrium carbonicum D12

Wie erwähnt, ist das *gelegentliche,* jedoch auf Dauer lästige *Umknicken* eine Frage des Stütz- und Bindegewebes der betroffenen Person. Über längere Zeit genommen, stärkt Natrium carbonicum D12 das Gewebe – nicht nur im Knöchel. Selbstredend ist eine entsprechende gewebestärkende, regelmäßige Gymnastik eine unausgesprochene Notwendigkeit im Sinne der Zusammenarbeit von Arzt und Patient.
2 x 1 Gabe täglich

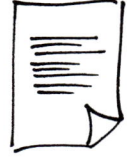 **Notizen**

Umlauf

Umlauf ist der volkstümliche Ausdruck für die Fingernagelbettentzündung. Eigentlich wird sie behandelt wie ein *Abszeß* (➪ Abszeß). Der Umlauf kann aber eigenwillige Empfindungen und Erscheinungen ausgestalten, wobei die Hilfe eines Homöopathen unumgänglich ist. Hier gebe ich Ihnen die geläufigsten Arzneien an.

Belladonna D30 Bei der ersten Entzündungserscheinung mit Hitze, Röte, Schwellung und Berührungsempfindlichkeit, wobei das Fingerendglied *pulsierend* pocht und gelinde *Wärme* den Schmerz erleichtert, nehmen Sie Belladonna D30, 1 Gabe einmalig und wiederholen 1 Gabe nach 12 Stunden, wenn es noch pocht.
    ⌒ 1 Gabe einmalig, bei Bedarf wiederholen

Hepar sulfuris D30 Wird der Umlauf weicher und ist etwas *Eiter* sichtbar, pocht er weniger, aber *Wärme* lindert noch, dann fahren Sie die Behandlung fort mit Hepar sulfuris D30, 3 Gaben insgesamt.
    ⌒ 1 Gabe alle 6 Stunden

Myristica D4 Ist der Umlauf dann „*reif*" und noch nicht nach außen entleert, dann nehmen Sie das „*homöopathische Messer*" ein, Myristica D4. Sehr rasch öffnet sich der Eiterherd, und die Wunde heilt ab.
    ⌒ 3 x 1 Gabe täglich

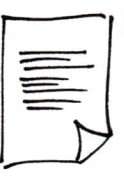 **Notizen**

Der kranke Mensch

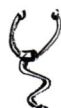
Veitstanz[17]

⇨ *Multiple Sklerose, Parkinsonismus, Epilepsie, Hirnhautentzündung, Geburtsschaden*

Zu wenig wird dieses Nervenleiden, als *Chorea minor* und *major* der Neurologie vertraut, diagnostiziert. Es wird vielmehr als epileptiformer Hirnkrampf oder als neurophysiologische Verhaltensstörung abgestempelt. Nicht daß die Fehldiagnose klinisch eine bedeutende, therapeutische Konsequenz nach sich zöge – alle Nervenleiden erhalten die gleichen Antikonvulsiva, Antispasmodika usw. –, aber sie verhindert unser tiefes Verständnis für den Erkrankungs- und Lebensprozeß dieser eigenwillig verkrampften Menschen. Vielleicht paßt die mittelalterliche, mit schwarzer Magie behaftete Volksbezeichnung nicht mehr in unsere moderne klinische Terminologie. Vielleicht ist es auch die Angst der klinisch Tätigen, sich mit existenzbedrohenden, mittelalterlichen Mythen und Riten auseinanderzusetzen in einer Zeit, in der alles klar definiert, determiniert und für jeden von uns wohl umschrieben abgesteckt ist. Damit auch keiner wagt, den vorgegebenen Jägerzaun seines etablierten Lebensraumes zu überschreiten oder gar zu durchbrechen, definiert er als Schranke nichts anderes als die Beschränktheit seines Wollens, Strebens und Handelns. „Du bist der Geist, den du begreifst", so lesen wir im Faust und bewundern ihn. Für homöopathisch Heilende gibt es nichts – und darf es nichts geben –, das nicht ihre Aufmerksamkeit, ihre Empfindsamkeit, ihre handelnde Neugier auf sich zöge. Begeben wir uns also in das Reich der Hexen und Teufel ohne Angst, das reale Bewußtsein unseres Daseins darin zu verlieren.

Mygale D12

Alle angeführten Arzneien in den oben erwähnten Kapiteln können auch bei diesem Nervenleiden angezeigt sein, weshalb ich Ihnen empfehlen darf, sie tief in sich aufzunehmen. Die drei hier beschriebenen sind als Ergänzung gedacht, da sie häufig in Vergessenheit geraten. Die Chorea drückt sich durch unwillkürliche, ruckartige oder sich windende Krämpfe von Muskeln oder Muskelpartien am ganzen Körper aus. Die Menschen, die der *kubanischen Vogelspinne* als Arznei bedürfen, als seien sie von ihr gebissen, krampfen vor allem in den Armen, im Gesicht und am Hals, wobei sie den *Kopf plötzlich nach links* und *nach hinten* werfen. Obwohl erzwungene Ruhe die Erscheinungen verschlimmert, verschwinden diese während des Schlafes. Für diesen *kleinen* Veitstanz haben meine Betroffenen und ich mit Mygale D12 die erfolgreichsten Erfahrungen gesammelt.

⌒ 2 x 1 Gabe täglich

Tarantula hispanica D12

Der *große* Veitstanz ist von manischem Bewegungszwang gezeichnet, verbunden mit *schraubenförmigen* Verkrampfungen der Glieder, des Gesichtes, des ganzen Körpers. Die Augen rollen nach oben, die *Hände spreizen* sich wie Spinnenbeine. Die betroffenen Partien sind *kalt* und *taub*. Die Anfälle steigern sich bis zu heftigen, *ungewollten Wutausbrüchen*, die anschließend *bereut* werden. Nur

---

[17] Siehe auch „*Bedrohte Kindheit*" (⇨ S. 499).

Veitstanz

lateinamerikanische Musik mit leidenschaftlichen Rhythmen löst die Verkrampfungen, so daß der Besessene immer *heftiger tanzt*, bis erleichternder Schweiß, Ohnmächtigkeit mit *dunkelrot-bläulichem* Gesicht oder verharrende Starre (Stupor, Katalepsie) den ekstatischen Tanz beenden. Die gleiche rhythmische Musik beendet auch diesen Zustand eingefrorener Lebensgeister. „Wie von der Tarantel gestochen", beschreibt der Volksmund die Wiederkehr des rhythmischen Teufelskreises, es sei denn, wir unterbrechen ihn mit Tarantula hispanica D12, besonders wenn die Anfälligkeit sich periodisch zur Sommerzeit häuft und die Nacht, wie beim *Mygale*-Bedürftigen, zur schmerzfreien Labsal wird.

⤳ 2 x 1 Gabe täglich

Mit zunehmender Besserung erhöhen Sie die Potenzart auf *D30* einmal wöchentlich, auf *D200* einmal im Monat oder auf *K1000 (M)* alle 6 bis 8 Wochen.

Lyssinum D200

Die Ekstase findet ihre Steigerung in einem geradewegs *tollwütigen* Erscheinungsbild mit *tobsüchtigem* Erregungsablauf. Eine ausgesprochene *Wasserangst* quält den Erkrankten, weil der Anblick glänzender Oberflächen, Wasser und Spiegel, fließendes Wasser oder ein tropfender Wasserhahn und selbst der Gedanke daran den Ausbruch der impulsiven Anfälle auslöst. Das sind die Menschen, die beim tropfenden Wasserhahn zur Toilette rennen müssen, weil sie Harndrang verspüren. Das sind auch die Menschen, die sich in der Drogensüchtigkeit ihres Daseins unerwartet „wie tollwütige Hunde" gebären. Für alle haben wir Lyssinum D200, 1 Gabe einmalig bei Bedarf, jedoch nicht öfter als alle 4 Wochen.

⤳ 1 Gabe einmalig

Bedenken Sie bei der Erfassung der Phänomene, daß der in uns hinterlassene Eindruck nicht unbedingt die gesamte Palette krankhafter Störungen aufweisen muß, um eine Arzneiwahl zu tätigen. Schon das Diskrete im Einmaligen und im Besonderen genügt als Hinweis, um die Vielfalt der Störungen zu ahnen, die diesen Menschen unter entsprechenden Umweltbedingungen plagen würde. Die Homöopathie erkennt die schwelenden Anfänge, den leisesten Beginn eines krankhaften leiblichen Prozesses oder einer seelisch-geistigen Entgleisung, und ist damit eine wahre vorbeugende Medizin.

 **Notizen**

Der kranke Mensch

Venenentzündung

Die Entzündung bildet sich um ein Blutgerinnsel in einer erweiterten Vene, die wir meist an den Beinen finden. Oft ist die Umgebung der Vene kontinuierlich warm. Hier empfehle ich tagsüber die Auflage von einem *Weißkohlblatt,* das die Wärme herauszieht und die Schwere des Beines erleichtert.

Apis D4

Die akute Venenentzündung beginnt meist mit einer punktförmig *umschriebenen,* berührungsempfindlichen, *hellroten* Schwellung, die sich mit *kühlen* Auflagen lindert. Sie erscheint wie ein Bienenstich. Hier hilft Apis D4.
1 Gabe 1-2stündlich

Lachesis D12

Ist die Entzündung eher *flächenhaft,* eher *dunkelrot,* dann nehmen Sie Lachesis D12. Wie bei *Apis* lindert eine *kühle* Auflage. Sie werden nur noch einige Male solche Beschwerden erdulden müssen. Bald bleiben Sie aus.
2 x 1 Gabe täglich

Notizen

Verbrennung

Entscheidend für die Arzneiwahl sind der Grad der Verbrennung, die Art der Erscheinung und die Modalitäten:

I. Grad

Belladonna D30 — Kräftige Röte wie eine *Tomate*, Hitze, Schwellung, und trotzdem lindert fließend *warmes* Wasser.
 1 Gabe einmalig

Apis D30 — Helle Röte, Hitze, Brennen, *Schwellung* wie beim *Bienenstich*, und fließend *kaltes* Wasser lindert. Apis D30 verhindert das Fortschreiten in den II. Grad.
 1 Gabe 2stündlich

II. Grad

Cantharis D30 — Eine zusätzliche *Blasenbildung* spricht immer gut auf Cantharis D30 an, da sie allgemein als Blasearznei bekannt ist.
 1 Gabe 2stündlich

III. Grad

Causticum D30 — Stellenweise ist *rohes* Fleisch sichtbar, wie *verätzt*. Causticum D30 verhindert das Schwären der offenen Verwundung.
 1 Gabe 2stündlich

Wiederholen Sie die 2stündlichen Gaben am nächsten oder übernächsten Tag, wenn weiterhin Schmerzen bestehen. Ich selbst habe bei der geringsten Verbrennung gleich *Cantharis* genommen und gegeben. Dies hat sich immer bewährt.

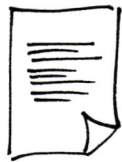 **Notizen**

Der kranke Mensch

Verletzungen

Arnica D30

Bei jeder Art von Verletzung, Verwundung, innerlich oder äußerlich, offen oder geschlossen, geben Sie Arnica D30. Es hemmt den ungeheuer starken Schmerz und die starke Blutung. Auch der *Muskelkater* ist in der Folge von Überanstrengung als Verletzung zu verstehen. Ab dem nächsten Tag nehmen Sie folgende Arzneien, entsprechend der Art und Erscheinung der Verletzung.

🥄 1 Gabe einmalig

Bellis D3

Schürfwunden, die oberflächlichen Kratzer nach dem bekannten Fahrradsturz, heilen ohne Narben vollständig ab mit Bellis D3, solange bis auch die letzte Kruste abgefallen ist.

🥄 3 x 1 Gabe täglich

Ledum D3

Stichwunden, ob durch Nadeln, Nägel, Spritzen, Insekten, scharfe Zähne unliebsam wilder Hunde und Katzen, Glas- oder Holzsplitter, besänftigt Ledum D3 ohne Schmerz, Wunde oder Tetanus zu hinterlassen.

🥄 3 x 1 Gabe täglich

Staphisagria D3

Die *glatten Schnittwunden*, sei es durch Messer, Glas, scharfkantige Dosen oder durch das Skalpell chirurgischer Operateure, glätten sich mit Staphisagria D3, solange bis die letzte Kruste abgefallen ist.

🥄 3 x 1 Gabe täglich

Calendula D4

Rißwunden sind selten. Wer fällt schon in den Stacheldraht, den es kaum mehr gibt! Aber wütende Hunde können gelegentlich beißen und reißen und nach Calendula D4 verlangen. Auch als Salbe, *Calendumed* genannt, ist sie eine beliebte Pflege von allerart Wunden und Ausschlägen.

🥄 3 x 1 Gabe täglich

Hepar sulfuris D30

Eitrig infizierte Wunden, wenn eine *warme* Auflage deren Schmerz lindert, werden mit Hepar sulfuris D30 gesäubert. Selbst wenn jede Verletzung zu schwären pflegt, was als „schlechte Heilhaut" bezeichnet wird, wird sie zur Umstimmung der Reaktionslage die rechte Arznei sein.

🥄 2 x 1 Gabe täglich

Mercurius solubilis D30

Der eher *starke, stinkende Eiterbelag* auf Wunden oder Mandeln spricht dann eher auf Mercurius solubilis D30 an, wenn eine *kalte* Auflage wohltut.

🥄 2 x 1 Gabe täglich

Verletzungen

Acidum sulfuricum D3 Ein *Bluterguß*, egal an welchem Körperteil, wird immer Acidum sulfuricum D3 benötigen, wenn Sie ihn rascher loswerden wollen. Außerdem verhindert die Arznei seine mögliche Entzündung.
🥄 3 x 1 Gabe täglich

Arnica D30 Die *Gehirnerschütterung* ist immer als Verletzung zu betrachten, womit Arnica D30 angezeigt ist, bis die Kopfschmerzen zurückgehen.
🥄 1 Gabe 1-2 x täglich

Hypericum D30 Die wahnsinnigen Schmerzen, die *Nervenverletzungen* begleiten, seien sie durch Operation, Unfall oder Quetschung hervorgerufen, beruhigt Hypericum D30, z.B. bei *Fingerquetschung*, falls nach der Einnahme von *Arnica* noch Beschwerden bestehen. Sehr rasch wirkt eine Gabe in Wasser sofort nach dem Malheur.
🥄 1 Gabe einmalig

Ruta D3 Überall dort, wo die *Knochenhaut* mitbetroffen ist, wird Ruta D3 Besänftigung verschaffen.
🥄 3 x 1 Gabe täglich

Rhus tox D4 Bei *Verstauchung* oder *Zerrung* von Gelenken, Sehnen, Bändern durch Unfall oder Umknicken, wird Rhus tox D4 die Arznei der Wahl sein. Hat sich sehr bewährt!
🥄 3 x 1 Gabe täglich

Symphytum D4 Alle *Knochenbrüche* brauchen Ruhe und Zeit, werden aber mit Symphytum D4 erprobterweise viel schneller wieder verwachsen. Die raschere Kallusbildung mit Hilfe der Arznei ist sogar klinisch überprüft!
🥄 3 x 1 Gabe täglich

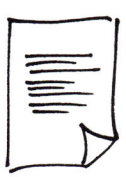 **Notizen**

Der kranke Mensch

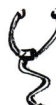 ## Wachstumsstörungen

Kleinwuchs und Längenwuchs sind die Auswüchse einer verlustig gegangen Mitte. Störungen der Aufnahmebereitschaft von bestimmten Mineralien, der *Assimilation* des Stoffwechsels, sind die Grundlagen ihres leiblichen Krankheitsprozesses. Zum Verstehen des seelischen Krankheitsprozesses schauen wir nach der Erscheinung und der Haltung, den *Phänomenen*, nach dem Verhalten und Benehmen, den *Anthropologismen*, und nach den Begleitumständen, den *Modalitäten*, als Ausdruck der Abhängigkeit des kranken Menschen von äußeren Einflüssen.

Calcium carbonicum D12

Dies sind die immer etwas *rundlichen, trägen* Kinder mit zu großem, schwitzigem Kopf und *nachtschweißigem* Haar. Alle Gelenke sind *überdehnbar*, das Gewebe ist ohne Spannkraft. Alles ist zu anstrengend und wird langsam beantwortet: das Reden und Sich-Ausdrücken, das Laufen und die Beweglichkeit, das Stehen und die Standhaftigkeit, das Wachsen und Erwachsenwerden. Calcium carbonicum D12, sehr lange Zeit gegeben, wird sie zumindest gleichwertig machen. Ihre *Unbeholfenheit* wird uns erhalten bleiben.
↪ 2 x 1 Gabe täglich

Barium carbonicum D12

Die *angeborene* oder *später erworbene* Entwicklungsstörung entscheidet, ob wir erstere oder diese Arznei verordnen. Das Kind ähnelt dem ersteren in seiner Erscheinung, nur wirkt es *greisenhafter* und *dümmer*. Es ist nicht nur körperlich, sondern auch geistig klein geblieben. Barium carbonicum D12 wird zu seinem ständigen Begleiter, es sei denn, der Pubertätsstreß beschert uns eindrucksvolle Fortschritte. Jedenfalls wird diese Arznei das Maximum in seinem Minimum anregen.
↪ 2 x 1 Gabe täglich

Calcium phosphoricum D12

Zart und *dürr*, müde und leicht erschöpft, aber immer in körperlicher und geistiger Bewegung, ist dieses *kopfschweißige* Kind. Der Kopf ist zu groß für den dünnen Hals, so daß es ihn mit der Hand stützen muß, in der Praxis, in der Schule, beim Essen (⇨ *Appetitstörungen*). Ihm geben wir Calcium phosphoricum D12, über lange Zeit, damit sein Stützgewebe sich vermehrt und seine Hirnerregung sich vermindert.
↪ 2 x 1 Gabe täglich

Silicea D12

Alle kleingewachsenen Kinder tragen zu große Köpfe und schwitzen. Dieses Kind *friert* jedoch am meisten, weil ihm die nötige Unterhaut fehlt, welche die vermögende Reaktionskraft eines Menschen versinnbildlicht. Ihm geht alles gleich „unter die Haut", nur nicht die Nahrung. Das macht es *traurig* am Morgen, *ängstlich* in

Wachstumsstörungen

der Nacht und jederzeit *schreckhaft*. Hier hilft Silicea D12, sehr lange gegeben, denn so trocken wie sein Leben ist seine Reaktion. Die Wirkung aber ist tiefgreifend.

　2 x 1 Gabe täglich

Zusätzlich darf ich Sie an die *Erbnosoden* erinnern, denn jede chronische Krankheit ist ein verhärteter Prozeß und braucht eine Anregung zur Mobilisierung und Ausscheidung der Erbgifte.

Phosphorus D12　Unsere Zeit hat das Bild des Menschen geprägt und verändert, das Wachstum eingeschlossen. Welche Harmonie ist hier verlorengegangen als Ausdruck schnellebiger Schritte. *Hoch aufgeschossen* mit teilweise hinderlichen Extremitäten erscheint uns unsere Jugend. Fast alle enden mit einem nach vorne *gebeugten* Rücken, als sei ihnen die Stütze dort oben genommen worden. Obendrein sind sie *untergewichtig* dürr trotz reichlich zugeführter Nahrung. Ihre bewährteste Arznei ist Phosphorus D12, damit die Verwertung des Essens vermehrt und die Vermehrung der Knochenzellen vermindert wird.

　2 x 1 Gabe täglich

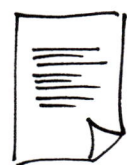 **Notizen**

Wadenkrämpfe

Jeder von uns kennt derartige Krämpfe. Sie überraschen uns nachts beim Ausstrecken der Beine, wenn wir uns aus der kuscheligen embryonalen Lage herausräkeln. Manch einen erwischt es so heftig, daß er aus dem Bett herausspringen muß, um mit den Füßen hart aufzutreten. Erst dann löst sich die Verkrampfung. Klinisch liegen diesem Übel meist Stoffwechselerkrankungen und/oder Durchblutungsstörungen zugrunde, z.B. Diabetes. Womit ich andeute, daß der Wadenkrampf uns nur eine Spur aufzeigt zu tiefliegenden Störungen, eine Spur, die zu verfolgen dem Homöopathen obliegt

Magnesium phosphoricum D4

Doch wenn das Übel plagt und die Grundstörung noch nicht behandelt ist, haben wir zwei gute Arzneien, die Ihnen geruhsamen Schlaf erlauben. Magnesium phosphoricum D4, 3 x 1 Gabe täglich, bei schwerer Störung oder 1 Gabe vor dem Schlafengehen bei leichter Störung.
⟶ 3 x 1 Gabe täglich bei schwerer Störung

Cuprum arsenicosum D4

Haben Sie mit dieser Arznei Ihre Behandlung begonnen und wenig Erfolg damit, dann lassen Sie vor dem Schlafengehen Cuprum arsenicosum D4 folgen. Sie spricht eher an bei *nierenschwachen* und *diabetischen* Menschen.
⟶ 1 Gabe täglich

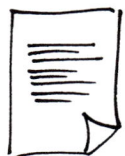
Notizen

Warzen

Wenn unser Körper bestimmte lebenswichtige Regelvorgänge aufrechthalten muß, bildet er, um sein Ziel zu erreichen, unter anderem Tumore aus. Die Warzen gehören zu solchen Tumoren, wenn auch klein und von Patienten glücklicherweise nicht allzu tragisch genommen, es sei denn, sie hingen weich und gestielt am After oder am Penis. Auch die kleinen roten und bläulichen Hauterhebungen, die meist nach der Midlife-Crisis erscheinen, gehören in dieses Kapitel, ohne sie näher beschreiben zu wollen. Obwohl harmlos, gibt es Menschen oder Eltern, die unter solchen Regulationsgeschwulsten leiden, und sei es nur aus ästhetischen Gründen oder aus der Tatsache heraus, daß „der Kleine" oder „der Papa" oder „der Opa" dauernd daran popelt. Für sie seien hierunter die bewährtesten aller vielzähligen „Warzenarzneien" aufgeführt.

Causticum D12 Warzen haben die verschiedenartigsten Ausprägungen in Gestalt und Lokalisation. Am häufigsten erscheinen sie jedoch an den *Händen*. Dort sind sie meist *rund, flach* und leicht erhaben. Wenn Sie zusätzlich noch eine kleine Warze auf der *Nase* entdecken, sich zusätzlich die Mühe machen, die Zunge anzuschauen und sie als rein und *sauber* befinden, dann geben Sie unbeirrt Causticum D12, 2 x 1 Gabe täglich, und lassen 1 bis 2 Gaben *D200* im Abstand von 4 bis 6 Wochen folgen. Die letztere Potenzhöhe hat mir und meinen jeweils Betroffenen die schönsten Erfolge gebracht, besonders wenn es sich um *blasse, unruhige, schlanke* Menschen handelte.
2 x 1 Gabe täglich

Thuja D6 Eine weitere weitverbreitete Warze ist jene, die wie *Blumenkohl* aussieht und bevorzugt an *Händen* und später in der *Gürtellinie* auswächst. Dieserart geplagt war mein Schüler-Freund Ralf mit einer dicken Warze auf der Handinnenfläche. Er erschien, im Gegensatz zu vorigem, eher rundlich, *wäßrig-dicklich* und *wärmebedürftig*. Seine Zunge war *belegt*! Ihm empfahl ich, Thuja D6 lange Zeit zu nehmen. Das Besondere an der Geschichte ist, daß er diese Arznei tatsächlich so lange einnahm, daß die Warze nicht nur Blumenkohl, sondern Blumenkohlstangen und -sprößlinge ausbildete, die er entgegen dem Rat seiner Eltern und trotz des Gespöttes seiner Mitschüler nicht chirurgisch entfernen ließ. Mit jugendlichem Nachdruck verteidigte er mich und *meine* Homöopathie. Wir beide haben ihn nicht enttäuscht!
3 x 1 Gabe täglich

Beryllium D12 *Alten Menschen* können die Warzen zur echten Plage werden, vor allem im Gesicht. Weniger die Ästhetik als die erwähnte Tatsache des Popelns verursacht die Empfindung des Plagens. Die Gebilde sind *flacher*, ausgedehnter als die obigen und mit einer sich ständig abstoßenden *Hornschicht* belegt. Die nahe Familienumwelt nörgelt,

Der kranke Mensch

ermahnt, vermutet letztlich Hautkrebs. Geben Sie diesen Menschen Beryllium D12 in die Hand, dann werden sie zu dieser Arznei greifen, wann immer sie es gelüstet, durch Popeln Ihr Gemüt zu erregen.

⤳ 2 x 1 Gabe täglich

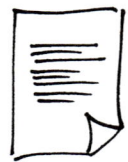 **Notizen**

Wechseljahre[18]

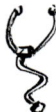

Die Zeit des Wechsels, der Umstellung, des Klimakteriums, ergreift die Frau in jeder Schicht ihrer Person. Sie verliert ihren besten Freund, die Periode, die Fruchtbarkeit, den Ursinn ihres Daseins. Im Sinne der Evolution, der fortschreitenden Entwicklung des einzelnen in bezug zu seiner Umwelt und zu seinem Schöpfer sind die Wechseljahre ein natürlicher Vorgang. Während dieser Stufe der Entwicklung – und hier sind auch Männer angesprochen – erheben wir uns über das Leibliche hin zur Verfeinerung unseres seelisch-geistigen Gefüges. So wird immer noch naturgemäß – aus der Ehefrau, dem Ehemann der begleitende Partner, aus der Mutter die Geschichten und Märchen erzählende, wohlig beschützende Großmutter, aus dem Vater der weise, ratgebende Großvater. Wenn wir unsere Gesellschaft betrachten, mit steigender Anzahl psychiatrischer Kliniken, Schönheitssanatorien, Altersheimen und sonstigen Verwahrungsanstalten, so scheint von diesem Naturprozeß wenig übriggeblieben zu sein, oder wir scheinen vom Natürlichen zu wenig in uns übriggelassen zu haben.

Ähnlich der steigenden Anzahl menschenferner Institutionen, füllen die Menschen aus diesem existentiellen Lebensabschnitt unsere Praxen. Vor allem Frauen produzieren durch das offenbare, hormonelle Geschehen tausendfältige Leiden, von seelischen Verhaltensstörungen wie Freßsucht und Depressionen bis zur Unterleibserkrankung wie Eierstocktumore und Gebärmuttersenkung. Die meisten von ihnen klopfen wegen ihrer lästigen *Hitzewallungen* an die Tür, für die ich Ihnen hierunter Rat und Erste Hilfe empfehlen möchte. Sie deuten auf einen hormonell gesteuerten, stauenden Gefäßprozeß hin und sind ohne willkürlichen Einfluß über das vegetative Nervensystem, Vagus- und Sympathikus-Wechselspiel, geregelt.

Acidum sulfuricum D12

Rot, kräftig, hitzig, schwitzig oder schon blaß, gelb, welk, erschöpft, aber in beiden Stadien *verwahrlost* erscheint uns diese *beklagenswerte* Frau. Die Wallungen überfallen sie tags und nachts mit Hitze und *rinnendem* Schweiß. Die Fenster bleiben jedoch geschlossen, da sie *frische* Luft *schlecht* verträgt. Die kleinen Gefäße unter der Haut sind brüchig, und *ausgefranste* Blutungen unterlaufen sie beim geringsten Stoß oder auch ohne Anlaß. Außerdem *juckt* die Haut an verschiedenen Stellen mit oder ohne Ausschlag, besonders nachts. Infolge der Hirnermüdung *zittern* die Hände mit eher feinschlägigem Rhythmus. Wenn sie dann noch bei einer *kalten Feuchtwetterfront* über Rheuma der kleinen und großen Gelenke klagt und diese Schmerzen gern mit Alkohol zu besänftigen sucht, braucht sie mit Sicherheit Acidum sulfuricum D12. Diese Arznei ist eine der am häufigsten angezeigten für solch tiefgreifende Not, für solch *verwahrloste* Verlassenheit, Verzweiflung und Trostlosigkeit. Erleben Sie mit dieser Arznei in diesem Menschen die Rückführung zu seiner ursprünglichen Daseinsform in einer natürlichen Sinnbestimmung.

2 x 1 Gabe täglich

---

[18] Siehe auch „Die homöopathische Frau" (⇨ S. 499).

Der kranke Mensch

Apis D30

Diese Frau ist gezeichnet durch Hirnreizung. Stets ist sie *geschäftig* und *rastlos* wie eine *Biene*. Vor allem nach dem Schlaf und nachmittags scheinen die Hitzen aus der Scheide plötzlich aufzuwallen, sind vorwiegend *trocken* und brennend heiß wie der Stich der Biene. Es scheint ihr, als habe eine Biene sie ins Hirn und in die Scheide gestochen, so geschwollen *sticht* es, so heftig *brennt* dort die Lust. Nicht ohne Grund wird sie die „feurige Witwe" genannt, auch bei noch vorhandenem Ehemann. Trotz so viel Hitze und Brennen empfindet sie kein Verlangen nach quellendem Wasser. Nur eine *kühle*, quellende Dusche kann ihre Wallungen und ihre Lust besänftigen. Diese Frau, wie alle, die sich in ihr erkennen, braucht Apis D30 nach jeder Wallung. Dann wird sie nicht nur ihrer Wallungen entledigt, sondern auch – prozessual betrachtet – geschützt vor zunehmender *Verwirrung* und Irrung der Gedanken, der Gefühle und des Bewußtseins.

⇒ 1 Gabe nach jeder Wallung

Phosphorus D30

Zart und durchscheinend, *mimosenhaft* empfindlich, rot, wenn erregt, und blaß, wenn erschöpft, ist dieses ästhetisch wohlgeformte, stets jugendlich erscheinende Gesicht. Wenn schon beim Ansehen errötend, wieviel mehr bei der erregenden Auseinandersetzung mit seinen Wechseljahren. Auch dieser Mensch empfindet vorwiegend *trockene* Wallungen, die, so erscheint es ihm, aus den *Handflächen* und aus den *Füßen* aufsteigen, plötzlich wie das Zünden eines Streichholzes. Dieses *schönheitsliebende* Wesen schreit nach Phosphorus D30, 1 Gabe einmalig, je nach Wiedererscheinen der Hitze. So wird sich außer dem Feuer in den Adern auch das Feuer im Gehirn, im Magen-Darm und in der Wirbelsäule beruhigen.

⇒ 1 Gabe einmalig

Sanguinaria D12

Rot angemalt wie eine *chronische Belladonna*, aufgedunsen und schweißtriefend sind ihr Gesicht und ihre Fußsohlen, wenn diese *gichtige* Frau von Wallungen der Wechseljahre, von Wallungen des Gemüts und Wallungen des Stoffwechsels überfallen wird. Das gichtige Stoffwechselwesen erklärt die hitzige, kräftige, laute Erscheinung ihrer Person, doch trotz aller Hitze ist sie *kälte-* und *zugluftempfindlich*, verschafft sich aber Linderung an der frischen Luft und mit Sanguinaria D12. Diese Arznei wird besonders lindern, wenn die Hitze auch andere Störungen wie Kopfschmerzen – besonders rechts – Heuschnupfen und Husten begleiten.

⇒ 2 x 1 Gabe täglich

Lachesis D30

Hitzewallungen sind nur ein vordergründiges Phänomen. Sie spiegeln aber die innere Kraft und Hitzigkeit der dahinterstehenden Person wider. Seien sie nun in den Organen wie Hirn, Schilddrüse, Herz, Leber, Gefäße, Gebärmutter oder noch tiefer in deren Seele.

Wechseljahre

Das eigentliche Problem dieser Frau ist ihre *unbegründete Eifersucht*, die sie *gehässig* und *streitsüchtig* werden läßt. Sie will alle und alles *beherrschen* und einengen, und doch wird sie – Ironie schicksalsträchtiger Gefüge – von ihrer eigenen *Beengung* beherrscht. Wie von einer Schlange allmählich umwindend umschlungen, erlebt sie mit *panischer Angst* den Druck ihrer Kleider, den Druck ihres Atems, ihres Herzens, ihrer Leber und den Druck ihrer Lebenslage. Diesen Druck überspielt und entlastet sie mit allem, was *kühl* und *frisch* ist, mit Lachesis D30 nach jeder Wallung, und mit einer sprunghaften *Redefreudigkeit*. Lehnen Sie sich zurück und erleben Sie die Größe und Kraft dieser Urarznei – bei der folgenden Konsultation.

⮕ 1 Gabe nach jeder Wallung

Sulfur D12

Auch bei diesen Menschen brennt alles wie *Feuer:* das schweißüberlaufene, hitzewallende Gesicht, die Fußsohlen und alles, was an Stoffwechselorganen dazwischen liegt. Entscheidend bei der Arzneiwahl sind auch hier – wie immer – die Person in der tiefsten Schicht ihrer Not, das Auffällige, Eigenartige und Widersprüchliche ihrer Lebenslage, ihres Denkens und Handelns. Diese *verwahrloste*, stets schmutzig erscheinende, manchmal tiefgründige, manchmal *schwatzhafte Philosophin* möchte die Welt verbessern. Wer denkt hier nicht an unsere abgemagerten, verkommenen, zornigen jungen Hippies und Punks! Oder an die dickliche, ewig lustige, nervenraubende Witzeerzählerin. Ihre eigentliche Qual ist die *Unfähigkeit*, ihre weltverbessernden Ideen in folgerichtiges *Handeln* umzusetzen und die *Unerträglichkeit*, auf ihre Unfähigkeit angesprochen zu werden. Da sie meist vorgeben, keine Hilfe zu benötigen, weil sie *schön, stark* und *groß* sind, müssen Sie es sein, der ihnen Sulfur D12 verabreicht, gefolgt von *D200* alle 4-6 Wochen. Es sei denn, die Hitzewallungen treiben sie in die Praxis, wo sie, rumnörgelnd und drumherum schwätzend, ihre feuerbesänftigende Arznei erbitten.

⮕ 2 x 1 Gabe täglich

Crocus D12

Wenn sie nur wegen Hitzewallungen kommt – dabei bleibt es kaum (!) – ist sie leicht von den vorigen zu unterscheiden. Sie hat dabei *starken Durst* und *eiskalte* Hände und Füße. Während der Wallungen verursacht die Blutstauung *Kopfschmerzen*, Benommenheit und *Schwindel*. Sie überraschen meist *nachts* beim Erwachen und nach dem Schlaf am *frühen Morgen* und besänftigen sich trotz *Frösteligkeit* im Kühlen – an der *frischen* Luft, wobei sie viel *gähnt* und ihren Körper *streckt* und *dehnt*. Geben Sie ihr unbeirrt Crocus D12.

⮕ 2 x 1 Gabe täglich

Der kranke Mensch

Dann lehnen Sie sich wieder zurück, beobachten, während Sie dem Rest ihrer Beschwerden und der wechselhaften Lebensgeschichte zuhören. Dann erfahren Sie, was Ihnen durch Ihr Wissen um die Arznei bereits vertraut ist. Es wird Ihnen dabei auffallen, daß sie sich für ihren Besuch *rausgeputzt* hat, etwas übertrieben unnatürlich wie ihre Gestik. Ihre Körpersprache läßt einen *genital anbiedernden* Rückschluß zu. Ebenso genital klingt ihr vom Südpol aufsteigendes Lachen oder ihr gelegentliches Weinen, das sie ohne Grund einwirft und ohne Zusammenhang mit dem Inhalt ihrer Erzählungen. Wir wissen, daß es ihre Eigenart ist, sich mit solchen Impulsen von ihren seelischen Stauungen zu befreien, während sie mit *ausgelassener*, ungeschickter und *derber* Manier ihre berauschenden, schwindelerregenden Geschichten weiter berichtet, bis Sie sie aktiv unterbrechen, indem Sie ihr diesmal eine Gabe *D200* oder gar eine *Korsakow 1000 (M)* geben. Dann wird sie beim Hinausbegleiten noch eben erwähnen – was sie Ihnen ganz und gar nicht verheimlichen wollte –, daß sie das *Gefühl* habe, *schwanger* zu sein. Ich überlasse Sie jetzt Ihrem menschlichen Geschick, dies Mißgeschick für beide schicklich zu lösen. Könnte es sein, daß es der Wunsch nach *Ausgefülltheit*, nach *Erfüllung* ist?

Sepia D12

Diese ehemals jugendliche, aktive, *theatralische* Schönheit und jetzt eher *derbe*, auslaufende, still weinerliche, seufzende, tief *depressive*, klimakterische Frau kommt nur wegen ihrer Hitzewallungen. Den auffälligen Rest dieser Begegnung möchte sie verschweigen. Es braucht viel Geschick und Geduld, in ihre *schweigenumhüllte* Welt einzudringen. Unser Rettungsanker ist die Methode, die Technik der Anamnese. So erfahren wir, daß die Wallungen mit *triefendem, klebrigem* Schweiß aus dem *Unterleib* aufsteigen. Trotz Kälteempfindlichkeit lindert frische Luft. Die Hände und Füße sind *kalt*, wechseln aber mit *brennender* Hitze, oder nur die Hände sind kalt und die Füße oder auch umgekehrt, was uns die *Wechselhaftigkeit* der Person andeutet. Die Wechselhaftigkeit birgt immer Unberechenbares in sich. So wird sie bleiben und allmählich erzählen oder aufgebracht gehen und schweigen. Je nach Laune. Die *Launenhaftigkeit* ist das Schreckgespenst für ihre Umwelt, und für meine Empfangsdame. Sollte sie erzählen, so ist ihre *stämmige* Haltung eher von *träger Gleichgültigkeit* gestützt. Dazwischen seufzt sie, was Verzweiflung bedeutet und lächelt gelegentlich müde mit lebendigen, kleinen Augen, was Hoffnung bedeutet. Allein solche Beobachtungen über Haltung, Verhalten und Benehmen geben uns reichhaltige Aufschlüsse über die Verlassenheit und Enttäuschungen im Leben dieses Menschen. Trotz ihrer Gleichgültigkeit wird sie eine Arznei wünschen. Geben Sie ihr zunächst Sepia D12, um ihr einen täglichen Halt anzubieten.

⌒⊃ 2 x 1 Gabe täglich

Wechseljahre

Wenn sie wiederkommt, erfahren Sie sicherlich mehr, denn ihr Kommen bekundet Vertrauen und Verlangen nach Anlehnung. Sie erleben in der Praxis nur eine Seite ihrer Launen. Die Depressivität läßt Aggressivität vermuten, die Kontaktarmut verrät blitzschnelles Reaktionsvermögen, die ablehnende Grundhaltung offenbart Berührungsempfindlichkeit infolge des inneren Gestautseins, und die Wechselhaftigkeit ihrer vorgebrachten Beschwerden läßt Widersprüchlichkeit ahnen. Wenn Sie es schaffen, diesen Widerspruchsgeist zu wecken, indem Sie ihr widersprechen, werden Sie die Gegensätzlichkeit erleben, indem aus dieser *blassen* Frau plötzlich ein *roter, zorniger* Mensch wird. Nun erschrickt sie und widerspricht sich selbst, denn die Auslösung ihres erschreckten Widerspruchs ist nur das äußere Ereignis zu ihrer vorgegebenen Haltung. Jetzt werden Sie ebenso *abgelehnt* wie die *häuslichen* Partner, der Ehemann, die Kinder und die sich daraus ergebenden Verpflichtungen: der Geschlechtsverkehr, der Haushalt. Noch wütend verläßt sie Ihre Praxis, vergißt jedoch nicht, ihre Arznei einzustecken; diesmal in *D200* oder in *Korsakow 1000 (M)*.

Jaborandi D12

Wenn Sie für Ihren Homöopathen oder für Ihren Patienten wenig Zeit haben, was Sie sich eigentlich niemals gestatten sollten, oder in Ihrem Erkennungsprozeß fehlgeleitet wurden, dann nehmen Sie dazwischen Jaborandi D12 für *schweißüberlaufende* Hitzewallungen, bis Sie sich Zeit zum Erkennen und zum Heilen zugestehen.

1 Gabe abends

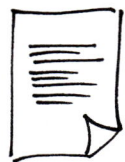
Notizen

Der kranke Mensch

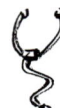 ## Wirbelsäule

An diesem so wichtigen Stütz- und Halteapparat zeigt sich die Stütz- und Haltbarkeit eines Menschen. Sie ist entwicklungsgeschichtlich so geformt, daß wir uns aufrecht bewegen können. Somit erleben wir neben der *Haltung* auch die *Aufrichtigkeit*. Es wäre jedoch ein Trugschluß zu behaupten, nur unaufrichtige Menschen hätten eine verbogene Wirbelsäule. Die Frage, die Dorcsi stellte: „Wie können wir denn aufrichtig sein in einer Zeit der Unaufrichtigkeit", hat seine Berechtigung. Die Welt ist unaufrichtig, in ihr verliert der Aufrichtige seinen Halt. Das heißt, ihm fehlt das Vermögen, die seelische Abwehrkraft, seiner Umwelt aufrecht entgegenzutreten. Hier stellt sich wieder die Frage, inwieweit ich meine mir zugedachte Rolle im Leben spielen *kann* oder nicht kann, spielen *darf* oder nicht darf oder spielen *muß*. Das Nicht-Können, das Nicht-Dürfen, das Müssen verursacht Schmerzen, welche die ganze Person ergreifen, drinnen, draußen und an der Wirbelsäule, je nachdem, inwieweit ihr bereits als Kind gestattet wurde, sich aufzurichten. Es sind demzufolge nicht nur die orthopädischen Haltungsfehler, die Schmerzen bereiten und die man eben mit einem erhöhten Absatz ausgleicht. Es sind die Folgen des Zusammenspiels zwischen Umwelt und Person in ihrer Beziehung zu ihrem Schöpfer.

Es ist Ihnen sicher verständlich, daß ich hierunter nur andeuten kann, nur hinweisen kann. Von oben nach unten gehend, teile ich *akute* Hilfen und *chronische* Hinweise mit Ihnen. Die Behandlung von Beschwerden infolge von *Unterkühlen* entnehmen Sie bitte dem Kapitel *Erkältung*.

Hexenschuß

Beim *Hexenschuß,* der plötzlich einschießt, kann *Aconit D30* in Wasser noch gut wirken, wenn es rasch genommen wird.

Bryonia D3, Colocynthis D3 Erfahrungsgemäß helfen danach am besten Bryonia D3 und Colocynthis D3 im Wechsel mit *Bryonia* je nach Stärke der Schmerzen.
 Je 1 Gabe 1-2stündlich, dann dreimal täglich

Die Schmerzen sind in der Regel *einschießend,* stechend, bohrend, vor allem bei der *geringsten Bewegung.* Legen Sie sich deshalb flach auf den Boden oder auf eine harte Liege und vermeiden Sie Bewegung, bis der Schmerz nachläßt.

Nacken

Arnica D4, Hypericum D3, Ruta D3 Beim Verstauchen der Halswirbelsäule, sowohl beim leichten wie auch beim schweren *Schleudertrauma*, hilft am ehesten eine Mischung zu gleichen Teilen aus Arnica D4, Hypericum D3 und Ruta D3. Hier sind Muskel, Nerven und Bänder gleichermaßen verletzt.
 3 x 10 Tropfen täglich

Die *chronischen* Rückenschmerzen liegen als Störung tiefer in der Person begründet und bedürfen ärztlicher und homöopathischer Hilfestellung. Im Bereich der *Halswirbelsäule* drückt

Wirbelsäule

sich die Halsstarrigkeit des Menschen aus. Sie ist Ausdruck des Durchsetzungsvermögens gegen die Unbill der Zeit, der Umwelt, des Schicksals. „Kopf hoch und Genick steif!", meint der Volksmund als Aufmunterung bei drohendem Verlust der Willensbetontheit. Kein Wunder, daß die Aufrechterhaltung meiner Ideen, meiner Vorhaben, meiner Halswirbelsäule gegen den Willen der Umwelt steifige, krampfende Schmerzen verursacht. Insbesondere dann, wenn wir zweifeln, schwach werden oder traurig sind und erschöpft. So können wir mit Zuspruch, mit Trost, mit Beistand jemandem das Rückgrat stärken und ihn seiner Schmerzen, seiner Zweifel, seiner Traurigkeit entheben. In der Homöopathie haben wir zwei wertvolle Arzneien, die eine sich *verkrampfende* Unsicherheit nehmen.

Gelsemium D6   Die erste ist Gelsemium D6, bis zur Entspannung genommen. Diese Arznei ist uns als Begleiter bei *Prüfungsangst* und Lampenfieber (⇨ *Geburt [Geburtskrämpfe], Ärger [verkrampfender Ärger]*) bekannt. Was müssen wir nicht alles gebären gegen den verkrampfenden Widerstand der Welt.
     1 Gabe alle 15 Minuten

Cimicifuga D3   Aus der klinischen Psychiatrie ist mir noch der Zusammenhang geläufig, daß auffallend viele Frauen mit Depressionen unter heftigen Schmerzen der Halswirbelsäule leiden. Damals war mir das gemeinsam Verbindende unerklärlich. Erst die Bilder der Arzneien klärten das Geheimnis. Die Depression solcher Frauen stand inhaltlich immer mit Geschehnissen der eigenen Geschlechtlichkeit zusammen. Der Schmerz im *Genick* war ein Reflex aus der *Gebärmutter*. Die wertvollste Arznei für solche Beschwerden ist Cimicifuga D3 bis zur Entkrampfung. Auch Kindern mit Genickstarre ist sie hilfreich.
     1 Gabe alle 10 Minuten

Ein akutes Ereignis an diesem Ort ist der *Schiefhals* (Tortikollis) als Folge von *Zugluft* oder *Verrenkung*. Die erstere Auslösung wissen wir mit *Aconit* zu lösen.

Phosphorus D30   Die letztere habe ich bisher immer mit Phosphorus D30 lösen können.
     1 Gabe einmalig

Lachnanthes D4   Zusätzlich zu dieser Hochpotenz gebe ich Lachnanthes D4, besonders wenn der *Kopfwender* (Musculus sternocleidomastoideus) am stärksten verspannt ist.
     1 Gabe stündlich

Brustbereich

Calcium carbonicum D12   Im Bereich der *Brustwirbelsäule* kristallisieren sich am ehesten Schwäche und Erschöpfbarkeit der Person heraus. Klinisch sind sie uns als rachitische Wirbelsäule, als einseitige S-förmige Verbiegung

(Skoliose) und als Verkrümmung (Kyphose) infolge von „Haltungsschäden“ bekannt. Demzufolge sind Arzneien angezeigt, die auf den Stütz- und Gelenkapparat des Körpers Einfluß nehmen bzw. unserem seelisch-geistigen Pendant eine Stütze bieten.

Die erste in dieser *mineralischen* Reihe ist Calcium carbonicum D12. Wir kennen diese Arznei bereits als solche, die als erste – am Beginn des Lebens – den Menschen hilft, sich aufzurichten. *Liebenswert* und *rundlich* zehren sie vom Guten ihrer Umwelt, und wenn sie ihnen die Aufrichtung nicht erlaubt, verdreht, verbiegt und verbeugt sich ihre Wirbelsäule. Die Kälte der Mitmenschen überläuft *frostig* ihren Rücken, der wie taub und wie verrenkt empfunden wird. Sie *verheben sich* leicht in ihrem Verhalten und müssen dies mit einem Ischiasschmerz büßen.
2 x 1 Gabe täglich

Kreuz

Rhus tox D30

Kreuzschmerzen haben ihre häufigsten Ursachen als Folge von Überheben, *Überarbeiten* im Garten, beim Hausputz oder durch Traktor-, Jeep- und Lastwagenfahren usw. Das Kreuz ist *lahm,* die Ruhe lindert nicht, dafür lokale *Wärme.* Nehmen Sie Rhus tox D30.
1 Gabe einmalig

Nux vomica D30

Wenn ich das Gefühl habe, als breche mein Kreuz durch, *wie zerschlagen*, als Folge von *Ärger* und *Aufregung*, dann hilft Nux vomica D30. Besonders wenn sich die Kreuzmuskeln *verkrampfen.* Ich selbst habe diese Arznei vor Diskussionen mit Erfolg genommen, weil mich unsachliche Einwürfe maßlos ärgerten, so daß ich unleidlich und ungeduldig wurde. Mit *Nux vomica* konnte ich selbst dem albernsten Einwurf souverän seinen Platz zuweisen. Versuchen Sie es!
1 Gabe einmalig

Tartarus stibiatus D6

Wenn die vorgenannten Arzneien nicht ansprechen, dann bleibt noch der Griff zu Tartarus stibiatus D6, auch *Antimonium tartaricum* genannt, besonders wenn gleichzeitig Übelkeit, *Brechwürgen* und Würghusten die Kreuzschmerzen begleiten, und die Schmerzen über die Pobacken bis *in die Waden* ziehen.
3 x 1 Gabe täglich

Natrium muriaticum D200

Wie bei *Silicea* erhebt sich dieser rückenlastige Mensch mit Steifigkeit, Zittern und Ängsten am Morgen vom Bett. Seine ganze Wirbelsäule vom Hinterkopf bis zum Kreuz fühlt sich an wie gelähmt, so daß er sich lockernd *dreht* und wendet, wobei die kleinen Wirbelgelenke *knacken* und knarren. Die Spannung im Kreuz *pulsiert*, sticht gelegentlich und ein Gefühl des Gebrochenseins begleitet ihn im Rücken und im Leben. „Dem werde ich das Rückgrat brechen", sagt der Volksmund; und er ist das Opfer. Während *Silicea*-Menschen wegen ihrer Berührungsempfindlichkeit weite Kleidung tragen, bevorzugt er enge Jeans oder ein Korsett. Deshalb sehen wir ihn *aufrecht* im Sessel sitzen mit einem *Kissen im Kreuz*, das ihm Halt gibt und seine Schmerzen lindert. Noch lieber läge er ständig auf einer harten Matratze. So wird er immer eine Stütze brauchen. Wenn er sie nicht von seiner Umwelt bekommt, so stützt er sich selbst mit der Hand am Tisch, am Stuhl, in der Taille und mit Natrium muriaticum D200. Dazu geben Sie ihm Ihre eher schweigende Beachtung und *wortlose* Zuneigung, und bedauern Sie ihn nie. Das macht ihn wütend!

⟼ 1 Gabe alle 4 Wochen

Phosphorus D12

Etwas Frische und *Feuer* in dieser Traurigkeit tut uns gut. Aber die zarte, ideenreiche Frische erschöpft sich rasch in der schlaksigen, *vornübergebeugten* Haltung und ihr Feuer erlischt darin. Nur noch zwischen den Schulterblättern brennt es, und *Hitze* kriecht die Wirbelsäule hoch. Aber *Frost* läuft schon hinab. Das Feuer hat die Dornfortsätze und Wirbelkörper verbrannt *(Karies),* so daß sie bei leichter Berührung schmerzen und das Kreuz bei Anstrengung versagt. Seine *quecksilbrige* Ruhelosigkeit hat sich in die Wirbelsäule verzogen, wo sie das Gefühl hinterläßt, als ob sich darin Quecksilber auf und ab bewege. Im Gegensatz zu den vorigen darf man ihn, wie bei *Calcium carbonicum*, berühren. Bäder, Massagen und Phosphorus D12 tun ihm sehr gut, verteilen sein Feuer und sein Quecksilber zu gleichen Teilen in den Schichten der Person.

⟼ 2 x 1 Gabe täglich

Sepia D12

Im *Kampf* um die Verteidigung ihrer selbst – ohne Gegner – hat diese Frau sich zunehmend gebückt. Gebeugt durch den Verlust ihres Haltes – des Festhaltens ihrer *Opfer* mit ihren *Fangarmen* – und verletzt im tiefsten Inneren ihrer *derben* Stütze, schleppt sie sich *kreuzlahm* und *zerbrochen* durch den Rest ihres *opferlosen* Lebens. In der Genitalsphäre, dem eigentlichen Zentrum ihrer Problematik, hat sich die *Gebärmutter gestaut* und *verlagert*. Sie erkennen und geben Sepia D12. Wir ändern ihre Schmerzen, aber nicht ihr Wesen. Alle Arzneien und alle Frauen, die wie *Sepia* an chronischem Kreuzschmerz infolge Gebärmutterverlagerung leiden, gehören zu diesem Kapitel (⇨ *Gebärmutter*). Auch ihr tut ein fester Halt im Rücken gut. Doch außer *Wärme* und einem *Kissen im Kreuz* verträgt sie keinerlei Berührung und Druck.

⟼ 2 x 1 Gabe täglich

Kalium carbonicum D12

Alles ist *schwach*: Das Hirn, das Herz, der Magen, das Kreuz, der Unterleib. Aller Kummer, alle Sorgen, alle Qual, alle Anstrengung

Der kranke Mensch

schlägt sich dorthin. So verwundert es nicht, daß das Kreuz *quälend* schmerzt, *reißt, ruckt, zuckt* und plötzliche *Stiche* einschießen. Dieserart verrenkt und steifig, braucht dieser Mensch – wie jener bei *Natrium muriaticum* – *Wärme*, liegende Ruhe auf *harter Unterlage* und beim Sitzen ein *Kissen im Kreuz*. Zusätzlich und gegenteilig zu *Natrium* verträgt er eine *gute Massage* und Kalium carbonicum D12, um seine Spannkraft und Beweglichkeit zu stärken.

🥄 2 x 1 Gabe täglich

Calcium fluoratum D12

Beim *Bandscheibenschaden* hat sich das folgende Arzneitrio äußerst bewährt, auch dann noch, wenn ein *Teilvorfall* (Prolaps) der Bandscheibe mit den entsprechenden Schmerzen und Gefühlsveränderungen in den Beinen vorliegt. Beginnen Sie die Behandlung mit Calcium fluoratum D12, 6 Wochen lang. Als *Kalziumsalz* ist ihre Notwendigkeit gerechtfertigt.

🥄 2 x 1 Gabe täglich

Strontium carbonicum D12

Danach lassen Sie Strontium carbonicum D12, ebenso 6 Wochen lang, folgen. *Strontium* ist bereits ein *Schwermetall*. Seine Wirkung als Arznei kennen wir aus der Vergiftungslehre (Toxikologie).

🥄 2 x 1 Gabe täglich

Thallium metallicum D6

Als dritte und letzte Arznei geben Sie Thallium metallicum D6, wiederum 6 Wochen lang. Je tiefgreifender und *destruktiver* eine Störung im Stützgewebe sitzt, desto mehr neigen wir arzneilich dazu, über die Pflanze, über das Mineral *Schwermetalle* auszuwählen.

🥄 3 x 1 Gabe täglich

Neben diesem Trio gebe ich die entsprechende, personenbezogene Arznei in sehr hoher Potenz und seltenen Gaben: Dazwischen setze ich – wie immer bei *chronischen* Krankheiten – die Erbnosoden *Tuberculin, Medorrhin, Luesin*.

Skoliose

Calcium phosphoricum D12

Meist werden aus den rundlichen die *zarten*, dürren, *fahrigen* Kinder und Jugendlichen, denen man den mangelnden Kalk am ganzen Körper ansieht. Der Brustkorb ist *rachitisch*, die Schultern *hängen* schwach herunter. Die Wirbelsäule schwingt sich S-förmig über ihren Rücken *(Morbus Scheuermann)*. Im Verhältnis zum Körper ist ihr *Kopf zu groß*. Sie haben Mühe, ihn aufrecht zu halten. Auch ihr Kreuz tief am *Darmbein* schmerzt, so daß sie sich seufzend vom Stuhl erheben. Sie brauchen Calcium phosphoricum D12, 2 x 1 Gabe täglich, und dazwischen 1 Gabe *Tuberculinum bovinum D200*

Wirbelsäule

gelegentlich. Dann wird sich auch ihr Appetit bessern, ihr Mineralhaushalt, ihre Erkältlichkeit und ihre Haltung.
⟶ 2 x 1 Gabe täglich

Silicea D12

Dieser ebenso schlanke, *rachitische* Mensch sieht ebenfalls bedrückt aus, so blaß und abgemagert wie bei *Calcium phosphoricum*. Alles ist noch schwächer, noch steifiger, noch *frostiger* und überempfindlicher. Auch seine Skolioseschmerzen im Rücken. Alles ist *zu hart* und schwer: Die Knochen, die Gelenke, die Muskeln; die Anstrengung, die Schule, das Studium; die Berührung, die Eindrücke, die Kälte; das Erwachen, das Erheben, die Angst vor dem kommenden Tag, die Menschen. Nur *Wärme* in jeder Weise und Silicea D12, lange Zeit genommen, können ihn trösten.
⟶ 2 x 1 Gabe täglich

Dazwischen geben Sie gelegentlich 1 Gabe *Tuberculinum bovinum D200* und zwei Monate später 1 Gabe *Luesinum D200*.

Steißbein

Castor equi D30

Bei den Schmerzen des *Steißbeins* (Kokzygodynie) hat uns Stiegele eine äußerst bewährte Anwendung geschenkt: Castor equi D30. Die *Pferdewarze* hat mich bisher – in dieser Gabe und in dieser Potenz – noch nie im Erfolg enttäuscht. Versuchen Sie es!
⟶ 1 Gabe einmalig

 **Notizen**

Der kranke Mensch

Wochenbett
⇨ *Geburt, Stillzeit*

Im Wochenbett treten viele Beschwerden auf, die alle homöopathisch zu behandeln sind. Ich werde Sie nur mit den wichtigsten Arzneien bekannt machen, denn in dieser Zeit können Sie oder Ihr „Geburtspartner" mit Ihrem Homöopathen in Kontakt treten.

Arnica D4
Wenn die Geburt nicht allzu beschwerlich war, nehmen Sie weitere 2 Wochen Arnica D4. *Nachwehen* in den ersten 3 Tagen nach der Geburt sind ganz natürlich. *Arnica* regelt die Nachwehen und vermeidet auch das lästige *Nachträufeln* des Urins nach einer beschwerlicheren Geburt.
⌒ 3 x 1 Gabe täglich

Pulsatilla D4
Eine weitere natürliche Erscheinung ist der *Wochenfluß* (Lochien). Nach homöopathischer Vorbehandlung bleibt er – zur Verwunderung von Hebamme und Geburtshelfer – gewöhnlich ganz aus! Sollte er trotzdem recht *spärlich* fließen und Ihnen das Gefühl geben, im Unterleib gestaut zu sein, so fördert unsere hilfreiche Pulsatilla D4 den natürlichen Fluß wieder und entstaut Sie.
⌒ 3 x 1 Gabe täglich

Kreosotum D4
Gewöhnlich ist der Wochenfluß geruchlos, flüssig. *Verklumpungen* und *übler* Geruch sind krankhaft und bedürfen der Behandlung mit Kreosotum D4, um eine Infektion des Unterleibes zu vermeiden.
⌒ 3 x 1 Gabe täglich

> Das *Wochenbettfieber* ist durch die teilweise vorbeugende Therapie mit Antibiotika selten geworden. Antibiotika verändern jedoch die Milch der Stillenden, vernichten ihre natürlichen Bakterien und schaden dem Neugeborenen mit Durchfall und unerklärlicher Schwäche. Die junge Mutter wird zum Abstillen gezwungen. Versuchen Sie es deshalb homöopathisch, was aus Erfahrung für Mutter und Kind erfolgreich endet.

Pyrogenium D30
Drei Arzneien sind hierbei gewissenhaft einzunehmen. Beim beginnenden Fieber, meist von *Schüttelfrost* begleitet, nehmen Sie Pyrogenium D30, die Sie bei einem sich wiederholenden Schüttelfrost nochmals einnehmen.
⌒ 1 Gabe einmalig

Lachesis D12
Dazu Lachesis D12 für das drohende *septische* Fieber ...
⌒ 2 x 1 Gabe täglich

Echinacea D2
... und zusätzlich Echinacea D2, um Ihr *Abwehrsystem* zu stärken.
⌒ 1 Gabe stündlich zwischendurch

Wochenbett

Hepar sulfuris D30
Ähnlich verfahren Sie mit einer *Brustentzündung.* Verweigern Sie das Abstillen mit Östrogenen, lassen Sie die Milch für Ihr Kind abpumpen, legen kühlende Alkoholumschläge auf und binden Ihre Brust zur Ruhigstellung hoch. Auch hierbei sind drei Arzneien entscheidend zur raschen Heilung. Nehmen Sie zuerst Hepar sulfuris D30, 3 Gaben insgesamt.
↳ 1 Gabe 6stündlich

Lachesis D12
Dazu wie oben, Lachesis D12 für die drohende *Blutvergiftung* ...
↳ 2 x 1 Gabe täglich

Echinacea D2
... und wiederum Echinacea D2, zur Stärkung Ihrer *Abwehrkräfte.*
↳ 1 Gabe stündlich dazwischen

Phytolacca D4
Kommt es nicht zur Entzündung, sondern zur *Stauung* der Brust, so reicht Phytolacca D4 aus, um das Fortschreiten in eine Entzündung zu vermeiden.
↳ 3 x 1 Gabe täglich

China D4
Eine Geburt kann sehr anstrengend sein und die junge Mutter erheblich schwächen, besonders wenn im Wochenbett Beschwerden auftreten und wenn das Stillen erschöpft. Nicht alle Frauen sind kräftig und abwehrstark. Bei solchen *Schwächezuständen,* die im eigentlichen auf den erheblichen *Säfteverlust* – Blut und Milch – zurückzuführen sind, brauchen Sie China D4, bis Sie wieder „tauglich" sind.
↳ 3 x 1 Gabe täglich

Clematis D4
Eine vergleichsweise leichte Störung ist ein *krampfender* Schmerz im Unterleib, im Bereich der Eierstöcke, der *Mutterbänder.* Clematis D4 hat sich hierfür bewährt.
↳ 3 x 1 Gabe täglich

Hypericum D30
Oder jener lästige Druckschmerz am untersten Ende der Wirbelsäule, am *Steißbein.* Er spricht gut auf Hypericum D30 an, denn sicher sind in diesem Bereich *Nerven* verletzt worden.
↳ 1 Gabe einmalig

Collinsonia D6
Auch *Hämorrhoiden* können zur Plage werden, wenn sie drücken, ziehen, stechen, jucken und brennen. Wie in der Schwangerschaft bringt auch in dieser Zeit Collinsonia D6 die nötige Abhilfe.
↳ 3 x 1 Gabe täglich

Causticum D30
Auf eine seltene Störung möchte ich noch hinweisen, da sie unerwartet und so plötzlich auftritt, daß man im entscheidenden Augenblick die rechte Arznei nicht zur Hand hat: die *Harnverhaltung*

Der kranke Mensch

nach der Geburt. Wir haben sie bereits als Störung nach der Operation kennengelernt. Hier wie dort bringt Causticum D30 die Erlösung und vermeidet Katheter und eventuelle Blasenpunktion über dem Schambein.

1 Gabe einmalig

Echinacea D2

Tritt im Wochenbett durch allgemeine Stauung eine ungewohnte Venenentzündung auf, so behandeln Sie sich, wie es im Kapitel *Venenentzündung* beschrieben steht. Im Wochenbett nehmen Sie dazu noch Echinacea D2, um Ihre *Abwehr zu stärken,* denn Ihr Körper muß ja noch Milch produzieren und ist geforderter als gewöhnlich.

1 Gabe stündlich zwischendurch

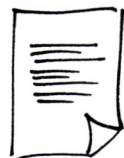
Notizen

Wundliegen

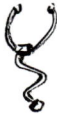

Sicherlich, dieses Kapitel ist nicht für die tägliche Praxis gedacht. Doch einige unter uns pflegen in ihrem Zuhause noch ihre Eltern in hohem Alter, falls diese nicht schon im Krankenhaus sind oder im Altersheim. Jenen, die ethisch-moralisch bemüht sind, ihren Eltern das zurückzugeben, was sie von ihnen vormals erhielten, jenen möchte ich eine Hilfe in die Hand geben.

Abrotanum D4

Das Wundliegen (Dekubitus) entwickelt sich durch lokale Unterernährung des Gewebes infolge ständigen Drucks von außen, durch Liegen auf derselben Stelle. Die Appetitlosigkeit, die *Abmagerung*, die Erschöpfung des Pflegebedürftigen tun das ihre dazu. Beginnen Sie die Behandlung mit Abrotanum D4 neben der äußeren Pflege und der weichen Lagerung.
　3 x 1 Gabe täglich

Arnica D4

Besonders nach dem *Schlaganfall* bilden sich infolge der Unbeweglichkeit gern Druckstellen mit *dunkelroter* Verfärbung. Öffnet sich die Stelle, nimmt der Wundrand diese Farbe an und kann mit Arnica D4 gut beeinflußt werden. Trotz weichester Lagerung klagen diese Menschen, daß *alles* noch *zu hart* sei.
　3 x 1 Gabe täglich

Lachesis D12

Eine ähnliche Verfärbung, doch eher *blaurot*, zeigt der Wundrand mit *dunkelroter*, offener Wunde bei sehr *berührungsempfindlichen* Menschen mit chronischen, *septischen* Erkrankungen, der Lachesis D12 bedarf. Für torpide Prozesse geben wir gewöhnlich die *D4*.
　2 x 1 Gabe täglich

Lachesis sollte nicht unter *D10* gegeben werden, da es sonst zu *Blutungen* kommen kann.

Carbo animalis D4

Ist der Wundrand blaß, *wäßrig geschwollen* und die Wunde dunkel, fast *schwarz* wie Kohle, dann ist Carbo animalis D4 angezeigt. Die *Tierkohle* ist immer dort hilfreich, wo das nötige Feuer in der Nahrung, im Stoffwechsel, im Gewebe nur noch vor sich hinglimmt.
　3 x 1 Gabe täglich

Hepar sulfuris D30

Jetzt beginnen die Wunden zu *eitern*. Zunächst bedecken Eiterstippchen das entzündete Gewebe, das wie *nach Fischlaiche*, nach *altem Käse* riecht. Hepar sulfuris D30 ist die erste Arznei bei Eiterungen, besonders wenn *Wärme* der Wunde guttut.
　2 x 1 Gabe täglich

Silicea D6 Danach folgt meist die *Kieselerde*, wenn die Wunde noch *eitrig näßt*, aber allmählich heilt. Silicea D6 erreicht das *harte* Gewebe und gibt ihm die Spannkraft zurück.
  3 x 1 Gabe täglich

Kreosotum D4 Die Wundstelle kann *eitrig-brandig zerfallen*. Dann sondert sie ein *aashaft-stinkendes* Sekret ab und braucht Kreosotum D4 bis zur Reinigung.
  3 x 1 Gabe täglich

Pyrogenium D30 Dazu gebe ich gern dazwischen Pyrogenium D30, um der *drohenden Blutvergiftung*, der Sepsis, vorzubeugen.
  1 Gabe gelegentlich, etwa einmal pro Woche

Zusätzlich stellen Sie unter das Bett des so Verwundeten eine große Schüssel klaren *Leitungswassers* in Höhe der Wunde. Diesen hilfreichen Hinweis habe ich dem Schatz alter Ärzte entnommen!

 **Notizen**

Würmer

Cina D4

Wurmbefallene Kinder, häufiger als wir annehmen, sind sehr nervös und neigen zu *Krämpfen*. Das hampeligste unter allen neigt obendrein zum *Schielen*, ist ständig in Bewegung, *zupft* an der Lippe, an der Nase und kratzt sich am Po. Beginnen wir die Wurmkur mit Cina D4. Auch mit einer einmaligen Gabe *D30* habe ich bei meiner Tochter Erfolg gehabt.
  3 x 1 Gabe täglich

Spigelia D4

Klagen Ihre Kinder über *Nabelkoliken* (⇨ *Nabelkolik*) und haben Sie mit den dort empfohlenen Arzneien keinen Erfolg, dann verabreichen Sie Spigelia D4, insbesondere wenn Würmer nachweisbar sind.
  3 x 1 Gabe täglich

Marum verum D6

Unsere „Polypen-Kinder", die sich in jedem Herbst mit ihren Erkältungen rumschlagen, werden sich eher auf Marum verum D6, von allen möglichen Wurmarten befreien.
  3 x 1 Gabe täglich

Cuprum oxydatum nigrum D4

Die stärkste und sicher zum Erfolg führende Arznei ist Cuprum oxydatum nigrum D4, wenn Ihr Kind den vorherigen Bildern nicht entspricht. Nach vierwöchiger Einnahme sind die Würmer und die lästigen Begleiterscheinungen wie *Bauchkrämpfe* und *nervöse Ticks* vertrieben.
  3 x 1 Gabe täglich

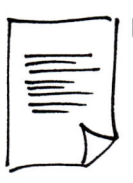 **Notizen**

Zahnfleischschwund

Die Beschaffenheit des Zahnfleisches spiegelt die Stärke oder die Schwäche der allgemeinen Bindegewebsstrukturen des Körpers wider. Sein Schwinden verrät uns somit die tiefe Störung des Prozesses, die ja immer der ärztlichen Begleitung bedarf. Doch halb begonnen, ist schon halb gewonnen, und mit den folgenden Arzneien fördern Sie bereits einen Heilungsprozeß, der sich eben nicht nur auf die Festigung des Zahnfleisches bezieht.

Acidum hydrofluoricum D6

Ein kräftiger, *hitziger* Mensch wird sicherlich eher auf Acidum hydrofluoricum D6 ansprechen. *Kalte* Getränke lindern den konstant vorhandenen Schmerz oder den Druckschmerz. Reichlich reparierte Karies strotzt uns entgegen, und das Weiß der Zähne ist sichtbar entkalkt.
3 x 1 Gabe täglich

Calcium fluoratum D6

Der „Zahnstatus" ist hier ähnlich jammervoll, aber der zugehörige Mensch ist *fröstelig*. Sein Zahnfleisch wird eher mit Calcium fluoratum D6 gefestigt, das nur *warme* Getränke toleriert.
3 x 1 Gabe täglich

Mercurius corrosivus D4

Schwammig geschwollen ist jenes Zahnfleisch, das *weder zu kalt noch zu warm* verträgt und sich nach geduldiger Einnahme von Mercurius corrosivus D4 erstaunlich strafft. Meist ist auch die recht schmutzig-gelb belegte Zunge geschwollen und von tiefen Zahneindrucken an ihrem Rand umsäumt.
3 x 1 Gabe täglich

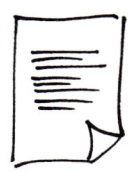 **Notizen**

Zahnkaries

Die Karies hat vielerlei Ursachen. Die ererbte Anlage zu schlechten Zähnen steht obenan. Zucker- und Süßigkeitenkonsum stehen gleich an zweiter Stelle, insbesondere bei unseren Kindern. Es ist eine erzieherische Forderung an die Eltern, den Verbrauch an Süßem und den Austauschhandel mit Gleichaltrigen zu lenken mit dem Ziel des Mittelmaßes. Hierbei dürfen Sie „gütigen" älteren Menschen, Verwandten und weniger verwandten Omas, Opas mit strenger Entschiedenheit Ihren Standpunkt klarmachen. Notfalls hat Ihr Homöopath noch eine Unterstützung, denn das Verlangen nach Leckereien ist eine ganz persönliche Eigenart, die ja auch uns Erwachsenen wohlbekannt ist.

Staphisagria D12

Die durch die Vererbung angelegten schlechten Zähne werden schon als *Milchzähne* frühzeitig kariös, d.h. sie erscheinen stellenweise *schwarz* in feinem *Streifenmuster* und bröckeln allmählich ab. Neben der Zahnpflege und der zahnärztlichen Pflege geben Sie Ihren Kindern Staphisagria D12, insbesondere wenn das Zahnfleisch geschwollen ist und beim Zähneputzen leicht blutet als Ausdruck der allgemeinen Gewebsschwäche.
2 x 1 Gabe täglich

Kreosotum D4

Die übelste vererbte Anlage findet sich bei solchen Kindern, deren Zähne bereits *kurz nach* ihrem *Durchbruch schwarz* werden. Auch bei ihnen *blutet* das Zahnfleisch leicht und ist geschwollen. Kreosotum D4, auf lange Zeit gegeben, beeinflußt den Zerfall günstig. Der Süßigkeitskonsum ist für diese Kinder weniger als Auslösung zu verstehen, sondern eher als verschlimmernde Tatsache.
3 x 1 Gabe täglich

Thuja D6

Üblicherweise frißt sich die Karies in der Zahnkrone fest. Seltener, aber ebenso eindrucksvoll bahnt sie ihren zerstörerischen Weg durch den *Zahnhals*, dort wo die Krone in die Wurzel übergeht. Wenn dem so ist, denken wir an Thuja D6, wodurch mehr als nur die Karies geheilt werden wird.
3 x 1 Gabe täglich

 **Notizen**

Der kranke Mensch

Zahnschmerz

Er ist ein unerträgliches Übel und bedarf rascher zahnärztlicher Hilfe. Aber die rasche Hilfe steht oft aus durch lange Terminierung und durch die Eigenart der Schmerzen, in der Regel nachts oder am Wochenende aufzutreten. Ich selbst habe aus diesen Gründen drei Tage gelitten und empfand die folgenden Arzneien als sehr hilfreich.

Aconitum D30 — Erinnern wir uns an die Arzneien der Entzündungsreihe, dann fällt uns die Wahl nicht mehr schwer. Wie immer vergaß ich bei den *plötzlich* auftretenden Beschwerden sofort Aconitum D30 einzunehmen.
⟜ 1 Gabe einmalig

Belladonna D30 — Die Schmerzen ließen gegen abend nach, kamen jedoch desto heftiger gegen *Mitternacht* wieder, hart *pulsierend,* bohrend, reißend mit *hochrotem* Zahnfleisch und dicker Wange, die ich mit einem *Wollschal* umwickelte. Mein Kopf war benommen, meine Augen fiebrig *glänzend* und mein Körper, den ich gut zugedeckt hielt, *dampfte* hitzig. Belladonna D30 erlöste mich diese und die folgende Nacht.
⟜ 1 Gabe einmalig

Hepar sulfuris D30 — Am dritten Tag, bei gleichem Verlangen nach *Wärme,* quoll der *Eiter* aus den Zahnfleischtaschen. Hepar sulfuris D30 hielt mein Leid in Grenzen bis zum vierten zahnextrahierenden Tag.
⟜ 2 x 1 Gabe täglich

Hypericum D30 — *Nach* der Zahnentfernung nahm ich sofort Hypericum D30 ...
⟜ 1 Gabe einmalig

Mercurius solubilis D30 — ... und, wieder zu Hause angelangt, Mercurius solubilis D30, weil die Wunde *wie eine Kloake stank.*
⟜ 2 x 1 Gabe täglich

Nach 2 weiteren Tagen hatte ich Ruhe. Die Wunde heilte ohne Antibiotika-Einlage ab. Machen Sie es nach! *Nur wer erfährt, kann heilen.*

 **Notizen**

Zahnziehen

Wenn Sie mit länger bestehenden Zahnschmerzen zum Zahnarzt gehen, findet er meist einen Eiterherd an der Zahnwurzel und entfernt den Zahn oder auch nicht. Letztlich sind Sie der Entscheidung des Zahnarztes überlassen

Arnica D30 Deshalb sorgen Sie vor. Nehmen Sie 1 bis 2 Stunden *vor* Ihrem Termin Arnica D30. Das lindert den Schmerz, verhindert starke Blutung.
1 Gabe einmalig

Hypericum D30 Gleich *nach* der eventuellen Zahnentfernung nehmen Sie Hypericum D30, 1 Gabe einmalig, und wiederholen diese Gabe, wenn sich nach 2 Stunden die lokale Betäubung auflöst und die Empfindungsfähigkeit mit Schmerzen zurückkehrt.
1 Gabe einmalig

Phytolacca D4 Danach behandeln Sie 1–2 Wochen mit Phytolacca D4. Sie beugen einer Entzündungsausbreitung im Kiefer vor und einer infektiösen *Herdstreuung* zu Herz, Niere und Gelenk. Sie werden zufrieden sein, da Sie die heute so übliche Einnahme von Schmerztabletten und vorbeugender Antibiotikatherapie beruhigt vernachlässigen können.
3 x 1 Gabe täglich

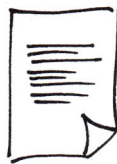 **Notizen**

Zweiter Teil
Die Arznei

Einleitung

Zwei Seelen wohnen, ach! in meiner Brust.
Goethe – Faust

Als ich vor vielen Jahren begann, die Arzneilehre zu studieren, war sie eher ein deprimierendes Erlebnis. Ich konnte und wollte nicht begreifen, daß wir so schlecht sind, so morbide, so durch und durch verkommen. Doch durch die Arznei die Schicksale der Menschen zu ergründen, faszinierte mich.

Es brauchte einen zeitraubenden Erkennungsprozeß, die Hinführung durch meinen Lehrer und die Erfahrung mit meinen Patienten bis ich begriff, daß es sich bei den geschilderten Phänomenen um vordergründig krankhafte Erscheinungen und Störungen handelt, denen wir nur in der existentiellen Not begegnen.

Ich verstand, daß *innerhalb* der krankhaften Extreme das Maß der Mitte Harmonie und Gesundheit versprach. Der Hintergrund ist zwischen den Zeilen zu erahnen. Der morbide Vordergrund der Beschreibung – und damit die morbide Erscheinung des kranken Menschen – steht mit dem Hintergrund in sich ausgleichender, gegenpoliger Wechselbeziehung. Nichts kann so schlecht sein, daß es nicht etwas Gutes in sich birgt, und nichts kann so gut sein, daß es nicht etwas Schlechtes in sich birgt.

So kann auch etwas augenscheinlich Gutes wie Güte, Sorgfalt und Ordnungsliebe eines Menschen zur Plage und Qual für dessen Umwelt werden. Dann nämlich, wenn solche Charaktereigenschaften zum Übermaß auswachsen, zu übermäßiger Sorgfalt, zu übermäßiger Pedanterie, dann verlassen sie das ausgleichende Maß der Mitte, das *Dasein*, und entgleisen in das, was wir augenblicklich erleben, in das *Sosein*.

Ich verstand, daß die Arznei und der Mensch sich nicht nur ähnlich sind, sondern sich entsprechen, in einer sich verschmelzenden Einheit. Der Grad seiner Entgleisung bestimmt die Schwere seiner Erkrankung. Folglich sind wir aus Gegensätzen zusammengefügt, die es gilt, in uns zu vereinen. Das ist auch das Anliegen jeder großen Philosophie, sei sie westlichen oder östlichen Ursprungs. Nur suchen wir Okzidentalen eine ursächliche Begründung für unsere Verhaltensstörung möglichst in der Außenwelt, im anderen. Das ist durch unsere religiöse Schulderziehung ausgelöst. Während der Orientale weder Ursache noch Begründung sucht, sondern die Gegensätze in seiner Innenwelt als gegebene, als notwendige Voraussetzungen der Einheit seines Daseins annimmt. Nur in diesem Selbstverständnis war ich fähig, die Arznei und den Menschen lieben zu lernen.

Je mehr Sie versuchen, Entsprechungen zu finden zwischen Arznei und Mensch, zwischen Körperlich-Leiblichem und Seelisch-Geistigem, desto mehr wird Ihnen die Arznei zum Freund, zum Besitz und zur unmittelbaren Anwendung. Dadurch werden Sie erkennen, daß eine Homöopathie, die den Menschen ganz läßt und die Arznei ganz läßt, anstatt ihn und sie in Symptome zu zerpflücken, eine verständlichere, eine menschlichere und eine ärztlichere Methode darstellen muß.

Die Repertorien und Symptomenverzeichnisse sind nur Wegweiser in unserer Unschlüssigkeit, in unserer Unkenntnis auf dem Wege zum Meister. Keinesfalls dürfen wir auf halbem Wege stehen bleiben und sie zur Grundlage, zum Inhalt unserer Methode, unserer Technik, unseres Handwerkszeugs werden lassen, indem wir die Arznei zerpflücken und den Menschen zerstückeln.

Die Arznei

Wir können klinisch denkende Ärzte allein durch unsere Arzneien überzeugen. Deshalb ist es von Vorteil, wenn wir uns um den Namen kümmern, um die Herkunft, um den Standort, um die Bedingungen, in der eine Pflanze, ein Tier, ein Mineral wächst, gedeiht und vergeht oder sich durchsetzt, so wie wir uns täglich in unserer Umwelt durchsetzen und einsetzen müssen und hoffentlich gedeihen können. In der Homöopathie werden Sie immer eine Arznei finden, die Ihr Gedeihen anspornt und Ihr Zugrundegehen mildert. Diese Homöopathie habe ich von der Arznei her verstehen gelernt. Durch sie habe ich gelernt, den Menschen zu verstehen.

Acidum formicicum

Abies nigra

Die Arznei wird aus dem Harz der nordamerikanischen Konifere *Picea nigra* gewonnen und ist für magenleidende Menschen gedacht. Am Mageneingang sitzt ein Klumpen wie ein Ei, krampft sich zusammen und steigt mit saurem Aufstoßen die Speiseröhre hoch, besonders nach dem Essen.

Abrotanum

Die *Artemisia Eberraute* hat ihre Wirkung auf das lymphatische System, das Abwehrsystem des Körpers. Bei schwächlicher Abwehr werden Kinder, Jugendliche und auch Erwachsene blaß, schwach, müde, matt, erschöpfen rasch, sind anfällig für Erkältungen, sehen hohläugig aus, verlieren den Appetit und haben stets vergrößerte Lymphdrüsen am Hals. Bei manchen Jugendlichen entwickeln sich in der Pubertät eitrige Pickel über der Nase und über den Wangen, die sich in der kalten Jahreszeit blaurot verfärben. Bei Erwachsenen nennt man die gleiche Erscheinung Schmetterlingsekzem (Akne rosacea). Als das appetitsteigernde „homöopathische Freßmittel" nimmt diese Arznei ihren Platz in der Homöopathie ein.

Acidum aceticum

Erschöpfung, Schwindel, Benommenheit verbergen sich hinter einem blassen wächsernen, abgehärmten Gesicht mit zeitweiliger hektischer, schwitziger Röte, aus dem gelegentlich ein durchdringender, abweisender Blick hervorschaut. So erschöpft und abgemagert erscheinen die meisten unserer krebskranken Menschen, die der *Essigsäure* bedürfen. Ein Leben lang haben sie sich für andere aufgeopfert und sind am Ende enttäuscht, gekränkt und gedemütigt. Großer Durst auf kleine Schlucke kühlen Wassers und das Verlangen nach sauren, derben Speisen halten sie noch aufrecht. Die Süße haben sie schon lange verlassen. Nachts drohen sie zu ersticken und sind übergossen von kalten, übelriechenden, wundmachenden, zersetzenden Schweißen.

Acidum benzoicum

Stark und tiefgreifend ist die *Benzolsäure* bei gichtigen Rheumatikern, deren kleine Gelenke chronisch entzündet und verunstaltet sind. Zusammen mit Lithium carbonicum und Berberis als Gichttropfen bewährt und als solche bei der Schuppenflechte (Psoriasis) eingesetzt, die sich im Herbst, im Naßkalten, verschlimmert.

Acidum carbolicum

Eine Blutvergiftung, blaurot wie bei *Lachesis*, durch Stiche von Kriebelmücken verursacht, bedarf des *Phenols*. Auf der Einstichstelle bildet sich ein stark juckendes Bläschen, das nach Kratzen entsetzlich brennt. Die Stiche vereitern rasch, die nahe gelegenen Blutgefäße entzünden sich ebenso rasch. Die Beine sehen dramatisch aus.

Acidum formicicum

Für allergische und rheumatische Menschen mit Bewegungsdrang, die gern ihre Glieder strecken, dehnen, dabei viel gähnen und frösteln. Ihre Anwendung umfaßt allergische Erscheinungen der Nase, der Bronchien und der Haut (wie Heuschnupfen, Heuasthma, Nesselsucht) sowie nächtliches Gelenk- und Muskelrheuma. In der Volksmedizin wurden rheumatische Glieder in einen Ameisenhaufen gesteckt. Die Homöopathie verwendet diese Arznei gern zur sogenannten Umstimmungstherapie bei allergischen und rheumatischen Kindern und Erwachsenen. Diese sind trotz ihrer kräftigen, roten äußeren Erscheinung, trotz ihrer anhaltenden, wandernden, nächtlichen, heftigen Be-

Die Arznei

schwerden sehr liebenswerte Menschen geblieben.

Weil die *Ameise* ihr Gift sticht, spritzen wir die *Ameisensäure* unter die Haut. Besonders als Umstimmungsbehandlung bei Heuschnupfen vorbeugend bereits ab Januar.

Acidum hydrocyanicum

Die Eigenarten dieser Arznei kennen wir aus dem Vergiftungsbild mit *Blausäure*. Ohnmachtsähnliche Anfälle als Ausdruck verschiedenartigster Grundleiden stehen im Mittelpunkt. Mit einem lauten Aufschrei bricht der Vergiftete zusammen, zuckt und krampft. Die Krämpfe überraschen den Betroffenen schlagartig, und mit einem lauten Aufschrei fällt er zu Boden. Die Muskeln spannen und rütteln. Die Haut ist blaß-blau und eiskalt, die des Gesichtes dunkelrot bis bläulich gestaut und mit eiskaltem Schweiß bedeckt. Ebenso eisig sind die Glieder. Stuhl und Urin läßt er unwillkürlich unter sich. Ähnlich erleben wir schlagartig einsetzende, lebensbedrohliche Zustände bei herz-, lungen- und stoffwechselkranken Menschen mit Asthma, Diabetes, Embolie, Tetanie, Epilepsie, Schlaganfall oder als Folge von Hitze und Sonnenbestrahlung. Sie berichten uns im nachhinein, einen blitzartigen Stoß vom Kopf bis zum Fuß empfunden zu haben.

Acidum hydrofluoricum

Die *Flußsäure* ist eine die Haut, die Schleimhaut, bis in die Knochen zerstörende Säure. Wie tiefgreifend ihre Zerstörung ist, zeigt sich, wenn wir versehentlich mit ihr in Berührung kommen. Und sie ist ebenso tiefgreifend heilsam. Für allergische, heitere Morgenmenschen, bei denen der erste Sonnenstrahl an den unbedeckten Stellen des Körpers juckende Friesel oder blasigen Ausschlag hervorruft, meist an Unterarmen und Halsausschnitt. Blasen finden wir auch an Händen und Füßen beim sommerlichen „Fußpilz". Außerdem begegnet sie uns hier bei der Akne rosacea mit sommerlicher Verschlimmerung wieder.

Acidum lacticum

Die *Milchsäure* ist besonders angezeigt bei bedauernswerten rheumatischen Diabetikern mit heftigen Nachtschweißen mit den bereits bekannten Erscheinungen der Säurevergiftung wie Schwäche, Mattigkeit und rasche Erschöpfbarkeit.

Acidum muriaticum

Die leicht verdampfende *Salzsäure* (heute *Acidum hydrochloricum* genannt) reizt im Vergiftungsbild insbesondere die Schleimhäute. Wenn wir uns durch sie verwunden, riecht alles übel, faul und scharf. Als Arznei hilft sie jenen Menschen, die aus dem Mund übel riechen, faul und scharf aufstoßen und deren Absonderungen aus dem After scharf, faulig und übel riechen. Hämorrhoiden schweißen und bluten, der Enddarm fällt aus Schwäche mit dem Stuhl aus dem After.

Acidum nitricum

Die Vergiftung mit der *Salpetersäure* zeigt sich am ehesten an den Übergängen von Haut und Schleimhäuten. Sie zerfallen geschwürig und stinken: Mundwinkel, Mandelentzündung bei Scharlach, Mittelohrentzündung, Afterrissen, Scheidenentzündung, eiternde, übelriechende Wunden und Fisteln. Die begleitenden Schmerzen sind von stechendem Charakter, wie von einem Holzsplitter herrührend. Der Mensch dahinter neigt zu heftiger Wut und zu heftigem Fluchen. Eine tiefgreifend heilsame Arznei.

Acidum phosphoricum

Alle Säuren verursachen Schwäche als Vergiftungserscheinung. Allen schwachen Menschen hilft eine Säure als Heilmittel. Besonders unsere durch Liebeskummer geschwächten, erschöpften, jungen, zarten Menschen bedürfen der *Phosphorsäure* als Arznei. Sie wollen alleingelassen werden, suchen die Einsamkeit, die sie mit elegischem Seufzen erfüllen. Kummer über den Freund, die Eltern und die Lehrer erfüllen ihre grübelnden Gedanken, die ihren Schlaf rauben und schwächende Schweiße treiben. Tagsüber sind sie unkonzentriert, teilnahmslos und müde, grelles Licht und lärmende Musik sind unerträglich. Nur Wärme von innen und von außen lindert ihr Gemüt. Auch beim Diabetes findet sie ihre bewährte Anwendung, weil wir, wenn wir gut zuhören, von solchen Auslösungen erfahren, von einschneidendem Kummer, von das Leben verändernder Demütigung und Kränkung.

Acidum salicylicum

Die *Salizylsäure* ist in aspirinhaltigen Präparaten enthalten, die heute verordnet werden, um die Blutgerinnung zu verzögern. Auch Rheuma-Patienten werden mit Höchstdosen behandelt. Homöopathisch aufbereitet, ist sie eine Arznei für allergisch-rheumatische Menschen mit Blutungsneigung aus den Schleimhäuten. So hat sie für das Zahnfleischbluten eine bewährte Anwendung gefunden.

Acidum sulfuricum

Im Vergiftungsprozeß verletzt die *Schwefelsäure* die kleinen Blutgefäße, so daß das Blut ins Gewebe durchsickert. Als Arznei hat sie somit ihre Folgerichtigkeit für Menschen mit Blutungsneigung, insbesondere für leichte und schwere Blutungen unter der Haut, mit und ohne Verletzung, wie wir sie erleben bei Blutern, bei Rheumatikern, bei Säufern, als Folge von Langzeit-Kortison-Einnahme oder bei Blutergüssen nach Stoß. Der zugehörige Mensch begegnet uns entweder noch rot, kräftig, hitzig, schwitzig oder – wie alle Säuren letztlich – schon blaß, gelb, welk, erschöpft. In beiden Phasen erscheint uns der entsprechende Mensch unappetitlich, ungepflegt, schmutzig, trotz anfänglicher Pflege vernachlässigt, heruntergekommen und verwahrlost. Seine Haut juckt an verschiedenen Stellen des Körpers mit und ohne Ausschlag, bei Leberkranken besonders am Rücken. Die hitzewallende, klimakterische Frau ist dem Alkohol zumindest nicht abhold. Die blutgestauten Augen sind unter dem schwitzigen, gedunsenen Gesicht klein geworden. Ihre Hast und ihr Verlangen treibt sie als Gastwirtin oder Bedienung in alkoholträchtiges Milieu. Hier, wo Lügengeschichten und demoralisierende Verlebtheit die Sphäre durchdringen, bedient sie ihr männliches Pendant mit Bier und Schnaps. Ähnlich demoralisieren die inneren Organe: Nach dem morgendlichen schweren Erheben aus schweißstinkendem Bett – falls er dieses als Tippelbruder nicht schon aufgegeben hat – hustet er Bronchiensekrete und Magenschleimhaut bis zum Bluten und Erbrechen aus, entleert blutig-schleimigen, wäßrigen Stuhl. Sein Leberschwund, sein Diabetes sind ihm selten bewußt, nur Nerven- und Muskelschmerzen ziehen als diabetische Neuromyopathie durch die Extremitäten. Das sind die Menschen, die wir manchmal insgeheim beneiden, einfach weil sie anders leben, aber ohne zu wissen, welche Trostlosigkeit, welche Beklagenswertigkeit ihren Alltag und alle ihre Tage erfüllen.

Aconitum

Der *Sturmhut* steht am Rande von Spazierwegen in Feldern und Wiesen, ständig von Luft bewegt, von der leichten Brise bis zum Sturm. Hier lernen wir nun, die Natur zu verstehen und lernen wieder, symbolisch zu denken, denn *Aconit* heilt alles, was stürmisch auftritt, seien es die Kopfschmerzen, das Herzklopfen, die Gallenkolik, das Fieber usw. oder Angst, Ärger, Aufregung, Schreck

Die Arznei

und deren Folgen, aber auch, was durch Sturm bedingt ist: sei es der steife Hals nach Zugluft oder die plötzliche Neuralgie (Schulter-Arm-Syndrom, Ischias), die Kopfschmerzen bei Föhn usw. sowie die Folgen von Unterkühlung, Wetterwechsel, Wind, Sturm, Föhn und Zugluft. Es heilt, wenn die Folgestörungen plötzlich auftreten, wie wir das am ehesten beim plötzlich auftretenden Fieber oder den plötzlich auftretenden Entzündungen unserer Kinder beobachten. Das Fieber steigt rasch hoch, man fühlt sich heiß und trocken an, verlangt nach kühler, frischer Luft und nach reichlich kühlem Wasser. Das grippige Gefühl beginnt mit heftigem Frost und klopfendem Stirnkopfweh, der Schnupfen mit heißer, trockener, dick geschwollener, verstopfter, kitzelnder oder brennender Nase und das Halsweh beginnt ebenso brennend. Im Sturm bewegt sich alles. So ist auch der Erkrankte von unruhigem Getriebensein bis zur panischen Todesangst gezeichnet, bewegt sich hin und her, auf und ab, verlangt nach kühler, frischer Luft und nach reichlich kühlem Wasser. Er liebt es indes, wenn Sie beruhigend seine Hand halten.

Aesculus

Wie in der klinischen Medizin so wird auch in der Homöopathie die *Roßkastanie* für Venenleiden verwandt, seien es nun Hämorrhoiden, Krampfadern oder Venenerweiterungen im Becken. Stauungsschmerzen sind Ausdruck der Beschwerden. Menschen mit schwachem, schwerem, dumpf drückendem Kreuz, mit prallen, trocken-heißen, juckenden Hämorrhoiden und prallen, schweren Krampfaderbeinen brauchen diese Arznei.

Aethiops antimonialis

Der *Spießglanzmohr* ist ein Gemisch aus Quecksilber, Schwefel und Antimon, woraus sich seine tiefe Wirkung auf Haut und Schleimhautprozesse erkennen läßt.

Seine Anwendung hat sich bei chronischer Darmentzündung (Colitis mucosa) und bei Hornhautkrümmung (Keratokonus) bewährt.

Aethusa

Die *Hundspetersilie* ist die beste Arznei bei Milchunverträglichkeit der Säuglinge. Die Milch wird im Schwall aus dem Rachen herausgeschleudert, kaum daß sie im Magen verweilt. Sofort danach wird wieder Hunger geäußert, nach erneutem Milchgenuß diese wieder erbrochen. Ein Teufelskreis beginnt mit Durchfall, Verstopfung und allmählichem Verfall der Kräfte.

Agaricus

Das Hirnfutter der Studenten ist der *Fliegenpilz* für leicht erschöpfbare, nervöse, gereizte, unkonzentrierte junge und ältere Menschen. Die Vergiftung mit dem Pilz ist dem Erscheinungsbild des Rausches sehr ähnlich. Es gestaltet sich von der ausgelassensten, geradezu ekstatischen Euphorie bis hin zur Dösigkeit und Schlummersucht. Aber die ihrer als Arznei bedürfen, sind immer schüchterne Wesen. Sowohl die spät entwickelten Kinder als auch die überbeanspruchten Schüler und Studenten. In der Schule hängen sie müde in der Bank, jeder Ablenkung zugänglich, die sie mit überlebendigen, hastigen Bewegungen beantworten. Zu Hause hängen sie über dem Lernstoff, blinzeln tickartig mit den Augen, zupfen an der Nase, an den Lippen, schneiden Grimassen und sind zu jeder Albernheit bereit. Auch die ewig müden, gähnenden, trunken schwindeligen Erwachsenen mit ihren versetzten Blähungen, die, wenn sie endlich abgehen, ihren Hirnzustand erhellen, hinken in ihrem Verhalten den Kindern und Jugendlichen selten hinterher.

Agnus castus

Der Jahrtausende alte Volksname der Pflanze, der als *Mönchspfeffer* oder besser als *Keuschlamm* (mit Betonung auf *keusch*) bekannt ist, verrät uns seine bewährte Anwendung im Sexualhormonbereich. Wenn ich den der Arznei entsprechenden, nervenzerrütteten, sexuell geschwächten Menschen vor mir sehe, so denke ich unwillkürlich an das Bild des Abtes, der seinen Mönchen die getrocknete Pflanze auf den heißen Penis streute. Im gegensätzlichen Denken der Homöopathie ist diese Hitze bei unserem Patienten verlorengegangen, und er leidet unter seinen alten hypochondrischen Sünden und deren Folgen. Versuchen Sie sie bei Impotenz beider Geschlechter!

Ailanthus

Der *Götterbaum* wird selten gebraucht, aber bei Infektionskrankheiten mit Ausschlag wie bei Masern und Scharlach sollte man ihn als Arznei im Hause haben. Die Kinderkrankheit nimmt einen bösartigen, schleppenden Verlauf. Der Ausschlag wird großfleckig und dunkelrot. Das Gesicht ist erst hochrot, dann blaß und bläulich. Das Fieber wechselt mit Frostschauern; kalte Schweiße und drohende Kreislaufschwäche beherrschen das Bild.

Allium cepa

Wenn wir in unserer Küche Zwiebeln schneiden, tropft uns bald die Nase, die Augen brennen und tränen, so daß wir das Fenster weit öffnen. Deshalb wirkt die *Küchenzwiebel* als Arznei heilend bei Fließschnupfen – auch allergisch bedingt – mit reichlich wäßrigem, ätzendem, wundmachendem Nasenfluß und mildem Tränenfluß, der sich im warmen Zimmer verschlimmert und draußen, in der frischen, kühlen Luft, bessert. Dabei wird einem ganz heiß, und die Hitze pocht im Gesicht.

Aloe

Die *Aloe* ist eine Kakteenart, und ihre Früchte sind eine lukullische Köstlichkeit. Als Arznei heilt sie explosionsartige Durchfälle nach Kostumstellung im Orient und Okzident mit Völlegefühl und kollernden Blähungen, die Ihren Stuhlgang und die Entleerung geräuschvoll begleiten. Ein heftiger Drang sitzt wie ein Pflock im After, treibt morgens aus dem Bett oder zwingt nach jedem Essen und Trinken, zur Toilette zu rennen. Nicht wissend, ob dort eine Blähung oder Stuhl sitzt – ein Unsicherheitsgefühl im After verhindert die notwendige Unterscheidung –, sollte der Versuch unterlassen werden, den Winden freien Lauf zu lassen. Er geht sicher in die Hose, selbst beim Wasserlassen („falsche Freunde")! Die häufigen, explosionsartig wegspritzenden Durchfälle gehen nämlich gleichzeitig mit Harn ab. Nachts tragen Sie deshalb Windeln, um dem Malheur des plötzlichen Stuhl- und Harndranges vorzubeugen. Wenn Sie an juckenden, brennenden Hämorrhoiden leiden, so hängen diese wie pralle rote Trauben aus dem After. In der Regel sind Sie ein roter, kräftiger Mensch mit chronischen Darmstörungen, chronischen Entzündungen. Trotzdem: Auf Reisen nicht vergessen!

Alumina

Fahl, schwach, fröstelig, unruhig empfindet und verhält sich dieser von allgemeiner Trockenheit geplagte Mensch. Nicht nur Haut (Falten, Ekzeme), Schleimhaut (chronische Bronchitis, Verstopfung, Blasenlähmung) und innere Organe (Hirn, Rückenmark) haben ihre Spannkraft verloren, auch Seele und Geist sind vertrocknet, verkümmert, verlangsamt im Fühlen und Denken. Wenn wir frisch geformte *Tonerde* trockener, sonniger Luft aussetzen, dann schrumpft sie, bröckelt und reißt; geschrumpft wie die Haut, bröckelig wie der Stuhl und der Ausfluß, ebenso rissig wie alle Körperöffnungen: Augenlider, Nasenlöcher, Mundwinkel, Lippen, Schamlippen und Afterfalten. Letztere formen ihr Ebenbild in den Falten um die Lippen, die wie ein Spinnwebennetz zum Mund verlaufen. Ein solches Spinnengewebe fühlt er im ganzen Gesicht, wobei er ständig sich bemüht, es mit der Hand wegzuwischen. So wie die *Tonerde* im warmen Wasser ihre Formbarkeit wiedergewinnt, so schleichen sich in der feuchten Wärme alle lebendigen Geister wieder ein, langsam und schleichend wie der Erkrankungsprozeß.

Ambra

Das Schlafmittel unserer Zeit ist die *Ausscheidung* des *Pottwals*. Schlafstörungen infolge nervöser Erschöpfung, infolge von Nervenzerrüttung nach Kummer und Geschäftssorgen. Trotz Müdigkeit schlafen Sie nicht ein, weil die familiären oder beruflichen Sorgen Sie wachhalten, die grübelnden Gedanken sich im Kreise drehen und Sie keinen Ausweg finden. Tagsüber entgleitet Ihnen beim Reden der rote Faden Ihrer Gedankengänge, und Sie erröten verlegen. Manche Menschen fühlen sich so beengt, daß sie ihre Sorgen mit Asthma beantworten. Bei Schlafstörungen infolge von Alltagssorgen. Am besten auf den Nachttisch stellen!

Ammonium bromatum

Es gibt immer wieder Zeiten, in denen ein tiefsitzender Husten mit chronischem Kehlkopf- und Rachenkatarrh nicht ausheilen will. Für solche Dilemma ist das *Ammonbromid* gedacht. Ein trockener, wunder, krampfartiger Husten im Rachen und hinter dem Brustbein plagt vor allem nachts, schon beim Niederlegen und um 3 bis 4 Uhr morgens. Der Hals ist meist heiser, kitzelt, und klebriger, weißer Schleim wird ausgeräuspert. Bettwärme oder Zimmerwärme verschlimmern den Zustand, während kleine Schlucke kalten Wassers lindern. Immer wieder treten plötzliche kurzdauernde Hustenattacken auf mit dem Gefühl zu ersticken.

Ammonium carbonicum

Das *Hirschhornsalz* fällt im Körper als Stoffwechselprodukt an und wird als Harnstoff ausgeschieden. Arzneilich wird er wie *Ammonium bromatum* angewandt, nur sitzt das Hustensekret tief unten in den Bronchien und will sich nicht lösen. Hustenstöße, Herz, Kreislauf und Allgemeinzustand werden immer schwächer. Bei Kindern und alten Menschen besonders bewährt.

Anacardium

Eine tiefgreifende Arznei ist die *orientalische Tintennuß*, die nicht nur Magengeschwüre heilt, sondern auch geschwürige Gemüter und Geister (z.B. Schizophrenie). Kinder spucken, beißen, kratzen, schlagen und fluchen heftig wie unberechenbare Erwachsene. Leidenschaftlich und unberechenbar wie deren Temperament sind ihre Verkrampfungen, mit religiösen Skrupeln erfüllt. Geschwür und Gemüt verschlimmern sich nachts, nüchtern und lindern sich durch Nahrungsaufnahme. Nach zwei Stunden kehren die Beschwerden wieder und sitzen wie ein Pflock im Kopf, in der Brust, im Magen, im Kreuz, im After, bis sie geschwürig zerfallen: Der After im schwärenden Krebs, der Magen im durchgebrochenen Ulcus, das Hirn in der Auseinandersetzung mit Tod und Teufel. Die Unlösbarkeit seiner intellektuellen Zwiespältigkeit würde ihn eventuell zum Erschießen zwingen, wäre er nicht zu feige hierzu.

Eine bewährte Anwendung ist das Sodbrennen bei nüchternem Magen in der Schwangerschaft.

Anthracinum

Aus tierischen Krankheitsprodukten des *Milzbrandes* wird diese *Nosode* gewonnen, homöopathisch hochpotenziert und dient der Ausleitung von Giften bei Abszessen, Akne, Erysipel und Gangrän, wenn sich diese Toxine im Abwehrsystem verankert haben und somit eine gut gewählte homöopathische Arznei den Heilungsprozeß nicht mehr anreizen kann. Auf der Spitze der eitrigen Herde weisen sie einen schwarzen Punkt auf.

Beim Erysipel erscheinen auf dem harten Entzündungsgrund intensiv brennende, bläulich-violette bis schwarze Bläschen, die geschwürig zerfallen wie eine schwere, stinkende Gangrän mit eitrig wundmachendem Sekret.

Antimonium crudum

Eine Arznei für Haut und Schleimhäute ist der *Grauspießglanz*, für die Folgen von Kaltbaden bei heißem Wetter und für die Folgen von Überessen, die sich an den Schleimhäuten austoben. Kinder sind eher rundlich, eher fett, wohlgenährt, vertragen keine sauren Sachen und schrubben morgens ihre dick-weiß belegte Zunge mit der Zahnbürste blank. Sie sind äußerst mürrisch und übelgelaunt, wollen weder angesehen noch angerührt werden. Erwachsene sind ähnlich rüpelhafte Genießer, die keine Freude aufkommen lassen. Nach dem Genuß, besonders nach Saurem, wonach sie verlangen, lassen sie in alle Richtungen Luft ab. Ruhe, Liegen und frische Luft lindern ihr Gemüt.

Bewährte Anwendung bei Windpocken; bei Sommergrippe mit Verdauungsbeschwerden; bei verdorbenem Magen mit Aufstoßen, Blähbauch und Durchfall; bei verhornten Warzen an den Händen; bei Schwielen und Warzen auf den Fußsohlen; bei Hühneraugen.

Antimonium sulfuratum aurantiacum

Diese Mischung aus *Antimon, Schwefel* und *Gold*, das *Schwefelantimon*, ist dem feuchten Emphysemhusten des älteren Menschen, der handvollweise Auswurf hervorwürgt, zugedacht.

Apis

Wenn die *Biene* sticht, empfinden wir einen heftig brennenden, stechenden Schmerz, die Haut schwillt allergisch-entzündlich hellrot an, die Schwellung ist trocken-heiß, sehr berührungsempfindlich, und eine kalte Auflage lindert. So erleben wir auch die Entzündung an Haut, Schleimhäuten und an den Häuten der inneren Organe, seien es Mückenstich, Abszeß, Mandelentzündung, Rippenfellentzündung, Blinddarm- oder Eierstockentzündung, die – meist nach *Aconit* und *Belladonna* – dieser Arznei bedürfen. Der Fiebernde ist ungewöhnlicherweise praktisch durstlos, ruhelos und benommen.

Aber die *Biene* kann auch – symbolisch gesehen – ins Hirn, in die Scheide stechen. Dann erleben wir die klimakterische Frau als „feurige Witwe", so geschwollen sticht es, so heftig brennt die Lust, die sie durstlos mit kühlen Duschen besänftigt wie ihre trockenen Hitzewallungen, ihre Gicht, ihr Rheuma. Stets geschäftig und rastlos wie eine *Biene*, verfällt sie allmählich (wie beim Sonnenstich, bei der Hirnhautentzündung) in Verwirrungen und Irrungen der Gedanken, der Gefühle und des Bewußtseins.

Zu ihren bewährten Anwendungen gehören alle fiebrig-allergischen-entzündlichen-neurotoxischen Prozesse, auch die Meningitis, das Erysipel, die Lähmung, meist nach *Belladonna* und vor *Rhus tox., Lachesis* und *Arsen*.

Die Arznei

Aranea diadema

Wie alle Spinnengifte weisen die Menschen, die der *Kreuzspinne* als Arznei bedürfen, ein periodisches Auftreten ihrer Beschwerden auf, hier zur gleichen Tageszeit, besonders im Herbst bei naßkaltem Wetter. Sie sind Nervengifte, und Nervenschmerzen plagen diesen Menschen, begleitet von einem Gefühl der Vergrößerung und von kribbelnder Kälte, obwohl er äußere Kälte als unangenehm empfindet. Die Schmerzen sind jedoch einmalig in ihrer Lokalisation. Tief bohrend und grabend ziehen sie vom Fersenbein hoch in die Kniekehle. Dies ist ein recht frühes Hinweiszeichen für beginnende Durchblutungsstörungen der Beine, so wie die Seufzeratmung für beginnende Herzerkrankungen. Der Nervenschmerz kann auch an den Armen auftreten im Gebiet des Nervs, der die Speiche versorgt (Nervus ulnaris). Dabei begleitet ihn Taubheit bis in die letzten drei Finger der Hand. Notabene: Rauchen verbessert seine Beschwerden, obwohl er gegen Tabakrauch empfindlich reagiert. Er ist überhaupt überempfindlich, kräftig gereizt, und wie aufgedreht berichtet er mit witzelnder Redelust die Belanglosigkeiten äußerer Lebensumstände, um von seinem eigentlichen Leiden abzulenken und von seinem inneren Drang, trotz Witzemacherei, seine Umwelt zu sticheln, zu verletzen.

Argentum nitricum

Der Mensch, der den *Höllenstein* braucht, ist hager, schlank, blaß, hektisch, nervös-zittrig, überempfindlich, ängstlich, schwach und depressiv. Unruhige Angst beherrscht sein Wesen bei allem, was ihm bevorsteht, bei jedem Ereignis, bei jeder Begegnung, bei jeder Prüfung. Das Herz zerspringt, so daß er es festhalten muß. Als krampfender Nervenarznei begegnen wir einem Menschen, der den Bezug zur Lebenssüße verloren hat. Widersprüchlicherweise lechzt er nach Süßem, das er aber meist nicht verträgt. Sein Magen wird sauer, und die Säure brennt ihm bis in die Speiseröhre hinauf. Sein Bauch bläht sich wie eine Trommel und erleichterndes Luftaufstoßen explodiert aus dem Rachen. Desgleichen geschieht nach Ärger und Aufregung, die er hinunterschluckt, bis das Magengeschwür plagt. Der Darm krampft und kollert, und die Blase drückt, weil alles „in die Hose geht" – Durchfall und Harndrang – wie sein Erfolgsstreben. Seine Lebenssituation ist ihm zu eng wie der Gürtel an der Hose, die Räume, die Straßen (Platzangst). Sein Erfolgsstreben ist zu hoch, es wird ihm schwindelig und taumelig wie auf der Höhe des Berges, des Turms, der Brücke – und es zieht ihn in die Tiefe. Trotzdem rast er, wie von der Peitsche getrieben, stolpernd durch sein Leben, durch die Straßen, von Termin zu Termin, als vergehe die Zeit zu schnell. Die Arznei deckt die wahre Intelligenz dieses Menschen auf, die durch Angst, Ärger, Unsicherheit und Unrast kaschiert wird. Diese Arznei schenkt ihnen Halt, Ruhe und Überlegenheit.

Aristolochia

Die zarte, feine *Osterluzei* entspricht der Erscheinung schlanker, schüchterner, durchsichtiger, leicht erschöpfter, leicht frostiger junger Menschen, die bei jeder Erregung erröten. Allerdings nur, solange sie sich nicht aus Kummer mollig fressen. Sind sie appetitlos, so geht es ihnen äußerst schlecht, sie werden blasser, gedunsener, frösteliger und in sich gekehrter, lustlos. Zu wenig sich durchsetzende Energie ist ihnen geblieben, deshalb sind sie gehemmt, traurig, still und müde. Die Pubertät tritt meist spät in Erscheinung. Bei Mädchen ist die Regel schwach. Sie fühlen sich bei der Regel zwar wohl, aber im Gesicht blühen dicke Pickel auf, besonders wenn die Regel gut fließt. Erwachsene leiden oft unter Kopfschmerzen mit Blutandrang, an nächtlichen Gliederschmerzen und an zunehmender Fettsucht. Nur eine ebenso zarte Hand und ein feines menschliches Geschick kann sie aus ihrer Unlust befreien, da ihnen Liebesbedürftigkeit aus den Augen strahlt. Die Öffnung ihrer Hemmungen und die Heilung ihrer Akne wird ihnen auch die Lust an ihrer eigenen Geschlechtlichkeit und an ihrer Umwelt wieder bescheren.

Arnica

Wieder gibt uns der Volksname, *Bergwohlverleih*, wertvolle Hinweise. Was kann nicht alles geschehen, wenn ich mich in den Bergen aufhalte oder sie gar besteige: Verletzungen jeder Art, und die Arznei wächst nebendran, die mir „Wohl" verleihen wird. Erstes Mittel bei Verletzungen jeder Art, äußerlich oder innerlich, offen oder geschlossen – nicht nur in den Bergen. Denken Sie daran, auch das Zahnziehen ist eine Verletzung, die Geburt, die Gehirnerschütterung, die Verstauchung, die Operation, der Schlaganfall, der Herzinfarkt, die Überanstrengung. Jeder Verletzte wird weich gebettet, wird transportiert, wird fortbewegt, obwohl er selbst nicht fortbewegt werden möchte! So ist der Verletzte voller Unruhe, bewegt sich ständig im Bett, so gut er kann oder möchte sich bewegen und kann nicht, will seine Ruhe und lehnt Hilfe ab. Früher begegnete er uns als beweglicher, sportlicher, eher athletischer, stiller Genießer mit einer gewissen verletzenden, süffisanten Verhaltenheit. Der Genuß und die Verletzlichkeit haben seine Blutfettwerte und seine Harnsäure bis zur Verkalkung und Gicht übermäßig provoziert. Jetzt ist alles zu eng, zu belastend. Alles ist hart geworden: die Gefäße, die Muskeln, die Gelenke, die Lage, in der er sich mit seinem Körper und seinem Leben befindet. Unruhig, ängstlich, verwirrt hin und her wandernd, findet er keinen rechten Platz mehr, wird apathisch, ablehnend, argwöhnisch. Die Erschütterungen bei Bewegung und die seines Lebens im allgemeinen bereiten ihm Kopfschmerzen, Benommenheit und Schwindel. Er braucht Kühle und Ruhe und findet keine. Er möchte sich bewegen und kann nicht mehr.

Bewährte Anwendung bei allen Folgen von Verletzungen, auch Amputationsschmerz und Wundliegen, sowie bei allen Gefäßprozessen. Geben Sie eine Gabe vor zu erwartenden Verletzungen oder nach Verletzungen.

Arsenicum album

Das Erscheinungsbild des *Arsen*-bedürftigen ist das eines Vergehenden, eines Schwindenden, das eines leidenden und doch gütigen Jesu am Kreuz. Das blasse abgekämpfte, totenmaskenähnliche und doch feine, zarte, gütige, intelligente Gesicht ist mit kaltem, klebrigem Schweiß überdeckt. Der trockene Mund verlangt nach kleinen Befeuchtungen mit kühlem Wasser. Sei es nun bei der ihn leicht beherrschenden Angst vor Ereignissen, beim Ärger über vernachlässigte, pedantische Ordnung, beim Asthmaanfall nach Mitternacht, beim brennenden Herzschmerz, beim Sonnenbrand, beim Durchfall infolge Nahrungsmittelvergiftung zu Hause oder auf Reisen oder bei der Ohnmacht. Auch wenn er fiebrig, grippig oder verschnupft ist, sieht er abgekämpft aus und so blaß wie der leibhaftige Tod. Im Fieber ist er trocken, durstlos und verkriecht sich ins warme Bett. Bei der winterlichen Grippe erschöpft er erstaunlich rasch. Er „zerfällt" geradezu. Dann beginnt die Nase zu laufen wie Wasser, besonders in der Kälte, aber auch bei etwas kühlerer Heuschnupfenzeit im Frühjahr. Die Naseneingänge und die Oberlippen werden wund und brennen, wobei ein warmer Lappen das Brennen lindert. Die inneren Organe und das seelisch-geistige Gefüge sind so starr wie seine gewissenhafte, ordentliche, verläßliche und abgehärmte Erscheinung. Als sich präsentierender Patient scheint sie ihm jedoch noch Kraft genug zu geben, sich ordentlich gekleidet mit einem Ordner voller Krankheitsberichte vorzustellen, über die er Sie mit subtiler Genauigkeit wohl informiert und dabei das klinische Gehabe imitiert. Irgendwo steht er damit außerhalb seiner Selbst und verbirgt hinter dem Ordner seine großen Ängste um sein Leid und um sein Leben. Was äußerlich so stabil erscheint, verrät uns, wie sehr ein Mensch innerlich labil ist. Die *Arsenige Säure* steht am Ende der „toxikologischen Reihe", die die Bilder der Vergiftungen kennzeichnet. So ist sie immer dann angezeigt, wenn wir mit unserem Leid „am Ende" sind oder am Ende unseres Lebens angekommen sind. Das Leben beginnt homöopathisch gesehen mit *Calcium carbonicum* und endet mit *Arsen*.

Bewährte Anwendung bei Fließschnupfen und Heuschnupfen, die sich in der frischen, kühlen Luft verschlimmern.

Arum triphyllum

Die Verordnung der *Zehrwurz* scheint sich in den vergangenen Jahren bei Erkältungen und Heuschnupfen in gleichem Maße zu häufen, wie sich die Art des Schnupfens vom einfachen *Luffa* und *Allium cepa* zu komplizierteren Mitteln gewandelt hat. Verstopfte, krustig geschwürige Nase mit grünem, blutdurchsetztem Sekret beim Schneuzen sind oft die ersten Anzeichen ihres Bedarfs. Dann werden die Nasenlöcher grindig, rissig, blutig, die Lippen werden trocken, reißen ein, bluten und sehen aus wie ein Stück rohes Fleisch. Augen und Mundhöhle können später gleichermaßen roh, wund und rissig aussehen. Auch sollte er sich und seine Stimme nicht überbelasten. Er hat schon genug Ärger mit seiner Nervosität, reibt mit der Hand an der Nase, bohrt mit den Fingern in der Nase, zupft sich mit der Zahnleiste die trockene Lippenhaut ab, faßt sich bei jedem zähen Hustenstoß und Räuspern mit beiden Händen an den Hals. Gurgeln und Freiheit in frischer Luft, die weder naßkalt noch stürmisch oder gewittrig sein sollte, erleichtern Lokales und Nervöses.

Asa foetida

Besonders jenem bedauernswerten Menschen wird diese Arznei behilflich sein, der unter einem enormen Blähbauch mit beständigem Rülpsen leidet. Mit dem Aufstoßen kommt zwar nur Luft hoch, aber diese stinkt wie ein Gemisch aus Schwefel und Knoblauch, stinkend wie der *Stinkasant* selbst. Sein Verdauungssystem scheint in umgekehrter Richtung zu arbeiten: nach oben anstatt natürlicherweise nach unten. Der Geplagte ist zwar verhältnismäßig schwach, aber er sieht irgendwie noch gut aus. Deshalb wird ihm oft vorgeworfen, er solle sich nicht so anstellen – wenn er über sein Übel klagt –, denn er sähe ja sehr gesund aus. Alle seine Venen sind gestaut, was sein vollblütiges Aussehen erklärbar macht.

Aurum

Geld, *Gold* und Macht sind die Insignien des roten, kräftigen, untersetzten Menschen, bevor das Schicksal ihn durch die Brille der Melancholie betrachtet. Die Maßlosigkeit seines Strebens, die von Ellbogengewalt, Erfolg und Ärger begleitet ist, hat sein Gold und ihn ermattet, hat sein Geld und ihn entwertet, hat seine Macht und ihn gebrochen. Nachdem er unter der mächtigen Beherrschung anderer die Leiter des Erfolges hinaufkletterte, muß er oben erkennen, daß er allein und verlassen ist. Wer hoch nach oben steigt, muß die Gefahr voraussehen, tief zu fallen. Druck wie ein Elefantenfuß – aber aus Gold – belastet von nun an sein Herz und sein Leben. Enttäuscht, gekrümmt und gekränkt über mangelnde Anerkennung und Zuneigung von jenen, die er auf dem Wege zur Macht zeitlebens mit Füßen trat, überfällt ihn jetzt die zerfleischende Enttäuschung über sein krümmendes, kränkendes Ego. Zu spät erkennt sein ehemals scharfer Intellekt die Aussichtslosigkeit seines Soseins. Alles verfettet, verkalkt, verhärtet: die Adern, das Herz, die Leber, die Seele! Er verfällt in tiefe Schwermut, lehnt alle Hilfe höhnisch ab, ergibt sich der Trunksucht und sehnt sich nach dem erlösenden Tode, den er – unbemerkt von seiner Umwelt – aktiv herbeiführen kann. Seine Zerebralsklerose und Hirnerweichung sind begleitet – wie bei allen roten, warmen, kräftigen Menschen – von Blutandrang zum Herzen, zum Hirn, von tiefsitzenden, berstenden Schmerzen, von Benommenheit und Schwindel. Wir begegnen einem eher rundlichen, untersetzten, kurzatmigen Menschen mit hochrotem Gesicht, mit hohem Blutdruck, mit verfetteter Leber, mit drohendem Herzinfarkt, mit drohendem Schlaganfall. Er muß und kann sich bewegen in frischer, kühler Luft, aber Kälte verträgt er nicht.

Bewährte Anwendungen bei allen tiefgreifenden, zerstörerischen Knochen-, Gelenk-, Blut- und Gefäßprozessen.

Bacillinum

Eine aus den Krankheitsprodukten, dem Eiter von tuberkulösen Lungenabszessen oder von Lungensekret des Menschen, gewonnene *Nosode*, die sich, homöopathisch aufbereitet, als Reaktionsarznei, als Zwischengabe bei ekzematösen Erkrankungen mit asthmatoider Bronchitis als wertvoll erwiesen hat, wenn der bisher gute Heilungserfolg stockt.

Bang

Gewonnen aus den Krankheitsprodukten einer Lebensmittelvergiftung, der *Brucellose*, einer menschlichen Infektionskrankheit durch Tiere übertragen (z.B. Malta-Fieber). Diese *Nosode* wird bewährt verabreicht bei Neigung zu Fehlgeburten.

Baptisia

Der *wilde Indigo* hat sich bei Halsentzündungen mit fieberhaften Zuständen und anfallsartigem Beginn bewährt. Mund und Rachen sehen purpurfarben, faulig, schwammig, geschwollen und geschwürig aus. Trotz des heftigen Befundes äußert der Betroffene kaum Beschwerden. Er ist jedoch eher verwirrt, deliriert oder döst stumpfsinnig in seinem hitzigen, stinkenden Schweiß vor sich hin.

Barium carbonicum

Die blassen, rundlichen, schwerfälligen Menschen können wie ein greises Kind an der Hand geführt und getröstet werden. Irgendwann in ihrer frühkindlichen Entwicklung ist etwas gehemmt worden, etwas schiefgelaufen, so daß sie sich noch als alte Männer und Frauen wie kindische Greise benehmen. Äußeres Verhalten und Benehmen sind Ausdruck innerer Vorgegebenheiten. So wird es verständlich, daß alles verlangsamt und schwerfällig wird: das Hirn, der Geist, die Seele, die Arbeit der Drüsen und der Gefäße. Sie verhärten bis zur Brüchigkeit, bis zur Verblödung! Geben Sie ihnen die Gewißheit der Umsorgung. Sie werden es Ihnen danken.

Bewährte Anwendung des *Bariumcarbonats* bei Mumps, wenn die Schwellung der Ohrspeicheldrüsen länger als eine Woche anhält, bei Scharlach, wenn die Lymphdrüsen nach der Erkrankung groß und hart bleiben und bei der Mandelentzündung, wenn die Mandeln so geschwollen sind, daß sie sich in der Mitte berühren. Außerdem bewährt bei Gefäßverkalkung, Drüsenverhärtung und deren Folgen.

Barium jodatum

Was *Barium carbonicum* als Arznei für die eher rundlichen Menschen bedeutet, schenkt

Die Arznei

Barium jodatum als *Jodid* desselben Schwermetalls den eher schlanken Menschen, welche die gleiche Entwicklung, das gleiche Verhalten und Benehmen aufweisen.

Belladonna

Eine große und vielbenutzte Arznei. Die *Tollkirsche* ist kräftig rot bis livide, glänzt prall wäßrig und gedeiht in der Wärme, und ihre Vergiftungserscheinungen sind kräftig und heftig. So ist sie als Arznei wirksam für Menschen und für Störungen, die rot erscheinen, prall wäßrig glänzen und sich auf Wärme lindern. Diese Qualitäten müssen sich in allen geklagten Störungen widerspiegeln: im tomatenfarbenen Blutandrang zum Kopf, in den heißen Schweißausbrüchen, in den unerträglichen Muskelkrämpfen, in der Angriffslust und letztlich in den nächtlichen Halluzinationen. Am besten verdeutlicht uns das die Entzündung, ganz gleich an welchem Organ. Hinzu kommt ihre Wirkung auf das Blut und die Gefäße, so daß die Entzündung wellenartig pocht, Schmerzen krampfen wellenartig und pulsieren, wobei sich Krämpfe im Bauchbereich durch Strecken und Rückbeugen des Körpers bessern. Nach Unterkühlung oder Entblößung beginnen jene plötzlichen, fiebrigen oder entzündlichen Störungen. Obwohl das Fieber sehr hoch steigt, hüllt sich der Befallene in dicke Decken, worin er dann bald dampfend, jammernd und benommen dahinschwitzt. Bei Kindern sind Fieberdelir oder Fieberkrämpfe keine Seltenheit. Dabei glänzen die Augen und schauen mit großen Pupillen wild um sich. Der wehe Hals erscheint kräftig rot, glänzt prall wäßrig, pocht und sticht wellenartig. Der Husten bollert trocken durch die Räume mit nächtlicher Verschlimmerung. Im Wissen um die Arznei verwundert uns nicht, daß die *Tollkirsche* nur des Nachts ihre Lebensgeister erwecken läßt. Menschen sind von ihr wie besessen. Allein die Schlafstörungen unserer Kinder und die Fieberdelirien weisen auf ihre große Beziehung zu den Nerven hin. Ihre Wirkung auf das Gehirn ruft – als *Nachtschattengewächs* – nächtliche Gespenster-, Geisterwesen und Ungeheuer hervor, die unsere Kinder erschrecken, sie aufschreien, um sich schlagen und fliehen lassen. Versuchen Sie nicht, sie zu hindern, sie kommen nicht weit. Trotzdem sollten Sie die ungeheure Kraft der Muskeln wie des Wahnes nicht unterschätzen. Tagsüber vertragen sie nicht mehr das Licht und die Sonne als Ausdruck von Freude und Wahrheit. So kräftig wie die Vergiftung, so kräftig ist die Heilwirkung dieser faszinierenden Arznei.

Bewährte Anwendung bei Gichtanfall, wenn Wärme den Schmerzanfall lindert.

Bellis perennis

Diese Arznei ist wie *Arnica* und *Calendula* ein Korbblütler. Entsprechend erleben wir die allgemeine Schmerzempfindung als die gleiche: wie zerquetscht, zerbrochen, geprügelt. Wer nicht mit Maßen liebt und Spuren seiner Leidenschaft auf der Haut des Partners hinterläßt, braucht das *Maßliebchen*, um diese Spuren zu heilen. So heilt sie Schürfwunden, Quetschungen und Knutschflecke maßloser Liebhaber. Diese heilen ohne Spuren und Narben ab. Die Quaddeln bei der Nesselsucht jucken, brennen, beißen und verschlimmern sich durch warmes Duschen. Was *Arnica* für den Muskelkater, ist *Bellis* für die Gebärmutter. Durch Überanstrengung, welcher Ursache sie auch immer sein mag, verlagert sich bei den zugehörigen Frauen die Gebärmutter. Dies hinterläßt ein Gefühl, als ob sie hinabdrängend aus der Scheide ausbrechen wolle. Ein zäher, wundmachender Ausfluß begleitet die Empfindung.

Berberis

Der *Sauerdorn* wird als Drainage, als Ausleitungshilfe von Stoffwechselgiften, über die Leber und Nieren benutzt. Bei Nieren- und Blasenbeschwerden mischen wir sie mit *Solidago*. Als Einzelarznei scheidet sie ebensolche Gifte beim Ekzem aus, insbesondere bei gichtig-rheumatischen *Calcium*-bedürftigen Menschen mit diesem Leiden.

Beryllium

Das *Erdalkalimetall Beryll*, das in vielen uns bekannten Edelsteinen vorkommt, hat sich als Arznei bei den juckenden, verhornten Warzen, der Hyperkeratose, älterer Menschen bewährt. Auch bei knötchenförmigem Ekzem der behaarten Kopfhaut wird sie erfolgreich angewandt.

Bismutum subnitricum

Das *Wismut* hat sich sehr beim Sodbrennen bewährt, wenn es begleitet ist von Völle, Übelkeit und Krampf nach dem Essen, der sich bis zum Rücken, bis zwischen die Schulterblätter ausweitet. Er bessert sich durch Zurückbeugen und durch kaltes Trinken, aber nur vorübergehend.

Borax

Bewährte Anwendung des *Natriumtetraborats* bei Mundfäule durch Pilzbefall und bei Candida-Pilzbefall der Scheide, die wie eine Epidemie Kinder- und Frauenarztpraxen bevölkern. Pilze aber gehören genauso zum natürlichen Milieu der Schleimhäute wie Bakterien. Es ist nur eine Frage der seelisch-leiblichen Abwehr, inwieweit das Milieugleichgewicht uns dienlich oder hinderlich ist. So ist der Soor der Säuglinge und der milde, kleisterartige oder hühnereiweißartige Ausfluß der Ausdruck einer solchen Milieuentgleisung. Soor und Ausfluß sind geruchlos, denn Mildes und Sanftes stinkt nie! Auch bei der klinisch schwer zu behandelnden Endometriose ist sie die einzige chancenreiche Arznei.

Bovista

Der *Bovist* ist ein aufgeblasener Pilz und wächst in unseren Wiesen. Wenn wir ihn verletzen, ergießt sich aus ihm eine dunkle Wolke von Sporen. Als Arznei wirkt er bei dunklen Perioden-Zwischenblutungen und bei zu starker, dunkler Periodenblutung.

Bromum

Bewährte Anwendung des *Brom* bei trockenem Husten, auch Keuchhusten, der sich in der Wärme und beim Niederlegen verschlimmert; bei Asthma, das sich auf der See eindeutig bessert; bei Schilddrüsenüberfunktion mit schleimigem Reizhüsteln im Warmen, mit Linderung durch kleine Schlucke kalten Wassers.

Bryonia

Wer die *Zaunrübe* als Arznei braucht, ist klein, rundlich, rot, kräftig und heftig wie sein Ärger, sein Zorn, heftig wie der hineinschießende Hexenschuß, so daß die Galle überläuft. Wie bei allen Entzündungen der serösen Häute des Körpers, Gelenkentzündungen und Rheuma inbegriffen, steigert die geringste Bewegung den heftig stechenden Schmerz ins Unerträgliche, wobei kräftiger Druck und milde Kühle besänftigen. Die Qualität des Schmerzes ist entsprechend dem stichelnden Charakter ein heftiges Stechen. Deswegen will er seine Ruhe haben, sich nicht rühren und nicht berührt werden! Der Bronchitishusten ist trocken, hackig, schlimmer bei der geringsten Bewegung, beim Übergang ins Warme, besser durch Gegendruck, durch Festhalten, durch frische Kühle und durch frische Luft. Um bei solchen Hustenanfällen eine beginnende Lungenentzündung zu vermeiden, geben wir gern *Phosphor* dazu.

Bewährt bei stechenden, reißenden Entzündungen, bei Fieber mit übermäßigem

Die Arznei

Schweiß und Durst, bei trockenem Husten, bei trockener Verstopfung mit Hämorrhoiden und bei Hexenschuß!

Bufo

Der des *Krötengiftes* bedürftige Mensch weist nicht nur auf seiner Gesichtshaut eine tiefgreifende, abszeßartige Akne auf, sondern ist auch hormonell-funktionell und seelisch-geistig tiefgreifend gestört. Er ist auffallend argwöhnisch-kritisch, halsstarrig-uneinsichtig, albern-gickelig und in seiner Körpersprache anbiedernd, was eine gewisse Unberechenbarkeit ahnen läßt. Meist weiblicher Natur möchte sie sich mitteilen, ist aber seelisch derart blockiert, daß sie im schlimmsten Falle mit einer aus der Genitalsphäre aufsteigenden Lache ihre Bluse zerreißt. Diese schlimmsten Zustände erleben wir bei unseren jungen Menschen im Zuge ihrer phasenweisen Drogensucht oder als Folge von epileptischen Anfällen, die mit sexuellem Erleben eng verknüpft sind, wodurch sie intellektuell, seelisch und ethisch demoralisieren und verwahrlosen.

Cactus

Jeder Herzanfall bedarf zunächst einer Gabe *Aconitum*. Das beruhigt die Angst des Leidenden. Bleibt danach am Herzen ein Druck zurück, als ob das Herz wie von einem Eisenring umklammert wäre und es am Schlagen hindere (Angina pectoris), dann bringt *Königin der Nacht* rasche Linderung. Rascher als Nitro-Sprays! Wirkt Wunder, einfach ausprobieren!

Cadmium metallicum

Eine bewährte Arznei ist das *Kadmium* für den Magenkrebs, wenn der Tumor geschwürig zu zerfallen droht (ulzeriert). Den Leidenden finden wir heißhungrig oder schon appetitlos. Die Übelkeit bekämpft er mit Essen und, sich vorwärtsbeugend, mit dem Gegendruck seiner Hände.

Caladium

Die Volksmedizin verrät uns durch den Namen der Pflanze, *Schweigrohr*, daß sie etwas mit Schweigen zu tun hat. Tatsächlich bewirkt die Vergiftungserscheinung stark schmerzende Heiserkeit. Im Geistigen träumt dieser Mensch den Traum vom großen Thai-Sex. Gedanklich steigert er sich in solch schwindelnde Höhen, bis ihm tatsächlich schwindelig wird, bis es ihm durch Heiserkeit die Sprache verschlägt oder es ihm durch Asthma den Atem versetzt. Zärtlichen Zuspruch des Lebenspartners schätzt er mehr als abgelehnten oder zu häufig geforderten Koitus, weshalb die Arznei sich bei Impotenz bewährt hat.

Calcium carbonicum

Wer diese Arznei braucht, steht immer am Anfang seines Lebens oder beginnt sein Leben immer wieder aufs neue. Es sind die prallen, rosigen, liebenswerten, psorischen, gehemmt-schüchternen, ängstlich-hilflosen, unbeholfenen Menschen, die den *Kalk der Austernschale* zur Stütze ihres Lebens brauchen. Sie leben von der Beachtung, der Zuneigung, der Geborgenheit und Liebenswürdigkeit ihrer Mitmenschen, die sie zu wahren Genies reifen lassen. Nur die Nichtbeachtung, die Verlassenheit, das schutzlose Ausgesetztsein in eine unfreundliche, wirsche Welt entlassen sie zeitlebens in die Hilflosigkeit und Haltlosigkeit, wo sie allmählich „verdümmlichen". Genie oder Dümmling, beide erhalten sich einen unbeholfenen Eindruck in zwischenmenschlichen Begegnungen.

Bewährt als Anfangsbehandlung beim kindlichen Ganzkörperekzem. Zusätzliche Anwendungen bei übermäßigen Periodenblutungen zusammen mit *Kalium carbonicum*.

Calcium fluoratum

Der *Flußspat* erweicht derbes, knotiges oder hart geschwollenes Gewebe, sei es am Zahnfleisch, an der Schilddrüse oder sonstwo am oder im Körper. Danach folgt gern und gut nur noch *Silicea*. Es sind eher die dürren, aber derben, beängstigend hektischen Kinder und Erwachsene, die durch diese Arznei erweicht werden, im Charakter und in ihrem Gewebe. Es sind eher die frostigen Naturen mit chronischer Bronchitis, die dieser Arznei bedürfen. Bei naß-kaltem Wetter und elektrischen Störungen in der Luft (wie z.B. vor Gewittern) geht es ihnen auffallend schlechter, aber ihren Husten verlieren sie auch bei stabilem Wetter nicht. Dieser klingt krampfartig wie beim Krupp und verschlimmert sich beim Niederlegen. Dabei werden kleine, gelbe Schleimklümpchen abgehustet. Selbst Kinder sehen im Gesicht schon recht alt aus, benehmen sich aber trotzdem wie Hampelmänner. Erwachsene sind sichtbar vorgealtert und stehen den Kindern nicht nach. Vielleicht auch deswegen, weil sie sich ständig in ihren Gedanken und Handlungen mit Geld beschäftigen. Beide sind eher die umweltplagenden Frühaufsteher, die trotz ihrer Hitze und Kraft so rasch erschöpfen wie ihr Gewebe und die am Abend das Gefühl haben, alles falsch gemacht zu haben. Ihre Hektik verwehrt ihnen die geistige Kontrolle über ihre Handlungen.

Bewährt bei allen bis in die Knochen tiefgreifenden, chronisch verhärtenden oder vereiternden Prozessen des Stütz- und Organgewebes, aber auch bei Sonnenallergie eher frostiger Naturen.

Calcium phosphoricum

Dies sind die schlanken, blassen, ernsthaften, agilen Kinder und jungen Menschen mit überschüssigem Bewegungsdrang. Infolge der raschen geistigen Ermüdbarkeit leiden sie unter Kopfschmerzen gegen Ende des Schulunterrichts. Dabei schmerzen die Knochennähte des Hinterkopfs, und es herrscht dort ein Gefühl, als ob ein Eisbeutel auflöge. Die Wirbelsäule ist verbogen und schwach (Morbus Scheuermann). Der Kopf ist zu schwer für sie, so daß sie ihn in der Schulbank und am Mittagstisch aufstützen. Das Mittagessen, in dem sie eher herumstochern, lindert ihre Schmerzen. Danach verlangen sie nach einem warmen Bett. Das *Kalziumphosphat* stärkt ihr Stützgewebe und ihre Hirnfunktion.

Bewährte Anwendung beim Ganzkörperekzem (Neurodermitis) unserer schlanken Kindern. Sie folgt gut auf *Calcium carbonicum*, nachdem sie aus ihrem rundlichen, phlegmatischen Dasein herausgewachsen sind.

Calculi biliarii

Bewährte Anwendung der *Gallensteine* als zusätzliche isopathische Behandlung bei Gallensteinleiden.

Calculi renales

Bewährte Anwendung der *Nierensteine* als zusätzliche isopathische Behandlung bei Nierensteinleiden.

Calendula

Die *Ringelblume* ist wie *Arnica* und *Bellis* ein Korbblütler. Entsprechend erleben wir die allgemeine Schmerzempfindung als die gleiche: wie zerquetscht, wie zerschlagen. Sei dies nun bei der frischen Wunde, besonders der Rißwunde durch Stacheldraht oder durch Hundebiß, oder dann, wenn sich beim Sonnenbrand Blasen bilden und sich öffnen. Auch äußerlich als Umschlag auf die Wunden ist diese Arznei wohltuend.

Die Arznei

Als *Calendumed*-Salbe für alle Wunden und Ausschläge.

Camphora

Der *Kampher* ist eine bewährte Arznei bei Ohnmacht. In kürzester Zeit verzieht der Ohnmächtige seine Gesichtszüge und kehrt zum Bewußtsein seiner Umwelt zurück. Durch seine kreislaufanregende Wirkung dient er während der feuchten, kalten Jahreszeit zur Grippevorbeugung. Vor allem kälteempfindliche Menschen werden durch die angenehm erwärmende Wirkung gegen Unterkühlung geschützt. Wenn man jedoch das Gefühl hat, trotzdem einen Schnupfen zu bekommen, obwohl die Nase noch trocken ist, dann kann man mit einem Tropfen auf die Zunge stündlich, die herannahende Grippe vermeiden (⇨ S. 23).

Cantharis

Wo die *Spanische Fliege* sticht, entsteht eine mit Gewebswasser gefüllte, heftig brennende Blase. Bei allen Beschwerden, die mit Blasen oder mit der Blase zu tun haben, ist sie deshalb angezeigt. Sie ist manchem Rheumatiker bekannt von der blasenziehenden Wirkung des Canthariden-Pflasters. Charakteristisch für die Wahl der Arznei ist der heftig brennende Schmerz der betroffenen Teile wie Verbrennung zweiten Grades, wie Bläschenausschläge bei Sonnenallergie, bei Sonnenbrand, bei Windpocken, beim Erysipel oder bei Halsentzündung. Am schlimmsten aber ist der brennende Schmerz in der Blase während des Wasserlassens. Dort gräbt er, drückt, wühlt und krampft. Trotz des ständigen Harndranges ergießt sich nur wenig heißer Urin. Unruhe und Zorn ergreift die Seele des Leidenden, weshalb Umhergehen im Zimmer empfehlenswert ist. Die Arznei wirkt rascher als Antibiotika, selbst bei der akuten Nierenentzündung, wenn diese die Auslösung für blutiges Harnen ist.

Capsicum

Beim *Spanischen Pfeffer*, einigen als *Chili* bekannt, brennen alle Schmerzempfindungen, sei es die Zungenspitze, der feurige Hals, die Mundfäule, die eitrig stinkende Bronchitis, das Sodbrennen, der blutige Durchfall, die blutenden Hämorrhoiden, die brennende Harnröhre. Mollige, träge, ungeschickte Kinder mit brennenden Halsschmerzen und ähnliche Erwachsene mit Sodbrennen wollen nur warme Getränke, aber es schaudert sie nach jedem Trinken. Solche mit entzündeten Ohren und Beteiligung des Warzenfortsatzes wollen nur warme Auflagen. Bei solchen Beschwerden sind die Kranken störrisch, gereizt und schlaflos. Brennen tut es hier und dort, aber der ganze Kerl fröstelt durch und durch. Ähnlich wie beim fröstelnden Heimweh unserer schüchternen, rotwangigen, schlaffen Kinder während der ersten Ferien fern der Familie. Ihr Heimweh ist untröstlich, sie klagen über unzusammenhängende Beschwerden, unterdrücken das Weinen und verweigern die Nahrung.

Carbo animalis

Noch tiefgreifender als die hiernach beschriebene *Holzkohle* wirkt die *Tierkohle* auf Stoffwechsel und Blutgefäße. Sie ist immer dort hilfreich, wo der nötige Sauerstoff zur Verbrennung der Nahrung, der Stoffwechselprodukte, der Zellvorgänge fehlt. Das Feuer im Gewebe glimmt nur noch vor sich hin: beim Krebs, beim Ulcus, bei der Wunde. Wunden und Geschwüre (auch das Magengeschwür, das „Aufliegen" bettlägeriger Menschen usw.) sehen wie verkohlt aus, der Wundrand ist dabei blaß, wäßrig geschwollen. Ohne Energie, ohne Saft und ohne Kraft sieht auch der dazugehörige Mensch aus, dieser mit dem chronischen Magengeschwür, dem chronischen Blähbauch, dem chronischen Beingeschwür und jener mit dem chronischen Durchfall.

Carbo vegetabilis

Wenn die *Holzkohle* in ihrer brennend heißen Glut dahinglimmt, braucht sie sehr viel Zufuhr frischer Luft, um ihre Flammen zu entfachen. Als Arznei wirkt sie bei all jenen erschöpften Menschen, die durch geistige Überanstrengung oder chronische Krankheit aufgezehrt sind. Das Blut stockt durch mangelnden Sauerstoff, und die abhängigen Partien des Körpers werden bläulich-rot. Die Stoffwechselverbrennung stockt, die aufgenommene Nahrung gärt und bläht den Oberbauch, der beklemmend zum Halse drückt. Die Atmung stockt, und der Asthmatiker hat Angst, zu Bett zu gehen wegen mangelnder Luftzufuhr. Der Kreislauf stockt bis zur Ohnmacht, doch ohne Bewußtseinsverlust. Wenn der kühle Frühling in föhnige Wärme umschlägt oder wenn schwül-heiße Tage von zu kühlen Abenden gefolgt werden, dann werden ganz bestimmte Menschen, so auch dieser, von einer Grippe überfallen. Die Nase prickelt, fließt und brennt. Der Hals wird schmerzlos heiser, schlimmer abends. Zwar ist die Holzkohle weniger tiefwirkend als die Tierkohle, aber nicht desto weniger tiefsinnig. Besonders dann, wenn der ohnmächtig Vergehende, der sterbende, vergehende Mensch oder der nach chronischem Krankenlager Vergehende sein Bewußtsein erhält, alles Gesprochene mithört und nicht mehr reagiert, weil der mangelnde Sauerstoff nicht ausreicht, die glimmende Glut noch einmal zu entfachen. Deshalb wird er die Umstehenden bitten, ihm Luft zuzufächeln, damit die Glut zu Feuer entfacht wird oder noch einmal entflammt, bevor sein Lebensfeuer vollends erlischt.

Carduus

Die *Mariendistel* gehört mit *Chelidonium* und *Taraxacum* zu den Drainagemitteln, den Giftausleitungsarzneien, bei Leber- und Galleerkrankungen mit Rückstau der Pfortadervene, mit Hämorrhoiden und Krampfaderbeinen. Der Patient ist kräftig, rot, rundlich und lebergestaut.

Castor equi

Sehr verläßliche Anwendung der *Pferdewarze* bei Schmerzen des Steißbeins (Kokzygodynie).

Caulophyllum

Der Volksname *Frauenwurz* verrät uns, daß es sich vorwiegend um eine Frauenarznei handelt. Verkrampfter Unterleib und deformierende, rheumatische Verkrampfung der kleinen Gelenke, besonders nach Unterkühlung in feuchter Kälte mit übler Verschlimmerung während der Periode und in den Wechseljahren.

Bewährt zur Entspannung der Beckenmuskulatur bei Schwangeren und Gebärenden. Von einigen Patienten wurde diese Arznei bereits an ihren Kühen und Schweinen während des Gebärens erfolgreich erprobt.

Causticum

Aus dem Volksnamen ist der brennende, ätzende, wundmachende Charakter des Schmerzes abzuleiten. Erst mit Wasser und Luftzufuhr reagiert der *Ätzkalk*. So ist auch der *Causticum*-bedürftige Mensch ein trockenes Wesen, dessen Beschwerden sich durch Feuchtigkeit bessern. Als stets milder, mitfühlender, mitleidender Mensch hat sein anhaltender Lebenskummer ihn so sehr austrocknen lassen, daß er sich nur noch in feuchtem Klima mit trübem Himmel wohlfühlt. Hier bessern sich sein lähmiges Gefühl, sein Rheuma, seine Augen. Seinen trockenen, heiseren Husten hinterm Brustbein, bei dem der Harn wegspritzt, lindert frische Luft und ein Schluck kalten Wassers. Der

Die Arznei

gegenteilige Zustand der Lähmigkeit, die stark erhöhte Spannung seiner Nerven und Muskeln, kann bis zu epileptischen Krämpfen führen. Verständlicherweise lindert unsere Arznei ätzenden Sonnenbrand und ätzende Verbrennungen.

Bewährte Anwendungen bei Harnverhaltung nach Operation und Geburt, bei Bettnässen und beim grauen Star.

Ceanothus

Die *Säckelblume* ist die erste Arznei für die Milz bei deren Schwellung infolge Infektionen wie Malaria und als Begleitschwellung bei Leberzirrhose.

Cedron

Der Name dieser Arznei, *Klapperschlangenbohne*, rührt von ihrem volksmedizinischen Gebrauch in Südamerika bei Schlangenbiß her. Bei uns ist sie eine große Nervenarznei, deren Besonderheit in der Erscheinung ihrer brennenden Schmerzen liegt. Sie kehren auf die Minute genau jeden Tag wieder (z.B. Trigeminusneuralgie), krallen sich linksseitig fest, das Auge brennt dabei, das Lid zuckt, und das Farbensehen ist tags gelblich und nachts rötlich übertüncht.

Chamomilla

Wer vermutet schon, daß sich in der unscheinbaren *Kamille* derart heftige und heilende Kräfte verbergen? Erst durch die homöopathische Aufschließung werden sie zu Tage gefördert. Fieber, Ärger, Zorn, Krämpfe und Schmerzen zeigen ihre Eigenart in unbändiger Heftigkeit, Überempfindlichkeit, Übererregbarkeit und Überreiztheit. Die kleinste Kränkung, den geringsten Widerspruch, den leichtesten Schmerz beantworten *Chamomilla*-bedürftige Menschen mit zorniger, wütender Erregung. Sie sind von hitzigem Temperament, der Hitze unverträglich, wissen im Zorn nicht, was sie tun und wollen, sind schwer zu trösten, und nur eine kalte Dusche kann ihren Ärger besänftigen. Eher Frauen erleiden die Heftigkeit der *Kamille* in anfallsartigen Nervenschmerzen (z.B. Trigeminusneuralgie, Zahnschmerz usw.), die sie, sich leicht hysterisch verhaltend, mit Kühle zu lindern versuchen. Kinder im Fieber, im Zorn, mit Zahnschmerzen, mit Nabelkoliken sind nervös gereizt, verdrießlich, unerträglich hitzig mit feuchtheißer Schädeldecke, meist eine Wange rot, die andere blaß, sie schreien untröstlich, wenn unbeachtet, schrill und unmotiviert durch die Gegend, tags und nachts. Kein Spielzeug, kein Bilderbuch, kein Geschichten-Erzählen kann ablenken vom Wunsch, auf dem Arm getragen zu werden. Doch lange besänftigt das Herumtragen nicht. Der nächste Wutanfall will das, will jenes, wobei Spielzeug, Bilderbuch und erzählte Geschichte in eine Ecke fliegen und wieder hervorgeholt werden müssen. Ein familiendramatischer Teufelskreis.

Bewährte Anwendung bei unerträglichen Geburtswehen und Periodenschmerzen, die bis in die Oberschenkel ausstrahlen.

Chelidonium

Wieder eine Drainage, eine Giftausleitungsarznei, ist das *Schöllkraut* mit heilender Wirkung auf die Galle. Im Gegensatz zu *Carduus* ist dieser Galle-Mensch eher blaß, schlank, feucht und in seiner Erkrankung bedauernswert. Übelkeit und Erbrechen plagen ihn, ein Druckgefühl am rechten Rippenbogen – seine Leber ist druckschmerzhaft geschwollen – zieht sich zum Magen und/oder zum Rücken und zum rechten Schulterblatt hinauf, wobei Gegendruck mit der Hand, Krümmen des Leibes, eine feuchtwarme Auflage und ein warmes Getränk lindern.

Zusammen mit *Colocynthis* hat es sich als „Gallekoliktropfen" bewährt.

China

Die *Chinabaumrinde* ist unsere wertvollste Erholungsarznei nach schwerwiegenden Krankheiten oder nach Verlust von Körperflüssigkeiten und Lebenssäften, seien es Schweiß, Blut, Eiter, Periodenblut, Brustmilch, Erbrechen, Durchfälle oder Säfteverlust durch eine langwierige Operation. Einher gehen Mangel an Appetit, an Interesse sowie Schweißausbrüche mit Hitzewallungen und eine große Überempfindlichkeit der Nerven und Sinne, v.a. bei Berührung und Geräuschen, die wehtun oder bei Küchengerüchen, die besonders in der Schwangerschaft zu Erbrechen, Schwindel und Ohrgeräuschen führen. Es fällt dabei auf, daß weder Ruhe, Essen noch Schlaf bessern. Ohrgeräusche bei gleichzeitig bestehendem Menière-Schwindel behandeln wir mit *Chininum sulfuricum*. Insgesamt regt *China* die Stoffwechselfunktionen wieder an, insbesondere die Leberfunktion und den Gallefluß. Durch sie offenbarte sich Hahnemann im Selbstversuch das Geheimnis homöopathischer Arzneikraft.

Chininum arsenicosum

Zusammen mit *China* ist *Chininarsenat* unsere beste Arznei zur Kräftigung nach langer Erkrankung, wobei hier die *Arsen*-Komponente ihren wirkungsvollen Bezug zur chronischen Entzündlichkeit beinhaltet.

Cholesterinum

Homöopathisch aufbereitetes menschliches *Cholesterin* verwenden wir – nach dem Prinzip Gleiches heilt Gleiches – überall dort, wo die Grenze des üblichen Cholesteringehaltes überschritten wird und sich krankmachend manifestiert, wie in der Verkalkung von Gefäßen, in Gallensteinen, in gelblichen Plaques um das Auge oder einfach bei krankhaftem *Cholesterin*-Laborbefund.

Cicuta

Bewährt hat sich der *Wasserschierling* bei den Blähkoliken unserer Säuglinge, wenn diese sich zurückbeugen und einen schrillen Hirnschrei ausstoßen, der uns durch Mark und Bein geht. Beim einfachen Herpes stehen die Bläschen oft wie im Kreis und können mit einem gelben Grind bedeckt sein. Große Anwendung findet unsere Arznei bei epileptischen Krämpfen. Beim Anfall beobachten wir das blaue Gesicht, den anfänglichen Aufschrei, den heftig rückwärts gebeugten Kopf und Rücken. Danach tritt ein langer, ohnmachtsähnlicher Schlaf ein, wonach sich der Krampfende an nichts mehr erinnert, wie das im allgemeinen üblich ist. Der Anfall überfällt ihn eher nachts, tagsüber stellen sich gelegentliche geistige Abwesenheiten mit plötzlichem Zusammenzucken und stierem Blick ein, an die er sich ebenfalls nicht erinnert. Letztere können durch Berührung und/oder Erschütterung ausgelöst werden. Sein Allgemeinbefinden wird durch solche Absencen nicht beeinträchtigt.

Ein neues Anwendungsgebiet fand ich bei zu schmerzhaften, krampfartigen Kindsbewegungen, wenn Arnica versagt. Das mag durch unbedachten Gebrauch von übermäßigem Ultraschall in der Schwangerschaft bedingt sein.

Cimicifuga

Gelenk- und Muskelrheuma, Perioden- und Wadenkrämpfe, Wechseljahre und innere Unruhe sind die Auslöser eines Hinterkopfschmerzes, der eher Frauen befällt, weshalb die heilende Arznei im Volksmund entsprechend *Frauenkraut* genannt. Auffallend ist, daß alle Leiden dieser Frau in irgendeinem

Die Arznei

Zusammenhang mit den Vorgängen ihrer Geschlechtlichkeit stehen. Der krampfartige Schmerz beginnt im steifen Nacken, zieht neuralgisch über die Schädeldecke, über die Augen bis in die Wangen und Unterkiefer. Die Leidende hat das Gefühl, als öffne und schließe sich die Schädeldecke. Sie schließt dabei die Fenster und hält den Kopf warm. Auch das kälte- und zugluftempfindliche Rheuma hüllt sie in Wärme. Von innerer Unruhe geplagt, seufzt sie ängstlich, denn sie glaubt, nicht mehr gesund zu werden. In einer Art schwatzhaften Depression überfällt uns ein Redeschwall mit sehr wechselhaften, schwarzmalerischen Inhalten.

Cina

Wie schon der Volksname andeutet, hat sich das *Wurmkraut* bei Wurmbefall bewährt. *Cina*-Kinder neigen zu Bauchkrämpfen und zum Schielen. Sie sind nervös, sehr hampelig, ständig in Bewegung, zupfen sich an der Nase, an den Lippen und kratzen sich nächtlich am After. Das läßt uns an Würmer (Oxyuren) denken, die nachts gern zur südlichen Körperöffnung kriechen und schlafstörende Wehen verursachen.

Cinnabaris

Das *Zinnober*, natürlich vorkommendes *Quecksilber*, ist die beste Arznei für die immer wiederkehrenden oder chronisch verstopften, entzündlichen Nasennebenhöhlen. Die Nase ist ebenso verstopft, und strähniger Schleim fließt den Nasenrachenraum runter. Die Knochen über den Nebenhöhlen schmerzen auf Druck. Naß-kaltes Wetter verschlimmert die Lage, trotzdem besteht Verlangen nach frischer Luft. Die Arznei bringt die vertrocknete Absonderung wieder in Gang und beseitigt die begleitenden Stirnkopfschmerzen.

Clematis

Die *aufrechte Waldrebe* ist eine große Arznei mit heilender Beziehung zur Haut, zur Schleimhaut, zu Gicht und Rheuma, zu allen Drüsen und zu den Hoden mit entzündlichen Reizungen. So auch für die Folgen des Trippers: Der ganze Genitalbereich, die Haut und die Gelenke sind entzündet. Prostata, Hoden und Samenstrang ziehen so neuralgisch wie seine Gelenkbeschwerden. Die Schmerzen vertragen keine Kälte, aber auch keine Bettwärme. Ein schwieriger, widersprüchlicher, heimwehgeplagter, ängstlich-depressiver Mensch, dem unsere Arznei als frisch vermähltem Ehemann auf Hochzeitsreise wegen zu frühem Samenerguß und überbeanspruchtem Samenstrang ein unentbehrliches Gepäckstück ist.

Bewährte Anwendung auch im Wochenbett bei krampfendem Schmerz der Mutterbänder.

Cocculus

Schwächliche, bläßliche und schlanke, empfindliche Menschen sind besonders geneigt, rasch zu erschöpfen, nicht zuletzt durch die zeitlichen, administrativen und sozialen Überforderungen unserer etablierten Gesellschaftsordnung. Auch unsere zeitgenössisch hirnmüde, fernsehsüchtige Kindergeneration leidet zunehmend an Übernächtigung, wird überdreht, schlaflos und leistungsschwach. Mit Rückenweh und kopfleerem, verkrampftem Hinterkopf quälen sie sich hampelig durch die Schule. Eine durchzechte Nacht und eine bewegte Reise können die gleiche Verwirrung des Kopfes mit Dusseligkeit, Schusseligkeit und Schwindel hervorrufen, besonders am Morgen nach dem Erwachen. Übelkeit und Erbrechen können sich zugesellen. Liegen, Wärme, Ruhe und die *Kockelskörner* lindern die Beschwerden. Kopfschmerzen und Schwindel sind auch bekannte Begleiterscheinungen vieler Nervenleiden wie Multiple Sklerose, Parkinson usw. Für diese ist sie ein ebenso hilfreicher Begleiter wie für den überbeanspruchten Schüler.

Coccus cacti

Bewährt hat sich die *Cochenillelaus* bei attackenartigem, allmorgendlichem Würgehusten mit zähsträhnigem, fadenziehendem, klumpigem Auswurf bei Grippehusten, Raucherbronchitis und Keuchhusten. Weiterhin bei periodisch wiederkehrenden, chronischen Nierenentzündungen. Die Beschwerden verschlimmern sich morgens nach dem Erwachen und in Wärme und lindern sich in kühler Luft, durch Ruhe und durch einen Schluck kalten Wassers.

Coffea

Geistesarbeiter und kreativ tätige Menschen sind nervös, hektisch, schlank, schusselig und heitere, witzige Teetrinker. Sie kennen den Zustand angenehmen Wachseins im Bett, wenn Sie sich eigentlich zum Schlafen legen wollten. Viele angenehme, anregende Gedanken strömen ein. Wenn sie nicht zu müde wären, würden sie sich erheben, Blatt und Schreibzeug zur Hand nehmen, um ihre Denkmodelle aufzuzeichnen. Nachtmenschen sind besonders empfänglich für solche Wachzustände. Auch Kaffeetrinker dürfen diese Arznei probieren, reagieren jedoch besser auf *Thea*.

Bewährte Anwendung findet der Rohkaffee auch bei einseitigen, krampfenden Kopfschmerzen, als ob ein Nagel dort eingehauen würde. Vor allem, wenn das seelische Gefüge durch Sorge oder Freude heftigst erregt ist wie z.B. das frohlockend seelischen Gefüge einer Gebärenden. Herzklopfen, krampfende Kopfschmerzen und Weinen können solch sorgenvolle oder freudige Anlässe begleiten.

Colchicum

Für rheumatisch-gichtige Menschen, die den Herbst mit seinem feucht-kalten Wetter wegen der Verschlimmerung ihrer Beschwerden verabscheuen, ist die *Herbstzeitlose* eine gelobte Labsal. Auch die Verdauungswege sind betroffen mit Brechübelkeit durch eine auffallende Geruchsüberempfindlichkeit gegen Speise- und Küchengerüche. Schwangere überfällt häufig diese Auffälligkeit zu Beginn ihrer neuen Umstände. Sie leiden unter heftigen Magenschmerzen, Erbrechen und Durchfall, frösteln dabei, so daß Wärme und Ruhe lindern. Bei der Colitis mucosa geht es dem Betreffenden nicht unähnlich. Auch er ist ein gichtig-rheumatischer, blasser, lithämischer Mensch mit destruktiven Anlagen. Seine eitrig-schleimigen, ruhrartigen, blutigen, übelriechenden, krampfenden Stühle sind von großer Blähsucht und hinfälliger Übelkeit begleitet, die schon beim Riechen und noch übler beim Anblick von bestimmten Speisen ausgelöst werden. Besonders Fisch, Eier und fettes Fleisch erwecken seinen Ekel. Warme Bauchumschläge, Bettruhe, Zusammenkauern lindern seine Koliken. Seine geschwürige Darmentzündung erblüht wie die Pflanze und sein Rheuma in jedem naß-kalten Herbst aufs neue.

Collinsonia

Bewährte Anwendung bei Stauungen der Beine, Venen, Hämorrhoiden und des Unterleibs mit Krampfadern an den Beinen, an den Schamlippen oder an den Hoden, mit Hämorrhoiden und trockener Stuhlverstopfung. In der Schwangerschaft bewährt sich die *Steinwurzel*, wenn diese Erscheinungen erstmalig auftreten.

Colocynthis

Eine starke Arznei, aus der *Bittergurke* gewonnen, für heftig stechende und krampfen-

Die Arznei

de Schmerzen, besonders für Nervenschmerzen, die vor allem plötzlich einschießende, messerscharf stechende, weniger krampfende Beschwerden im ganzen Körper zu Tage fördern. Der Leidende bedient sich milder, feucht-warmer Auflagen, benutzt seine Faust als Gegendruck, krümmt seinen Leib zusammen und legt sich zur Ruhe. Das besänftigt seine Nerven, Bauch, Rücken und eventuelle Durchfälle. Bewährt für leicht reizbare, aufbrausende, jähzornige Menschen, die infolge Ärgers und Aufregung von Magen- und Gallekoliken überfallen werden; für reizbare Kinder mit Nabelkoliken; für Hexenschuß mit messerscharfem Schmerz bei Bewegung; für Nieren- und Periodenkrämpfe. Entscheidend ist die Qualität des Schmerzes und seine verändernden Begleitumstände.

Condurango

Bewährt hat sich die *Condurangorinde* als Magenarznei, besonders beim Magenkrebs, wenn ständige, brennende Schmerzen mit Völlegefühl plagen. Häufig sind die Mundwinkel übel eingerissen, wonach wir unter den gegebenen Umständen unsere Wahl orientieren.

Conium

Durch *Sokrates* ist der *Schierling* als Schierlingsbecher in das schlechte Gewissen der Menschheitsgeschichte eingegangen. Er ist eine Arznei für ältere Menschen. Was Sokrates erleiden mußte, erleben jene als unerklärlichen Schwindel bei jeder Lageänderung. Im Liegen fühlen sie sich wohl. Sobald sie sich bewegen, sich erheben, den Kopf, den Körper umdrehen, schwankt ihr Kopf, und die Umwelt dreht sich mit ihnen. Sie steht symbolisch für den kräftig roten, geilen, alten Mann, der seine sexuellen Phantasien und Gelüste auch im Alter nicht verbergen kann. Sie drücken sich jedoch eher im Wollen als im Können aus. Sie sind die Verkrampfungen seines Lebens, die sich in den Muskeln austoben. Zumindest werden sie dort als spannende Wadenkrämpfe empfunden und begleiten eine Reihe von Nervenleiden wie Parkinsonismus, Multiple Sklerose, spastische Spinalparese, u.v.a.m.

Bewährte Anwendung bei Prostatavergrößerung.

Crataegus

Mein Lehrer nennt diese Arznei das „tägliche Zahnbürsterl des Herzens". Den Alten unter uns ist der *Weißdornsaft* zur Herzstärkung altbekannt. Denn sie leiden am ehesten unter Herzklopfen mit niedrigem Blutdruck und Schwindel oder unter leicht erhöhtem Blutdruck bei bekannter Herzschwäche, die sich vor allem in Atemnot bei körperlicher Anstrengung anzeigt. Dabei seufzen sie, gähnen und strecken sich, als wollten sie tief Luft holen, um den bläulichen Lippen mehr Sauerstoff zuzuführen. Aber auch Jüngere kennen schon die Herznot, den Schwindel und den Stirnkopfschmerz bei Föhnwetter oder bei Bergtouren mit raschem Höhenwechsel.

Crocus

Der *Safran* ist die weibliche Schwester zum männlichen *Conium*, zumindest was deren Geilheit betrifft. Bewährt für heftige, kräftige, rote, pubertierende Mädchen und für hitzewallende, klimakterische Frauen mit dunklen, zähen, klumpigen, perlschnurartigen Blutungen aus Nase und Scheide. Aber eigentlich sind es nicht die systematisch plagenden Hitzewallungen mit eiskalten Händen und Füßen, mit Kopfschmerz, Benommenheit und Schwindel. Ihr eigentliches Problem ist das Geschehen um und aus der Genitalsphäre. Alles ist geil: der schweißige Geruch, die anbiedernde Körpersprache mit dem lauten Lachen, das nicht aus dem Herzen, sondern aus der Scheide aufsteigt, der anbiedernde Aufputz genauso wie die unmanierliche, derbe, schwatzhafte Aufdringlichkeit. Dann wechselt eingeworfenes Weinen mit Lachen ohne Grund, ohne Zusammenhang zu den vorgebrachten Beschwerden. Mit solchen Impulsen befreit sie ihre verirrten seelischen Stauungen, wie auch das Empfinden, schwanger zu sein. Erst hier offenbart sich ihre tiefste Sehnsucht nach Ausgefülltsein und Erfüllung.

Crotalus

Alle Schlangengifte verdünnen das Blut. So erscheinen in der Arzneiprüfung dunkle, flüssige Blutungen im Auge (Netzhautblutung) und aus allen Körperöffnungen. Als Arznei heilt die *Klapperschlange* besonders solche Blutungen, die periodisch (z.B. jährlich im Frühjahr), morgens beim Erwachen und bei feuchtwarmem Wetter auftreten. Es liegt nahe, daß sie als „Blutgift" besonders bei septischen, fieberhaften Prozessen angezeigt ist, die im Lebensmilieu der Schlange, in feuchtwarmen, tropisch bis subtropischen Gegenden gedeihen (z.B. Malaria, Gelbfieber, Denguefieber usw.). Dabei fühlt sich der Leidende matt, schläfrig, verlangt nach kühler Luft, ist äußerst berührungsempfindlich und möchte in Ruhe gelassen werden. Seine Schlafsucht wird von murmelnden Fieberdelirien über abscheuliche Tiere unterbrochen.

Eine hervorragende Arznei für tropische Wetterfronten im Westen und selbstverständlich für die Tropen!

Cuprum aceticum

In der Heftigkeit der Krämpfe überbietet der *Grünspan* das *metallische Kupfer*.

Bewährte Anwendung bei Wadenkrämpfen in der Schwangerschaft oder bei Diabetikern.

Cuprum arsenicosum

Bewährte Anwendung findet das *Kupferarsenit* bei schweren nächtlichen Wadenkrämpfen, vor allem bei Diabetes (Durchblutungsstörungen der Beine) und bei chronischer Nierenschrumpfung (Nephrose).

Cuprum metallicum

Der *Kupfer*-bedürftige Mensch leidet vorwiegend an Krämpfen und Verkrampfungen in allen Gebieten seines Körpers ungeachtet seiner Grunderkrankung, seien es Epilepsie oder Fieberkrämpfe, Hustenkrampf oder Keuchhusten, Magen-, Nabel- oder Darmkolik, Zuckungen oder Krämpfe der Muskeln. Entscheidend ist das blasse, zum Teil bläuliche Aussehen des Leidenden und die Kälte und Blässe seiner Gliedmaßen. Seine Verkrampfungen sind besonders bei Beginn des Neumondes unerträglich. Er umfaßt dabei mit festem Druck seinen Kopf, seinen Bauch, seine Muskeln. Auch das Neugeborene kann nach einer schweren Geburt so blaß-bläulich aussehen (Sauerstoffdefizit!) und erhält als bewährte Anwendung eine Hochpotenz *Kupfer*, um seinen Sauerstoffhaushalt gleich günstig zu beeinflussen.

Bewährte Anwendung nach Geburtstrauma, Hirnhautentzündung, bei Epilepsie und bei Durchblutungsstörungen als Folge von Gefäßkrämpfen.

Cuprum oxydatum nigrum

Bewährte Anwendung des *schwarzen Kupferoxids* bei Wurmerkrankungen, wenn *Spigelia, Cina* und *Marum verum* nicht helfen konnten.

Cypripedium

Ein erfrischender Balsam für den gestörten Schlaf unserer Kinder (und für den der restlichen Familie) ist der *Frauenschuh*. Diese

Die Arznei

Kinder sind tags unruhig und nervös, nachts jedoch wohlgelaunt, ja lustig erwachend und zum Spielen auffordernd. Meist sind es sogenannte „Tagesmutter-Kinder", die wenigstens nachts ihre Mami genießen möchten.

Datisca

In Mittelasien bewährt sich der *Gelbhanf* für Stoffwechselstörungen, in der Homöopathie bewährt er sich als Arznei für den Altersdiabetes, wenn – Ironie des Schicksals – der Heißhunger im Vordergrund steht.

Dioscorea

Eine höchst individuelle Arznei ist die *Yamawurzel* für Beschwerden der Bauchspeicheldrüse. Die Besonderheit der unerträglichen Schmerzempfindung besteht darin, daß sie sich fächerförmig vom Nabel zum linken Oberbauch erstreckt. Dabei beugt der Gequälte seinen Rücken nach hinten, was ihm Linderung gewährt.

Diphtherinum

Eine aus den Krankheitsprodukten der *Diphtherie* gewonnene und homöopathisch hochpotenzierte *Nosode*. Wir geben sie Kindern vor der Impfung bzw. danach, wenn sich Lähmungserscheinungen einstellen sollten. Auch bei Lähmungen nach durchstandenen Erkrankungen.

Drosera

Bewährte Arznei ist der *Sonnentau* für den trockenen, krampfartigen, nächtlichen Brechhusten und Keuchhusten mit stechenden Schmerzen in der Brust, so daß diese mit beiden Händen festgehalten werden muß.

Dulcamara

Plötzliche Wetterumschläge von Wärme in Kälte im Sommer und Herbst, als auch feucht-kalte Wetterlage sind die Auslöser für Rheuma und Erkältung. Manche Menschen brauchen sich nur auf einen kalten Stein oder auf einen kühlen Stuhl zu setzen und unterkühlen sich sofort die Blase. Das sind die Menschen, denen wir beim Spaziergang oder im Straßencafé mit einem klappbaren Sitzkissen begegnen. Das *Bittersüß* wird deren ständiger Begleiter.

Echinacea

Der *Sonnenhut* wirkt auf das Abwehrsystem des Menschen durch Vermehrung der weißen Blutkörperchen (Leukozyten) und findet bei allen Arten von Entzündungen, bei Fieber, schlecht heilenden Wunden oder allgemeiner Abwehrschwäche ihre Anwendung. Insbesondere im Wochenbett bei Fieber und Brustentzündung wird diese Arznei zusätzlich zur Grundbehandlung erfolgreich eingenommen. Sie wirkt besonders gut bei Kindern und Erwachsenen, deren Temperatur ohne ersichtlichen Grund über lange Zeit gegen Abend steigt. Auch bei sich wiederholenden Fieberschüben ohne ersichtlichen Anlaß ist sie von heilender Wirkung.

Equisetum

Bewährte Anwendung bei Bettnässen, da *Zinnkraut* eine starke Wirkung auf die Harnwege ausübt.

Eupatorium perfoliatum

Die Grippe erscheint in vielfältigen Ausprägungen, aber jede auf ihre besondere Art. Wer des *Wasserhanfes* bedarf, hat sich bei naß-kaltem oder feucht-warmem Wetter – sommers oder winters – unterkühlt. Es ist ein rheumatisches Fieber im Zuge einer Grippe bzw. während jeglicher Infektion (z.B. Malaria) mit reißendem Zerschlagenheitsschmerz in Muskeln, Gelenken und Knochen. Zunächst erscheinen die üblichen Frostschauer im Rücken, hier mit auffallend viel Durst, dann folgen das trockene Fieber, das klopfende Kopfweh, die Übelkeit, das eventuelle Galleerbrechen. Der Rücken ist dabei wie zerschlagen, und in den Knochen, Muskeln und Gelenken sitzt ein tiefer Schmerz – wie verrenkt. Der bald einsetzende Husten schmerzt so wund hinter dem Brustbein, daß er sich bei jedem Hustenstoß die Brust halten muß. Falls dann Schweiß ausbricht, fühlt er sich wohler.

Alle tropischen Infektionen bedürfen dieser Arznei im Beginn und vermeiden deren Fortschreiten.

Euphorbium

Bewährte Anwendung der *Wolfsmilch* beim Heuschnupfen und Heuasthma. Alle Schleimhäute jucken und brennen in Auge, Nase und Bronchien. Bei raschem Einsatz zu Beginn der ersten Erscheinungen hilft sie rasch.

Euphrasia

Die Beziehung des *Augentrostes* zu den Augen ergibt sich aus ihrem Volksnamen. Sie wird als der „Scheibenwischer der Hornhaut" bezeichnet und bei allergischem Geschehen an Augen und Nase verwendet. Von der leichten Bindehautentzündung bis zur brennenden Lidrandentzündung mit scharfen Tränen und mildem Nasenfluß reicht seine Wirkungsbreite. Die Augen sind lichtscheu, schwimmen in wundem, scharfem Wasser, die Lider schwellen rot an, Tränen rinnen brennend über rote, heiße Wangen. Die Hornhaut ist von einem schleimigen Schleier bedeckt, so daß sich der Kranke die Sicht „freiblinzeln" muß. Seine Nase fließt mild wie ein Bächlein! Er ist schläfrig, liegt im verdunkelten Zimmer und trinkt Kaffee. An der frischen Luft fühlt er sich wohler, muß dort aber ständig gähnen. Alles ist schlimmer tagsüber, der Nachtschlaf bleibt auffallenderweise ungestört.

Ferrum metallicum

Bewährte Anwendung bei Entzündung des rechten Schultergelenks. Die Schmerzen pulsieren wellenartig und sind nachts beträchtlich schlimmer. Der Betroffene muß aufstehen, herumgehen, den Arm bewegen und kühlen, was kurzzeitig Linderung verschafft. Das *metallische Eisen* ist aber auch eine tiefgreifende Arznei für bleichsüchtige Mädchen und junge Frauen, deren Willenskraft noch ungestaltet ist und die allzuleicht erröten.

Ferrum phosphoricum

Bewährte Anwendung bei Entzündung des linken Schultergelenks. Die Schmerzen und Verhaltensweisen des Betroffenen sind die gleichen wie beim *Eisen* beschrieben. Das *Eisenphosphat* findet jedoch eine breitere Anwendung in der Homöopathie: beim Bettnässen, bei Nasenbluten, bei der Schilddrüsenüberfunktion mit stürmischem Herzklopfen, beim Blutschwamm und dessen feine Gefäßstruktur, beim Sommerdurchfall ohne erdenkliche Ursache, bei der akuten Mittelohrentzündung und der akuten Nierenentzündung mit Blutspuren im Urin. In ihren Komponenten ist sie uns als zellgiftiges *Phosphor* und als *Eisen* aus der klinischen Behandlung der Eisenmangelanämie bekannt. Die auffallendste Eigenart zeigt sich jedoch beim Fieber unserer hellhäutigen, blassen, blutarmen Kinder: Trotz hoher Temperatur ist der Erkrankte nicht benommen und apathisch, sondern sitzt im Bett und liest, während Kinder ihren üblichen Tagesbeschäftigungen nachgehen und den Ermahnungen der besorgten Mütter eigenwillig widerstehen.

Die Arznei

Ferrum picrinicum

Bewährt wird das *Eisenpikrat* bei Prostatavergrößerung angewendet und ist nach *Sabal* einzunehmen.

Fucus vesiculosus

Bewährt ist der jodhaltige *Blasentang* für den eher fettleibigen Schilddrüsenpatienten mit seiner Unterfunktion und seinem „Blähhals". Er ist der ewig Hungrige, der sich mit bewundernswerter Größe das Fasten abringt und trotzdem kaum ein Gramm an Gewicht verliert.

Galega

Bewährte Anwendung beim mittelschweren und schwer einstellbaren insulinpflichtigen Altersdiabetes. Bei langfristiger Einnahme reduziert und stabilisiert die *Geißraute* die Insulineinheiten.

Galphimia

Bewährt hat sich „*Palo del muerto*" zur vorbeugenden Behandlung des Heuschnupfens ab April. Ihre Wirksamkeit ist klinisch geprüft. Sie liegt in einer allmählichen Abnahme der allergischen Neigung begründet.

Gelsemium

Nerven und Blutgefäße sind die hauptsächliche Wirkungsrichtung des *wilden Jasmins*, wobei sich ein charakteristischer krampfartiger Schmerz durch alle Beschwerdebilder zieht. So beim krampfartigen Hinterkopfschmerz mit dem Gefühl eines Eisenringes um den Kopf, der meist die Sommergrippe an heißen, schwülen Tagen oder beim Einbruch von Schwüle in winterliche Tage begleitet. Bei krampfartigen Geburtswehen oder bei aufkommender Angst vor Ereignissen und Prüfungen. Bei Ärger nach Ereignissen mit Krampf, Lähmigkeit und Zittrigkeit.

Insbesondere dann, wenn wir zweifeln, schwach werden oder wenn wir traurig sind und erschöpft. Auch bei Wetterwechsel, besonders beim Wechsel zum Schwülen, übermannt uns Müdigkeit, Gereiztheit, Zittern, bis eine Flut von farblosem Urin (Urina spastica) den Zustand erleichtert. Der Mensch dahinter ist eher rundlich, und sein Gesicht verfärbt sich kräftig rot bei allen Störungen, weil ihm das Blut zum Herzen und zum Gesicht schießt.

Bewährt bei all jenen Grundleiden, die von solchen Störungen begleitet werden, auch bei Multipler Sklerose.

Glonoinum

Der Name dieser Arznei, *Nitroglycerin* oder *Dynamit*, beinhaltet eine heftige Dynamik. Das Blutsystem wallt zum Herzen, zum Kopf, beengt, bedrückt, sei es bei der Blutdruckkrise, bei Angina pectoris oder beim Sonnenstich. Wein und Sommerhitze verschlimmern diese Zustände oder lösen sie aus. Herz und Hirn sind beklemmt, beengt und verwirrt. So sehr, daß er weglaufen möchte, weil er sein Zuhause nicht mehr erkennt oder, falls er wie üblich wandernd sich ergeht, weder Straße noch Zuhause wiederfindet. Ängstlich und weinend, fürchtet er bestraft zu werden, vergiftet zu sein und glaubt, der Tod stünde jetzt nahe.

Bewährte Anwendung immer da, wo die Klarsichtigkeit verlorengegangen ist (z.B. Glaukom).

Graphites

Die *mineralische Kohle* hat einen besonderen Bezug zur Haut und Schleimhaut, wo sie im Sinne der Vergiftungslehre dem Hautarzt allerlei Sorgen bereitet. Hier bewährt sie sich bei der Akne rosacea, wenn der entsprechende Mensch eher dumm, faul, fett, gefräßig und wagemutig frech ist. Diese Eigenschaften sind aber immer eine Frage der verlustig gegangenen Harmonie, der verlorenen Elastizität und Flexibilität, der verlorenen Schwungkraft und Lebenskraft. So verstehen wir die Charakteristika dumm als Verlust der geistigen Spannkraft, faul als Verlust des Wollens und Strebens, fett als Verlust der Gewebselastizität und gefräßig als Verlust der seelisch-geistigen Kontrolle über die Grenzen des alltäglichen Bedarfs. So frißt auch seine Seele alles in sich hinein und kann doch nichts mehr hergeben, nicht mal den im Dickdarm ruhenden Stuhlgang. Obendrein sind sie chronisch erkältet mit eitrigen Schrunden am Naseneingang, mit gelb-eitrigem, rissigem Herpes an der Lippe. Halsschmerzen mit dem Gefühl eines Klumpens im Rachen, an dem sie nachts zu ersticken drohen, zwingt sie zu beständigem Räuspern. Heißhungrige Magenkrämpfe werden durch Essen gelindert, was aber Völle, Sodbrennen, und faules, ranziges Aufstoßen verursacht, wobei ihnen das Blut zum Kopf schießt.

Bewährte Anwendung des *Reißbleis* bei Magenschmerzen zusammen mit *Nux vomica*.

Grindelia

Zusammen mit *Marum verum* verordnen wir im Herbst das *Grindeliakraut* für Menschen mit Asthma, chronischem Emphysem und Erstickungshusten.

Guaiacum

In dieser bewährten Rheumaarznei, dem *Guajakharz*, begegnen wir dem destruktiven Knochenabbau und den deformierten, heiß geschwollenen, kleinen Gelenken, besonders alter, sturer und starrer Menschen, die sich dehnen, strecken und gähnen, als bäumten sie sich noch einmal gegen die Vergänglichkeit auf. Ihre Muskeln und Sehnen empfinden sie wie zu kurz und ihre Schienbeine schmerzen. Wärme, Berührung und Bewegung vertragen sie in keiner Weise.

Hamamelis

Bewährte Arznei für Blutungen aus allen Körperöffnungen. Die Blutungen sind dunkelrot und fließen gleichmäßig passiv. Auch auf Krampfadern und Hämorrhoiden wirkt der *virginische Zauberstrauch* heilend ein, besonders bei Beschwerden durch feuchtwarmes Wetter. Sie ist auch dort angezeigt, wo Blut sich in den Venen staut wie in den Krampfadern, in den Hämorrhoiden und in der vaskularisierten Schilddrüsenvergrößerung.

Hedera

Das *Efeu* ist eine jodhaltige Pflanze und dessen zugehöriger Mensch entspricht im Erscheinen und Verhalten dem *Jod*-bedürftigen, abgemagerten, hitzigen Drüsenmenschen. Im Gegensatz zu ihm ist er kälteempfindlicher, aber auch seine Durchfälle und Schmerzen sind am besorgniserregendsten morgens, im Frühjahr und im Herbst. Er reibt und massiert dabei seinen Bauch und seine gleichermaßen schmerzenden Gelenke, was ihm vorübergehend Linderung verschafft. Eine Arznei für alle überreagierenden Drüsenerkrankungen (z.B. Schilddrüse, Pankreas), die obendrein von Rheuma begleitet sind.

Helleborus

Dort, wo die *Christrose* gedeiht, in den Alpen, begegnen wir oft dem Menschen, der ihrer als Arznei bedarf. Sein blasses Gesicht vermittelt eine dümmliche, ausdruckslose, verständnislose Gedunsenheit. Er runzelt die kalte, schweißbedeckte Stirn, seine Kiefer führen Kaubewegungen wie beim Essen aus, seine Zähne zupfen an den Lippen und seine

Die Arznei

Glieder bewegen sich unwillkürlich verkrampfend. Er will nicht, daß Sie mit ihm reden und will selbst nicht reden. Oft sind solche Verhaltensweisen die Folgen eines Geburtstraumas oder Hirntraumas durch Unfall oder einer frühkindlichen, auch unbemerkten Hirnhautentzündung.

Hepar sulfuris

Ein Gemisch von Austernschalen und Schwefelblumen stellt der *Kalkschwefelleber* dar. Als Arznei hat sie Beziehung zu Eiterungen der Haut und Schleimhäute. Sobald bei einer eitrigen Entzündung gelbe Eiterstippchen erscheinen, sei es nun beim Abszeß, auf der Wunde oder auf den Mandeln, ist *Hepar* angezeigt. Bei den äußerlich nicht sichtbaren Entzündungen wie Zahnfleischeiterung, Brustentzündung, Eierstockentzündung, Mundfäule oder Lymphdrüsen ist der stechende, pochende Schmerz und seine Linderung durch warme Auflagen entscheidend. Die Katarrhe der Schleimhäute zeigen eine dicke, gelbe Absonderung, sind „reif" und riechen nach altem, stinkendem Käse. Der Mensch hinter diesen Störungen ist dicklich untersetzt, fröstelig, zornig, äußerst zugluftempfindlich, stets Hut tragender Zeitgenosse, der sich wohler fühlt, sobald der Regen runterfällt. Seine Beschwerden, auch sein Sommerrheuma verschlimmern sich entsprechend bei trockenschönem, kaltem Wetter und bessern sich bei feuchtem Wetter.

Herniaria

Bewährt hat sich das *kahle Bruchkraut* als Teil einer „Stein-Kur" zur Auflösung von Nierensteinen.

Hirudo

Bevor der Blutegel saugt, versetzt er mit seinem Gift *Hirudin*, das uns noch aus der Klinik vertraut ist, das Blut, um es ungerinnbar zu machen. Folgerichtig geben wir es allen „Blutern", besonders wenn gleichzeitig rheumatische Gelenkschmerzen das Grundleiden überlagern, wie wir es aus dem Bild des Morbus Werlhof kennen.

Bewährte Anwendung findet der *Blutegel* bei zusammenlaufenden Pickeln im Gesicht, die wenig eitern und beim Popeln leicht und lange bluten.

Hydrastis

Die *kanadische Gelbwurz* hat eine tiefgreifende Wirkung bei allen chronisch entzündeten, eitrigen, schleimigen Schleimhautprozessen des Körpers, ganz gleich, ob der Katarrh in der Nase, im Magen-Darm-Kanal oder in der Scheide sitzt. Die Absonderungen sind weißlich-gelb, zäh, fadenziehend und oftmals blutig. Der Naseneingang ist ständig wund. Über den Nasenrachenraum tropft der Schleim in den Rachen hinab, wo er die Rachenwand kratzig wund macht. Kälte verschlimmert sowohl das lokale Übel als auch den gesamten Zustand. Meist begenen wir in dieser Arznei schwachen, erschöpften, abgemagerten, kälteempfindlichen Menschen mit einem schwachen, gesenkten Magen und einer alten hartnäckigen Verstopfung. Trotz Abführmittel und durch Mißbrauch von Abführmitteln ist der Stuhl mit Schleimhautfetzen überzogen. Alles am ihr zugedachten Menschen ist unappetitlich: die Haut, die Schleimhäute, die Sekrete, der Hunger, die Abmagerung und der zerstörerische, geistige Zerfall.

Hyoscyamus

Große Gehirnreizung, krampfartige Beschwerden, Muskelzittern und Muskelzuckungen stehen im Vordergrund des Arzneibildes von potenziertem *Hexenkraut*. Auf den Müllhalden und Friedhöfen gedeiht diese Pflanze, am Rande also unseres sozialen Lebens. So ist sie auch als Arznei, entsprechend ihrer metaphysischen Bedeutung, für Menschen gedacht, die zeitlebens am Rande unserer Gesellschaft dahinleben, ergriffen vom Abfall der Lebensfreude und von Todessehnsucht. Das ist ihr eigentliches Schicksal, das, wie Opfer und Mörder sich bedingen, Unrecht, Unglück, Heimweh, Mißtrauen, Enttäuschung und Eifersucht an sich zieht, in sich aufnimmt und von sich gibt. Diesen blassen, abgehärmten, ängstlich dreinschauenden Menschen erleben wir beim Hausbesuch nach einem Schlaganfall oder im Diabetes-Koma, wie er, verwirrt an die Decke starrend, mit den Händen am Bettzeug, am Nachthemd, an der Hose fummelt. Wir erleben ihn in der Klinik nach einem Unfall oder nach einer Operation, wie er aus dem Bett und aus der Klinik flüchten will. Wir erleben ihn als psychiatrisch Internierten, wie er in seinem Wahn singt und betet. Er verhält sich argwöhnisch, ablehnend aus Angst, vergiftet zu werden. Schon als Kind war er auf alles eifersüchtig, fluchte, spuckte und biß, schlug und trat wie ein kleiner Teufel. Als Schuljunge zog er seine Hosen runter und stellte mit geilem Lachen und Gebaren seine Genitalien zur Schau. Heute als alter Mensch neigt er dazu, die alten Gewohnheiten von damals wieder aufzunehmen. Verkalkt und schwächlich schwätzt er unaufhörlich, zeigt sich mißtrauisch und mißgünstig wie eine Hexe. Er schimpft nörgelnd oder murmelnd vor sich hin, bis er im Sitzen mit herunterfallendem Kiefer einschläft.

Bewährte Anwendung beim trockenen Krampf- und Kitzelhusten vor allem beim Niederlegen und nachts, bei Kopfschmerz infolge Unfallschocks, beim Schluckauf, bei der „blassen" Ohnmacht und bei gemütsverstimmender Reisekrankheit.

Hypericum

Wo Nerven gequetscht werden (wie der famose Finger in der Tür) oder gezerrt werden (wie beim Schleudertrauma des Nackens oder das Steißbein bei der Geburt), verletzt und zerrissen werden (wie beim Zahnziehen, beim Schnitt, beim Phantomschmerz nach Amputation oder beim Geburtstrauma), ist das *Johanniskraut* eine erstaunlich rasche Labsal. Qualvolle Schmerzen erstrecken sich in entfernte Körperregionen, obwohl wir uns bereits *Arnica* für die Gewebsverletzung gegönnt haben. Eine jammerreiche Nervendepression kann auf eine unbehandelte Verletzung folgen. Der Betroffene ist dabei relativ rot und gedunsen im Gesicht.

Ignatia

Kopfschmerz, als ob ein Nagel in den Schädel eingehämmert würde, Übelkeit, Erbrechen und Krämpfe sind die Folgen von akutem Kummer (wie Heimweh, Liebeskummer mit Eltern, Lehrern, Freunden) oder von Tadel mit heftiger, unbedachter Zurechtweisung. Wer der *Ignatiusbohne* bedarf, ist jener feinfühlige, zarte, stille und ernsthafte, junge „arme Schlucker", der ewig seinen Kummer runterschlucken muß, bis Magengeschwüre aufblühen, und der selbst dann noch schlukken muß, wenn ihn eine Mandelentzündung plagt, weil Schlucken seinen Schmerz erleichtert. Es beeindruckt uns sein Seufzen und sein verschleierter, leidender Blick, der nach Trost und Beachtung bettelt. Mit unterdrückten Tränen berichtet er vom ständigen Ansporn zu schulischen und häuslichen Leistungen seitens der Eltern, von deren ständigen Tadeleien, wenn ihre Vorstellungen unerfüllt bleiben, von deren ständigem Widerspruch, der seine Widersprüchlichkeit herausfordert. Seine Sorgen darüber kann er niemandem erzählen; seine Schulkameraden erzählen die gleichen Geschichten. So schluckt er seinen Gram in sich hinein, bis ihm der Appetit vergeht und ihm der Magen krampft, bis die Magersucht beginnt. Kinder sind übersensibel, liebebedürftig und leicht zu trösten, aber auch launenhaft, wider-

Die Arznei

sprüchlich und kapriziös. So vertragen sie bei Übelkeit eher schwer verdauliche als leichte Speisen. Bei ihrem Kummer schlukken sie, seufzen sie, verlangen mal dies, mal jenes und erinnern uns in ihrem Verhalten gar oft an uns Erwachsene.

Influencinum

Aus Krankheitsstoffen des *Grippevirus* ist diese *Nosode* gewonnen, die sich zur vorbeugenden und akuten Behandlung der Erkältlichkeit bewährt hat.

Ipecacuanha

Ihr Volksname, *Brechwurz,* verrät uns, daß diese Arznei etwas mit Erbrechen zu tun hat. In der Tat ist sie die bewährteste für Erbrechen jeglicher Art, beim Husten, beim Asthma, in der Schwangerschaft. Auch besteht eine Neigung zu hellroten, aktiven, gußweisen Blutungen aus allen Köperöffnungen, ebenso begleitet von anhaltender Übelkeit und Brechreiz. Auffallend und entscheidend ist die saubere, nicht belegte, reine Zunge und die roten Wangen. Das Erbrechen erleichtert nicht, so daß ein Erstickungshusten denkbar ist, obwohl grobe Rasselgeräusche der lockeren Bronchiensekrete hörbar sind. Versuchen Sie diese Arznei auch bei Nierenbluten, wenn Sie sich keiner Schmerzen und keiner Auslösung bewußt sind und sich helles, sattes Blut ergießt, auch wenn die Zunge nicht unbedingt glatt und sauber ist. Zumindest wird die Arznei bereits da helfen, wo wir geduldig auf die urologischen Ergebnisse warten. In der Regel entrüstet sich der betroffene Mensch heftig über sein Schicksal.

Iris

Wem die Süße des Lebens verlorengegangen ist, der wird sauer. Der zur *Schwertlilie* passende Mensch ist so sauer, daß ihm die Säure bereits aus dem Magen aufstößt mit Übelkeit, Brechreiz und sauren, kolikartigen Durchfällen. Auch seinen Kopf überfällt bitterer Schmerz und Schwindel. Übelkeit und saures Erbrechen umrahmen einen Entspannungskopfschmerz. Gerade wenn Sie sich am Wochenende einrichten wollen, um zu entspannen, überfällt Sie dieser krampfende Schmerz im Hinterkopf, der bis zu den Augen zieht. In der ersehnten Ruhe verschlimmert er sich, so daß Sie sich zwanghaft bewegen. Er wird auch „Sonntagsmigräne" genannt.

Jaborandi

Das *Pilocarpin* findet seine bewährte Anwendung bei Frauen in den Wechseljahren mit schweißüberlaufenden Hitzewallungen.

Jalapa

Eine Arznei für den Schlaf unserer Kinder beinhaltet die *Jalapenknolle.* Tagsüber verhalten sie sich gelassen und ruhig wie ein braves Baby, lassen aber nachts unerklärliche, anhaltende Schreiattacken erbeben.

Jodum

Das Element *Jod* gehört zu den hitzigen Halogenen wie *Fluor* und *Brom*. Ebenso hitzig und schwitzig ist der Mensch, dem es als Arznei dienlich ist. Er ist unruhig und beängstigend aufgeregt bis zum Verrücktwerden. Er ist mächtig durstig und trinkt tagsüber Wein. Er ist heißhungrig und futtert sich durch den ganzen Tag. Trotzdem ist er schlank, weil die Nahrung bereits verbrannt ist, bevor sie den Stoffwechsel erreicht. Die Unordnung der Drüsen und deren Hormone sind sein eigentliches, ererbtes Problem, die seine hartnäckige Hitzigkeit, seine verhärteten Drüsen, sein verhärtetes Innenleben vorbestimmten. Bald wird er gelb, fahl, alt. Besorgt, mutlos und beklagenswert zieht er sich in eine lebensgefährdende Menschenscheue zurück.

Juglans regia

Bewährt hat sich die *Walnuß* bei der kleinpusteligen Akne, die mit Vorliebe um die Periodenzeit erscheint und sich mit Vorliebe am Kinn festsetzt.

Kalium bichromicum

Wie alle *Kalium*-Arzneien hat auch *Kaliumbichromat* einen tiefen Bezug zur Schleimhaut, besonders zu den Atemwegen. Hier wuchert sie zu Polypen mit Krusten und Geschwüren. Die Nasennebenhöhlen sind chronisch entzündet, besonders im noch kalten Frühling und im schon kalten Herbst. Die Beschaffenheit der Absonderung läßt diese Arznei zum Einsatz kommen. Das Sekret ist dick, zäh, grünlich und fadenziehend. Der Eiter klebt in der Nase, kann in langen Fäden wie Gummi herausgezogen werden oder läuft über den Nasenrachenraum in den Schlund, von wo es umgebungschaudernd in die Mundhöhle gezogen wird und auf dem Taschentuch strähnige Fäden zieht. Die Nase selbst ist trocken, verkrustet und gelegentlich geschwürig. Die Geschwüre sind wie ausgestanzt. Ein drückender Schmerz sitzt in den Nasenknochen und zieht bis zur Nasenwurzel, wo sich die Sekrete stauen. Diese Art von Störungen paßt besonders zu großen, kräftigen, kälte- aber auch hitzeempfindlichen Menschen, die im Sommer gern und viel Dunkelbier trinken und sich dadurch leicht die Atemwege und den Magen unterkühlen.

Kalium bromatum

Es ist seine ruhelose, ängstliche, anfallsartig erregte und gehemmte Art, die diesen Menschen sowohl am Einschlafen hindert als auch bei neuen Ereignissen oder Prüfungssituationen in Panik geraten läßt. Die Beine sind ständig in Bewegung, finden keinen Platz, die Finger trommeln ungeduldig auf dem Tisch herum. Es sind unsere nervösen Zeitgenossen mit fahrigen, fuchtelnden, hampeligen Bewegungen. Alle vier Gliedmaßen sind ständig in Aktion, Konzentration ist undenkbar, die Nächte sind voller Angst. Kinder zerstören ihre Spiel- und Bastelarbeiten, Schulkinder krakseln ihre Schrift darnieder und Mütter verzweifeln darüber.

Eine bewährte Arznei ist das *Kaliumbromid* für die Akne nervöser Jugendlicher und Junggebliebener, wenn dicke, zusammenlaufende Pusteln Wangen und Hals übersäen.

Kalium carbonicum

Bei *Kalium*-bedürftigen Menschen ist alles schwach: das Hirn, das Herz, der Magen, das Kreuz, der Unterleib. Aller Kummer, alle Sorgen, alle Qual, alle Anstrengungen schlagen sich dorthin. So verwundert es nicht, daß das Hirn ermüdet und vergeßlich ist, daß das Herz drückt und wie an einem seidenen Faden hängt, daß der Magen herunterhängt und sich bläht, daß das Kreuz quälend schmerzt, reißt, ruckt, zuckt und plötzliche Stiche einschießen, daß der Unterleib nach unten drängt und herauszufallen droht, daß das Ungeborene zur Fehlgeburt neigt oder daß die Periode übermäßig blutet. Auf diese Weise hängend, verrenkt und steifig durch seine Schwächen, mit seiner Neigung zu Erkältungen, entwickelt dieser hinter der *Pottasche* stehende, unsichere Mensch ein starkes Bedürfnis nach Wärme, nach liegender Ruhe auf harter Unterlage und beim Sitzen nach einem Kissen im Kreuz.

Kalium chloratum

Wenn beim Schnupfen die Nase verstopft ist und nur wenig weißliches, wundmachendes Sekret auszuschneuzen ist, dann entfaltet das

Die Arznei

Kaliumchlorid seine Wirkung. Nicht genug: die Nebenhöhlen sind zu, die Stirn ist zu, die Ohren sind zu. In den Ohren schnalzt, knackt und quatscht es wie beim Start in einem Flugzeug. Die Zunge ist dabei dick gräulich-weiß belegt. Besonders bei Kindern sind die Mandeln oft so dick, daß sie aneinanderstoßen, das Atmen eher einem Schnarchen gleicht und die Sprache einem kloßigen Kauderwelsch ähnelt.

Bewährt bei starker lokaler bläschenförmiger Impfreaktion mit oft geschwüriger Veränderung und beim geschwürigen, äußerst schmerzhaften Herpes der Hornhaut.

Kalium jodatum

Bewährt ist das *Jodkali* beim Schnupfen, wenn dieser ein gelbes, zähes, wundmachendes Sekret produziert und sich an der Nasenwurzel ein heftiger Druckschmerz äußert, besonders beim Vornüberbeugen des Kopfes. An der frischen Luft fällt das Atmen leichter. Desgleichen hilft die Kühle als Umschlag bei der teigigen, blassen Kniegelenkschwellung, die zwar keine Rötung, aber nächtliche, wunde Schmerzen anzeigt.

Kalium phosphoricum

Das *Kaliumphosphat* wirkt besonders auf Menschen, die so überempfindlich nervös sind, daß sie schon beim morgendlichen Erwachen glauben, ihre Arbeit stehe wie ein unüberwindlicher Berg vor ihnen. Sie sind überzeugt, ihre täglich vorgeschriebenen Aufgaben nicht mehr zu schaffen. Diesem Zustand geistiger Erschöpfung geht meist eine Zeit geistiger Überarbeitung voraus, wie häufige Aufeinanderfolge von Klassenarbeiten, langatmige Examensvorbereitungen oder geistig-seelischer Streß im Haushalt und im Geschäft oder eine langwierige erschöpfende Krankheit. So sind sie gezeichnet von unruhigen Armen und Beinen, kriegen jede Nacht Kopfschmerzen, die Haare fallen aus, sie werden zittrig und grundlos schreckhaft, seufzen kleinmütig und sehen alles nur noch von der schwärzesten Seite.

Kalium sulfuricum

Wir nennen das *Kaliumsulfat* wegen der Ähnlichkeit ihrer Wirkung auch die „biochemische Pulsatilla". Sie wird eigentlich nie akut eingenommen, sondern erst dann, wenn die stinkenden Absonderungen aus Nase, Ohr und Bronchien weißlich-gelb, schleimig und mild (!) werden, egal in welcher Form der Schnupfen, die Ohrentzündung, der Husten begann. Auch die Zunge ist schleimig-gelb belegt. In der Wärme, im Zimmer und abends verschlimmert sich der Zustand, während die frische Luft Erleichterung bringt. Es besteht allgemein eine Abscheu vor allem, was heiß ist: Räume, Wetter, Getränke und Speisen.

Kreosotum

Immer dort, wo Entzündungen aashaft stinkendes Sekret absondern, ist der *Buchenholzteer* angezeigt und bewährt wie bei der feuchten diabetischen Gangrän, der eitrig-stinkenden Bronchitis, bei dem klumpigen Wochenfluß oder den krebsartig zerfallenden Geschwüren und Tumoren. Sein destruktiver Charakter zeigt sich auch bei der Zahnkaries, wenn die Zähne beim Durchbrechen der Zahnleiste bereits schwarz verfärbt sind.

Kresolum

Eine bewährte Arznei ist das *Reinkresol* für gichtig-rheumatische Menschen, die an Schuppenflechte (Psoriasis) leiden. Sie verschlimmert sich im Winter und ist immer von reißenden Gelenkbeschwerden begleitet. Solche empfindet auch der Parkinson-gestörte Mensch. Dazu schwätzt und gestikuliert er mit heiterem, fast euphorischem Gemüt. Sein Verhalten steht im Gegensatz zu seinem schweren Grundleiden. Depressiv oder manisch, seine Halluzinationen sind voller Hochzeitsglocken, bis das Erscheinen von Küchenschaben sein Entsetzen erregt.

Lac caninum

Eine bewährte Arznei schenkt uns die *Hundemilch* für stillende Mütter, wenn der Milcheinschuß ungenügend ist. Bei einer Mandelentzündung, die stündlich oder täglich oder von mal zu mal die Seiten wechselt, bewirkt sie ungeahnte Wunder. Auf der Zunge und im Rachen finden wir einen glasigen, milchig glänzenden, silbrigen Belag.

Lachesis

Eine große Arznei ist die *Buschmeisterschlange* für septische Entzündungen mit Blutvergiftung, sei es Abszeß, Akne rosacea, linksseitige Mandelentzündung, Venenentzündung, bei Blinddarmreizung, Eierstockschmerz oder beim Wochenbettfieber. Der Entzündungsherd erscheint, soweit sichtbar, blaurot, ist äußerst schmerzhaft bei Berührung und Wärme, kalte Auflagen bessern. Als bewährte Arznei hat sie sich beim Innenohrschwindel und beim Sonnenstich Lob verdient. Bei der Angina pectoris ist sie unentbehrlich. Alle Beschwerden verschlimmern sich beim Erwachen aus dem Schlaf heraus. So auch der Herzkrampf, wenn nachts die Schlangen sich um Herz und Atem schlingen. Dramatische Angst überfällt den Betroffenen mit Blutwallungen zur Brust, zum Gesicht mit Zusammenschnürung am Herzen und am Hals wie zum Ersticken. Genauso wie alle *Lachesis*-bedürftigen Entzündungen ist auch das Gesicht dieser hitzewallenden Klimakterikerin dunkelrot bis blaurot verfärbt. Nach ihren teils schweißigen Wallungen überkommt sie immer Frost, doch keine Wärme, keine Sommerhitze, keine Schwüle kann sie je vertragen. Selbst wenn ihr Bluthochdruck entgleist und sie fröstelnd einer Ohnmacht naht, verweigert sie äußere wie innere menschliche Wärme. Welch hitzige, schwitzige, feurige Kraft steckt hinter dieser nicht immer weiblichen Person, die sich im Sessel wie im Leben voll etabliert mit ineinander verschlungenen Händen, die auf den übereinander geschlagenen Beinen ruhen. Alles bemißt sie, will alles beherrschen, an sich reißen und kann doch nicht. Deshalb ist ihre Bluse oder sein Hemd weit geöffnet, denn der Hals wie das Herz, die Taille und ihre Lebenslage vertragen keine Berührung. Mißtrauen, Mißgunst und gekränkte Eifersucht sind die eigentlichen Auslöser ihrer Beengung. Ihre Berührungs- und Beengungsempfindlichkeit im Leiblichen wie im Menschlichen macht sie schwach und lähmig, so daß sie sich mit besagten geöffneten Kleidern und beredter, phantasiereicher Redelust Luft zum Durchatmen verschafft. Nur die Herzumklammerung, die septischen Entzündungen, die drohende Embolie verurteilen sie zu zwangsweiser Ruhe, in der sie trotz fröstelnder Ohnmachtsneigung keine Wärme verträgt.

Lachnanthes

Die *Rotwurzel* hat sich bewährt beim akuten Schiefhals (Tortikollis) als Folge von Verrenkung, wenn die Verspannung den Kopfnickermuskel (Musculus sternocleidomastoideus) befällt. Zusammen mit einer Gabe *Phosphor D30*.

Lapis albus

Bewährte Anwendung beim Schilddrüsentumor, wenn die Erweichung des derben Gewebes mit *Calcium fluoratum* für die hitzigen, schlanken und mit *Silicea* für die frostigen, dürren Menschen stattgefunden hat. *Calciumsilicofluorid* ist ein Gneis, der in

Die Arznei

Bad Gastein gefunden wird und aus den Elementen der zwei vorrangig erwähnten Arzneien zusammengesetzt ist.

Laurocerasus

Mangelnde Sauerstoffversorgung und Überbelastung der rechten Herzkammer verursachen die blauen Lippen und bläulichen Augenringe jener kranken Menschen mit Lungenaffektionen oder Herzinsuffizienz, die des *Kirschlorbeers* bedürfen.

Ledum

In der Volksmedizin wurde der *wilde Rosmarin* zur Entsäuchung von Parasiten bei Zuchttieren verwandt. Diese Erfahrung hat sich die Homöopathie zunutze gemacht und verwendet sie als Arznei seitdem bei Stichverletzung, sei es der Zahn von Tieren, der Stachel der Biene oder der Schnacke, die Nadel der Spritze oder jene der Näherin oder sonstige spitze und scharfe Instrumente und Splitter. Auch die heute so gefürchtete Borreliose, die sich nach dem Zeckenbiß mit einem sich ausbreitenden Ekzem um den Biß ankündigt, spricht gut auf diese Arznei an, weswegen wir sie schon vorbeugend verabreichen. Eine weitere Anwendung ist das „Boxerauge", ein Bluterguß um das Auge mit glattem Rand, ganz im Gegesatz zu jenem mit ausgefranstem Rand, was uns zu *Acidum sulfuricum* greifen läßt.

Lilium

Bewährt hat sich die *Türkenbundlilie* bei vielerlei Uterusleiden, wenn die entsprechende Dame rot, kräftig und feucht ist. Ihre erträumte hitzige Leidenschaft läßt die Adern pulsieren, das Herz stolpern. Doch der Wunsch, sich einem Mann hinzugeben, lehrt sie das Fürchten. So ist ihr Schoß in ständiger Bewegung mit fließenden Beschwerden und droht samt Geschwulst herauszufallen, kreuzte sie nicht bei jeder Gelegenheit ihre Oberschenkel übereinander.

Lithium carbonicum

Das *Lithiumcarbonat* ist eigentlich eine große Arznei, die wir von der klinischen Anwendung her bei manisch-depressiven Menschen kennen und die als Folge solcher Therapie einen Kropf ausbilden (Lithiumkropf) Noch ist sie zu wenig geprüft. Inzwischen verwenden wir sie bewährt bei Schuppenflechte mit Verschlimmerung im Herbst und bei gichtigen Gelenken als Bestandteil einer Mischung aus *Acidum benzoicum* und *Berberis* zu gleichen Teilen.

Luesinum

Diese *Nosode* wird aus menschlichen Krankheitsprodukten, aus dem Sekret *syphilitischer* Geschwüre, gewonnen und ist als Regulationsarznei von Hahnemann in die Homöopathie eingeführt worden. *Nosoden* werden immer da eingesetzt, wo der „Urdreck" (Miasma) aus unserer Vererbung eine Blockierung der Behandlung verursacht. Infolge chronischen Verlaufs einer Erkrankung läßt eine gut ausgewählte personenbezogene Arznei den gewünschten Fortschritt im Heilverlauf vermissen. Dahinter aber steht das Bild eines Menschen, das dem Bild einer wohlgeprüften Arznei entspricht und dessen Verfassung sie ähneln muß, um durchgreifend zu reagieren. Dieser Mensch ist der luesinisch-destruktive, streitsüchtige, gehässige, feindselige und mißtrauische mit seiner Geistesschwäche, seiner selbstzerfleischenden Ironie, seinem zerstörerischen Intellekt. Letzterer produziert bei zunehmender Starre und Verkalkung nur läppisches, klebriges Geschwätz, klebrig wie seine Angst, seine Schweiße und seine abstoßende Aufdringlichkeit. Seine Ängste, vor allem jene, dem Ordnungssinn nicht Genüge getan zu haben, löst er vorübergehend mit

Alkohol und Betäubungsmitteln. Der übertriebene Ordnungssinn, der seine Unsicherheit wie ein Gartenzaun umgibt, läßt gewisse automatische Handlungsabläufe, Süchte und Zwänge ahnen: die Ordnungssucht, die Alkoholsucht, die Betäubungsmittel- und Drogensucht, aber auch die Putzsucht in der Wohnung, im Büro und an sich selbst sowie der Zwang, sich ständig die Hände zu waschen oder sich wiederholt zu duschen. Seine tiefempfundenen Schmerzen (unerträgliche Kopfschmerzen sowie tief in den Knochen, Gelenken und der Wirbelsäule reißende, rheumatische Beschwerden) verschlimmern sich vom späten Nachmittag bis zum Morgen. Obwohl er blaß, kalt, feucht und fröstelig erschöpft ist, verträgt er keine Wärme oder Warmwetter, außer beim Kopfschmerz. So ist auch seine Seele der menschlichen Wärme und sein Geist der kühlenden, erfrischenden Klarheit unverträglich. Welche Tragik erleben wir hier bei unseren alten Menschen am Ende ihres Weges, wo sie nur noch gegen sich, gegen ihre Umwelt und gegen ihren Schöpfer leben.

Bewährt bei unseren mathematikschwachen Schülern, bei denen diese *Nosode* die logischen Denkfunktionen und das abstrakte Denken anregt.

Luffa

Im allgemeinen setzen wir das jodhaltige *Kürbisschwämmchen* für den chronischen Stockschnupfen ein, der meist von einem chronischen Stirnkopfschmerz begleitet ist. Die Nase ist verstopft, trocken, die Wände sind voller Schorfe. Verständlicherweise verschlimmert trockene Zimmerluft, und die frische Luft tut ausgesprochen wohl.

Auch als Nasentropfen oder Nasenspray erhältlich.

Lycopodium

Wenn wir das Bild des *Bärlapp* mit ihren hageren, hoch aufgeschossenen Stengeln betrachten, dann verstehen wir den ihr entsprechenden, hageren, beklagenswerten Menschen in seiner Enge und in seinem überschätzten Ego.

Die harnpflichtigen Substanzen sind im Begriff, diesen gichtig angelegten Menschen vollends zu vergiften, falls er seine Leber, seinen Geist und sein Gemüt nicht durch leichte, heitere, freundliche Kost entlastet. Seine Stoffwechselentgleisung ist das Ergebnis seelisch-geistiger Fehlsteuerung, die in ihm keine Freude aufkommen läßt. Im Gegenteil, alles ist ihm zu eng: seine gestaute Leber, sein geblähter Unterbauch, sein krampfiger After; seine Kleider, sein Haus, sein Beruf. Alles ist ihm zuwider: das Aufstehen, das Essen, die Arbeit, die Familie, der Beischlaf, der Trost, die Menschen, sein eigenes altes, welkes und zorniges Leben. Trotzdem greift er allzugern nach Süßigkeiten und nach warmen Speisen, was sinnbildlich seine geheimsten Wünsche offenbart und was die Widersprüchlichkeit zu dem, was er tut und ist, aufdeckt. Am wohlsten fühlt er sich, wenn er fastet. Denn Nahrung, besonders süße, bläht ihn auf, wobei er rülpst und ihm alles gleich wieder zum Halse raushängt!

Bewährt bei rechtsseitiger Mandelentzündung beim eher hageren, blassen, pingeligen Menschen und bei den chronischen Blähkoliken unserer Säuglinge, wenn diese so alt aussehen wie ihr hagerer, blasser Großvater.

Lycopus

Bewährte Anwendung des *virginischen Wolfsfußes* bei Schilddrüsenüberfunktion, wenn abends nach dem Niederlegen ins Bett stürmische Herzreaktionen auftreten, wobei der Herzschlag fühlbar und hörbar pulsiert und wenn den Erkrankten dabei zittrige Unruhe ergreift.

Die Arznei

Lyssinum

Die *Tollwutnosode* wird aus dem Speichel des tollwütigen Hundes gewonnen und bei Hirnkrämpfen, besonders beim Veitstanz, eingesetzt. Die ekstatischen, verkrampfenden Bewegungen finden hier ihre Vollendung in einem geradewegs tollwütigen Erscheinungsbild mit tobsüchtigem Erregungsablauf. Eine ausgesprochene Wasserangst quält den Erkrankten, weil der Anblick glänzender Oberflächen, Wasser und Spiegel, fließendes Wasser oder ein tropfender Wasserhahn und selbst der Gedanke daran den Ausbruch der impulsiven Anfälle auslöst. Das sind die Menschen, die beim tropfenden Wasserhahn zur Toilette rennen müssen, weil sie Harndrang verspüren. Das sind auch die Menschen, die sich in der Drogensüchtigkeit ihres Daseins unerwartet „wie tollwütige Hunde" gebärden.

Magnesium carbonicum

Das tägliche, subalterne Berufsverhalten, der selbstgebastelte, häusliche Ärger und die gewaltförmige Gereiztheit, wenn er sich im anderen selbst begegnet, haben sein Verlangen, Entlastung von Vergangenem vergessen lassen. Nur selten entkrampft er, indem er trockenen, bröckeligen, schleimüberzogenen Abfall von sich gibt. Insgeheim nascht er Süßigkeiten und gelegentlich plagen ihn Durchfälle auf Milch.

Bewährt ist das *Magnesiumcarbonat* für die Verstopfung mit Blähkoliken unserer Säuglinge, die mit Ersatzmilchprodukten ernährt werden.

Magnesium fluoratum

Der Fluoranteil des *Magnesiumfluorids* wirkt am ehesten auf chronische Entzündungen mit Neigung zu verhärteten Geweben und Drüsen (z.B. Schilddrüse). Ist das Abwehrsystem obendrein mit allen möglichen Giften versackt, dann wird ihr Magnesiumanteil seine entschlackende Kraft entfalten.

Magnesium muriaticum

Bewährt ist das *Magnesiumchlorid* für die Verstopfung mit Blähkoliken unserer mutterbrustgenährten Säuglinge.

Magnesium phosphoricum

Bewährt ist das *Magnesiumphosphat* bei Krämpfen in allen Bereichen des Körpers, sei es Schluckauf, Nabelkolik, Nierenkolik, Periodenkrämpfe oder Wadenkrämpfe. Entscheidend für die Arzneiwahl sind Qualität des Schmerzes und seine begleitenden Umstände: Einem plötzlich einschießenden, krampfenden und häufiger rechtsseitigen Schmerz wird versucht, mit einer warmen Auflage dagegen drückend, zu Leibe zu rücken. Nachmittags um 14.00 Uhr herum fühlt er sich miserabel.

Mandragora

Bewährt ist die *Alraune* als Arznei für Magendruck mit Sodbrennen, wobei die Magensäure spürbar in die Speiseröhre aufsteigt und beim Bücken in den Mund aufschwulkt. Die Beschwerden verschlimmern sich bei Genuß von Milch, Kaffee, Alkohol und Tabak und lindern sich beim Zurückbeugen des Leibes.

Marum verum

Als *Teucrium marum verum* ist uns der *Katzengamander* bekannter. Aber die neue Namensgebung ...! Bewährt bei unseren Polypen-Kindern mit beeinträchtigtem Riechvermögen, mit gleichzeitig fließender und total verstopfter Nase bei naß-kaltem und nebligem Herbstbeginn, wenn asthmaähnlicher Husten und Auswurf vermehrt plagen. Das Sekret ist schwer auszuschneuzen, und der eventuelle Begleithusten verschlimmert den Hustenreiz. Kriegen sie Fieber, so werden diese blaß-kalten Kinder äußerst geschwätzig.

Bewährte Anwendung bei im Popo juckenden Würmern aller Art.

Medorrhinum

Diese *Nosode* wird aus menschlichen Krankheitsprodukten des *Trippers* gewonnen und homöopathisch aufbereitet. Sie ist als Regulationsarznei von Hahnemann in die Homöopathie aufgenommen worden. Sie wird bei Erkrankungen gegeben, die infolge ihres chronischen Verlaufes einen heilenden Fortschritt, trotz gut gewählter, personenbezogener Arznei, vermissen lassen. Dahinter steht vor allem das Bild eines Menschen, das dem Bild der wohlgeprüften Arznei entspricht und dessen jetziger Verfassung sie ähneln muß, um erfolgreich zu reagieren. Dieser Mensch ist der *lithämische*, bedauernswerte, laute Prahler, der an der Theke des Gasthauses in übertriebener Manier sich und seine Geschichten aufdrängt. Sein unstillbarer Durst und sein Heißhunger, die er mit Hastigkeit zu befriedigen sucht, gestalten seine äußere rundliche Erscheinung. Nachdem er im Gasthaus allen – außer den Gleichgesinnten – auf die Nerven ging, insbesondere den Tuberkulinikern und Luetikern, geht er nach Hause, wo er an seiner Familie – nebeneinander – vorbeilebt. Er geht zu Bett, legt sich in embryonale Kuschelstellung und schwitzt alles aus, was der Stoffwechsel an Giften produzieren kann wie Gicht, Rheuma, Diabetes, Haut- und Schleimhauterscheinungen. Seine Hände und Füße brennen, er deckt sich auf und zu, streckt die Füße aus der Bettdecke und sucht sich wohltuende, kühle Stellen. Am Morgen erwacht er mit Schmerzen im Vorderkopf, als ob ihn Wind anbliese. Nur die Aussicht auf einen schwülen Tag kann ihn trösten, weil dann seine Rheumaschmerzen vergehen, seine Nase endlich läuft, seine Ohrtuben sich öffnen, die Bronchiensekrete sich abhusten lassen, kurzum, weil das in Gang gesetzt wird, was durch „Vergiftungen", seien es Nahrung oder Medikamente, unterdrückt wurde. So kann bei diesem „Vergifteten" eventuell auch der Tripper wieder erscheinen und ausgeheilt werden.

Bei der Windeldermatitis, beim Wundsein unserer Säuglinge, bewährt.

Medusa

Wenn wir von den Nesselfäden der *Qualle* beim Schwimmen überrascht werden, sieht nach deren Berührung unsere Haut ziemlich zerfetzt, verbrannt und verquollen aus. Genauso empfinden wir den Schmerz: Es brennt wie verbrüht. Die Haut schwillt zur Nesselsucht an, Gesicht, Hände, Beine, die weiblichen Brüste schwellen, sogar die Sprache klingt gequollen. Schnell aus dem kühlen Meerwasser hinausschreitend, habe ich persönlich eine feucht-warme Auflage als angenehm lindernd empfunden.

Mephites

Eine bewährte Arznei wird aus der *Stinktierdrüse* gewonnen für das nervöse Asthma des verzogenen Einzelkindes, das jeden Ärger auf Widerspruch, jede Angst, jeden kleinsten, nicht erfüllten Wunsch mit einer Asthmaattacke beantwortet.

Mercurius corrosivus

Unsere tiefgreifendste Arznei für Folgen von ererbter oder zeitlebens erworbener *Syphilis*, deren Schmerzinsignum die Nacht bedeutet, dessen Haut bis in die Knochen brennt und sticht zwischen sattem, grünem, stinkendem Eiter aus Fisteln, aus dem Darm, aus der Harnröhre, bis ins Hirn, das in der Umnachtung zugrunde geht.

Die Arznei

Bewährte klinische Anwendung bietet das *Sublimat* bei der Mundfäule mit stinkendem Mundgeruch und bei der Eierstockentzündung mit starken, klebrigen, muffigen, nächtlichen Schweißen und mit Linderung durch kühle Auflagen.

Mercurius dulcis

Quecksilberchlorür wirkt bewährt bei der chronischen Gallenblasenentzündung mit Druck und Wundgefühl unter dem rechten Rippenbogen.

Mercurius solubilis

Eine sehr tiefgreifende Arznei ist das Gemisch aus *metallischem Quecksilber, Quecksilberoxid* und *Mercuroamidonitrat*. Sie gehört in die Reihe der destruktiven, *syphilitischen* Anlage und ist die letzte Arznei bei eitrigen Entzündungen: der Mandeln mit grau-grünem Belag; der Zähne mit stinkendem Geruch; der Wunden mit eitrigem, übelriechendem Belag. Kühle lindert alle Beschwerden. Bewährt für nächtliches Sodbrennen in der Schwangerschaft und für die vielen Erkältungen im naß-kalten Herbst. Typisch dabei sind anhaltende, kriechende Frostschauer den Rücken rauf und runter, nächtlich muffig stinkende Schweiße und eine geschwollene, schmutzig-grau belegte Zunge, die an den Rändern Zahneindrücke aufweist und einen übelriechenden Mundgeruch verbreitet. Bei allen Hirnstörungen jeglicher Ursache ist sie unsere letzte Rettung, wenn zuvor gut gewählte Arzneien keinen zufriedenstellenden Erfolg brachten.

Mezereum

Sehr bewährt hat sich der *Seidelbast* bei der Gürtelrose. Die Schmerzen sind heftig, wellenartig bohrend und brennen wie verbrüht, besonders nachts. Auch bei jahrelangen neuralgischen Nachwehen im Bereich der Gürtelrose zu empfehlen.

Millefolium

Bei hellroten, aktiven Blutungen aus Wunden und aus den Schleimhäuten aller Organe wie Nase, Hämorrhoiden, Gebärmutter, Nieren und Blase. In der Schwangerschaft bewährt sich die *Schafgarbe* bei ziehenden, krampfenden Schmerzen den Krampfadern entlang.

Morbillinum

Eine aus den Krankheitsprodukten der *Masern* gewonnene, homöopathisch aufbereitete *Nosode*. Sie wird Kindern wahlweise vor oder nach der Masern-Impfung gegeben bzw. nach durchstandener Erkrankung, um die Komplikationen zu verhüten bzw. zu beeinflussen.

Moschus

Bewährte Arznei für die heute selten gewordene Hirnentzündung nach Masern. Wenn Kleinkinder sich in zornige Wut hineinschreien, bis sie mit blauem Gesicht in Ohnmacht fallen, holt sie der Saft der *Bisamdrüse* wieder zurück.

Mygale

Die Menschen, die der *kubanischen Vogelspinne* als Arznei bedürfen, als seien sie von ihr gebissen, krampfen vor allem in den Armen, im Gesicht und am Hals. Sie gebärden sich durch unwillkürliche, ruckartige oder sich windende Krämpfe von Muskeln oder Muskelpartien, wobei sie den Kopf plötzlich nach links und nach hinten werfen. Obwohl erzwungene Ruhe die Erscheinungen verschlimmert, verschwinden sie während des Schlafes.

Hat sich bei allen Nervenleiden, die diesen Eindruck hinterlassen wie der kleine Veitstanz (Chorea minor), Tic nerveux usw. bewährt.

Myristica

Die Arznei aus dem *Talgmuskatnußbaum* nennen wir „homöopathisches Messer", weil sie eitrige Entzündungen der Haut (wie Abszesse, Fisteln oder Umlauf) über Nacht eröffnet, sofern sie reif und weich sind.

Natrium carbonicum

Als Hausmittel unserer Eltern kennen wir das Natron (Natriumbicarbonat), die damit den „Magenbrand" zu löschen versuchten. Wir verwenden das *Natriumcarbonat*, auch *Soda* genannt, homöopathisch potenziert, für denjenigen Menschen, der nicht nur unter zu viel Magensäure leidet, sondern sich nach dem Essen auch abgespannt und ängstlich verstimmt fühlt. Er muß seinen Magen reiben, während er in der Wohnung auf- und abgeht. Hat er Milch getrunken, muß er zur Toilette rennen, weil ihn Durchfall dazu drängelt. Hinter diesen Erscheinungen verstecken sich Bauchspeicheldrüsen- und Leberleiden. Außerdem hat unsere Arznei einen Bezug zum Bindegewebe, wo sie beim steten Umknicken in den Knöchelgelenken stärkend eingreift. Für Kopfschmerzen nach Gehirnerschütterung oder Unfall, auch noch nach vielen Jahren, tut sie dem Betroffenen viel Gutes an.

Natrium muriaticum

Der sehr feinfühlige, tiefleidende Mensch hat seine Beziehung zum *Salz* der Erde verloren. Seit er enttäuscht, gekränkt, gedemütigt wurde, zieht er sich schweigend zurück, seufzt und weint in der Stille. Wenn er nicht mehr weinen kann, seufzt er, verblaßt er und magert ab. Seit jener Kränkung ist er krank. Da begann die Trostlosigkeit und die ängstliche, in sich gekehrte Depression. Da begann aber auch das Heimweh, die Abmagerung, der Herpes, das Herzjagen, der Kropf, der Diabetes, die wäßrigen Durchfälle oder die trockene Verstopfung. Untröstlich ist seine Verlassenheit und seine Einsamkeit. Er kann nicht mehr reden, er kann nicht mehr weinen, er kann nur noch still und tief in sich hineinseufzen. Nur eine zähe Pingeligkeit, mit der er seinen Standpunkt verteidigt, und ein fast unbeugsamer Edelmut erhalten ihn am Leben. Ähnlich erscheinen uns die appetitlosen Kinder und Jugendlichen: saftlos, blaß, müde, kummervoll, dürr und ausgedörrt. Je mehr ihr Verstand ausgeprägt ist, – und sie sind wirklich gut in der Schule –, desto verkümmerter ist ihr Gemüt. Trotzdem sind sie sehr empfindsam. Aber zu früh sind sie in die Verantwortung hinein erzogen worden, so daß sie schon morgens mühsam mit einem schlechten Gewissen erwachen und voller Ängste in den Tag schreiten. Es wundert uns nicht, daß sie andauernd die „Nase voll haben". Die weißen, schleimigen, schaumigen Absonderungen verstopfen sogar den Nasenrachenraum, besonders über Winter.

Bewährt bei Lippenbläschen und vorbeugend bei Sonnenallergie und Malaria.

Natrium sulfuricum

Wenn bei chronischen Kopfschmerzen nach Gehirnerschütterung das *Natrium carbonicum* nicht anschlägt, hat sich das *Glaubersalz* bewährt. Sie ist fürderhin eine ausgezeichnete Herbstarznei für Bronchitiker und Rheumatiker, wenn das Wetter regnerisch, naß-kalt und neblig wird. Jede neuerliche Erkältung bringt eine asthmaähnliche, spastische Bronchitis mit sich. Rasselnder, giemender, keuchender Husten mit dickem, fadenziehendem, gelblich-grünem Schleim stellt sich ein, der sich besonders nachts um 4 bis 5 Uhr verschlimmert. Dabei muß sich der Betroffene mit beiden Händen seine Brust halten, weil ein stechender, unerträglicher Schmerz durch die untere linke Seite schießt. Dazwischen atmet er tief und langsam. Schnupfen kann sich zugesellen mit

Die Arznei

dicker, gelb-grüner, aber immer milder Absonderung. Neben dem kalten Nebel des Herbstes können auch ein Aufenthalt an einem feuchten Binnensee oder Wetterumschlag zu schwüler Luft im Sommer seine Erkältung, sein Tripperrheuma, sein Asthma und Ekzem, seine Leber- und Darmbeschwerden auslösen. Da ihn selbst das Bett nicht aufwärmt, sollte er in wärmere Zonen auswandern.

Niccolum metallicum

Eine bewährte Anwendung ist *Nickel* bei Lungentumoren, wenn der Leidende von einem hartnäckigen, trockenen Hustenreiz geplagt wird, der sich anhört wie ein Nickelblech. Der Husten sticht bei Bewegung, erdrückt die Brust und verübelt die Nächte. Frische Luft und kalte Gesichtswaschungen lindern dieses Leid.

Nux moschata

Die *Muskatnuß* wird in der Schwangerschaft bewährt angewandt, wenn eine Blutung ähnlich der Periode auftritt.

Nux vomica

Er ist der typische Manager mit seiner flachen psychischen Reizschwelle. Wir wissen, daß ein Manager nicht nur seinem wohlgeliebten Business-Streß, sondern auch ernährungstechnischem Streß ausgesetzt ist. Entsprechend toben sich in seinem Magen in besonderem Maße seelische und ernährungstechnische Schädlichkeiten aus. Er ißt unregelmäßig, zu viel oder zu wenig, liebt Feinschmeckereien, starken Kaffee, Alkohol und andere extraktreiche Getränke. Der Magen verdaut ungenügend, er klagt über ein Lastgefühl in der Magengegend, besonders in den ersten Stunden nach der Mahlzeit, mit Überempfindlichkeit der äußeren Bauchwand, so daß der Gürtel geöffnet werden muß. Morgens klagt er über Brechreiz mit einer Brechneigung ohne Erfolg und über bitter-saures Aufstoßen. Der Stuhlgang ist mal durchfällig, mal verstopft. Ob Durchfall oder Verstopfung, geht er zur Toilette, so nimmt er sich eine Zeitung mit, und man sieht ihn für einige Zeit nicht mehr. Er drückt und preßt, und sein Stuhlgang ist meist von erfolglosem Drängen begleitet. Auch im Alltag ist er ein Mensch, der meist erfolglos drängt und deshalb soviel leisten muß, um überhaupt einen Erfolg im Leben zu haben. Der berufliche Erfolg kostet ihn genauso viel Anstrengung wie der Erfolg, etwas Stuhl hervorgebracht zu haben. Dieser Zustand macht ihn nervös, gereizt im täglichen Leben, aufbrausend, heftig und zänkisch bis zur Tätlichkeit. Er ärgert sich über Kleinigkeiten, streitet darüber, wird mißmutig, sauer und verbittert, ebenso wie der Geschmack seines Aufstoßens. So wie ihn der Hosengürtel beengt, so fühlt er sich in seiner Lebensqualität beengt, hervorgerufen durch seine Unsicherheit, Angst und Bangigkeit im geschäftlichen Leben. Diese überspielt er durch ablenkende Lebhaftigkeit und mit einer gehetzten Lebensweise, die dadurch unterbrochen wird, daß er gelegentlich seine Zeitung nimmt und von seiner Umwelt auf unbestimmte Zeit vermißt wird.

Bewährte Anwendung der *Brechnuß* bei Kater, nach Narkose, bei Erkältung infolge von klarem, trockenem, kaltem Wetter oder von meteorologischem Durcheinander und Durcheinander schlechthin. Eine der unabänderlichen Folgen ist die degenerative Entartung der Netzhaut und der Sehnerven, womit die gereizte, mürrische Hektik des Managers in der Blindheit endlich ihre Besänftigung findet.

Oenanthe

Die *Rebendolde* ist eine bewährte Krampfarznei für Epileptiker. Deren Anfälle beginnen mit einem anfänglichen Aufschrei, mit

Aufbäumen des Rückens und bläulichem Gesicht. Wir bemerken Schaum vor dem Mund und vor der Nase. Das Geschehen spielt sich nachts im Schlaf ab, ohne daß der Krampfende erwacht oder sich morgens erinnert. Zunge und Lippen sind zerbissen.

Okoubaka

Bewährte Anwendung bei allergischer Reaktion infolge Antibiotika-Behandlung, Medikamenteneinnahme insbesondere in der Schwangerschaft oder infolge Genusses fremdländischer Nahrungsmittel.

Opium

Die meisten Ohnmächtigen sind leichenblaß im Gesicht. Der *Mohnsaft*-bedürftige ist von dunkelroter Gesichtsfarbe. Häufig tritt die Ohnmacht als Folge von Schreck und Schock ein. Der Ohnmächtige beim Schlaganfall zeigt die gleiche dunkelrote Erscheinung. Die Atmung ist unnatürlich, das Bett nicht hart genug.

Bewährte Anwendung bei Darmverschluß, auch nach Operation. Als Folge von existentiellem Schreck und Schock erleben wir, besonders bei Kindern, den Beginn einer lebenslangen dranglosen Stuhlverstopfung.

Palladium

Dieses dem Platin verwandte Metall ergibt eine Arznei für eine höchst unverträgliche Dame, die sehr frech werden kann, wenn Sie ihr in Gesellschaft nicht schmeichelnd Beifall zollen. Mit ausfallenden Worten zieht sie sich dann gekränkt zurück, schmollt melancholisch, weint und fühlt ihre chronische Eierstockentzündung schmerzen, eher rechts, eher im Stehen, mehr als zuvor. Zollen Sie ihr charmantes Lob, dann wird sie Ihnen vielleicht von ihren sexuellen Reizzuständen erzählen. Erinnert Sie solches Verhalten nicht an viele unserer Kinder?

Pel talpe

Diese von ihrer Herkunft her seltsame Arznei – es sind *Maulwurfhaare* – hat sich beim Haarausfall bewährt und wird dafür kurativ nach *Thallium metallicum* eingesetzt.

Pertussinum

Eine aus *Keuchhustenprodukten* gewonnene und homöopathisch aufbereitete *Nosode*, die sowohl vor der Keuchhusten-Impfung bzw. nach derselben oder auch nach überstandener Erkrankung gegeben wird, um die chronische Vergiftung des Abwehrsystems zu verhindern.

Petroleum

Unsere Autos und autobelebten Straßen stinken nach Benzin, und der *Steinöl*-bedürftige Mensch ist überempfindlich gegen Tankstellen- und Benzingeruch. Deshalb bereitet ihm auch das Reisen kein Vergnügen. Schon bald wird ihm übel und er erbricht, wobei das Erbrochene aus dem Magen hervorgewürgt wird. Im Winter verschlimmert sich sein Hautekzem und seine Schuppenflechte. Dabei schaut er so schmutzig aus und stinkt so übel wie seine Arznei. Obendrein ist seine Haut rissig, schrundig und verdickt, besonders an den Händen, Füßen und Fersen.

Bei Reiseübelkeit eine Stunde vor Reiseantritt einzunehmen.

Petroselinum

Bewährte Anwendung der *Gartenpetersilie* für die chronische Reizblase, wenn der Geplagte die Kurve nicht mehr kriegt.

Phellandrium

Der *Wasserfenchel* ist sehr bewährt bei Brustknoten mit eingezogenen, entzündeten, schrundigen Brustwarzen mit wunden, ge-

Die Arznei

schwollenen Brüsten und heftigen Stichen bis zum Rücken. Sollten Sie stillen, besänftigt dieses, umgekehrt wie bei *Phytolacca* beschrieben, den stechenden Schmerz. Auch beim eitrig-stinkenden Husten mit gleicher Schmerzempfindung sollten wir ihre Anwendung nicht vergessen.

Phosphorus

Zart und empfindlich wie eine Mimose ist jener Mensch, dem der *gelbe Phosphor* heilend zur Seite steht. Er ist einem Streichholz vergleichbar, blaß, schlank und rank. Man findet ein Streichholz gewöhnlich nie allein (Angst vor Alleinsein), sondern immer in Gesellschaft mit anderen, möglichst Gleichgesinnten. Zum Anzünden muß man es einzeln in die Hand nehmen (möchte individuell behandelt werden) und kräftig reiben (liebt überaus Berührung). Es zündet kräftig (Strohfeuerbegeisterung), aber erlischt rasch (rasche körperliche und geistige Erschöpfung). Dabei neigt sich sein Oberteil (gebückte Haltung, hängende, schmale Schultern). Man wirft es weg (es ist nichts mehr mit ihm anzufangen, er ist müde und will lange schlafen). Hier erleben wir wieder die symbolische Kraft unserer Arzneien und die tiefe Ähnlichkeit und Innerlichkeit unserer Arzneibilder mit der Wirklichkeit des Menschen. Phosphorisch loderndes Feuer finden wir überall: im Gehirn, in den Adern (klimakterische Hitzewallungen ohne Schweiß, die aus den Händen und Füßen auflodern), in den Drüsen (ewig hungrig und durstig, aber abgemagert) und in der Wirbelsäule. Als Zellgift heilt es entsprechend empfindliches Gewebe wie Leber, Niere, Verdauungstrakt, Bauchspeicheldrüse usw. Diese Menschen sind von zarter, schlanker, schüchterner, durchscheinender, leicht frostiger Natur. Trotzdem sind sie sonnige Schulkinder und Erwachsene, die unter geistiger Belastung rasch erschöpfen, sich aber ebenso rasch bei Ruhe und frischer Luft erholen. Die leichte Erschöpfbarkeit führt zu Störungen der Konzentration und der Aufnahmefähigkeit mit häufig krampfenden Schmerzen im Hinterkopf, so z.B. gegen Ende der Schule oder gegen Abend. Dann sind sie höchst berührungsempfindlich, und man läßt sie am besten in Ruhe, bis sie wieder strahlend aus ihrer Höhle hervorkriechen.

So sind sie auch, wenn sie Husten haben. Der obere Brustkorb ist wie eingeschnürt. Drinnen sitzt ein tiefer, hohler, wunder Kitzelhusten, der sich beim Sprechen, nach dem Essen, beim Niederlegen und in linker Seitenlage verschlimmert. Ein kitzelnder Bellhusten überfällt sie, wenn sie von drinnen nach draußen gehen und während der Dämmerung. Es sind engelhafte Wesen, die in ihrer Umwelt viel Freude verstreuen, falls sie nicht gar zu krank sind.

Phosphor findet bewährte Anwendung bei hellen Blutungen, bei beginnender Lungenentzündung, bei Schwindel und bei Erschöpfung der Nerven.

Phytolacca

Für Menschen, die keine Mandeln mehr haben und trotzdem über Winter regelmäßig ihre Angina bekommen, bietet sich die *Kermesbeere* an. Dabei leuchtet uns der Rachenring dunkelrot entgegen, und die Drüsen am Hals sind hart geschwollen. Der Schmerz im Rachen fühlt sich wie eine heiße, unebene Kugel an, mehr rechts als links. Die Zunge ist grau-gelb belegt, und beim Schlucken zieht ein Schmerz vom Zungenrand bis in die Ohren. Unterkühlung verschlechtert den Zustand der Geplagten, aber Wärme vertragen sie auch nicht, sondern nur kalte Getränke. Insgesamt fühlen sie sich dabei körperlich „wie zerschlagen". Auch die harte Schwellung der Brustdrüsen in der Schwangerschaft und im Wochenbett und das Nachträufeln der Muttermilch nach Abstillen lieben diese Arznei.

Bewährt nach Zahnziehen zur Vermeidung rheumatischer Herdstreuung (zusammen mit *Echinacea D2*), besonders wenn unser Patient sich zuvor unterkühlt hat.

Plantago major

Der *Wegerich* ist ein treuer Begleiter für willensstarke Raucher, die sich zur Entwöhnung entschlossen haben. Sie verhindert geistige Erregung, Reizbarkeit, Verstimmtheit und eventuelle Neuralgien, besonders des Trigeminus, wenn sie als Ersatzbefriedigung für notwendigerweise nachfolgende Bonbons und Pralinen eingenommen wird.

Platinum

Bewährte Anwendung dieses Edelmetalles bei Gebärmuttermyom nach *Aurum* und nach *Conium*, wenn die zugehörige Frau blaß, ephebenhaft schlank gebaut, geschmackvoll angezogen ist und einen gewissen herabblickenden, erregten Stolz nicht vermissen läßt. Der Blick birgt so manches sexuelle Verlangen und Ablehnen in sich.

Plumbum metallicum

Beim *Blei*-bedürftigen Menschen ist alles bereits geschwunden oder im Begriff, dies zu tun; alles ist bereits lähmig oder gelähmt oder im Begriff, dies zu sein. Wir nennen diesen Prozeß fettige Degeneration. Einbezogen sind die Gefäße, das Hirn, das Herz, die Leber, die Nieren, die Muskeln. Zunehmende Gedankenstörungen und Blutungen ins Gehirn und in die betroffenen Organe sind dessen schwere Folgen. Er erscheint elend blaß, trocken und schmutzig. Seine Unterhaut ist aufgezehrt, so daß er im Gesicht trocken und mager aussieht. Seine Oberlippe ist kaum mehr sichtbar. Die Falte zwischen Nase und Lippe ist lang und verstrichen. Kaum daß Sie sich ihm nähern, zuckt er zusammen und zurück, so berührungsempfindlich, so schreckhaft ist er geworden. Aber er umfaßt ständig mit festem Druck seine Muskeln und seinen Kopf, streckt sich und dehnt sich, was ihm offenbar Linderung verschafft. Wir kennen die Arznei sehr gut aus der klinischen Vergiftungslehre, der Toxikologie, wo uns das Bild der Bleivergiftung beim soeben Geschilderten entgegentritt. Somit entlehnen wir aus der Toxikologie sichere Angaben für unsere homöopathische Anwendung.

Podophyllum

Bewährte Anwendung findet sich im *Maiapfel* bei heftig stinkendem, herausschießendem Durchfall, insbesondere bei unseren Kleinkindern während der Zahnung.

Poliomyelitis

Eine aus Krankheitsprodukten der *Kinderlähmung* gewonnene, homöopathisch aufbereitete Nosode. Sie wird sowohl vor als auch nach der Polio-Schluckimpfung eingesetzt bzw. nach einer durchgemachten Erkrankung, wenn Komplikationen und Folgeerscheinungen auftreten oder aufgetreten sind.

Pollen

Bewährte Anwendung der *Pollen-Nosode*, wenn sich der Heuschnupfen beim ersten Pollenflug oder später bei der Heuernte verschlimmert; wird nur in LM-Potenzen verabreicht.

Populus

Eine bewährte Arznei ist die *Espe* für Prostatavergrößerung, nach *Conium* einzuneh-men. Die Harnröhre brennt gewöhnlich gegen Ende des Harnlassens.

Die Arznei

Prunus

Die *Schlehe*, auch *Schwarzdorn* genannt, ist eine Herz- und Schmerzarznei. Wir verwenden sie hier als solche, wenn sich eine Gürtelrose am Kopf, meist auf der Stirn im Haaransatz entwickelt, wenn sich die Rose über ein Auge ausbreitet, was dem Betroffenen qualvolle neuralgische Schmerzen verursacht. Diese schießen im Auge von innen nach außen und blitzartig von der Stirn in den Hinterkopf.

Psorinum

Sie ist eine der großen isopathischen *Nosoden*. Hergestellt wird sie aus den *Krätzebläschen*, die die Krätzemilben auf der Haut hinterlassen. Diese ist blaß, fettig, schmutzig und welk. Sie gehört dem stinkenden, völlig lustlosen, ewig frierenden Menschen, der selbst im Sommer fröstelt. Seine welke, ungewaschen aussehende Haut hat keine Unterhaut mehr, keine Abwehr mehr, kein Leben mehr. Hier kann die Krätze und das krätzeähnliche, winterlich sich verschlimmernde Ekzem ungehindert gedeihen und juckt vor allem nachts. Er skizziert das Bild des ewig traurigen Menschen, der mit seiner mangelnden Reaktionsfähigkeit, mit seinem Mangel an Lebenswärme, mit seiner ängstlich trostlosen Trübsinnigkeit sich und seiner Umwelt das Leben aashaft stinkend verbittert. In der Phase dieser lebensüberdrüssigen Melancholie zieht er sich in sich, in seinen „Pelz", in seine Ecke zurück und ergibt sich der Sehnsucht nach dem Ende seiner Qual.

Pulsatilla

Eine tiefgreifende Arznei schenkt uns die *Küchenschelle* oder *Windrose* oder *Venusträne*. Für liebenswerte, anschmiegsame, ängstliche, leicht weinerliche, leicht tröstbare, wechselhafte, milde, eher rundlich-gestaute, eher weibliche Wesen. Aufmunterung, Zusprache und Trost eröffnen die Reichhaltigkeit ihres Wesens. So mild wie ihr Wesen sind die Ausscheidungen, sei es beim Schnupfen, bei der Ohrentzündung oder beim Scheidenausfluß. Wechselhaft ist ihr Wesen wie ihre leiblichen Störungen, die verschiedenartige Periode, oder die Nase blutet anstelle der fälligen Periode, der verschiedenartige Stuhlgang, das verschiedenartige Verlangen nach Wärme und Kälte. Sie ist eine gestautes Wesen. Und so sind ihre Beine durch Krampfadern schwer, so ist das Becken gestaut vor der Periode, in der Schwangerschaft, beim Wochenfluß. So staut sich der Kopf und schmerzt bei gestauter, muffiger Luft im Raum. Wechselhaftigkeit und Stauungen sind die der *Sepia*-Frau ähnlich, in welche sie sich in den Wechseljahren verwandeln kann. Die durch und durch milde Seele unterscheidet jedoch beide, ebenso wie die Milde ihrer Erscheinungen und Ausscheidungen. *Sepia* nimmt ihren Platz ein und entscheidet, *Pulsatilla* genügt die Kippe des Platzes, und sie meint: Ach so! Diesen liebreizenden, rundlich erscheinenden Menschen möchte man an der von Hemmung und Aufregung schweißtriefenden Hand nehmen und ihn führen. Die einzige Verteidigung ist ihre Halsstarrigkeit, die ihr Schmerzen im Genick bereitet. Sie muß aber ihre Häuslichkeit, ihre Mütterlichkeit gegen die Umwelt verteidigen, weil solche Qualitäten durch die *Sepia*-ähnliche Emanzipiertheit der Frau anrüchig, belächelt und verspöttelt werden. Deshalb braucht sie den Trost, um ihre leicht tränengefüllten Augen zu trocknen.

Bewährt beim Gerstenkorn des oberen Augenlides.

Pyrogenium

Aus *verfaultem Ochsenfleisch* gewonnene und homöopathisch aufbereitete *Nosode*, die sich bei allen fieberhaften Erkrankungen mit

Schüttelfrost bewährt hat, ungeachtet des Ortes der Entzündung. Sie hat sich bewährt, wenn Fieber, Infektionen und Entzündungen einen bösartigen Verlauf nehmen. Der Fiebernde ist überreizt und ungeduldig, das Blut schießt dunkelrot und heftig zum Kopf und pocht in den Schläfen, in der Brust, im Bauch. Sein herzbeklommener Atem riecht und seine Schweiße stinken nach Verfall, bis der erleichternde Schweißausbruch die Überwindung der Krise anzeigt. Schüttelfrost und Zerschlagenheit beim Fieber, übelriechende Schweiße, aashaft stinkende Stühle, ebenso stinkende Sekrete aus Wunden. Bei hohem Fieber ist der Puls niedrig, bei mäßigem Fieber ist der Puls beschleunigt. Bei Halsentzündung ist sie vorbeugend empfehlenswert, ist vor allem im Winter oft die erste Arznei! Das mag seine Erklärung darin findet, daß sie als Antidot zu den üblen Folgen der DTP-Impfung (Diphtherie-Tetanus-Pertussis) gepriesen wird, weil sie das Abwehrsystem rapide schwächt.

Quassia

Eine von Rademacher vor Hahnemanns Zeit eingeführte und lebererprobte, brasilianische Arznei aus dem *Quassiabaum*, die beim Aszites (Bauchwassersucht) der Leberzirrhotiker zusammen mit *Nux vomica* in tiefster Potenz, zu gleichen Anteilen gemischt, die Lebergifte ausleitet.

Radium bromatum

„Kater", Verbrennungen leichten bis schweren Grades, narbige, trockene, fleckige Haut und später wäßrige Anschwellung sind die Folgen der Röntgentherapie. Jeder bestrahlte Patient erhält das *Radiumbromat* einmal täglich zusätzlich, solange er sich bestrahlen läßt, bzw. solange er Schmerzen äußert. Leider in Deutschland nicht, aber im benachbarten Ausland erhältlich.

Ranunculus bulbosus

Bewährte Anwendung schenkt uns der *Knollenhahnenfuß* bei Gürtelrose und Neuralgie im Bereich des Brustkorbes.

Rhododendron

Nicht nur der Föhn, allein die föhnige, elektrisch geladene Vorgewitterbrise gäbe diesem Rheumatiker Anlaß genug, um nicht die Voralpen Bayerns oder die Hohe Provence als geographisches Lebensmilieu auszuwählen. Er zieht sich schon vor dem Wetterwechsel mit ziehenden Gelenkschmerzen, mit Kopfschmerzen bis in die Zähne und mit dösiger Benommenheit zurück und wartet auf den nachfolgenden Regen, der ihm – zusammen mit der *Alpenrose* – Erleichterung beschert. Der Barometersturz schlägt ihm auch entzündlich auf Hoden und Nebenhoden, so daß er, zusammen mit seinen steifen Gelenken, unfähig wird, sich seiner Partnerin hingebungsvoll und beweglich zu nähern.

Rhus tox

Nach Überanstrengung „wie zerschlagen" (Kreuzschmerz, Gliederschmerzen), Verstauchung und Zerrung von Gelenken, Sehnen und Bändern; Unterkühlung (Katarrhe der Luftwege, der Blase, des Darmes) und Durchnässung durch Schwitzen oder im feuchten Herbst (Rheuma, rheumatische Grippe) sind die Auslöser, die des *Giftsumach* bedürfen. Seine Beziehung zur Haut heilt bläschenförmige, juckende Ausschläge bei Gürtelrose, Lippenbläschen, Erysipel, Nesselsucht, Scharlach und Sonnenbrand. Sie ist übersät mit juckenden, leicht brennenden, kleineren Blasen und Bläschen über einer dunkelroten Verfärbung. Die betroffenen Teile fühlen sich dabei wie zerschlagen an. Häufiger jedoch begegnen wir dem Rheuma nach Durchnässung. Die Anfangsbewegung, die Ruhe, die Nächte, die Kälte sind unerträglich, während Verlangen nach leichter Bewegung und Wärme noch einen Rest von Wendigkeit in diesem Menschen erahnen läßt. Mit Vorliebe liegt er in der heißen Badewanne.

Robinia

Die *Falsche Akazie* ist eine noch zu wenig geprüfte Arznei, die angeblich große geheimnisvolle Heilwirkungen in sich birgt. Bisher hat sie sich beim Sodbrennen bewährt. Nach dem Essen produziert der Magen so übermäßig viel Säure und Luft, daß der ihrer Bedürftige zu bersten droht und saure Flüssigkeit erbricht. Die Zähne fühlen sich dabei an, als seien sie stumpf.

Rubia

Bewährt hat sich die Färberröte *Krapp* zur Auflösung von Nierensteinen, als Kur verabreicht.

Rumex

Bewährt hat sich der *krause Ampfer* für den trockenen Kitzelhusten, als habe man eine Feder im Hals. Er tritt besonders auf beim Übergang ins Kalte und beim geringsten kühlen Lufthauch.

Ruta

Die Verletzung, die der Gartenranke *Weinraute* bedarf, geschieht durch stumpfe Gewalteinwirkung auf die Sehnen und auf die Knochenhaut (z.B. Schienbein). Sehnenzerrung oder gar Sehnenriß, Überanstrengung und Überlastungsschmerz der Gelenke (wie Tennisarm, Handgelenksschwäche oder Sehnenscheidenentzündung), Schleudertrauma der Halswirbelsäule (hier zusammen mit *Arnica* und *Hypericum* im Wechsel eingenommen), sind höchst bewährte Anwendungen. Die verletzten Teile fühlen sich wie zerschlagen und lähmig an.

Sabadilla

Wenn im Heuschnupfenfrühling die Luft kühler und frischer wird, dann greifen Sie zum *mexikanische Läusekraut*, wenn Sie ein blasser, kalt-feuchter Mensch sind, der ständig fröstelt. Am liebsten würden Sie die Zeit des Heuschnupfens in der heißen Badewanne verbringen, so sehr läuft Ihnen der Frost über den Rücken. Trotzdem überfällt Sie ein trockenes Fieber, immer zur gleichen Stunde des Tages bis tief in den Sommer hinein. Das Gesicht ist erhitzt, der brennende Tränenfluß und das klare bis weiß-schleimige Nasensekret laufen über in der frischen Luft, wo auch ein krampfhaftes Niesen Stirn und Schläfen erschüttert. Der Rachen ist trocken, kratzig und fühlt sich wie zusammengeschnürt an. Drinnen sitzt ein Kloß, der Sie zu ständigem Räuspern zwingt und sich beim Niederlegen verschlimmert. Wärme bleibt die Rettung.

Bewährt auch bei Kopfläusen, innerlich und äußerlich.

Sabal

Erste Arznei ist die *Zwergpalme* bei Prostatavergrößerung mit leichter Behinderung der Harnentleerung.

Sabina

Der *Stinkwacholder* ist eine sehr bewährte Arznei für Blutungen mit drohender Fehlgeburt in den ersten Schwangerschaftsmonaten.

Sambucus

Für den Säuglingsschnupfen im ersten Lebensjahr eignet sich der *schwarze Holunder* hervorragend. Das Nasensekret ist weißlich-zäh. Auch Husten, Fieber und asthmatische Bronchitis können sich hinzugesellen.

Nierenentzündung oder das Rheuma zu verhindern bzw. zu beeinflussen.

Sanguinaria

Die *kanadische Blutwurz* heilt Störungen der Hormone und der Gefäße. Solche Menschen sind kräftig rot, angemalt wie eine ewig blühende Tomate. Hitzig, aufgedunsen erleiden sie ihre Blut- und Hitzewallungen in den Wechseljahren, in den polypenhaltigen Schleimhäuten, beim rechtsseitigen Kopfschmerz, der Gelenke, der Gicht und beim Heuschnupfen mit brennendem Tränenfluß, brennendem Nasenfluß, dumpfem Schmerz an der Nasenwurzel, brennendem Rachen, trocken-scharrendem, stechendem, nächtlich sich verschlimmerndem Husten. Trotz aller Hitze sind sie kälte- und zugluftempfindlich, verschaffen sich aber Linderung an der frischen Luft.

Bewährte Anwendung bei verbleibendem trockenem Husten nach Erkältungen.

Sarsaparilla

Bei Nierengrieß eher schlanker, blasser, manchmal abgehärmter Kinder und gichtig-rheumatische, abgemagerte Erwachsener hat sich diese Arznei aus der *Stechwinde* bewährt. Die Blase brennt gegen Ende des Harnlassens, der Schmerz verweilt danach und beruhigt sich oft erst wieder beim nächsten Harnlassen. Die Nierensteine der Gichtiger können Nierenbluten verursachen. Ihr Rheuma verschlimmert sich im Sommer.

Scarlatinum

Eine aus den Krankheitsprodukten des *Scharlachs* gewonnene und homöopathisch hochpotenzierte *Nosode*. Sie wird sowohl vor einer Scharlach-Impfung gegeben bzw. danach oder aber nach der akuten Erkrankung, um die Komplikationen, insbesondere die sich später entwickelnde, chronische

Secale

Aus der Vergiftungslehre durch *Mutterkorn* sind uns die zerstörerischen Gefäßprozesse bekannt. Aus der homöopathischen Arzneiprüfung kennen wir die frühzeitige Verkalkung und Verengung der Arterien, die vor allem nächtliches Brennen, Taubheit und Krämpfe in den Beinen verursachen. Die ihrer als Arznei bedürftigen Menschen reiben und strecken ihre Glieder, um Linderung zu erhalten. Trotz der lokalen Kälte vertragen sie keine Wärme, nicht einmal die Zudecke. Äußerlich ähnelt dieser Mensch dem Erscheinungsbild der blassen, abgehärmten, abgemagerten Patienten. Seine Haltung zum Leben ist jedoch nicht ganz so abgehärmt, eher tetanisch verkrampft, wogegen sie sich mit ausstreckendem Dehnen wehren.

Bewährte Anwendung bei allen Gefäßprozessen, auch beim Diabetes, und bei Systemerkrankungen, vor allem des Rückenmarks.

Selenium

Selen ist den Naturheilkundlern als notwendiges Element im Kampf gegen den Krebs bekannt. Wenn wir uns den Menschen betrachten, den wir mit ihm als Arznei behandeln, so könnte er zweifelsohne dem Bild des kräfteverfallenden Krebspatienten entsprechen. Denn zu viel Kräfte und Säfte sind ihm durch seine Wirklichkeit verlorengegangen, so daß er von einem kraftvollen, saftvollen und lustvollen Leben nur noch träumen kann. Bis er auch diesen Traum durch Trockenheit und Dranglosigkeit ersetzt: im und am Kopf, wo ihm die Haare ausfallen; im Rachen, wo ihn die Stimme versetzt; im Schlaf, wonach ihm das Kreuz bricht; im Darm, wo ihm der Stuhldrang fehlt. Seine Hauptmahlzeiten, die aus Kaffee, Zigaretten,

Die Arznei

Wein, Cognac und Salzigem bestehen, sollte er durch mäßiges Essen und Trinken und durch Spaziergänge an der frischen Luft, die ihm wirklich gut tun, ersetzen.

Bewährt für Prostatabeschwerden jüngerer Männer (*Conium* für ältere Männer), die ihre sexuelle Lüsternheit nicht verbergen können und zu ständiger Erschöpfung neigen, paßt das *Selen* als Arznei.

Senecio

Eine bewährte Arznei bei ausbleibender Periode ist das *goldene Kreuzkraut*. Statt dessen kann Nasenbluten erscheinen. Es sollte über drei Periodenräume eingenommen werden, bevor eine hormonelle Provokation erwägt wird.

Senega

Der Emphysembronchitis des älteren Menschen zugedacht, ist die *Klapperschlangenwurzel*. Dessen dauerhafte, trockene, drückende, wundmachende Hustenanfälle haben ihn erschöpft und sein Gesicht gedunsen.

Sepia

Wenn Sie jemals Gelegenheit haben, einen Film über den *Tintenfisch* oder die *Seekatze* anzuschauen, so nehmen Sie Ihre Chance wahr. Für mich ist es der größte homöopathische Psychothriller. In jedem Bild gibt es Tragisches, über das man nicht lachen kann und Witziges, über das man lachen kann. Über *Sepia* kann man nie lachen! Lachen ist ein Manifest des Humors, und Humor ist nur da gegeben, wo – im etymologischen Sinne des Wortes – Säfte vorhanden sind und fließen. *Sepia* verliert ihre Säfte im Laufe ihres Lebens, im Zuge ihrer sich offenbarenden, lithämisch-destruktiven Diathese, im Zuge ihrer konstitutionellen Veränderung. Ihre Säfte stauen sich, sacken ab und ihr Gewebe trocknet aus. So wird aus dem dicken, runden, prall-elastischen Ei des Fisches die überall gestaute Klimakterikerin, außen weich, innen schon derb, bei der alles hängt: das Gesicht, die inneren Organe mit Völle, Druck, Beengung im Gehirn, in der Brust, in der Leber, in der Gebärmutter, in den Venen. Der Darm und das Gehirn trocknen aus, so daß sie konzentrationsunfähig und benommen weder Regungen noch Anregungen noch Stuhlgang entleeren kann. Mit zunehmender Trockenheit neigt sie zur Zerstörung, zum Lebensüberdruß mit lustloser Gleichgültigkeit, zur Selbstmordgefährdung mit dem hilflosen Gefühl, nicht mehr in diese Welt zu passen, oder sie fristet in der Krebserkrankung (Gebärmutter) ihre Leidenserlösung. So wird aus dem wachen, intelligenten, kritischen Kind, welches das Liebsein und Liebkosen schon ablehnt, ein beliebter Kamerad; ein sich jungfräulich erhaltendes, Haus- und Haushalt-ablehnendes, innerlich anziehendes, äußerlich eher verwahrlostes Mädchen; eine betäubend gewandte, für Ideale kämpfende, temperamentvolle, sprühende, junge Frau; eine enttäuschte, verlassene, hilflose, lustlose, phlegmatische, apathische ältere Frau, die sich in Neid, Eifersucht und Mißtrauen zerfleischt. In der Ablehnung des Liebseins, wo die Ablehnung zum Lustgewinn wird, offenbart sich bereits die tiefgreifende Tragik dieses Menschen, die Selbstzerfleischung, die Autoaggression, ihr „prolongierter Selbstmord" (Stübler).

Dahinter steht ein lebenslanger Kampf ohne Gegner um das Opfer, das sie aus Rache gegen den ihre Mutter vergewaltigenden Vater oder gegen den selbst erlebten Vergewaltiger verfolgt. Das Instrument ihres Opferganges sind die Fangarme des Tintenfisches, die Intrigen, die sie im Dunkeln, im dunklen Schlamm auf dem Grund der Meere spinnt. Im Dunkeln vollzieht sie ihre Pläne, schleicht sich an das Opfer heran, hüllt sich und ihn in schwarze Tinte, in Ungewißheit, in Undurchsichtigkeit. Sie vereinnahmt das Opfer mit ihren Fangarmen und läßt es nicht mehr los, wird nie nachgeben, wird sich durchsetzen, bis man ihr die Arme abhackt, bis man ihre faszinierenden Intrigen meidet. Armlos und waffenlos schreitet sie in die Wechseljahre, ihre Tragik kehrt sich nach außen. Aber immer noch wallt das Blut in ihren Gefäßen mit Hitze, Schweiß und Zorn. Ihre Rache begleitet sie in ihren tragischen Tod.

Serum anguillae

Bewährt ist das *Aalserum*, wenn nach einer Brustamputation durch die narbige Verziehung einerseits und durch die Schrumpfung der Haut andererseits sich das Blutplasma, die Lymphe, in dem seitengleichen Arm staut.

Silicea

Der *Kieselerde*-bedürftige Mensch ist von häufigen Erkältungen mit chronisch wiederkehrenden Schleimhautkatarrhen geplagt. Alle Ausscheidungen sind übelriechend, eitrig-stinkend. Wunden und Fisteln heilen schlecht. Lymphdrüsenschwellungen begleiten diese Störungen. Das Abwehrsystem ist verschlackt. So verstehen wir, daß auch die seelische Abwehr verschlackt ist. Dieser schlanke, rachitische Mensch sieht bedrückt aus, blaß und abgemagert, ist nicht nur körperlich unterernährt, sondern auch gefühlsmäßig. Er empfindet die Unvollkommenheit unseres Seins nicht als natürlich gegeben, sondern als endgültiges Schicksal. So zieht er – im Sinne gesetzmäßiger Affinität – Mißgeschicke an, die ihn schwach, steifig, frostig und überempfindlich werden lassen wie seine Skolioseschmerzen im Rücken. Alles ist zu hart und schwer: die Knochen, die Gelenke, die Muskeln; die Anstrengung, die Schule, das Studium; die Berührung, die Eindrücke, die Kälte; das Erwachen, das Erheben, die Furcht vor den gestellten Aufgaben des Alltags, die Menschen. Mißerfolge demütigen ihn bis zum Lebensüberdruß und machen ihn schreckhaft, überempfindlich für Geräusche und andere Heftigkeiten. Unsicherheit, Ängstlichkeit begleiten und bedrücken ihn. Nur Wärme in jeder Weise, außer warmem Essen und Trinken, läßt ihn schmerzlos gedeihen, wie der Strohhalm, dem die *Kieselsäure* Halt und Aufrichtigkeit gewährt. Aber wie dieser ist er auch widerstandsfähig, beugt sich in den Stürmen des Schicksals, um sich, falls er nicht bricht, nachher wieder aufzurichten. Diese Maßgabe ist der Maßstab für seine Kränklichkeit. Bewährte Anwendung bei Nagelpilz, bei „Fußpilz" im Winter, bei Masernkomplikationen mit Atemnot und Durchfall und bei Impfschäden.

Solidago

Die *wilde Goldrute* wird zusammen mit *Berberis* als bewährte „Nierentropfen" bei allen Erkrankungen der Harnwege zur Spülung und Entgiftung derselben eingesetzt.

Spigelia

Zunächst, wie der Volksname, *Wurmkraut*, verrät, ist sie eine Arznei für Wurmerkrankungen, eventuell von Schielen begleitet. Ihre bewährte Anwendung erstreckt sich auch auf das Herz, auf das Auge (Iritis) und auf linksseitige Scheitelkopfschmerzen. Ihre Schmerzqualität ist stechend.

Spongia

Die bewährte Anwendung des jodhaltigen *Meerschwammes* begegnet uns beim Asthma und Husten, beim Krupp und Keuchhusten. Es sind Kinder mit heller Gesichtshaut und schlaffem Bindegewebe, deren Atmung giemt und pfeift, wie durch einen Badeschwamm gepreßt. Der Husten ist vorwiegend trocken, bellend und heiser. Beim Krupp wird die Heiserkeit so stark, daß die

Die Arznei

Stimme nur noch krächzende Laute hervorbringt. Beim Niederlegen und vor Mitternacht wird alles schlimmer, wobei sich oft ein Erschöpfungsgefühl einstellt. Trotzdem muß der Leidende aufsitzen, damit er nicht erstickt. Auch warmes Essen und warme Getränke lindern die Hustenanfälle. Hoden und Nebenhoden entzünden sich eventuell.

Stannum jodatum

Die chronische Bronchitis bedarf des *Zinnjodid* als Arznei. Große allgemeine Schwäche herrscht vor, ebenso schwach wie die Hustenstöße. Trockener Kitzelhusten plagt vor allem nachts. Das leicht lösliche Sekret ist durch die Schwäche schwer abhustbar, ist zäh, klumpig, gelb-grün und schmeckt widerlich süßlich. Bei den Hustenstößen stiehlt sich tröpfchenweise Urin ins Freie.

Staphisagria

Das Verhalten des Kindes, das durch das *Stephanskraut* ausgeglichener wird, ähnelt jenem bei *Chamomilla* und stellt eine Steigerung derselben dar. Mürrisch, übelgelaunt, sexuell überreizt, bricht es bei Tadel und Widerspruch in unbändige Zorneswut aus, stampft auf den Boden, wirft sich auf den Boden und schlägt um sich. Der angebotene Trost und der einfallsreiche Zuspruch verschlimmern nur die Lage. Laut schreiend wirft es erreichbare Gegenstände in seine Umgebung.
Bewährte Anwendung bei allen Verletzungen durch Schnitt, auch nach der Operation oder beim Amputationsschmerz nach *Arnica* (auch Operationswunde), beim Gerstenkorn des unteren Augenlides und bei bräunlich-schwarz verfärbter Zahnkaries.

Sticta

Die *Lungenflechte* ist gestaltet wie die Verzweigung der Bronchien in der Lunge. Der Volksname verrät uns ihre Anwendung beim Erkältungshusten. Meist bei plötzlichem, extremem Temperaturwechsel beginnen die trockenen Katarrhe der Luftwege oder der Heuschnupfen. Zunächst das Schnupfengeschehen mit Druck und Völlegefühl in der Nasenwurzel und einem allgemeinen dumpfen, grippigen Krankheitsgefühl. Bald ist die Nase verstopft, und man schneuzt sich ständig vergeblich. Ein zäher Schleim läuft den Nasen-Rachen-Raum runter, der Rachen wird rauh, und ein unstillbarer, hackender, erschöpfender Reizhusten setzt sich hinter dem unteren Brustbein fest. Dort reizt ein ständiger Kitzel zum Husten vom Niederlegen die ganze Nacht. Der Husten verstärkt den Hustenreiz und die Stirn, der Hinterkopf und die Brust schmerzen wie zum Zerplatzen, so daß man aufstehen und sich bewegen muß. Erst der beginnende Fluß der Sekrete bringt Erleichterung.

Stramonium

Wie der Volksname uns verrät, erscheint in diesem Bild des *Teufelsapfels* das Hexenhafte und Diabolische auf der anderen Seite unserer Seele. Er ist eine bewährte Kinderarznei bei Hirnerregung und Hirnstörungen mit oder ohne Ursache (z.B. Geburtstrauma, Meningitis, Enzephalitis, Veitstanz). Alles ist rot, kräftig, hitzig und schwitzig. Wenn Sie sich diesem Kind nähern, fühlt es sich angegriffen, spuckt, beißt, tritt und verfällt in die boshaftesten Wutanfälle ohne Reue. Dabei ist sein Gesicht totenblaß, kaltschweißig und grimassenhaft verzogen. Trost beantwortet es unvorhersagbar und unkontrolliert. Spielsachen werden in blinder Wut zerstört. Dunkelheit verursacht ausgeprägte Angst vor Geistern und Fratzen. In der Nacht erwacht es mit einem schrillen Aufschrei, klammert sich an die Herbeigeeilten, ohne sie zu erkennen. Auch heftig glänzende Gegenstände und Erscheinungen (wie der Widerstrahl der Sonne auf nasser Straße, am See oder am

Meer) oder ein stetig tropfender Wasserhahn, können seine schrille Wut und seine veitstanzähnlichen Krämpfe hervorzaubern. Licht besänftigt die nächtliche Phantasie und sollte die Nacht über nicht gelöscht werden. Welche Wohltat können wir damit unseren verhaltensgestörten Kindern antun! Und wie leicht wäre es, sie auch den hinter psychiatrischen Riegeln versteckten, beklagenswerten Wesen zukommen zu lassen!

Strontium carbonicum

Das *Strontiumcarbonat* verstehen wir als Erdalkalimetall. Seine Verwandtschaft zu *Calcium* läßt uns beim Menschen auf ein schlechtes Knochensystem schließen, seine Verwandtschaft zu *Barium* auf ein minderwertiges Gefäßsystem. Als kräftiger, roter, warmer Mensch mit Blutandrang zum Kopf, mit tiefempfundenen, berstenden Kopfschmerzen, Benommenheit und Schwindel braucht er Kühle, aber nicht am Kopf. Hier liebt er Hut und Sonnenwärme. Er liebt Bewegung, aber der Schwindel läßt ihn taumeln wie trunken, auch ohne den geliebten Alkoholgenuß. Sein Schicksal ist seine destruktive, degenerative Anlage, seine Verrenkungen und Verstauchungen der Gelenke und der Gelenkigkeit seines Lebens. Durch sie bewegt ihn ein ständig schlechtes Gewissen, als habe er etwas Schlimmes getan.

Bewährte Anwendung bei allen zerstörerischen Knochen- und Gefäßprozessen.

Strophantus

Eine wundervolle Arznei ist der Extrakt aus diesem *Hundsgiftgewächs* für Prüfungs- und Situationsängste, wenn das Herz flattert, der Kopf wie leer ist, die Konzentration unmöglich ist und wenn die bewährten Prüfungsarzneien *Argentum nitricum*, *Gelsemium* oder *Arsen* bereits eingenommen wurden. In jeder Schultasche mitführen und auch dem Nachbarn abgeben! Auch Einschlafstörungen durch nervöses Herzklopfen, ähnlich dem der akuten Situationsangst, beheben sich durch diese Labsal.

Sulfur

Der *Schwefel* ist eine tiefgreifende Arznei. Der zugehörige Mensch glaubt, groß, großartig, schön und stark zu sein. Die Wirklichkeit läßt jedoch wenig von seinen Einbildungen übrig. Trotz täglicher Pflege erscheint er eher schmutzig und vernachlässigt. Wie erst, wenn er sich nicht mehr pflegt?! In der Entgleisung brennt alles wie Feuer: das Ekzem, das hitzewallende Gesicht, die Fußsohlen und alles, was an Schleimhäuten und Stoffwechselorganen dazwischen liegt. Das eigentliche Problem seines Soseins ist das Widersprüchliche seines Denkens und Handelns und die Unfähigkeit, Widerspruch zu ertragen. Der Widerspruch formt sein Schicksal. So wird aus dem manchmal tiefgründig, manchmal schwatzhaft philosophierenden Weltverbesserer ein dem Leben und der Gesellschaft abgeneigter, abgemagerter, verkommener Hippie oder Punk. So wird aus dem dicken, ewig lustigen, witzeerzählenden Direktor eines zweifelhaften Kleinunternehmens der ewig nörgelnde, dreinschwätzende, lustlose, antriebslose, lebensüberdrüssige Alkoholiker, der Besitz und Vermögen versäuft bis nur noch seine Leber zu seinem Schicksal wird. Oder er hat sich rechtzeitig anstellen lassen und genießt seinen vorzeitigen leberzirrhotischen Ruhestand.

Die Störungen, die dieser Arznei bedürfen, sind so vielgestaltig in ihren Erscheinungsformen, daß sie kaum Einflüsse seitens des Wetters bieten. Deshalb beschränken wir ihren Gebrauch auf den Umstand, wenn der Schnupfen oder Husten einfach nicht ausheilen will und der Kranke dabei immer schwächer wird. Die Absonderungen sind gewöhn-

Die Arznei

lich brennend, ätzend, klebrig und von grüner Farbe. Dem Kranken wird es zusehends heißer, die Hitze schießt ihm förmlich ins Gesicht, besonders in warmen Räumen, wo die Nase verstopft. Draußen fließt sie schon eher. Trotz der Wärmeempfindlichkeit mag er nur warmes Essen und warme Getränke zu sich nehmen.

Bewährt zur Ausleitung von Giften nach Infektionen und Erkältungen und zur Besänftigung des begleitenden Juckreizes bei Kinderkrankheiten mit Ausschlag.

Sulfur jodatum

Eine bewährte Anwendung besitzt der *Jodschwefel* zur Auflösung von Eiterherden (z.B. Akne) und Gelenkergüssen; nach einer akuten Entzündung einzusetzen.

Symphytum

Bei Knochenverletzungen jeglicher Art hat sich der *Beinwell* bewährt. Knochenbrüche heilen erfahrungsgemäß rascher, weil er als Arznei die Verknöcherung beschleunigt. Das schließt auch Verletzung durch Amputation und ihre Nachbeschwerden ein. Der Volksname verrät uns, daß das „Bein wohl" wird.

Tabacum

Wer kennt nicht die Empfindungen einer frühjugendlichen *Nikotin*vergiftung oder die Morgenröte der Raucherentwöhnung! Ohnmachtsgefühl, Schwindel, Elendigkeit, krampfartige Übelkeit im Oberbauch; kalte klebrige Schweiße überall, blasses Gesicht mit blauer, kalter Nasenspitze und Vergehensgefühl. Erinnern Sie sich an Ihre erste heimliche Zigarette? Ich schon! Auch ohne Nikotingenuß sind uns die Erscheinungen bekannt beim Kater, bei Ohnmacht, bei Diabetes-Entgleisung und bei Reiseerkrankung. Niederlegen, frische Luft und Augenschließen lindern die Erscheinungen.

Tarantula hispanica

„Wie von der Tarantel gestochen", beschreibt der Volksmund das Erscheinungsbild des großen Veitstanzes (Chorea major), der durch die *Wolfsspinne* ausgelöst wird. Er ist von manischem Bewegungszwang beinhaltet mit schraubenförmigen Verkrampfungen der Glieder, des Gesichtes, des ganzen Körpers. Die Augen rollen nach oben, die Hände spreizen sich wie Spinnenbeine. Die betroffenen Partien sind kalt und taub. Die Anfälle steigern sich bis zu heftigen ungewollten Wutausbrüchen, die anschließend bereut werden. Nur lateinamerikanische Musik mit leidenschaftlichen Rhythmen lösen die Verkrampfungen, so daß der Besessene immer heftiger tanzt, bis erleichternder Schweiß, Ohnmächtigkeit mit dunkelrotbläulichem Gesicht oder verharrende Starre (Stupor, Katalepsie) den ekstatischen Tanz beenden. Die gleiche rhythmische Musik beendet auch diesen Zustand eingefrorener Lebensgeister, und die Auferstehung des rhythmischen Teufelskreises erhebt sich zum Teufelstanz im Kreise. Sind unsere Kindergärten, Discos und Psycho-Altersheime nicht voll davon?

Taraxacum

Ausgezeichnete Arznei ist der *Löwenzahn* zur Giftausscheidung der Leber bei blassen, kalten, trockenen, beklagenswerten Menschen mit einer Zunge, die ausschaut wie eine Landkarte. Mit ihr können wir sichergehen, daß sich die absterbenden und abgestorbenen Viren nicht im Immunsystem ansammeln und die Abwehr blockieren. Die Reinhaltung des Abwehrsystems erlaubt außerdem der personenbezogenen Arznei, ungehinderter und erfolgreicher zu wirken.

Tartarus stibiatus

Eine bewährte Arznei ist der *Brechweinstein* für Würgen und Erbrechen bei Erkältungsbronchitis, Keuchhusten und Asthma. Es sind die blassen, übelgelaunten Kinder mit kreideweißer, dick belegter Zunge, die durch den Husten rasch erschöpfen und die dadurch blaß-bläulich verfallen. Schweißgebadet und schläfrig dämmern sie dahin. Nur unterbrochen von einem tiefen, feinblasigen, schwer abhustbaren Schleimrasseln. Beim Erwachsenen begleiten Kreuz- und Ischiasschmerzen die Hustenstöße. Der Kreuzlahme sitzt lieber aufrecht, denn Niederlegen und Wärme verschlimmern die Beschwerden.

Tellurium metallicum

Zerstörende Röte und nach Heringslake stinkende Schweiße beschreiben den Menschen, dem das Schwermetall *Tellur* als Arznei Gutes tut. Sein Leben hat ihn, sein Kreuz und seine Gelenke so sehr abgenutzt, daß er sie nicht mehr beugen und sich nicht mehr aufrichten kann. Sie schmerzen bei jeder unerlaubten Bewegung, beim drauflegenden Ruhen. Die Hüftkapseln und Sehnenansätze sind so verspannt, daß sie beim Auswärtsdrehen des Beines die Nerven verklemmen. Der Schmerz verläuft dann von der äußeren Hüfte quer über den Oberschenkel zur Innenseite des Knies. Das ist so ungewöhnlich, daß Sie sie allein daraufhin verordnen dürfen.

Terebinthina

Wir wissen aus der Vergiftungslehre, daß *Terpentinöl* die Haut und alle Schleimhäute reizt. Als Arznei ist sie für alle Nierenprozesse angezeigt, wenn schwarz gefärbter, nach Veilchen riechender Urin nur tröpfchenweise abgeht. Einen solchen Urin beobachten wir bei chronischer Nierenentzündung, bei Nierenschrumpfung, bei Scharlachkomplikationen und bei Nierentuberkulose.

Tetanus

Eine aus den Krankheitsprodukten des *Wundstarrkrampfes* gewonnene und homöopathisch aufbereitete Arznei. Sie wird Kindern sowohl vor der Wundstarrkrampf-Impfung verabreicht als auch danach, wenn sich Schwäche und Leistungsabfall mit Konzentrationsstörungen einstellen sollten. Auch noch viele Jahre nach der Impfung ist sie einsetzbar, wenn die Impfung die Auslösung der Störung ist.

Thallium aceticum

Bei Knochenmetastasen verwenden wir das *Thallium,* bewährt in Verbindung mit *Essigsäure,* um gleichzeitig der Schwäche entgegenzuwirken.

Thallium metallicum

Dieses Schwermetall ist uns als Rattengift bekannt. Wie von Ratten angefressen sieht auch der Haarausfall aus, bei dem wir es bewährt vor *Pel talpe* einsetzen. Außerdem ist es bewährt bei chronischem Kreuzschmerz infolge Bandscheibenschadens oder Teilprolapses der Bandscheibe sowie bei allen chronischen Schleimhautprozessen.

Thea

Eine bewährte Schlafarznei wird aus dem *Tee* für germanische Kaffeetrinker gewonnen, wie *Coffea* für den nordischen Teetrinker mit gleichem, bei *Coffea* beschriebenem Temperament.

Thuja

Wenn der naß-kalte Herbst einzieht, leiden diese eher rundlichen, wäßrig-dicklichen und wärmebedürftigen, unzufriedenen Menschen alljährlich an chronischem, dick-grünlichem Ausfluß aus Nase, Bronchien, Penis

Die Arznei

und Scheide. Feuchtigkeit und Kälte verstopfen die Absonderungen ihrer chronischen Nebenhöhlenentzündung, deren Fluß sich erst im Freien verflüssigt und so wohltuend erleichtert. Dann wird er bald grün-eitrig, dick sämig, schleimig und macht den Naseneingang wund. Ihre Nase verstopft am Spätnachmittag und bleibt bis 4 Uhr nachts zu. Dann schlafen sie ein, um nach dem Erwachen bis um 16.00 Uhr wieder zu leiden. Kinder produzieren einen solchen Zustand häufig nach Impfungen mit tierischen Krankheitserregern oder nach Scharlach. Auch jene Alten mit dem berüchtigten Tripperrheuma in feuchtem Klima unterliegen diesen Gegebenheiten, wenn sie des *abendländischen Lebensbaumes* bedürfen.

Wir finden eine große Palette von bewährten Anwendungen, so bei Polypen, Herbstschnupfen, Herbstbronchitis und Herbstrheuma, bei nässender Neurodermitis, bei Blähsucht und Hämorrhoiden, bei blumenkohlartigen Warzen, Hühneraugen und Muttermalen, bei Karies der Zahnhälse und zu guter Letzt bei der Scheinschwangerschaft, die Mensch und Tier überfällt.

Tuberculinum bovinum

Eine aus den tierischen Krankheitsprodukten der *Rindertuberkulose* gewonnene *Nosode* für Kinder und Erwachsene, die den nahenden Winter nicht mit herbstlicher Freude einleiten, sondern mit ständig wiederkehrenden Erkältungen bis ins Frühjahr hinein. Aber auch die steten Wetterwechsel über Sommer beantworten sie mit „Schnupfen, Husten, Heiserkeit". Auffallend zarten, hübschen Kindern mit langen Wimpern, mit bläulichem Weiß der Augen und mit einem Flaum von Babyhaaren auf dem Rücken wird diese *Nosode* besonders hilfreich zur Seite stehen. Im Gegensatz zur folgenden *Nosode* ist diese hier auch akut einsetzbar, wenn sich ein ungewöhnliches, bisher ungekanntes Verlangen nach frischer, knackiger Nahrung und auf literweise frische Milch dazugesellt. Dahinter steckt aber auch das Bild eines Menschen, das dem Bild der wohlgeprüften Arznei entspricht und dessen Verfassung sie ähneln muß, um entscheidend zu wirken. Dieser Mensch ist der tuberkulinische, liebenswerte, heiter-melancholische, schüchterngehemmte mit kreativem, phantasiereichem Intellekt, der gern mit anderen gesellig lebt. Thomas Manns „Zauberberg" erinnert mich an das tuberkulinisch erregte und erregende Milieu, an die Wechselhaftigkeit, die Ängstlichkeit und Liebesbedürftigkeit. Die Unbeständigkeit drückt sich in allen Phasen ihrer Existenz aus, sei es der lebendige oder müde wandernde Blick, die Wandersucht, die Appetitlosigkeit tags und der Heißhunger nachts, das Wechselspiel von Verlangen und Abneigung gegenüber Milch und Fett, bis hin zur Veränderungslust in der eigenen Wohnung oder zum häufigen Umziehen mit dem gesamten Haushalt. Im Leiblichen ist ihr häufigstes Problem ihre Erkältlichkeit, sommers wie winters, mit allen katarrhalischen Erscheinungen und Entzündungen und vergrößerten Lymphdrüsen. Entsprechend ist ihre Empfindlichkeit gegen Wettereinflüsse; Föhn und geschlossene Räume verursachen Kopfschmerz – wie der Schulkopfschmerz unserer rechtschreibschwachen Kinder. Nach der Schule sind diese Kinder ebenso leistungsschwach, appetitlos und müde. Fröstelnd-hitzig legen sie sich abends bei offenem Fenster ins Bett und wachen schweißgebadet auf mit einem die Wäsche gelblich färbenden Schweiß. Morgens sind sie launisch oder heiter erregt, und so nimmt die Wechselhaftigkeit ihren Tageslauf. Nicht nur Kinder erkennen sich hierin wieder!

Tuberculinum GT

Eine aus dem Lungenabszeß der menschlichen *Tuberkulose* gewonnene und homöopathisch aufbereitete *Nosode*. Sie ist als Regulationsarznei in die Homöopathie eingegangen und wird bei Erkrankungen gegeben, die infolge ihres chronischen Verlaufs einen heilenden Fortschritt vermissen lassen. Sie besänftigt die angeborene Krankheitsbereitschaft, die uns durch die ererbte Anlage mitgegeben wurde, unsere Unvollkommenheiten und Minderwertigkeiten mitbestimmen und uns damit erklärlich machen. Sie ist Bestandteil der „Eugenischen Kur" während der Schwangerschaft (⇨ *Schwangerschaft*).

Uranium nitricum

Die radioaktive Strahlung des *Salpetersauren Urans* soll ihre homöopathische Leistung bewirken. Bewährt hat sie sich beim Altersdiabetes mit Appetitlosigkeit oder dauerndem Hungergefühl und großer Eßlust; mit Kopfschmerzen; mit Durchblutungsstörungen der Beine und Wadenkrämpfen. Leider ist diese Arznei bei uns verboten wegen „Strahlenvergiftung". Hier hat sich die Arzneimittelkommission einen großen Scherz erlaubt, wo doch die Homöopathie nichts taugen soll! Unsere weniger verwaltungswillkürlichen, europäischen Nachbarn halten sie für uns bereit.

Urtica urens

Bewährt hat sich die *Brennessel* bei heftig juckendem, brennendem Nesselausschlag nach Genuß bestimmter Nahrungsmittel. Feuchte Kühle verschlimmert auffallenderweise die Schmerzen, während mäßige Wärme sie lindert.

Variolinum

Diese *Nosode* ist auch als *Vaccinium* bekannt. Eine aus den Krankheitsprodukten der *schwarzen Pocken* gewonnene, homöopathisch aufbereitete Arznei. Wir geben sie vor jeder Pockenschutz-Impfung, die ja jetzt im internationalen Verkehr nicht mehr zwingend ist. Die Impfung kann eine noch schlummernde, lithämische Anlage (Diathese) provozieren, weshalb wir sie auch nachher verabreichen bzw. bei Nachbeschwerden wie Hirnhautreizung (zusammen mit *Apis*) oder bei Lähmungen der Augenmuskeln und Oberlider. Eine solche Lähmung kann auch nach der Polio-Schluckimpfung auftreten, wo sie ebenfalls – auch nach vielen Jahren der Auslösung – sehr bewährt ist.

Veratrum album

Eine bewährte Arznei wird aus der *weißen Nieswurz* für Kreislaufstörungen und Ohnmachtsanwandlungen infolge niedrigen Blutdrucks gewonnen. Häufig sind diese Erscheinungen die Folge von Schreck, Ärger, Aufregung, Furcht, Zorn, Infektionskrankheiten und länger dauernden Durchfällen. Schwindel beim Bücken, Aufrichten und Umdrehen. In der Hinfälligkeit ist dieser Anfällige bläulich-blaß und mit kaltem Schweiß bedeckt, seine Augen sind eingefallen. Die inneren Organe krampfen kolikartig, die Glieder verzerren sich mit epileptiformen Zuckungen. Eine geschäftige Unruhe herrscht vor, die sich besänftigt durch Auf- und Abgehen und vorübergehend durch Essen und kaltes Trinken. Im Seelisch-Geistigen dieses Menschen spiegelt sich die Palette des Wahnsinns von der extremen Manie bis zur extremen Depression wider. Singend, beißend, betend und fluchend flüchtet er vor der Allgegenwart des Teufels, bis er in schweigsame Abkehr und menschenscheue Niedergeschlagenheit verfällt. Welch einen heftigen Lebenskampf führt er gegen sich und gegen die teuflische Verfolgung, die nichts anderes ist als Teil seiner Selbst. Das ist die Wirklichkeit des kreislaufgestörten Hypotonikers, der nach äußerer und innerer Wärme verlangt und sie doch nicht verträgt, weder äußerlich durch warmes Einhüllen, warmes Wetter und durch herzenswarme Menschen noch innerlich

Die Arznei

durch warme Speisen und Getränke. Nicht einmal die Berührung seiner eigenen Kleider, die Berührung der nächtlichen Bettdecke, die Berührung seines Innenlebens verträgt er, ohne sie, gewalttätig kämpfend, zurückzuweisen. Seine letzten Lebenssäfte verliert er durch Erbrechen und Durchfälle.

Bei Zornkindern hat sie sich bewährt, wenn diese zwischen auffallend erotischem Küssen und üblen Beschimpfungen der Nahestehenden hin- und herschwanken.

Veratrum viride

Eine heftige Fieberarznei ist die *grüne Nieswurz!* Sie ist der vorigen trotzdem sehr ähnlich. Allerdings nur was die Kreislaufstörungen und Ohnmachtsanwandlungen mit kalten, klebrigen Schweißen betrifft, die den heftigen Frost, das kalte Schaudern im Fieber begleiten. Plötzlich, heftig, hitzig und trocken beginnt das Fieber wie bei *Aconit*, genährt von einem vollen, harten, raschen Puls. Aber die Angst, die Unruhe, denen wir bei *Aconit* begegnen, vermissen wir in diesem Bild des Fiebers. Das ist auffallend und macht unsere Arzneiwahl verläßlich. Ist die Zunge gelb belegt und in ihrer Mitte von einem roten Streifen durchzogen, dann ist die Wahl der Arznei sogar unumstritten.

Verbascum

Ein eigenartig tiefer, hohler, heiserer Husten, der uns manchmal lange nach Unterkühlung plagt, spiegelt in uns das Bild der *Wollblume* oder *Königskerze* wider. Der Husten hat den Klang eines röhrenden Hirsches, der beim Röhren stottert – falls Sie einem solchen mal begegnet sind.

Vipera

Wie *Lachesis* ein Schlangengift, das aus der *Kreuzotter* zur Arznei aufbereitet wurde. So verstehen wir die gleiche Wirkungsrichtung auf die Blutgefäße und das Herz. So ist auch das Erscheinungsbild des herzkranken Menschen ähnlich dem bei *Lachesis* beschriebenen Bild. Nur bleibt das Gesicht des Bedürftigen erschreckend blaß im Leid. In seinen geschwürbelasteten Beinen empfindet er das Gefühl, als wollten sie zerplatzen, wenn er sie, durch Unruhe aus dem Bett getrieben, am Bettrand herunterhängen läßt, so daß man seine unteren Extremitäten immer auf anstatt unter dem Tisch sucht. Bei entsprechendem Verhalten beugt sie auch der stets drohenden Embolie im Hirn oder in der Lunge vor.

Viscum album

Die *Mistel* hat sich bewährt beim Altersbluthochdruck bei roten, kräftigen, gestauten, verkalkten Menschen mit Schwindel. Sie kann auch als Tee eingenommen werden.

Zincum metallicum

Bewährt hat sich das *metallische Zink* bei Kinderkrankheiten mit Ausschlägen, die nicht so recht erscheinen wollen. Als Reaktionsarznei leitet sie nach innen verriebene und vertriebene Sekretionen, Schweiße und Ekzeme wieder nach außen im Sinne des Heringschen Heilgesetzes[1], um Hirnkrämpfe zu vermeiden. Und sehr bewährt bei unseren nervösen, fahrigen, hampeligen Kindern mit ständig hin- und herschaukelnden Beinen, als ob sie Fahrrad führen. Entsprechend mangelt es ihnen an Konzentration. Auch bei Erwachsenen mit derartig nervösen Beinen angezeigt. Die Unruhe in den Beinen kann auch bei Hirnreizung infolge Impfschadens auftreten.

---

[1] Siehe „*Homöopatie – eine Einführung in Bildern*" (⇨ S. 499).

Zincum valerianicum

Das *baldriansaure Zink* hat sich als Schlafarznei für Menschen bewährt, die wie bei *Zincum metallicum* infolge unergründlicher Unruhe im Bett mit ihren Beinen radfahren und keinen Platz zum Schlafen finden.

Dritter Teil
Repertorium

Inhalt

Absonderung

wäßrig 437	übelriechend 437
schleimig 437	verstopft, krustig 437
eitrig 437	verschmutzt, vernachlässigt 437
wundmachend 437	

Asthma

bei Kindern mit Erkältung 438	im Herbst 439
bei Kindern mit Bronchitis 438	im Winter 440
bei Kindern mit Bronchiolitis 438	Angst, zu Bett zu gehen 440
bei Kindern im Herbst 438	Angst, die Atmung stocke 440
bei Großstadtkindern 438	drohend beim Niederlegen 440
nervöses Asthma, rot 438	bedrohlich nachts 440
nervöses Asthma, blaß 438	von 16 bis 4 Uhr 440
nach Verletzung der Wirbelsäule 438	um Mitternacht 440
bei akutem Schnupfen 439	von 3 bis 4 Uhr 440
bei feucht-kaltem Wetter 439	von 4 bis 5 Uhr 440
bei neblig-feuchtem Wetter 439	am Meer besser 440
bei feucht-warmem Wetter 439	am Meer schlimmer 440
bei trocken-schönem Wetter 439	Rauchen lindert Atemnot 440
bei jedem Wetterwechsel 439	mit Krampfhusten 441
von Frühjahr bis Herbst 439	mit Magenstörungen 441
im Frühjahr und im Herbst 439	im Wechsel mit Ekzem 441

Blutungen

helle, aktive Blutungen 441	Bluterbrechen 444
dunkle, passive Blutungen 442	Magenbluten 445
helle oder dunkle Blutungen 442	Darmbluten 445
Netzhautblutung 442	blutiger Durchfall 446
Regenbogenhautblutung 442	Hämorrhoidenbluten 447
Nasenbluten 442	Nierenbluten 447
Zahnfleischbluten 443	Blutharnen 448
Zahnbluten bei Zahnziehen 444	Vaginalbluten 448
Halsbluten 444	Gebärmutterblutung 449
Speiseröhrenbluten 444	Gebärmuttermyomblutung 450
Bluthusten 444	Periodenblutung zu stark 450
Lungenbluten 444	Zwischenblutungen 450

Repertorium

Schwangerschaftsbluten	450	Bluterguß	452
Nachblutung bei Fehlgeburt	450	Hirnblutung	452
Wochenbettblutung	451	Blutungen bei Anämie	452
Hautblutungen	451	Blutungen bei Leukämie	452
Unterhautblutungen	451	Blutungen bei Thrombopenie	452
Blutung aus allen Körperöffnungen	452	Bluterkrankheit	452
Blutungen bei Verletzung	452	erschöpft, blaß nach Blutverlust	452

Bronchitis

akut, fieberhaft	453	Altersbronchitis	454
asthmatoid, nervös	453	mit Kreislaufschwäche	455
erkältungsempfindlich	453	Hustenanfall endet mit…	455
spastisch, akut	453	anhaltend, ohne Schleim	455
spastisch, später	453	mit Schleimstraße	455
tiefsitzend	454	Schleim löst sich	455
eitrig stinkend	454	grober Schleim	455
chronisch, allgemein	454	grüner Schleim	455
chronisch im Herbst	454	widerlich süßlicher Schleim	456
chronisch wiederkehrend	454	zäher, fadenziehender Schleim	456

Entzündung

aktiver Blutandrang, Rötung	456	Erythrozyten-Auswanderung	457
passiver Blutandrang, Rötung	456	akute Blutvergiftung	457
wäßrige Schwellung	456	schleichende Blutvergiftung	457
fibrinöse Ausschwitzung	456	Schock	457
Leukozyten-Einwanderung	456	Fokalherd, Streuherd	457
lebensbedrohliche Eiterung	457	Auflösung, Ausheilung	457

Fieber

akut	458	kritischer Schweiß	458
schleichend	458	Fieberkrämpfe	458
septisch	458	Fieberdelir	458
Schüttelfrost	458		

Grippe

Vorbeugung	459	Auslösung	459
Erkältlichkeit, Beginn	459	Beginn, Ort	459

Inhalt

chronische Unterkühlung 459
an schönen trocken-kalten Tagen 459
an schönen trocken-heißen Tagen 460
bei feucht-kaltem Wetter 460
bei feucht-warmem Wetter 460
bei kühlen Nächten 460
Einbruch warmer Tage 460
bei jedem Wetterwechsel 460
bei Wetterwechsel zu feucht 460
durch Zugluft 460
nach Frisörbesuch 461
Kopfgrippe 461
Ohrgrippe 461
Halsgrippe 461
Brustgrippe 461
Magengrippe 461
Magen-Darmgrippe 461
Darmgrippe 461
Periodengrippe 461
Herbstgrippe 461
Wintergrippe 461
Wintergrippe beginnt im Hals 461
mit Bettnässen 462
mit Fieber 462
mit Lungenentzündung 462
mit Stimmverlust danach 462
mit Zerschlagenheit 462
anhaltende Schwäche danach 462

Halsschmerzen (Pharyngitis)

akut 463
chronisch 463
geschwürig 463
kälteempfindlich 463
eher links 463
eher rechts 463
mit dunkelrotem Hals 464
mit verlängertem Zäpfchen 464
mit Drüsenschwellung 464
mit Räusperzwang 464
durch Überbeanspruchung 464
Gefühl einer Feder 464
Gefühl einer Fischgräte 465
Gefühl eines Haares 465
Gefühl eines Klumpens 465
Gefühl einer heißen Kugel 465
Gefühl eines Pflocks 465
Gefühl von Sand 465
Gefühl einer Schnur 465
Gefühl eines Splitters 465
Gefühl, als sei der Hals zusammengeschnürt 465

Heiserkeit

morgens 466
abends 466
chronisch 466
schmerzlos 466
mit gebrochener Stimme 466
durch Erkältung 466
durch Überbeanspruchung 466
bei Sängern und Rednern 466

Husten

Ort des Beginns 467
Bellhusten 467
Bluthusten 467
Brusthusten 467
Erkältungshusten 467
Erstickungshusten, akut 467
Erstickungshusten, chronisch 468
Erstickungshusten, Kinder 468

Repertorium

Herzhusten 468
Keuchhusten, akut 468
Keuchhusten, Komplikationen 468
Krampfhusten 468
metallischer Husten 468
nervöser Husten 469
Rasselhusten 469
Raucherhusten 469
Räuspern und Hüsteln 469
Reizhusten aus der Tiefe 469
Reizhusten, unstillbar 469
Würgehusten, Brechhusten 469
hält seinen Brustkorb 470
Husten verschlimmert Hustenreiz 470
abends 470
beim Niederlegen schlimmer 470
beim Niederlegen besser 470
im ersten Schlaf 470
die ganze Nacht 470
um Mitternacht 470
um 3 Uhr 471
um 3 bis 5 Uhr 471
um 4 bis 5 Uhr 471
morgens 471
morgendlicher Schleimpfropf 471
nach dem Essen 471
beim Entblößen des Kopfes 471
beim Übergang ins Kalte 471
beim Übergang ins Warme 471
durch Sprechen schlimmer.................. 471
nach Bronchitis 472
mit stechendem Schmerz 472
mit Kopfschmerz 472
mit unfreiwilligem Urinabgang........... 472

Kehlkopf (Laryngitis)

akut entzündet 472
späteres Stadium.................................. 472
chronisch entzündet 473
krampfartig entzündet 473
mit Räusperzwang, zäher Schleim 473
mit Stimmverlust 473
Schwellung des Kehlkopfdeckels 473

Krupp

1. Stadium 474
2. Stadium 474
um Mitternacht 474
beim Niederlegen 474
durch feuchtes Wetter 474
durch trockenen, kalten Wind 474
mit heftigem Kehlkopfkrampf 474
mit festem Belag 474
mit losem Belag 475
wie eine lose Haut 475

Lungenentzündung (Pneumonie)

1. Tag 475
ab 2. Tag 475
ab Ende 1. Woche 476
ab 2. Woche 476
ab 3. Woche 476
Ende 3. Woche 476
langsame Lösung 476
vernachlässigt 477
eher rechts 477
eher links 477
kann nicht links liegen 477
kann nur rechts liegen 477
bei Kindern 477
bei Grippe 477

Inhalt

nach Antibiotika-Behandlung 477
mit Bronchitis 477
mit Hirnhautreizung, Delirium 477
mit Leber-Gallebeschwerden 478

mit Lungenbluten 478
mit Nasenflügelatmung 478
mit Rippenfellentzündung 478
mit scharfen Schmerzen 478

Mandeln (Tonsillitis)

akute Angina 478
chronische Angina 478
vernarbte Angina 479
wiederkehrende Angina 479

Mandeln stoßen aneinander 479
Seitenstrangangina 479
Mandelpfröpfe 479
Mandelabszeß 479

Nebenhöhlen (Sinusitis)

akut entzündet, fiebrig 479
chronisch entzündet 480
verschleppt 480

ohne Ausscheidung 480
mit Ausscheidung 480
bei Nasenpolypen 480

Schnupfen (Rhinitis)

epidemisch 480
Frühjahrsschnupfen 481
Sommerschnupfen 481
Herbstschnupfen 481
Winterschnupfen 481
Fließschnupfen 481
Stockschnupfen 481
Säuglingsschnupfen 482
Schniefen der Säuglinge 482
Rotzkinder 482
Stinknase 482
Tropfnase 482
schneuzt sich ständig erfolglos 482
steigt in die Bronchien ab 482
schleimig 483
eitrig 483

reif 483
grün 483
wundmachend 483
übelriechend 483
vernachlässigt 483
mit Frösteln 484
mit Niesen 484
mit Schleimstraße 484
mit Katarrh der Ohrtrompete 484
mit Stirnkopfschmerz 484
mit Nasenwurzelschmerz 485
mit Schrunden 485
mit Geruchsverlust 485
mit Geschmacksverlust 485
besser in frischer Luft 485
besser im Warmen 485

Verbrennungen

I. Grades 486
II. Grades 486

III. Grades 486

Repertorium

Verletzungen

Folge von Verletzung 486
Bluterguß 486
elektrischer Schlag 486
durch Glassplitter 486
durch Injektionen 486
Hundebiß 487
Katzenbiß 487
Schlangenbiß 487
Spinnenbiß 487
Skorpionstich 487
Quetschung 487
Rißwunden 487
Schnittwunden 487
Schürfwunden 487
Stichwunden 487
Wunden vereitert 487
Wunden bluten 487
Gehirnerschütterung 488
Gehirnerschütterung mit Krämpfen 488
mit Kopfschmerz danach 488
mit Schwindel danach 488
Boxerauge, Brillenhämatom 488
des Oberlides 488
der Linse 488
der Brustdrüse 488
Rippenprellung 488
Asthma danach 488
Rückenschmerzen nach Wirbelsäulen-
trauma 488
Schleudertrauma 488
Meniskus 489
Sehnenriß 489
Muskelriß 489
Verstauchung 489
Knochenhaut 489
Knochenbruch 489
chronische Schwellung danach 489
Nerven 489

Wetterlage

Föhn 489
vor Gewitter 489
bei Gewitter 489
trockene Hitze 489
Kälte, Erkältlichkeit; Kopfschmerz 490
Regenwetter, feuchte Wärme 490
Schwüle, feuchte Hitze 490
Sonne, Allergie 490
Sonne, direkte Bestrahlung:
Erste Hilfe 490
Sonnenbrand 490
Sonnenstich 490
Sonne, Kopfschmerz; rot 491
Sonne, Kopfschmerz; blaß 491
Sonne, zittrige Schwäche bei
jungen Menschen 491
Schnee 491
Wechsel in kälteres Klima 491
Wetterwechsel, Durchfall 491
Wind, Sturm 491

Repertorium

Absonderung

wäßrig

Allium cepa D3 — stündl.
drinnen

Arsenicum album D6 — 2-3stündl.
draußen

schleimig

Kalium sulfuricum D4 — 3x tägl.
weißlich

Hepar sulfuris D30 — 2x tägl.
eitrig

Hydrastis D4 — 3x tägl.
zäh, gelb

Thuja D6 — 3x tägl.
grün

eitrig

Hepar sulfuris D30 — 2x tägl.
grün, sahnig

Hydrastis D4 — 3x tägl.
dünn, wundmachend

Thuja D6 — 3x tägl.
dick, sämig

wundmachend

Kalium bichromicum D12 — 2x tägl.
zäh, fadenziehend

Mercurius corrosivus D30 — 1x tägl.
dünn, eitrig

Hydrastis D4 — 3x tägl.
dick, zäh, gelb

übelriechend

Kalium bichromicum D12 — 2x tägl.
gummiartig

Sulfur D6 — 3x tägl.
wie faule Eier

Hydrastis D4 — 3x tägl.
dick, zäh, eitrig

Mater perlarum D4 — 3x tägl.
chronisch, vernachlässigt, verschmutzt

Tellurium metallicum D6 — 3x tägl.
Knochenfraß, Knoblauchgeruch

verstopft, krustig

Lachesis D12 — 2x tägl.
Unterleib, alles staut

Luffa D6 — 3x tägl.
Nase, akut

Kalium bichromicum D12 — 2x tägl.
Nebenhöhlen, Bronchien, Unterleib

Sulfur D6 — 3x tägl.
Nase, Nebenhöhlen, Unterleib, chronisch

verschmutzt, vernachlässigt

Balsamum peruvianum D4 — 3x tägl.
chronisch

Mater perlarum D4 — 3x tägl.
übelriechend, Knochenfraß körpernaher Knochenenden

Repertorium

Asthma

kindliches Asthma: bei Erkältung, plötzlich

Aconitum D30 1x bei Bedarf
eckig, trocken, unruhig, ängstlich, Kühle suchend

Belladonna D30 1x bei Bedarf
rundlich, schwitzig, Wärme suchend

kindliches Asthma: bei Bronchitis

Ipecacuanha D4 stündl.
blaß, rote Wangen; grobblasig, mit Übelkeit

Tartarus stibiatus D4 2stündl.
blaß; feinblasig

Arsenicum album D30 1x in Wasser
bei nächtlichem Anfall

kindliches Asthma: bei spastischer Bronchitis

Aconitum D30 1x bei Bedarf
zart, trocken

Belladonna D30 1x bei Bedarf
dicklich, schwitzt

kindliches Asthma: bei Bronchiolitis (tief unten)

Phosphorus D12 2x tägl.
und zusätzlich:

Ipecacuanha D3 stündl.
rote Bäckchen; oder:

Ammonium carbonicum D3 3stündl.
bei Kreislaufschwäche

kindliches Asthma: im Herbst schlimmer

Marum verum D4 3x tägl.
4 Wochen lang; danach:

Grindelia D3 3x tägl.
4 Wochen lang; danach:

Senega D3 3x tägl.
4 Wochen lang; Kur jeden Herbst wiederholen

Lobelia inflata D3 alle 10 Min.
bei drohendem Anfall

Asthma der Großstadtkinder mit Ekzem

Acidum sulfuricum D12 2x tägl.
rasselnd, pfeifend, locker, ermüdender Reizhusten

nervöses Asthma, rot

Bromum D12 2x tägl.
hitzige, schelmische Kinder; Kitzelhusten beim Übergang ins Warme, trinkt kleine Schlucke kaltes Wasser

Jodum D12 2x tägl.
ältere Menschen; abendlicher Reizhusten, trinkt große Mengen Kaltes

Moschus D12 2x tägl.
große hysterische Erstickungsangst; Hals und Brust wie geschnürt

nervöses Asthma, blaß

Ambra D3 3x tägl.
4 Wochen lang; danach:

Acidum succinicum D12 2x tägl.
4 Wochen lang; danach:

Mephitis putorius D6 3x tägl.
4 Wochen lang; Kur bedarfsweise wiederholen

nach Verletzung der Wirbelsäule

Hypericum D12 3x tägl.
im nebligen, naßkalten Herbst; wohler, wenn reichlicher Schweiß eintritt

Asthma

bei akutem Schnupfen

Grindelia D12   2x tägl.
feuchtes Asthma bei feuchtem Wetter

Hedera D12   2x tägl.
Nase läuft bei Anfall gegen Morgen; reißt die Fenster auf

bei feucht-kaltem Wetter

Natrium muriaticum D200   1x monatl.
Husten beim Übergang ins Warme, berstendes Kopfweh; salziger Schleim

Dulcamara D12   2x tägl.
trockener, kurzer, bellender Husten mit zähem Schleim; im Wechsel mit Durchfall, Ekzem, Rheuma

bei neblig-feuchtem Wetter

Natrium sulfuricum D12   2x tägl.
feuchtes Asthma, viel Rasseln; loses Gefühl im Bauch; blaß, fröstelnd

Hypericum D12   2x tägl.
mit Trockenheit im Rachen

bei feucht-warmem Wetter, bei Schwüle

Ipecacuanha D3   3x tägl.
Brustangst, Schwere, Übelkeit; droht zu ersticken; bewegt sich nicht!

Lachesis D12   2x tägl.
Erstickungsgefühl gegen Morgen, beim Erwachen; Schweiße erleichtern

bei trocken-schönem Wetter

Hepar sulfuris D30   1x bei Bedarf
liebt das feuchte Wetter

Causticum D12   2x tägl.
fühlt sich wohler bei Regenwetter oder bei trübem Himmel

Medorrhinum D200   1x bei Bedarf
liebt Feuchtigkeit und Meeresluft

bei jedem Wetterwechsel

Calcium carbonicum D12   2x tägl.
hustet nachts ohne zu erwachen, tagsüber gelb-schleimig nach Essen, bei Kälte

Thuja D12   2x tägl.
nach Durchnässen, Kälte; ab 16 Uhr bis 4 Uhr mit Schweiß an unbedeckten Körperteilen; verlangt heiße Umschläge

von Frühjahr bis Herbst

Sulfur D12   2x tägl.
rote, runde, kräftige oder schlanke Menschen mit hängenden Schultern; schauen irgendwie immer schmutzig und schmuddelig aus

Natrium muriaticum D200   1x monatl.
verträgt keine Sonne; bekommt Ausschlag, Kopfweh, Verstopfung, Asthma

im Frühjahr und im Herbst

Lachesis D12   2x tägl.
aufkeimende Frühjahrssonne sowie Schwüle und Feuchtigkeit stauen und fördern Enge

Jodum D12   2x tägl.
beängstigend bang, aufgeregt schon bei geringer Wärme; Fließschnupfen

Hedera D12   2x tägl.
wie bei Jodum, nur weniger dramatisch, kälteempfindlicher als bei Jodum

im Herbst

Lactuca D4   3x tägl.
trocken, krampfend, wenn gleichzeitig aufsteigendes Kloßgefühl im Hals

Natrium sulfuricum D6   3x tägl.
Nebel, kalt-feuchtes Wetter, Wechsel zu feuchtem Wetter

Thuja D6   3x tägl.
Durchnässen, Kälte, Wetterwechsel; nachts bis 4 Uhr; warme Umschläge

Repertorium

im Winter

Silicea D12   2x tägl.
Reizhusten wie von einem Haar, starkes Rasseln, übelriechender Schleim

Psorinum D200   einmalig
äußerst kälteempfindlich, kurzatmig im Freien; legt sich nieder; Stechen und Wundheit hinter dem Brustbein

Angst, abends zu Bett zu gehen

Carbo vegetabilis D30   1x tägl. abends
wegen drohendem Anfall

Angst, nach dem Einschlafen stocke die Atmung

Grindelia D12   2x tägl.
Atmung stockt tatsächlich und setzt beim Erwachen wieder ein

drohend beim Niederlegen

Spongia D3   alle 10 Min.
Ausatmung verlängert, wie durch einen Schwamm gepreßt

bedrohlicher Anfall nachts

Acidum hydrocyanicum D4   alle 10 Min.
eiskalte Schweiße, bläuliche Haut; Hals, Brust wie geschnürt; röchelt

Lobelia inflata D4   alle 10 Min.
kurzer trockener Husten; verlängertes Ausatmen; Brust wie geschnürt

Digitalis D3   alle 10 Min.
blaue Lippen; trockener krampfiger Husten; muß aufsitzen, sich bewegen

von 16 bis 4 Uhr

Thuja D12   2x tägl.
schwitzt, verlangt heiße Umschläge, äußere Wärme

um Mitternacht

Arsenicum album D30   1x in Wasser
genau nach Mitternacht; Angst zu ersticken, große Unruhe, kalte Schweiße überall; Brust wund, brennt; brennender Durst, aber trinkt kaum; heftiges Frösteln, hüllt sich in Decken, doch der Kopf braucht frische Luft

von 3 bis 4 Uhr

Kalium bichromicum D12   2x tägl.
Husten mit zähem, gelbem, fadenziehendem Schleim erleichtert

Kalium carbonicum D12   2x tägl.
spannungsloser, trockener, stechender Husten; Stiche rechte untere Brust

Tartarus stibiatus D12   2x tägl.
Brust voller feinblasiger Geräusche, voller Schleim, der nicht abgehustet werden kann; bekommt nicht genügend Luft; sieht blaß, gedunsen aus

von 4 bis 5 Uhr

Natrium sulfuricum D12   2x tägl.
Husten mit reichlich grünlichem oder eiweißartigem Schleim

am Meer besser

Medorrhinum D200   1x monatl.
lithämische Anlage! erkältet sich beim geringsten Luftzug; Husten, als zerreiße der Kehlkopf in Stücke; bohrt dabei Gesicht ins Kissen, unlöslich zäher Schleim

am Meer schlimmer

Natrium muriaticum D200   1x monatl.
oder eindeutige Besserung, aber Verschlechterung gleich danach

Jodum D12   2x tägl.
wie bei allen Halogenen; jodhaltige Seeluft!

Bromum D12   2x tägl.
aber eindeutig besser bei einer Bootsfahrt auf dem Meer

Rauchen lindert Atemnot

Aranea diadema D12   2x tägl.
sehr beeindruckend!

mit Krampfhusten

Cuprum arsenicosum D4 3x tägl.
anfallsartig nachts, bläuliche Lippen; hält Daumen in der Faust; Durst

Corallium rubrum D6 3x tägl.
wie ein Maschinengewehr; zäher klebriger Schleim läuft Rachen runter

Coccus cacti D4 3x tägl.
wie ein erschöpfender, trockener Raucherhusten; fadenziehender Schleim

Capsicum D4 3x tägl.
gedunsener, rotwangiger, eifersüchtiger Ausdruck; brennende Halsenge

Mephitis putorius D4 3x tägl.
erbricht, fühlt sich leichter; nach verweigertem Wunsch verwöhnter Einzelkinder

> Gaben notfalls bis zu stündlich wiederholen!

mit Magenstörungen

Nux vomica D12 2x tägl.
Enge der unteren Brust; krampfiges Rülpsen erleichtert; öffnet Kleider

Lycopodium D12 2x tägl.
vielerlei Magenbeschwerden, Blähsucht im Unterbauch

Carbo vegetabilis D12 2x tägl.
gärende Blähsucht im Oberbauch; ältere, geschwächte Menschen

Zingiber D12 2x tägl.
Asthma gegen Morgen, Husten trocken, Stechen rechts, Aufsitzen, keine Angst!

im Wechsel mit Ekzem (Diathese beachten!)

tuberkulinisch: wenn zuerst Asthma auftrat und danach das Ekzem erschien

lithämisch: wenn zuerst Ekzem erschien und danach das Asthma auftrat

Sulfur D30 1x wöchentl.
auch gleichzeitig im Sommer und/oder in der Bettwärme; alle Formen

Pulsatilla D30 1x wöchentl.
Schleimhäute eher kälteempfindlich, Haut eher wärmeempfindlich; feucht

Lachesis D30 1x wöchentl.
erst Ekzem, dann Asthma, ab Frühjahr bis Herbst, Erwachen; alle Formen

Dulcamara D30 1x wöchentl.
Asthma in feuchtem Wetter, durch Unterkühlung, Durchnässen; Krusten

Natrium muriaticum D30 1x wöchentl.
im Winter eher Asthma, im Sommer eher Ekzem schlimmer; Reibeisenhaut

Arsenicum album D30 1x wöchentl.
nur im Winter schlimmer; friert wie bei *Psorinum*; Haut sehr trocken, rissig

Blutungen

helle, aktive Blutungen

Ipecacuanha D4 alle 10 Min.
reichlich, mit hartnäckiger Übelkeit; aus allen Körperöffnungen, Bluterbrechen

Sabina D4 alle 10 Min.
klumpig, bei Bewegung; Unterleib

Phosphorus D30 alle 10 Min.
reichlich; aus allen Organen, Wunden, Gefäßen

Sanguinaria D6 alle 10 Min.
klumpig, übelriechend; Nase, Unterleib

Repertorium

Millefolium D4 alle 10 Min.
reichlich; Nase, Lunge, Darm, Unterleib

Ustilago D2 alle 10 Min.
flüssig und klumpig; geringer Anlaß, mechanische Untersuchung, Unterleib

dunkle, passive Blutungen

Hamamelis D4 alle 10 Min.
befallenen Teile wie zerschlagen; Nase, Lunge, Blase, Unterleib, Venen

Secale D4 alle 10 Min.
sickert anhaltend dünn, schmerzlos, bei Bewegen; ausgezehrter Mensch

China D4 alle 10 Min.
reichlich, klumpig; große Schwäche, Klingen in den Ohren

Crocus D6 alle 10 Min.
reichlich, zäh, teerartig, perlschnurartig, bei Bewegen; Hysterie

Crotalus D12 alle 10 Min.
sickert, Gerinnsel; aus allen Körperöffnungen; Leber, Gefäße

Bovista D6 alle 10 Min.
schwache Gefäße; nachts, frühmorgens; Nase, Unterleib, Zwischenbluten

helle oder dunkle Blutungen

Erigeron D6 alle 10 Min.
anfallsweise mit Pausen, stoßweise, gußweise

Trillium D6 alle 10 Min.
klumpig, Kälte der Körpers, schwacher Puls

Netzhautblutung bei Netzhautablösung

Phosphorus D12 stündl.
plötzliche Verdunklung; Gefäßdurchlässigkeit bei Gefäßverfettung, brüchige Gefäße; überarbeitete Augen

Crotalus D12 2stündl.
schlimmer durch feuchte Hitze, bei entzündlicher Sehnervdegeneration (Optikusatrophie); Herzinfarkt?

> Blutung ins Augeninnere!

Lachesis D12 2stündl.
schlimmer durch jede Art von Hitze, bei Entzündung der Netzhaut (Retinitis haemorrhagica), der Aderinnenhaut (Uveitis), Gefäße sind bei Blutvergiftung durchlässig; Rheuma?

Glonoinum D30 1x bei Bedarf
Blitze- und Funkensehen durch Blendung im Schnee; Glaukom

Regenbogenhautblutung

Hamamelis D4 stündl.
bei traumatischer Entzündung; blutet in die Regenbogenhaut und in die vordere Kammer

Nasenbluten, gewohnheitsmäßig

China D4 3x tägl.
stark, dunkel, klumpig; Ohrenklingen; will frische Luft zugefächert haben; schwach

Arsenicum album D6 3x tägl.
anhaltend mit Brennen; ausgezehrte Menschen

Nasenbluten bei Kindern

Ferrum phosphoricum D4 alle 10 Min.
hellrot, gußweise; blutarme, blasse Kinder mit leichtem Erröten

Phosphorus D30 alle 10 Min.
hellrot, ohne Anlaß wiederkehrend; blasse, zarte, hübsche Kinder

Belladonna D30 alle 10 Min.
rot, pulsierend; rundliche rote Kinder

Arnica D30 alle 10 Min.
nach Anstrengung, nach Verletzung, nach Popeln; kräftige rote Kinder

Hamamelis D4 alle 10 Min.
dunkel; Spannung und Druck in der Stirn

Blutungen

Nasenbluten bei Heranwachsenden

Arnica D30 alle 10 Min.
hellrot, kräftig; Neigung zu Verletzungen (zum Beispiel beim Sport); Nasepopeln

Phosphorus D30 alle 10 Min.
hellrot, ohne Anlaß; blasse, hochgeschossene, hübsche Jugendliche

Trillium D6 alle 10 Min.
hell oder dunkel, klumpig; allgemeine Kälte, schwacher Puls, Ohnmacht

Bryonia D6 alle 10 Min.
dunkel, passiv; Kopfschmerz, anstatt Periode

Pulsatilla D6 alle 10 Min.
dick, klumpig; liebe Mädchen mit wechselhafter Periode

Crocus D6 alle 10 Min.
schwarz, zäh wie Teer; hysterische Mädchen und klimakterische Frauen

Nasenbluten bei Fieber

Aconitum D30 alle 10 Min.
hellrot, plötzlich, reichlich; ängstliche Unruhe

Nasenbluten anstelle der Periode

Pulsatilla D6 stündl.
massiv, dunkel

Bryonia D6 stündl.
passiv, dunkel; bessert Kopfweh

Senecio D4 3x tägl.
und Kitzelhusten ohne Grund; junge Mädchen

Nasenbluten infolge Blutandranges mit Kopfschmerz

Sanguinaria alle 10 Min.
hellrot, klumpig, übelriechend; Gesicht wie rot angemalt; rechtsseitiges Kopfweh

Glonoinum D6 alle 10 Min.
dunkel, wogend; dunkelrotes Gesicht; Kopfweh pochend, zerspringend

Bellis D4 alle 10 Min.
aktiv; nach Anstrengung, beim Erwachen; Kopfweh ziehend, beim Bücken, beim Bewegen

Nasenbluten bessert Kopfschmerz

Ferrum phosphoricum D4 alle 10 Min.
hellrot, gußweise; Röte schießt zum Gesicht; hellhäutig, blutarm

Bryonia D6 alle 10 Min.
dunkel, passiv; Kopfschmerz stechend bei geringster Bewegung, Ärger

Rhus tox D6 alle 10 Min.
dunkel; nachts, beim Bücken; Kopfweh wie zum Platzen

Melilotus D4 alle 10 Min.
rot; plötzlich abends; Kopfweh wogt, drückt berstend, Gehirn scheint durch die Stirn gepreßt zu werden; übel, erbricht; Hitzewallungen, wellenartiges Gefühl im Hirn

Nasenbluten bessert Kopfschmerz nicht

Crocus D6 alle 10 Min.
teerartig, zäh, wie Perlen an einer Schnur; dunkelrotes Gesicht

Erigeron D6 alle 10 Min.
heftig, hell, gußweise, stoßweise; morgens, beim Bewegen

Nasenbluten bei Nasenpolypen

Calcium phosphoricum D6 3x tägl.
lithämisch; draußen fließt die Nase, drinnen verstopft; schwerhörig

Phosphorus D12 2x tägl.
destruktiv; Nase fließt oder ist trocken, brennend; Ausschneuzen kleiner Blutungen

Zahnfleischbluten

Acidum salicylicum D12 2x tägl.
hell, wenig

Phosphorus D12 2x tägl.
hell, kaum zu stillen

Repertorium

Zahnbluten bei Zahnziehen

Arnica D30 — 1x bei Bedarf
vorher; vermeidet Blutung und bei Nachblutung

Halsbluten

Sanguinarium nitricum D6 — 3x tägl.
bei geschwürig entzündetem Hals, hitzig brennend; dicker, gelber, blutiger Schleim

Speiseröhrenblutung (Ösophagusvarizen)

Erigeron D6 — alle 10 Min.
aktiv, hellrot, stoßweise, wallungsartig

Phosphorus D30 — alle 10 Min.
aktiv, rot

Ipecacuanha D4 — alle 10 Min.
aktiv, rot, massiv

Hamamelis D4 — alle 10 Min.
passiv, dunkel

Bluthusten

Ipecacuanha D4 — alle 10 Min.
hell, gußweise; große Übelkeit, Angst, Erbrechen, reine Zunge!

Phosphorus D12 — stündl.
helle, mit Sputum vermischte Blutstreifen; Lungenentzündung

Arnica D6 — stündl.
hell; kleine Arterien verletzt (z.B. Lungenkrebs)

Hamamelis D4 — stündl.
dunkel; Brustkorb wie zerschlagen; Lungenschwindsucht

Acalypha indica D4 — alle 10 Min.
morgens hell, gußweise, nach trockenem Hustenanfall, abends dunkel

Crotalus D12 — stündl.
schwarz, mit Sputum vermischt; Lungeninfarkt, Lungenembolie

Kreosotum D4 — stündl.
hell oder dunkel, übelriechend; Lungenkrebs

Corallium rubrum D4 — 3x tägl.
hell wie eine Koralle; Maschinengewehrhusten; zäher, klebriger Schleim läuft den Rachen runter

Bluthusten bei Keuchhusten

Sanguinaria — 3x tägl.
wenig blutiger Schleim; hartnäckiger, trockener Husten überdauert; Gesicht wie rot angemalt

Corallium rubrum D4 — 3x tägl.
viel blutiger Schleim; trockener, krampfartiger, erstickender Husten; Gesicht purpurrot

Bluthusten bei Tuberkulose

Phosphorus D12 — 2x tägl.
eher bei jungen Menschen, engbrüstig, schnell wachsend

Acidum nitricum D6 — 3x tägl.
infolge Blutandranges, vor Kavernenbildung; beachte: Wärme schlimmer!

Lungenbluten bei Lungenentzündung

Phosphorus D30 — alle 10 Min.
lebensbedrohlich!

Bluterbrechen, akut

Ipecacuanha D4 — alle 10 Min.
hell, reichlich, anhaltend; große anhaltende Übelkeit, vor allem nach dem Essen, saubere Zunge!

Phosphorus D30 — alle 10 Min.
hell, vermischt, schmerzlos; bei Ulcus, Krebs; großer Durst auf Kaltes, wird sofort erbrochen

Hamamelis D4 — alle 10 Min.
dunkel; Bauch wie gequetscht

Secale D4 — alle 10 Min.
anhaltendes Erbrechen von Galle und Blut mit Schwäche; verfällt rasch, runzelig, großer Durst, kein Schweiß

Blutungen

Mercurius corrosivus D30 alle 30 Min.
nach Nahrungsmittelvergiftung; schwere Atemnot, fortschreitende Lähmung (z.B. nach Roggen)

Bluterbrechen von schwarzen Massen („Kaffeesatzerbrechen")

Conium D4 stündl.
mit Schwindel; Essen bessert; Tumor?

Arsenicum album D6 stündl.
erschöpfend; Ekel vor Speisen; Krebs?

Cadmium sulfuricum D6 stündl.
Essen, Druck, Krümmen erleichtern; Magengeschwür, Krebs

Crotalus D12 2stündl.
Magenbluten bei Leberentzündung

Bluterbrechen bei Gelbfieber in späteren Stadien

Arsenicum album D6 stündl.
anhaltend schwarzblutig; Gesicht gelb, Brennen

Lachesis D12 3stündl.
dunkelblutig; empfindlicher Bauch, braune Zunge; Delir, langsame Sprache

Acidum sulfuricum D6 2stündl.
schwarzblutig; schwitzt stark, erschöpfend; stinkende Stühle

Crotalus D12 3stündl.
schwarze Masse; blutet aus allen Körperöffnungen; gelbe Haut, Sepsis

Magenbluten bei Magengeschwür

Phosphorus D12 2x tägl.
ohne Übelkeit; Wiederkäuen der Speisen, ißt gern kalt, verträgt es nicht

Geranium maculatum D2 3x tägl.
passiv; dämmt das Erbrechen ein; von den alten Ärzten gelobt

Trillium D6 3x tägl.
hell oder dunkel, klumpig; kalte Glieder, schwacher Puls

Hydrastis D4 3x tägl.
wird krebsartig; schmierig stinkend; erbricht Speisen und frisches Blut; gelber Streifen in der Mitte der Zunge, Zahneindrücke

Kreosotum D4 3x tägl.
krebsartig; erbricht unverdaute Speisen mit schwarzem Blut noch nach vielen Stunden

Condurango D4 3x tägl.
krebsartig; wird immer müder und schwächer

Magenbluten bei Säufern

Ledum D4 alle 10 Min.
rot, schaumig; elegante, unglaubwürdige Whiskytrinker

Opium D30 alle 10 Min.
dunkel, schaumig; redet viel Dampf, schläft über dem Trinken ein

Magenbluten bei Hepatitis

Lachesis D12 2x tägl.
heftige Leberschwellung

Crotalus D12 2x tägl.
heftig schwarze Blutungen; Kaffeesatzerbrechen

Magenbluten bei Leberzirrhose und Milztumor

Ceanothus D6 3x tägl.
blutiges Wasser im Bauch; gelegentlich exzessive Onanie

Darmbluten bei fortgeschrittener Darmentzündung

Lachesis D12 3x tägl.
dunkel mit Schleim

Hamamelis D4 3stündl.
dunkel, passiv

Acidum nitricum D6 3x tägl.
hellrot, reichlich, schleimig, eitrig

Millefolium D4 3stündl.
hellrot, aktiv

Repertorium

Darmbluten bei entzündeten Dickdarmdivertikel

Mercurius corrosivus D30　　1x tägl.
Durchfall, gelb, lehmartig, schleimig; heftiger Drang vorher, anhaltender Afterkrampf nachher; Leberschmerz; Zunge groß und schmutzig belegt mit Zahneindrücken an den Rändern; stinkende Schweiße

Darmbluten bei Dickdarmentzündung (Kolitis ulcerosa; mit geschwürigem, blutigem Durchfall)

Silicea D6　　3x tägl.
schleimig, eitrig, wund; Fisteln

Hydrastis D4　　3x tägl.
grünlich, sauer, geschwürig; Fisteln

Mercurius corrosivus D30　　1x tägl.
anstrengende Entleerung, nie fertig; messerscharfe Krämpfe, wund

Colchicum D4　　3x tägl.
Herbstruhr; Ekel schon beim Anblick und Geruch von Speisen; will warm

Aloe D4　　3x tägl.
explosionsartig mit viel Winden; Pflockgefühl, Unsicherheit im After

Darmbluten infolge Mißbrauches von Abführmitteln

Hydrastis D4　　3x tägl.
schleimige Stühle infolge Schleimhautblutungen

blutiger Durchfall

Pyrogenium D12　　3x tägl.
schmerzlos mit aashaftem Geruch

Arsenicum album D6　　3x tägl.
nach Fleischvergiftung, nach Verdorbenem; Unverdautes nach dem Essen und nach 24 Uhr; dunkel, schleimig, brennt, Geruch wie verwest; wichtige Reisearznei!

Lachesis D12　　3x tägl.
bei Blutvergiftung; dunkelblutig, schleimig; Hämmern im After, Afterkrampf

Hydrastis D4　　3x tägl.
schleimig, blutig, stinkend; nach Gallenblasenentfernung, PCE-Syndrom

Leptandra D4　　3x tägl.
pechschwarz, unverdaut, gußartig, teerartig stinkend; nach Gallenblasenentfernung, PCE-Syndrom

blutiger Durchfall wie Ruhr

Arsenicum album D6　　3stündl.
spärlich, unverdaut, schleimig; Durst auf kleine Schlucke, ruhelos

Sulfur D6　　3stündl.
plötzlich, früh, spärlich, wäßrig; Dauerkrämpfe

Lachesis D12　　3x tägl.
stinkend, dunkel; Afterkrampf

blutiger Durchfall bei akuter Ruhr (z.B. Amöbenruhr)

Cantharis D6　　2stündl.
weiße, schleimige Schabsel; heftiger Dauerkrümmkrampf

Colocynthis D4　　2stündl.
schleimig; Krümmkrämpfe nur während des Stuhls

Colchicum D4　　2stündl.
wäßrig; Blähbauch, Kolik und Afterkrampf nach dem Stuhl

blutiger Durchfall bei fortgeschrittener Ruhr

Arsenicum album D6　　stündl.
wenig, unverdaut, schleimig; Durst auf kleine Schlucke, ruhelos

Mercurius corrosivus D30　　2stündl.
wund; messerscharfe Krämpfe, anstrengende Entleerung, „nie fertig"

Blutungen

Sulfur D6 stündl.
plötzlich, früh, spärlich, wäßrig; Dauerkrämpfe

Rhus tox D6 stündl.
wäßrig, aashaft; heftige Schmerzen die Oberschenkel hinunter

Lachesis D12 3stündl.
stinkend, dunkel; Afterkrampf

blutiger Durchfall bei Typhus

Arnica D6 3stündl.
und Hautblutungen; wie geprügelt, Stuhl und Urin gehen unwillkürlich ab, Gleichgültigkeit, Stupor, starr, Herabfallen des Unterkiefers

Lachesis D12 3x tägl.
schleimig, dunkel

Acidum nitricum D6 3x tägl.
schleimig, eitrig, hell

Millefolium D4 3stündl.
wäßrig, hell, aktiv

Hamamelis D4 3stündl.
dunkel, passiv

blutiger Durchfall bei Pocken

Rhus tox D6 3stündl.
schwarze Pusteln; wie zerschlagen

blutiger Durchfall bei Blutvergiftung

Lachesis D12 3x tägl.
dunkel, schleimig: Hämmern im After, Afterkrampf

Pyrogenium D12 3x tägl.
aashaft; schmerzlos

blutiger Durchfall mit Aftervorfall

Hamamelis D4 3x tägl.
bei venösem Blutstau, Schwäche

Hämorrhoidenbluten

Acidum nitricum D6 3x tägl.
mit Schleim, Nässen; Stiche wie Splitter

Acidum muriaticum D6 3x tägl.
mit reichlichem dem Stuhl aufgelagertem Blut

Lycopodium D6 3x tägl.
große Mengen; schmerzhaft, unreif, hart, bläulich

Hamamelis D4 2stündl.
reichliche, passive, dunkle, venöse Blutung; entzündet, Wundheitsgefühl; wie zerschlagen, höchst empfindlich

Millefolium D4 2stündl.
reichliche, aktive, hellrote Schleimhautblutung

Collinsonia D4 3x tägl.
nach operierten Hämorrhoiden (unterdrückte Blutung), dadurch Herzbeschwerden, Völle, Druck, Schwäche, Atemnot oder auch Schmerzen im Wechsel mit Blutung

Nierenbluten, nicht entzündlich

Arnica D30 1x bei Bedarf
hell oder dunkel; durch Verletzungen bei Nierensteinen, Nierengrieß

Sarsaparilla D6 stündl.
eher hell; Nierengrieß, kann nur im Stehen harnen, Brennen danach

Ipecacuanha D4 alle 10 Min.
helles sattes Rot; gußweise; mit Übelkeit, mit Angst

Millefolium D4 alle 10 Min.
helles kräftiges Rot; ständiger Harndrang; keine Angst

Argentum nitricum D12 stündl.
dunkle Gerinnsel; krebsartig

Nierenbluten bei akuter Nierenentzündung (Nephritis acuta; eiweißhaltiger Urin, Schwellungen)

Apis D30 3stündl.
wenig Urin, Drang; Lungenwasser, Atemnot, Erstickung

Phosphorus D12 2x tägl.
wenig Urin, fettig, wächsern, Film; Augenödeme, Glieder eiskalt, müde

Cantharis D6 3x tägl.
schneidender Schmerz, heftiger Drang, tröpfchenweise Urin

Ferrum phosphoricum D4 3x tägl.
Fieber ohne Beeinträchtigung, Harndrang, schlimmer nachts

Glonoinum D12 2x tägl.
passiver Blutandrang, dunkelrotes Gesicht

Terebinthina D6 3x tägl.
starker dumpfer Schmerz bis in Harnleiter, Urin wolkig; schwach

Nierenbluten bei fortgeschrittener Nierenentzündung

Arsenicum album D6 3x tägl.
wächserne Schwellungen überall, wäßriger Durchfall, Durst brennt

Mercurius corrosivus D30 1x tägl.
wenig Urin mit starken Krämpfen; wächserne Schwellungen, große Atemnot, stärkste Blasenhalskrämpfe!

Hepar sulfuris D30 2x tägl.
wenig scharfer, trüber, milchiger, eitriger Urin

Nierenbluten bei Nierenverkalkung (Nephrosklerose)

Kresolum D4 3x tägl.
spärlicher Urin mit granulierten Zylindern, Rest-Stickstoff erhöht

Arsenicum album D6 3x tägl.
viel Eiweiß und Zylinder

Blutharnen, hellrot

Arnica D30 1x bei Bedarf
Folge von Verletzungen, Folge von Kathetern, Nierengrieß, Nierensteine; Schmerz wie gequescht

Phosphorus D12 stündl.
schmerzlos, Entzündung mit Brennen; Nierenschrumpfung

Cantharis D6 stündl.
Entzündung der Blase, der Harnröhre; eitrig, brennt heftig grabend beim Harnen, Blase krampft

Ipecacuanha D4 alle 10 Min.
gußweise; mit Übelkeit; mit Angst

Millefolium D4 alle 10 Min.
kräftig aus Niere; ständiger Harndrang; ohne Angst

Blutharnen, dunkel

Apis D4 stündl.
schwarz; Entzündung, Stiche

Hamamelis D4 stündl.
dunkel; Blase wie gequetscht

Acidum nitricum D6 3x tägl.
hell; bei Blasenpolypen, bösartige Entartung; Urin riecht streng;
dazu *Luesinum D200* 1x monatl.

Helleborus D4 stündl.
schwarz; chronische Nierenentzündung, Schwellungen

Crotalus D12 stündl.
dunkel, geronnen, schwarzer Satz; Nierensepsis

Cannabis sativa D4 stündl.
pechschwarz, tröpfchenweise, übelriechend; chronische Nierenentzündung

Terebinthina D6 stündl.
teerartig, tröpfchenweise; Nierenschrumpfung

Blutharnen bei akutem Tripper

Cantharis D6 3x tägl.
eitrig, brennt grabend, erregt mit Erektionen, Blase krampft

Vaginalbluten bei Scheidenentzündung

Hydrastis D4 3x tägl.
dickflüssig; zäh, klebrig, gelb, wundmachend

Blutungen

Kreosotum D4 3x tägl.
wäßrig, bräunlich-blutig, scharf, gelb, schmierig; juckt, brennt; stinkt nach Fäulnis, wundmachend; kratzt sich blutig

Acidum nitricum D6 3x tägl.
bräunlich-dünn, gelb, scharf, übelriechend, wundmachend

Kalium bichromicum D12 2x tägl.
stockend; wie Gummi, trocken, krustig, ausgestanzte Geschwüre

Vaginalbluten bei sexueller Erregung

Cantharis D6 3x tägl.
heiß; hitzig

Veratrum album D12 2x tägl.
stinkt; könnte alle küssen

Vaginalbluten bei und nach Verkehr

Hydrastis D4 3x tägl.
geschwürig, stinkend

Hamamelis D4 3x tägl.
dunkel; Scheide wie gequetscht

Kreosotum D4 3x tägl.
krebsig, tropfenweise, stinkt aashaft

Vaginalbluten um die Periode

Cocculus D12 2x tägl.
eitrig wie Blutwasser; bei der Periode

Thlaspi arvense D3 3x tägl.
dunkel, stinkend, nicht auswaschbar; vor oder auch nach der Periode

Vaginalbluten bei gynäkologischer Untersuchung

Hydrastis D4 3x tägl.
geschwürig, stinkend

Acidum nitricum D6 3x tägl.
geschwürig, übelriechend

Ustilago D2 3x tägl.
hellrot, flüssig, klumpig

Gebärmutterblutung; hell, aktiv

Ipecacuanha D4 alle 10 Min.
mit Übelkeit, saubere Zunge! Schleimhäute

Sabina D4 alle 10 Min.
klumpig, anhaltend; wehenartig bis in die Oberschenkel, bei Bewegung

Phosphorus D30 alle 10 Min.
ohne ersichtlichen Anlaß; Gefäße

Millefolium D4 alle 10 Min.
ohne Angst; mechanische Verletzungen, Untersuchung

Ustilago D2 alle 10 Min.
klumpig; linker Eierstock schmerzt

Arnica D30 1x tägl.
nach Ausschabung (Abrasio); Wundschmerz; vorbeugend und nachsorgend

Gebärmutterblutung; hell oder dunkel

Erigeron D6 alle 10 Min.
stoßweise, gußweise, anfallsweise mit Pausen; Blase und Darm gereizt

Trillium D6 alle 10 Min.
klumpig; kalter Körper, schwacher Puls; Hüfte wie zerbrochen, muß sie schnüren, trägt knallenge Jeans

Jodum D12 2x tägl.
krebsartig; schlimmer bei Wärme; abgemagert, Heißhunger

Hydrastis D4 3x tägl.
krebsartig; müde, matt; appetitlos, verstopft

Gebärmutterblutung; dunkel, passiv

Hamamelis D4 alle 10 Min.
befallene Teile wie zerschlagen; Nase, Lunge, Blase, Unterleib, Venen

Secale D4 stündl.
flüssig, schmerzlos, bei Bewegen; runzelige, kalte Frauen; Ameisenlaufen

Repertorium

Gebärmutterblutung nach den Wechseljahren

Erigeron D6 alle 10 Min.
dunkel, klumpig, stoßweise, gußweise; Blase und Darm gereizt

Kreosotum D4 stündl.
schwärzlich, faul stinkend, heiß; wundes brennendes Genitale; Krebs?

Arsenicum album D6 stündl.
wie brennendes Fleischwasser; ausgezehrt; Krebs?

Gebärmuttermyomblutung

Phosphorus D30 1x bei Bedarf
hellrot, kräftig

Lachesis D30 1x bei Bedarf
dunkelrot bis schwarz; eher vor den Wechseljahren

Conium D4 3x tägl.
dunkel; mehrere kleine, derbe Myome

Platinum D6 3x tägl.
teerartige, harte Klumpen; schmerzlos

Periodenblutung zu stark (Hypermenorrhoe)

Kalium carbonicum D6 1x tägl. morgens
und

Calcium carbonicum D6 1x tägl. abends
bei Periodenbeginn zusätzlich:

Hamamelis D4 3x tägl.
dunkel, reichlich; Zerschlagenheitsschmerz im Unterleib; oder:

Hydrastis D4 3x tägl.
dunkel, reichlich, schleimig, stinkend; oder:

Ipecacuanha D4 3x tägl.
hellrot, reichlich; dauerhafte Übelkeit

Zwischenblutungen (Metrorrhagie)

Bovista D6 2stündl.
dunkel; bei geringster Anstrengung, nachts, morgens; Körper geschwollen

Hamamelis D4 stündl.
dunkel, schwächend; Unterleib wie gequetscht

Carbo vegetabilis D30 1x in Wasser
dunkel, schwächend; brennendes Kreuz; reißt Fenster auf

Erigeron D6 stündl.
dunkel, klumpig, gußartig, anfallsweise

Ferrum metallicum D6 3stündl.
hellrot geronnen, gußweise; Gesichtshitze

Millefolium D4 stündl.
hellrot, aktiv; ohne Ängstlichkeit

Zwischenblutungen in den Wechseljahren

Sanguinaria D6 3x tägl.
hell, klumpig, übelriechend

Bovista D6 3x tägl.
dunkel; fließt bei der geringsten Anstrengung, nachts und frühmorgens

Schwangerschaftsbluten bei drohender Fehlgeburt

Secale D4 3x tägl.
stark, flüssig, schwarz, wehenartig; in den ersten und späteren Monaten; Ameisenlaufen; eingefallenes Gesicht, Verlangen nach Frischluft trotz kaltem Körper

Sabina D4 3x tägl.
hellrot, klumpig; 3. Monat; heftiges Ziehen vom Kreuz zum Schambein

Belladonna D6 stündl.
stark, heiß; zu jeder Zeit; durch Blutstau im Unterleib, wellenartiges Pulsieren im Rücken, im Kopf, in der Gebärmutter; streckt sich nach hinten

Cinnamomum D30 1x tägl. morgens
heftig bei leichten Wehen infolge Unfalls durch Fehltritt, Überanstrengung

Nachblutung bei Fehlgeburt

Sabina D4 alle 10 Min.
hell; wehenartig zum Kreuz und zu den Oberschenkeln

Blutungen

Erigeron D6 alle 10 Min.
hell, gußweise, anfallsartig; Blase und Darm gereizt

Psorinum D200 einmalig
hellrot, lange anhaltend; mangelhafte Rückbildung der Gebärmutter

Wochenbettblutung

Ustilago D2 stündl.
dunkel, klumpig, schwarz; Muttermund schlaff, schwammig; nicht untersuchen, sonst vermehrt Blutung!

Hautblutungen bei Arterienentzündung der Glieder (Arteriitis)

Arnica D6 3x tägl.
rote kräftige Menschen; Tagschmerz, Teile wie zerschlagen, Petechien

Lachesis D12 2x tägl.
rote kräftige Menschen; Schmerz beim Erwachen, Schwellungen

Crotalus D12 2x tägl.
mehr Blutungen als bei *Lachesis*

Aurum D12 2x tägl.
melancholische Menschen; Nachtschmerz

Hautblutungen bei Beingeschwür

Lachesis D12 2x tägl.
Durchblutungsstörungen der Venen; dunkelroter Rand, dunkles Blutsickern, eher links; drohende Embolie

Crotalus D12 2x tägl.
Durchblutungsstörungen der Venen; blutet stärker als *Lachesis*, eher rechts

Calcium fluoratum D6 3x tägl.
bläulicher juckender Rand, leicht blutende Wunde, Kühle lindert

Hautblutungen bei Ekzem

Petroleum D12 2x tägl.
rissig, blutend, nässend, stinkend; schlimmer im Winter; Fingerkuppen, hinter dem Ohr

Acidum nitricum D6 2x tägl.
stärkster nässender Ausschlag; kratzt sich blutig; Scheide, After

Hautblutungen bei Schrunden (Rhagaden)

Arum triphyllum D6 3x tägl.
Lippen; zupft und nagt bis es blutet

Alumina D12 2x tägl.
Hohlhand, Fingerspitzen

Petroleum D12 2x tägl.
Hohlhand, Finger, Fingerkuppen, Fersen; jeden Winter

Lycopodium D6 3x tägl.
Ferse; trockene Risse; kaltschweißige, brennende Fußsohlen

Hautblutungen bei Syphilis im Sekundärstadium (Lues II)

Acidum nitricum D6 3x tägl.
Papeln bluten, Bubonen eitern, splitterartiger Schmerz; Kopfknochen schmerzen bohrend, berührungsempfindlich; Kupferflecke

Unterhautblutungen (Petechien)

Acidum sulfuricum D3 3x tägl.
mit auslaufendem Rand; häufig bei Alkoholikern, Diabetikern; viel Schweiß

Ledum D4 3x tägl.
mit scharf umgrenztem Rand; Rheumatiker

Phosphorus D12 2x tägl.
punktförmig hell; Morbus Werlhof, Leukämie

Lachesis D12 2x tägl.
punktförmig dunkel; sieht dabei blaß aus; Leukämie

Crotalus D12 2x tägl.
flächenhaft, dunkelrot wie bei *Lachesis*; stärkste Unterhautblutungen

Repertorium

Unterhautblutungen bei Mißbrauch von Kortison

Phosphorus D12   2x tägl.
Übererregung, Verfettung; gleichzeitig mit:

Cortison D10   1x tägl. morgens
bei Kortison-Dauertherapie

Blutungen aus allen Körperöffnungen und in alle Organe

Crotalus D30   notfalls 2x bis 3x tägl.
bei Dengue-Fieber (Siebentagefieber) Serum-Typ 2 bis 4, Sterblichkeit sinkt um 50%

Blutung bei Verletzung

Arnica D30   1x bei Bedarf
erste Arznei bei allen Verletzungen

Phosphorus D30   1x bei Bedarf
anhaltend hell, aktiv

Lachesis D30   1x bei Bedarf
anhaltend dunkel, aktiv

Hamamelis D4   3x tägl.
anhaltende dunkel, passiv; verletzte Teile wie gequetscht

Bluterguß

Acidum sulfuricum D3   2stündl.
Rand wie ausgefranst, glasige Schwellung; nach *Arnica*

Bellis D4   3x tägl.
bei Brustverletzung

Hirnblutung

Arnica D30   3x tägl.
plötzliche Blutung nach Unfall, Schlaganfall; kräftig rot; Verkalkung der großen Gefäße; „alles zu hart", Angst, Kopfschmerz

Aurum D30   2stündl.
nach Schlaganfall; dunkelrot; Leber, Gefäßwandverhärtung, Dauerhochdruck

Opium D30   3x tägl.
nach Schlaganfall; blaurot; „alles zu weich"

Lachesis D30   3x tägl.
bei Embolie; kräftig rot

Blutungen bei Anämie

Ferrum metallicum D6   3x tägl.
hellrot, gußweise, mit Gerinnsel aus allen Körperöffnungen; Hitzewellen im Gesicht

Blutungen bei Leukämie

Kalium nitricum D6   3x tägl.
ausgeprägte Blutarmut, Schwellungen, Herzschwäche, Atemnot; feuchte Kälte schlimmer

Hirudo D200   1x bei Bedarf
ausgeprägte punktförmige Blutungen; dazwischen setzen

Blutungen bei Thrombopenie (verminderte Anzahl der Blutplättchen)

Hirudo D200   1x monatl.
Haut- und Schleimhautblutungen; regelmäßig zusätzlich zu allen Arzneien

Phosphorus D12   2x tägl.
blaß, zart, feuerrote Lippen

Lachesis D12   2x tägl.
rot, kräftig, dunkelrote Lippen

Bluterkrankheit (Hämophilie)

Hirudo D200   1x monatl.
6 Monate lang; an Morbus Werlhof denken (!); danach:

Phosphorus D12   2x tägl.
zart; leichtes Erröten, leichtes Erblassen; oder:

Lachesis D12   2x tägl.
kräftig, hitzig, offenblusig, offenhemdig

erschöpft, blaß nach Blutverlust

China D4   3x tägl.
blutarm, appetitlos; auch nach Säfteverlust jeder Art

Bronchitis

Abrotanum D4 3x tägl.
hohläugig, appetitlos

Acidum phosphoricum D12 2x tägl.
teilnahmslos

Carbo vegetabilis D30 1x bei Bedarf
kalt, reaktionslos, überempfindlich

Natrium muriaticum D200 einmalig
abgemagert, trockene Blutwallungen

Ferrum phosphoricum D4 3x tägl.
Herzklopfen, feuchte Blutwallungen

Phosphorus D12 2x tägl.
leicht verängstigt, reizbar

Arnica D30 1x bei Bedarf
ängstlich, zerschlagen; Vorsicht bei Annäherung ans Bett!

Bronchitis

akut, fieberhaft

Aconitum D30 einmalig
plötzlich trockenes Fieber, ängstliche Unruhe, voller harter Puls

Ferrum phosphoricum D12 2x tägl.
trockenes Fieber, geht trotzdem seiner üblichen Beschäftigung nach

Gelsemium D30 1x tägl. morgens
einnehmendes, trockenes Fieber; schlapp, kraftlos; voller fließender Puls

Veratrum viride D6 3stündl.
hektisches, trockenes Fieber, große Hitze, keine Angst

Belladonna D30 1x bei Bedarf
schweißiges Fieber; Kind weint vor Hustenanfall; Brust wund, brennt

Mercurius solubilis D30 1x tägl.
Fieber wechselt mit Frost; wund, rauh; Kälte gut, aber vermehrt Husten

asthmatoid, nervös

Ambra D3 3x tägl.
2 Wochen lang; danach:

Acidum succinicum D4 3x tägl.
2 Wochen lang; danach:

Mephitis putorius D6 3x tägl.
2 Wochen lang

erkältungsempfindlich

Aconitum D30 1x bei Bedarf
trockenes, unruhiges, ängstliches Fieber; Kühle suchend

Belladonna D30 1x bei Bedarf
schwitziges Fieber; Wärme suchend

Eupatorium perfoliatum D30 1x bei Bedarf
trockenes Fieber; Knochen wie zerbrochen

Rhus tox D30 1x bei Bedarf
unruhiges Fieber; Muskeln wie zerschlagen

Nux vomica D30 1x bei Bedarf
Fieber ohne Durst; Magenweh, Kopfweh

spastisch, akut

Aconitum D30 1x bei Bedarf
zart, trocken

Belladonna D30 1x bei Bedarf
dicklich, schwitzt

spastisch, später

Ipecacuanha D4 stündl.
blaß, rote Wangen; anhaltende Übelkeit; grobblasige Geräusche

Tartarus stibiatus D4 stündl.
blaß, gedunsenes Gesicht; feinblasige Geräusche; eventuell mit:

Repertorium

Phosphorus D12 2x tägl.
zusätzlich

tiefsitzend (Bronchiolitis)

Phosphorus D12 2x tägl.
und zusätzlich:

Ipecacuanha D3 stündl.
rote Bäckchen, saubere Zunge! Übelkeit; oder:

Tartarus stibiatus D6 2stündl.
blaß, gedunsen; Brechwürgen, Durchfall

Ammonium carbonicum D4 stündl.
dunkelrot, gedunsen; Kreislaufschwäche, Schnappatmung

Antimonium arsenicosum D4 stündl.
blaß; alles bedrohlicher, ängstlicher, unruhiger, hinfälliger als bei *Ammonium carbonicum*

eitrig stinkend (foetid)

Kreosotum D4 3x tägl.
locker, aashaft stinkend

Arsenicum album D6 3x tägl.
giemt und hustet vergebens um Mitternacht; Unruhe, Angst, Schwäche

Phellandrium D6 3x tägl.
locker am Morgen

Balsamum peruvianum D6 3x tägl.
locker, vernachlässigt

Sulfur jodatum D4 3x tägl.
zur Auflösung der Verschleimung

chronisch, allgemein

Calcium fluoratum D12 2x tägl.
3 Monate lang; danach:

Silicea D12 2x tägl.
3 Monate lang; oder:

Spongia D12 2x tägl.
trockener harter Husten, giemt und pfeift aus dem letzten Loch

Sulfur D12 2x tägl.
anhaltender, feucht-eitriger, laut rasselnder Erstickungshusten

Balsamum peruvianum D4 3x tägl.
anhaltender, feucht-eitriger, laut rasselnder, lockerer Husten

chronisch im Herbst

Marum verum D4 3x tägl.
ab September 4 Wochen lang; danach:

Grindelia D4 3x tägl.
weitere 4 Wochen; danach:

Senega D4 3x tägl.
ebenso 4 Wochen lang; jährlich wiederholen; oder:

Natrium sulfuricum D6 3x tägl.
lockerer, rasselnder Husten; reichlich grüner Schleim; 4 bis 5 Uhr

Dulcamara D6 3x tägl.
lockerer, reichlich grüner, geschmackloser Schleim; ältere Menschen

chronisch wiederkehrend

Stannum D12 2x tägl.
schwacher Husten, nachts und morgens; widerlich süßlicher Schleim

Hedera D6 3x tägl.
im Frühjahr, im Herbst mit Fließschnupfen; Husten nachts, frühmorgens

Bacillinum D200 1x monatl.
zur Abwehrstärkung der lymphatischen Schwäche

Altersbronchitis

Senega D6 3x tägl.
kann schlecht abhusten

Grindelia D4 3x tägl.
eitriger Schleim; alte Männer

Antimonium sulfuratum aurantiacum D4 3x tägl.
„das Maul voll" von grünem schmierigem Schleim

Bronchitis

mit Kreislaufschwäche

Ammonium carbonicum D12 2stündl.
dunkelrotes gedunsenes Gesicht; schläfrig; tiefe feinblasige Geräusche

Ammonium jodatum D6 stündl.
nach Ammon. carb.; drohende Wassersucht der Lunge, drohender Kollaps

Antimonium arsenicosum D6 stündl.
hinfällige Unruhe, kann nicht mehr husten, kann nur noch aufsitzen

Tartarus stibiatus D6 3stündl.
ruhiger, aber mehr Brechwürgen und Schweiße

Carbo vegetabilis D30 1x bei Bedarf
sehr hinfällig, Rasseln mit Atemnot, stinkender Auswurf, Brust brennt

Veratrum album D30 1x bei Bedarf
kalte Schweiße, eiskalter Körper, deckt sich trotzdem ab

Hustenanfall endet mit …

Coccus cacti D4 3x tägl.
… Aufstoßen und Rülpsen; wie Raucherhusten

Cina D4 3x tägl.
… Niesen; Krampfhusten

Senega D4 3x tägl.
… Niesen; Herbstkatarrh, Lungenbläschenerweiterung

anhaltend, ohne Schleim

Bryonia D3 2stündl.
schlimmer in warmen Räumen

Phosphorus D12 2x tägl.
schlimmer in frischer Luft

Kalium carbonicum D12 2x tägl.
schlimmer um 2 bis 4 Uhr

mit Schleim im Nasen-Rachen-Raum

Kalium bichromicum D12 2x tägl.
fadenziehender Schleim, der mühsam hervorgebracht wird

Corallium rubrum D6 3x tägl.
festsitzender Schleim, der widerlich geräuschvoll hervorgebracht wird

Rumex D6 3x tägl.
klebriger Schleim, der nicht hervorgebracht werden kann

Schleim löst sich

Pulsatilla D6 3x tägl.
grün, locker, reichlich

Kalium sulfuricum D6 3x tägl.
weiß, locker

Ipecacuanha D3 3x tägl.
grobblasig; Übelkeit bei sauberer Zunge, würgt

Chelidonium D3 3x tägl.
rechts; Leberbeschwerden, nach Masern, nach Keuchhusten

Hepar sulfuris D30 2x tägl.
erstickend, eitrig-grün; dann locker, „reif"

Dulcamara D6 3x tägl.
viel Schleim ohne Geschmack

grober Schleim löst sich schwer

Tartarus stibiatus D6 3x tägl.
Atemnot steigert sich beim Husten

Coccus cacti D6 3x tägl.
würgt; erstickt am eigenen Schleim

Kalium bichromicum D12 2x tägl.
zäh, in Fäden, in bläulichen Klumpen

Stannum jodatum D6 3x tägl.
zäh, grün; zu schwach auf der Brust um abzuhusten

grüner Schleim

Pulsatilla D6 3x tägl.
locker, widerlich bitter

Dulcamara D6 3x tägl.
locker, geschmacklos

Hepar sulfuris D30 2x tägl.
reif, käsig

Repertorium

Kalium bichromicum D12   2x tägl.
zäh, eklig

Stannum D12   2x tägl.
widerlich süßlich

widerlich süßlicher Schleim

Stannum D12   2x tägl.
reichlich grün; großes Schwächegefühl in der Brust

Phosphorus D12   2x tägl.
bei morgendlichem Abhusten; trockener Reizhusten abends

zäher, fadenziehender Schleim

Kalium bichromicum D12   2x tägl.
grünliche, bläuliche Fäden; 3 bis 5 Uhr

Coccus cacti D6   3x tägl.
eiweißartige Fäden; nach dem Aufstehen

Entzündung

aktiver Blutandrang, Rötung (hyperämisches Stadium)

Aconitum D30   einmalig
hellrot; trocken, plötzlich, heftig, ängstlich, unruhig

Belladonna D30   einmalig
rot; eher rechts, klopfend, greifend bei Erschütterung; schweißig, hitzig, friert, benommen, ruhig

Glonoinum D12   2x tägl.
dunkelrot; schweißig, hitzig, beklommen, unruhig

Ferrum phosphoricum D12   3x tägl.
hellrot; mit Herzklopfen, Blutandrang; bemerkt das Fieber nicht

passiver Blutandrang, Rötung (hyperämisches Stadium)

Arnica D4   3x tägl.
hellrot, drückend; gedunsen, wie zerschlagen, bei Erschütterung; Verletzungsfolge, Schlaganfall

Sulfur D4   3x tägl.
kräftig rot; aktiv, verschwitzt, vernachlässigt

Opium D12   2x tägl.
dunkelrot; unruhig, schreckhaft; Schockfolge, Schlaganfall

wäßrige Schwellung (ödematöse Durchtränkung)

Apis D4   stündl.
hellrot, glänzt; Haut und Schleimhäute

Cantharis D6   stündl.
rot, massiv, blasig; Haut, Niere, Blase

Helleborus D4   2-3stündl.
blaß, massiv; Gehirn, Niere

fibrinöse Ausschwitzung (Fibrinbelag)

Bryonia D3   2stündl.
stechende Schmerzen, Erguß, mäßige Wärme und Ruhe lindern; alle Organhäute

Jodum D12   3x tägl.
schmerzlos oder pressende keilartige Schmerzen wie ein Pflock, Kühle und Bewegung lindern; Bindegewebe, alle Drüsen

Leukozyten-Einwanderung (Eiter)

Hepar sulfuris D30   2x tägl.
Eiterstippchen, Eiter rahmig, mild, Wärme lindert

Mercurius solubilis D30   2x tägl.
Eiterflächen, Eiter dünn, scharf, Kälte lindert

Entzündung

lebensbedrohliche Eiterung

Anthracinum D30 1x bei Bedarf
Milzbrand-Nosode; zum Beispiel Gangrän, Phlegmone, Ekzem, Wunde, Pickel, Abszeß

Erythrozyten-Auswanderung (Blutaustritt)

Phosphorus D12 2x tägl.
starke hellrote Blutzersetzung und Blutungsneigung

Lachesis D12 2x tägl.
starke dunkelrote Blutzersetzung und Blutungsneigung; Herzenge

Crotalus D12 2x tägl.
noch stärkere dunkelrote, schwarze Blutzersetzung und Blutungsneigung

akute Blutvergiftung (Sepsis)

Lachesis D12 3x tägl.
rot, trockene Hitze, viel Durst, später blaß, starke Blutungsneigung

Crotalus D12 3x tägl.
rot, trocken, dann kollapsig, noch stärkere Blutungsneigung

Arsenicum album D6 6x tägl.
blaß, erst trockene Hitze, dann kaltschweißig, leichenblaß

Pyrogenium D30 3stündl.
dunkelrot, trockene Hitze, friert, dann Schüttelfrost, warmer Schweiß

China D4 stündl.
zusätzlich zu Pyrogenium bei Schüttelfrost; blaß, bedrohlicher Verfall

schleichende Blutvergiftung (Subsepsis)

Natrium muriaticum D200 einmalig
blaß, blutarm; dazu entweder:

China D4 3x tägl.
zur Genesung; oder:

Chininum arsenicosum D4 3x tägl.
zur Blutbildung

Pyrogenium D30 einmalig
bei Schüttelfrost, wenn Puls niedrig bei hohem Fieber oder umgekehrt

Schock

Camphora D1 alle 10 Min.
plötzlich blau, eiskalt, trocken, Zudecken

Carbo vegetabilis D30 alle 10 Min.
ohnmachtsnah, übel, Blähbauch, blaue Lippen und Nase, trocken, Zudecken

Tabacum D30 alle 10 Min.
wie Nikotinvergiftung, elend, Herzdruck, als bliebe das Herz stehen

Veratrum album D30 alle 10 Min.
kalter Schweiß, ruhig, Abdecken

Arsenicum album D30 alle 10 Min.
kalter Schweiß, ruhelos, Zudecken

Fokalherd, Streuherd

Phytolacca D4 3x tägl.
und
Echinacea D2 3x tägl.
zu gleichen Teilen mischen, je Gabe 10 Tropfen

Mercurius solubilis D30 1x tägl.
Herd provozieren

Auflösung, Ausheilung (Resorption)

Sulfur D4 3x tägl.
auch Sulfur jodatum D4 (Abszeß, Erguß); jegliche Entzündung

Chelidonium D3 3x tägl.
chronische Lungenentzündung links

Lycopodium D4 3x tägl.
chronische Lungenentzündung rechts

Calcium fluoratum D6 3x tägl.
chronische Knocheneiterung

Silicea D6 3x tägl.
Abszesse, Wunden, Knochen, Fisteln

Thallium metallicum D6 3x tägl.
Knochen, Knochenkrebs (Sarkom), Metastasen

Repertorium

Fieber

akut

Aconitum D30 einmalig
hellrot; trocken, plötzlich, heftig; ängstlich, unruhig, starker Durst

Belladonna D30 einmalig
rot; dampfend schweißig, friert; benommen, ruhig, mäßiger Durst

Veratrum viride D30 3stündl.
rot; Kopf heiß, Glieder kalt und blaß-bläulich, Schweiß, keine Angst

Apis D30 2stündl.
hellrot, gedunsen, trocken; unruhig, stechende Schmerzen, kein Durst

Ferrum phosphoricum D12 3x tägl.
hellrot; Herzklopfen, Blutandrang; bemerkt das Fieber nicht, spielt

Chamomilla D30 3stündl.
eine Wange rot, die andere blaß, heiße Kopfdecke; unleidlich, schrill

Eupatorium perfoliatum D30 6stündl.
rheumatisch, durch Unterkühlung, Muskeln und Gelenke wie geprügelt

schleichend

Mercurius solubilis D30 1x tägl.
bei entspechenden Anzeichen bis zur Besserung geben; dann jeden 2. Tag

Tuberculinum bovinum D200 einmalig
jeden Nachmittag, ohne besondere Anzeichen; Hinweis für schlechte Abwehr

septisch

Lachesis D12 3x tägl.
rot, trocken, viel Durst, später blaß, Kollaps; starke Blutungsneigung

Crotalus D12 3x tägl.
rot, trocken, dann kollapsig; beachte: noch stärkere Blutungsneigung!

Arsenicum album D6 6x tägl.
erst trockene Hitze, Blässe, dann kaltschweißig, leichenblaß

Pyrogenium D30 3stündl.
dunkelrot, trockene Hitze, friert, dann Schüttelfrost, warmer Schweiß

China D4 stündl.
zusätzlich zu Pyrogenium bei Schüttelfrost; blaß, bedrohlicher Verfall

> Blässe beim Fieber weist immer auf einen bedrohlichen Prozeß hin!

Schüttelfrost

Pyrogenium D30 einmalig
sofort im Beginn; kalt, verlangt Wärme, dann hitzig, schweißig

China D4 stündl.
zusätzlich; bedrohliche Blutvergiftung

kritischer Schweiß

Baptisia D30 1x bei Bedarf
heiß, rot, stinkt, Kopf, nachts; bösartige Infektion, Fieberdelir

Cantharis D30 1x bei Bedarf
heiß, Uringeruch, Kopf; Blasen, Ergüsse in den Organhäuten, Harnwegsinfekte

Fieberkrämpfe

Belladonna D30 1x bei Bedarf
rot; funkelnde Augen, große Pupillen, starrer Blick, verwirrt; will Wärme

Cuprum metallicum D30 1x bei Bedarf
blaß; Zuckungen, Krämpfe am ganzen Körper; Kollaps, Kälte, blaue Lippen

Fieberdelir

Belladonna D30 1x in Wasser
Angst vergiftet zu werden, versteckt sich

Grippe

Lachesis D12   2x tägl.
lehnt Arzt, angebotene Arznei, Nahrung und Getränke ab; Angst, er werde vergiftet

Baptisia D12   2x tägl.
Körper sei in Stücke zerfallen, sucht sie zusammen; stumpfsinnig

Agaricus D12   2x tägl.
springt aus dem Bett, zittert am ganzen Körper

Cuprum metallicum D30   1x in Wasser
beißt in die Bettwäsche, beißt in die eigenen und in andere Hände

Grippe

Vorbeugung

Camphora D1   1x tägl. morgens
1 Tropfen auf 1 Würfelzucker ab kaltfeuchter Jahreszeit vor Verlassen des Hauses

Influencinum D200   1x monatl.
ab Oktober unter die Haut spritzen

Influencinum D30   1x wöchentl.
bei beginnender Erkältung

Tuberculinum bovinum D200   1x monatl.
ab September, 3x insgesamt bei jährlichen Rückfällen

Erkältlichkeit, Beginn

Camphora D1   1 Tropfen alle 15 Min.
bis er wieder warm wird; bei ersten Anzeichen von Unterkühlung

Aconitum D30   1x bei Bedarf
eher bei schlanken, kantigen Menschen; trockenes Kratzen in Nase, Hals

Belladonna D30   1x bei Bedarf
eher bei runden, dicklichen Menschen; brennendes Kratzen

Auslösung

Aconitum D30   1x bei Bedarf
Zugluft, kalter Wind

Belladonna D30   1x bei Bedarf
Entblößung

Dulcamara D30   1x bei Bedarf
Unterkühlung, Durchnässung

Rhus tox D30   1x bei Bedarf
Überanstrengung, Unterkühlung

Nux vomica D30   1x bei Bedarf
trockene Kälte, Zugluft

Antimonium crudum D30   1x bei Bedarf
Kaltbaden an heißen Tagen

Beginn, Ort

Sticta D6   3x tägl.
in der Nase

Phytolacca D4   3x tägl.
im Hals, dunkelroter Rachenring

Phosphorus D12   2x tägl.
im Hals, Kratzen, Brennen

Kalium sulfuricum D4   3x tägl.
in den Bronchien, weißlich zähes Sekret

chronische Unterkühlung

Rhus tox D4   3x tägl.
Rücken und Glieder wie zerschlagen; Ischias in Ruhe und nachts; Wärme lindert

an schönen trocken-kalten Tagen

Hepar sulfuris D30   2x tägl.
liebt feuchte Wärme

Causticum D30   1x tägl. abends
liebt Trübwetter

Nux vomica D30   1x tägl. abends
liebt Regen

Repertorium

an schönen trocken-heißen Tagen

Bryonia D30 1x tägl. abends
liebt lauwarmen Regen

bei feucht-kaltem Wetter

Dulcamara D30 1x tägl. abends
Stockschnupfen; rote, wunde Augen, wunder Rachen, Blasenreiz, Durchfall; plötzlicher Wetterwechsel!

Thuja D30 1x tägl. abends
Rotznase; fröstelt immer, liebt trocken-sonniges Wetter

Natrium sulfuricum D30 1x tägl. abends
Schleimnase; fröstelt, aber geht der warmen Sonne aus dem Weg; Nebel!

Rhus tox D30 1x tägl. abends
Stocknase; durch Schwitzen bei körperlicher Anstrengung; sehr unruhig, zerschlagen

Kalium jodatum D6 3x tägl.
Fließnase; Stirndruck; trockene Hitze, Kälte und Schweiße im Wechsel; viel Durst

bei feucht-warmem Wetter

Gelsemium D30 1x tägl. abends
allmählich sich entwickelnde Kopfgrippe mit Frost und Schlappheit

Carbo vegetabilis D30 1x tägl. abends
durch Unterkühlung am Abend mit schmerzloser Heiserkeit

Ipecacuanha D6 3x tägl.
blutiges Schneuzen, rasche Bronchitis mit überwältigender Übelkeit

Jodum D12 2x tägl.
durch die geringste Hitze; erst alles trocken, heiß, dann dünne, wunde Sekrete

bei kühlen Nächten nach heißen Tagen

Dulcamara D30 1x tägl. abends
Stockschnupfen, wunder Rachen

Carbo vegetabilis D30 1x tägl. abends
Fließschnupfen, heiser ohne Schmerzen

Einbruch warmer, schwüler Tage nach Kälte

Gelsemium D30 1x tägl. morgens
schlapp, apathisch, Hinterkopfschmerz, Kälteschauer

bei jedem Wetterwechsel

Camphora D1 stündl.
Nase sofort verstopft; Augen-, Stirnhöhlendruck, Kopfweh

Calcium carbonicum D12 2x tägl.
plötzlich läuft klares Wasser aus der Nase

Thuja D6 3x tägl.
Schleimhäute geschwollen, Polypen

Mercurius solubilis D30 1x tägl.
Nase verstopft, dünnes Sekret ätzt die Oberlippe, kriechender Frost im Rücken

Sanguinaria D6 3x tägl.
Nase wund, wäßrig mit viel Niesen; Nasenwurzel schmerzt

bei Wetterwechsel zu feucht

Dulcamara D30 1x tägl.
Nase draußen verstopft, fließt drinnen

durch Zugluft

Silicea D12 2x tägl.
niest beim geringsten Luftzug; Kopfschmerz, reizbar, schließt Fenster leise

Nux vomica D30 1x tägl.
niest, fröstelt; mürrisch, öffnet Fenster laut

Hepar sulfuris D30 1x tägl.
niest dauernd, wird heiser, hustet, wird böse, schließt Fenster heftig

Arsenicum album D6 3x tägl.
frostig, ruhelos, ängstlich, erschöpft, durstlos; sucht nur Wärme

Natrium carbonicum D12 2x tägl.
Fließschnupfen an jedem 2. Tag; Schwitzen erleichtert

Grippe

nach Frisörbesuch

Belladonna D30 1x bei Bedarf
Kopfschmerz, Nackenkrampf, Nervenschmerzen

Kopfgrippe

Gelsemium D30 1x tägl. morgens
matt, müde, friert; wunde Muskeln, wunde Nase, Niesen; Bandkopfschmerz

Ohrgrippe (Tube)

Pulsatilla D4 3x tägl.
mild

Kalium sulfuricum D4 3x tägl.
weiß-klar, mild

Kalium chloratum D4 3x tägl.
weiß-zäh, wund

Halsgrippe

Phytolacca D4 3x tägl.
dunkelroter Hals, harte empfindliche Lymphdrüsen

Dulcamara D6 3x tägl.
wunder Hals, Augen tränen, Husten und Muskeln schmerzen

Brustgrippe

Eupatorium perfoliatum D4 3x tägl.
wunder Rachen, heiser, Kopfschmerz; zerbrochene Knochen; Gallebeschwerden

Bryonia D3 3x tägl.
tiefsitzender Hackhusten, besonders beim Übergang ins Warme

Rhus tox D30 1x tägl. morgens
tiefsitzender Kitzelhusten gegen Abend; Niesen, nächtliche Unruhe

Magengrippe

Nux vomica D30 1x tägl. abends
wie verkatert; Kopfschmerz, Nase trocken verstopft, Kitzel, Niesen

Magen-Darmgrippe

Baptisia D6 3x tägl.
faulige Stühle, fauliger Mundgeruch

Darmgrippe

Veratrum album D30 1x tägl. abends
im Sommer

Arsenicum album D30 1x tägl. abends
im Winter

Periodengrippe

Sepia D6 3x tägl.
trockener Nasenkatarrh im Beginn der Periode

Herbstgrippe

Marum verum D4 3x tägl.
ab September 4 Wochen lang; danach:

Grindelia D4 3x tägl.
weitere 4 Wochen; danach:

Senega D4 3x tägl.
ebenso 4 Wochen lang; jährlich wiederholen!

Wintergrippe

Silicea D6 3x tägl.
andauernd Schnupfen und Husten

Petroleum D12 2x tägl.
wunder, stinkender Schnupfen; rissige Nasenlöcher; stinkende scharfe Schweiße

Tuberculinum bovinum D200 1x monatl.
eine Erkältung löst die andere ab

Wintergrippe, im Hals beginnend

Pyrogenium D30 1x bei Bedarf
wund, brennt; zusätzlich:

Phytolacca D4 3x tägl.
dunkelroter Rachen, Schmerz zieht zu den Ohren, schmerzende Glieder

Repertorium

mit Bettnässen

Dulcamara D6 3x tägl.
durch naßkalte Füße, durch Sitzen auf kalten Steinen

Pulsatilla D6 3x tägl.
durch naßkalte Füße

mit Fieber

Aconitum D30 1x bei Bedarf
trockenes, unruhiges, ängstliches Fieber; Kühle suchend

Belladonna D30 1x bei Bedarf
schwitziges Fieber; Wärme suchend

Eupatorium perfoliatum D30 1x bei Bedarf
trockenes Fieber; Knochen wie zerbrochen

Rhus tox D30 1x bei Bedarf
unruhiges Fieber; Muskeln wie zerschlagen

Nux vomica D30 1x bei Bedarf
durstloses Fieber; Magenweh, Kopfweh

mit Lungenentzündung (Viruspneumonie)

Mercurius solubilis D30 1x tägl.
vor allem bei Kindern und Jugendlichen; Zunge groß, schmutzig, Zahneindrücke am Rand der Zunge

mit Stimmverlust danach

Phosphorus D12 2x tägl.
wunde Kehle abends

Rumex D6 3x tägl.
trockener quälender Kitzelhusten bei kalter Luft

Ipecacuanha D3 stündl.
sehr saubere Zunge! immer begleitet von Übelkeit

mit Müdigkeit, Mattheit, Zerschlagenheit

Eupatorium perfoliatum D30 1x tägl.
Knochen wie zerhackt

Rhus tox D30 1x tägl.
Muskeln wie geprügelt

Causticum D30 1x tägl. morgens
wunde, zerschlagene Muskeln, Harn tröpfelt beim Husten

Gelsemium D30 1x tägl. morgens
wundes Gefühl in den Muskeln

anhaltende Schwäche nach Grippe

Natrium muriaticum D200 einmalig
blaß, schwach, niedergeschlagen; möchte nur liegen

Castoreum D30 1x tägl.
abgeschafft, abgehärmt; bewältigt seine Probleme nicht mehr

Phosphorus D12 2x tägl.
rasch erschöpft, rasch erholt im Wechsel

Influencinum D30 1x tägl.
kann sich nicht erholen, grippale Erscheinungen dauern fort

China D4 3x tägl.
anhaltende Schwäche, frostig, blutarm, bleich, unruhig

Sulfur D6 3x tägl.
Rückfall nach teilweiser Genesung; zugluftempfindlich, schläfrig, Hitze auf dem Kopf, kalte Füße; nachts hitzig, unruhig

Halsschmerzen

akut

Aconitum D30 1x bei Bedarf
nur im allerersten Stadium wirksam! Kälte lindert

Belladonna D30 1x bei Bedarf
Hals glänzt trocken, Schluckschmerz brennend, Schluckzwang; Wärme gut

Apis D30 1x bei Bedarf
Hals glänzt wäßrig, Schluckschmerz stechend; Kälte lindert; kein Durst

Cantharis D30 1x bei Bedarf
Hals glänzt, Dauerschmerz wie verbrannt, Halskrämpfe wie zu eng

Capsicum D6 3x tägl.
Hals brennt wie Pfeffer, Wärme bessert

Nux vomica D30 1x bei Bedarf
durch Überanstrengung bei Rauchern, Trinkern, Rednern

Mercurius solubilis D30 1x tägl.
bei jedem Wetterwechsel, sonst subakut; wund, rauh; Atem stinkt

chronisch

Phytolacca D6 3x tägl.
eher rechts, dunkelroter Hals, wie eine heiße Kugel, Schleimräuspern

Mercurius jodatus flavus D30 3x wöchentl.
Zungenbasis gelb, sonst rot; dick-zäher Schleim, dicke Drüsen

Nux vomica D6 3x tägl.
rauhes Kratzen absteigend, trockener Husten; weiß-geschrumpfte Placken

Graphites D6 3x tägl.
beständiges Ausräuspern „eines Klumpens"

Diphtherinum D200 einmalig
entsprechende Nosode, dazwischen setzen

geschwürig

Kalium bichromicum D12 2x tägl.
käseartiger Eiter

Kalium chloratum D6 3x tägl.
grau-weiße Beläge

Sanguinarium nitricum D6 3x tägl.
hitzig brennend; dicker, gelber, blutiger Schleim

Baptisia D6 3x tägl.
eiternd; übel stinkender Mundgeruch

kälteempfindlich, Wärme lindert

Belladonna D30 1x bei Bedarf
Hals in Schals gepackt

Hepar sulfuris D30 2x tägl.
Hals und ganzer Kopf in Schals gehüllt

Capsicum D6 3x tägl.
trotz heftigem Brennen

Cistus D6 3x tägl.
selbst kalter Atem schmerzt

eher links

Lachesis D12 2x tägl.
Hals bläulich-rot, sehr empfindlich, wie zusammengeschnürt

Mercurius bijodatus D30 1x tägl.
Zungengrund gelb, große weiche Drüsen, Fieber

eher rechts

Belladonna D30 einmalig
leuchtend rot, glänzend, trocken; schmerzhafter Schluckzwang; akut

Mercurius jodatus flavus D30 1x tägl.
Zungengrund gelb, dicker, zäher Schleim; eher chronisch

Phytolacca D4 3x tägl.
dunkelrot; Zungenrand schmerzt beim Schlucken; alles wie zerschlagen

Repertorium

Guaiacum D4 — 3x tägl.
weniger rot, sehr trocken, brennt bei feuchter Wärme; Nackenschmerz

mit dunkelrotem Hals

Phytolacca D6 — 3x tägl.
Zungenrand schmerzt beim Schlucken

Capsicum D6 — 3x tägl.
brennend, aber Kälte verschlimmert

Lachesis D12 — 2x tägl.
bläulich, äußerst empfindlich

Pulsatilla D6 — 3x tägl.
purpur, Venenzeichnung; kratzt, rauh, trocken; kein Durst

Alumina D6 — 3x tägl.
gläsern, schlaffe Schleimhaut

mit geschwollenem, verlängertem Zäpfchen

Apis D30 — 1x bei Bedarf
wie ein hellroter Wassersack

Kalium bichromicum D12 — 2x tägl.
langgezogen, schleimig

Mercurius corrosivus D30 — 1x tägl.
geschwollen, brennend

Capsicum D6 — 3x tägl.
langgezogen, brennend

Wyethia helenoides D6 — 3x tägl.
verlängert, trockener Rachen, brennende Stimmbänder

Alumina D6 — 3x tägl.
schlaff, gläsern, dunkelrot

mit Drüsenschwellung

Mercurius solubilis D30 — 1x tägl.
schmerzhafte Schwellung, stinkender Atem, große schmutzige Zunge

Hepar sulfuris D30 — 2x tägl.
weiche eitrige Schwellung

Lachesis D12 — 2x tägl.
kleine septische Schwellung

Kalium bichromicum D12 — 2x tägl.
Zungengrund gelb, Rachen geschwürig, zäher fadenziehender Schleim

Kalium chloratum D6 — 3x tägl.
Rachen grau-weiß belegt, geschwürig

mit Räusperzwang, zäher Schleim

Kalium carbonicum D6 — 3x tägl.
am bewährtesten! wie eine Fischgräte im Hals

Kalium bichromicum D12 — 2x tägl.
stickig, gummiartig, fadenziehend

Ammonium chloratum D6 — 3x tägl.
wird selbst mit Mühe nicht ausgeräuspert; Rachen rauh, Kehlkopf heiser

Argentum nitricum D12 — 2x tägl.
klarer Schleim; Splittergefühl; Rachen rauh, Stimme belegt

Phytolacca D6 — 3x tägl.
Räusperbedürfnis; Schmerz in den Ohren, am Zungenrand, in den Gliedern

Mercurius jodatus flavus D30 — 1x tägl.
dicker Schleim; Drüsen geschwollen, Zungengrund gelb

durch Überbeanspruchung

Nux vomica D30 — 1x bei Bedarf
kratzend; Raucher, Trinker, Redner

Capsicum D30 — 1x bei Bedarf
brennend; Raucher, Trinker

Alumina D12 — 2x tägl.
trocken; Redner, Prediger

Ferrum phosphoricum D12 — 2x tägl.
trocken; Redner, Sänger

Gefühl einer Feder am Rachendach

Phosphorus D12 — 2x tägl.
hüstelt ständig

Halsschmerzen

Gefühl einer Fischgräte im Hals

Hepar sulfuris D30 2x tägl.
lockerer Schleim; wie ein Splitter oder wie ein Klumpen

Natrium muriaticum D200 1x bei Bedarf
trocken; wie ein Haar oder wie ein Pflock; Raucher

Kalium carbonicum D30 1x bei Bedarf
zäher Schleim; ständiges zwanghaftes Räuspern

Gefühl eines Haares im Hals

Silicea D12 2x tägl.
absteigender Kitzelhusten

Natrium muriaticum D200 1x bei Bedarf
trockener Pflock; Raucher

Gefühl eines Klumpens im Hals

Lachesis D12 2x tägl.
akut; wie zusammengeschnürt; rutscht beim Schlucken rauf und runter

Hepar sulfuris D30 2x tägl.
anhaltend, eitrig; wie eine Fischgräte, wie ein Splitter

Graphites D12 2x tägl.
chronisch anhaltend, nachts erstickend, Essen erleichtert

Gefühl einer heißen Kugel im Hals

Phytolacca D6 3x tägl.
besonders bei warmen Getränken

Gefühl eines Pflocks im Hals

Ignatia D12 2x tägl.
beim Schlucken schlimmer

Natrium muriaticum D200 1x bei Bedarf
trocken; verlängertes Zäpfchen

Gefühl von Sand im Hals

Cistus D6 3x tägl.
äußerst trocken, kälte- und zugluftempfindlich; trinkt häufig

Gefühl, als hinge eine Schnur oder ein Draht den Hals runter

Valeriana D12 2x tägl.

Gefühl eines Splitters im Hals

Hepar sulfuris D30 2x tägl.
anhaltend; eitrig

Acidum nitricum D30 1x tägl.
anhaltend; geschwürig

Argentum nitricum D30 1x bei Bedarf
beim Schlucken; rauher Hals, rauhe Stimme

Gefühl, als sei der Hals zusammengeschnürt

Apis D30 1x bei Bedarf
anhaltend stechend

Belladonna D30 1x bei Bedarf
mit Schluckzwang, schlimmer beim Schlucken

Cantharis D30 1x bei Bedarf
krampfig eingeengt

Capsicum D30 1x bei Bedarf
anhaltend brennend

Lachesis D12 2x tägl.
wie ein Klumpen; schweres Atmen; kann nur feste Speisen schlucken

Mercurius corrosivus D30 1x tägl.
krampfig beim Schlucken

Repertorium

Heiserkeit (Pharyngitis)

morgens
Causticum D30 1x tägl.
wunde, rauhe, kratzende Kehle; trinkt schluckweise kaltes Wasser
Hepar sulfuris D30 1x tägl.
mit schmerzhaft trockenem Husten
Sulfur D30 1x tägl.
anhaltend; nach unterdrücktem Ekzem oder durch sonstige Giftbelastung
Eupatorium perfoliatum D30 1x tägl.
bei Erkältung; wunde Brust, Körper „zerschlagen", Knochen „gebrochen"

abends
Phosphorus D12 2x tägl.
rauhe, wunde, trockene Kehle; Husten beim Sprechen, im Warmen
Carbo vegetabilis D30 1x tägl. abends
durch feuchte, kalte Abendluft; schmerzlos
Graphites D12 2x tägl.
gebrochene Stimme; kälteempfindlicher, beleibter Sänger

chronisch
Causticum D4 3x tägl.
lange geben
Sulfur D12 2x tägl.
falls Causticum ohne Erfolg

> An Unterdrückung von Ekzemen denken!

schmerzlos
Carbo vegetabilis D30 1x tägl. abends
abendliche Stimmschwäche
Paris quadrifolia D4 3x tägl.
durch Erkältung; Räusperzwang

mit gebrochener Stimme
Arum triphyllum D4 3x tägl.
Stimme rutscht plötzlich aus
Selenium D12 2x tägl.
am Beginn des Singens; überbeanspruchte Stimme

Graphites D12 2x tägl.
abends bei beleibten Sängern

durch Erkältung
Causticum D4 3x tägl.
absteigende trockne Rauheit; Kaltes und Feuchtes erleichtern Brennen
Hepar sulfuris D30 8stündl.
schmerzhaft trockene Kehle; Krupp-Husten; hüllt Hals und Kopf warm ein
Carbo vegetabilis D30 1x tägl. morgens
durch abendliche, feuchte Kühle; abends heiser, morgens weniger
Eupatorium perfoliatum D30 2x tägl.
wunde Brust; morgens heiser; total kaputt
Paris quadrifolia D4 3x tägl.
schmerzlos; Räusperzwang

durch Überbeanspruchung
Nux vomica D30 1x bei Bedarf
kratzend; Raucher, Trinker, Redner
Capsicum D30 1x bei Bedarf
brennend; Raucher, Trinker
Alumina D12 2x tägl.
trocken; Redner, Prediger
Ferrum phosphoricum D12 2x tägl.
trocken; Redner, Sänger

bei Sängern und Rednern
Causticum D30 1x bei Bedarf
wundes, rauhes Kratzen bis zur Brustmitte; morgens; Kalttrinken lindert
Hepar sulfuris D30 1x bei Bedarf
durch trockenen, kalten Wind, durch Zugluft; trockene, wehe Kehle morgens
Ferrum phosphoricum D12 2stündl.
rasch geben! tonisiert die Stimmbandbreite
Arum triphyllum D4 1x bei Bedarf
Stimme rutscht plötzlich eine Oktave höher
Argentum D30 1x bei Bedarf
rauhes Brennen verändert die Stimmlage; loser, stärkeartiger Schleim
Graphites D12 2stündl.
beleibte, blasse Sänger; schlimmer abends

Husten

Ort des Beginns

Kalium sulfuricum D4   3x tägl.
in den Bronchien, weißlich zähes Sekret

Phytolacca D4   3x tägl.
im Hals, dunkelroter Rachenring

Sticta D6   3x tägl.
in der Nase, verstopfte Nasenwurzel

Bellhusten

Belladonna D30   1x tägl. abends
trocken, wund, nachts

Phosphorus D12   2x tägl.
tiefersitzend, beim Sprechen, beim Atmen; folgt gut auf *Belladonna*

Hyoscyamus D12   2x tägl.
trocken, krampfhaft, nervös, nachts

Drosera D4   3x tägl.
metallisch hohl, würgt, nach Mitternacht

Spongia D3   3x tägl.
metallisch hart, vor Mitternacht

Bromum D6   3x tägl.
heiser; beim Eintreten ins Zimmer, nach Erhitzen mit folgendem Schweiß

Bluthusten

Ipecacuanha D4   alle 10 Min.
hell, gußweise; große Übelkeit, Angst, Erbrechen, reine Zunge!

Phosphorus D12   stündl.
helle, mit Sputum vermischte Blutstreifen; Lungenentzündung

Hamamelis D4   stündl.
dunkel; Brustkorb wie zerschlagen; Lungenschwindsucht

Acalypha indica D4   alle 10 Min.
morgens hell, gußweise, nach trockenem Hustenanfall, abends dunkel

Crotalus D12   stündl.
schwarz, mit Sputum vermischt; Lungeninfarkt, Lungenembolie

Kreosotum D4   stündl.
hell oder dunkel, übelriechend; Lungenkrebs

Brusthusten (hinter unterem Brustbein)

Sticta D6   3x tägl.
die ganze Nacht

Rumex D6   3x tägl.
beim Übergang in kühle Luft

Spongia D3   3x tägl.
beim Niederlegen, kurz vor Mitternacht, muß aufsitzen

Erkältungshusten

Aconitum D30   1x bei Bedarf
eckig, trocken, unruhig, ängstlich, Kühle suchend

Belladonna D30   1x bei Bedarf
rundlich, schwitzig, Wärme suchend

Eupatorium perfoliatum D30   1x bei Bedarf
Knochen wie zerbrochen

Rhus tox D30   1x bei Bedarf
Muskeln wie zerschlagen

Nux vomica D30   1x bei Bedarf
Magenweh, Kopfweh

Erstickungshusten, akut

Belladonna D30   1x bei Bedarf
rot; Aufsitzen bessert nicht

Stramonium D30   1x bei Bedarf
rot; Aufsitzen bessert

Hyoscyamus D12   1x tägl. abends
blaß; abends, beim Niederlegen

> Funktionell D12; lebensbedrohlich D30 oder D200 in Wasser!

Repertorium

Erstickungshusten, chronisch

Coccus cacti D6 3x tägl.
würgt morgens reichlich zähen, eiweißartigen Schleim hervor

Corallium rubrum D6 3x tägl.
hackt morgens trocken wie ein Maschinengewehr

Spongia D3 3x tägl.
giemt beim Tiefatmen, bei Aufregung

Antimonium sulfuratum aurantiacum D4
3x tägl.
muß ständig ausspucken, da Mund voller Schleim

Cuprum metallicum D30 einmalig
als Zwischengabe; krampft, wird steif, blau; Atmung stockt, bewußtlos; Bewußtsein kehrt nach einer Weile zurück

Erstickungshusten bei Kindern

Sambucus nigra D4 3x tägl.
röchelt rauh, atmet mit weit geöffnetem Mund

Herzhusten

Lachesis D12 2x tägl.
trockener Kitzel nachts, erstickend gegen Morgen

Naja D12 2x tägl.
trockenes Herzhüsteln, schlimmer an der frischen Luft

Scilla D6 3x tägl.
loses Rasseln, schwer abhustbar, aber erleichternd

Keuchhusten, akut

Belladonna D30 einmalig
abends; Hustenanfälle nachts, trocken, bellend; Kind verlangt Wärme

Drosera D3 3x tägl.
hohl klingender Husten um Mitternacht bis 2 Uhr

Spongia D3 3x tägl.
giemender Husten beim Niederlegen, um Mitternacht

Coccus cacti D6 3x tägl.
wie Raucherhusten; dick, glasig, fadenziehend; Niederlegen, Erwachen

Cuprum metallicum D30 1x bei Bedarf
zusätzlich; Würgehusten; Gesicht wird beim Husten blau

Keuchhusten, Komplikationen

Sanguinaria D6 3x tägl.
hartnäckiger, trockener Husten überdauert; Gesicht wie rot angemalt

Bromum D6 3x tägl.
Reizhusten, Räuspern, warmes Zimmer, Niederlegen; trinkt kleine Schlucke Kaltes

Corallium rubrum D4 3x tägl.
Bluthusten

Krampfhusten

Cuprum arsenicosum D4 3x tägl.
anfallsartig nachts, bläuliche Lippen; hält Daumen in der Faust; Durst

Corallium rubrum D6 3x tägl.
wie ein Maschinengewehr; zäher klebriger Schleim läuft Rachen runter

Coccus cacti D4 3x tägl.
wie ein erschöpfender trockener Raucherhusten; fadenziehender Schleim

Capsicum D4 3x tägl.
gedunsener, rotwangiger, eifersüchtiger Ausdruck; brennende Halsenge

Aralia D6 3x tägl.
im ersten Schlaf; Rachen kitzelt, Brust beengt; sitzt auf

metallischer Husten

Drosera D4 3x tägl.
hohl, tief, nach Mitternacht

Spongia D3 3x tägl.
schwammig, vor Mitternacht

Husten

Kalium bichromicum D12   2x tägl.
zäh, fadenziehend, 3 bis 4 Uhr

nervöser Husten

Ambra D3   3x tägl.
gefolgt von leerem Aufstoßen

Phosphorus D12   2x tägl.
beim Sprechen

Ignatia D12   2x tägl.
steigert sich beim Husten

Hyoscyamus D12   2x tägl.
beim Niederlegen, nachts

Cuprum metallicum D30   1x bei Bedarf
krampfhaft; Schluck kaltes Wasser lindert

Rasselhusten (locker, feucht)

Natrium sulfuricum D6   3x tägl.
bei feucht-kaltem Herbstwetter

Hepar sulfuris D30   2x tägl.
bei trocken-schönem Wetter, besser bei feucht-warmem Wetter

Ipecacuanha D4   3x tägl.
Husten bei jedem Atemzug; mit Übelkeit!

Tartarus stibiatus D6   3x tägl.
aber Husten verschlimmert die Atemnot

Senega D4   3x tägl.
brennend vor und nach dem Husten; kann nicht abhusten

Asclepias tuberosa D4   3x tägl.
stechend, schlimmer bei Kälte und kalter Luft

Raucherhusten

Coccus cacti D6   3x tägl.
attackenweise, morgens; wenig zäher, eiweißartiger Schleim

Räuspern und Hüsteln

Argentum nitricum D12   2x tägl.
bei Aufregung, bei aufregenden Ereignissen; blaß

Chamomilla D12   2x tägl.
bei Aufregung, Ärger; hitzig, eine Wange blaß

Cina D12   2x tägl.
Reflexhusten; Würmer; blaß, eine Wange rot

Lachesis D12   2x tägl.
Reizhusten nachts, beim Erwachen, schrickt auf, erstickt; rot

Stannum D12   2x tägl.
chronisch

Reizhusten aus der Tiefe

Bryonia D4   3x tägl.
bollernd, sticht

Verbascum D6   3x tägl.
röhrend

Reizhusten, unstillbar im Liegen

Rumex D6   3x tägl.
zieht Decke über den Kopf, um warme Luft zu atmen

Sticta D6   3x tägl.
rauh, hackend, unergiebig

Würgehusten, Brechhusten

Ipecacuanha D3   3x tägl.
mit andauernder Übelkeit bei sauberer Zunge

Tartarus stibiatus D6   3x tägl.
nachts, bei und nach dem Essen; neigt zum Kreislaufkollaps

Drosera D4   3x tägl.
ab Mitternacht, tiefe Baßstimme; Krupp, Keuchhusten

Coccus cacti D4   3x tägl.
zäh, klebrig, fadenziehend; rülpst danach

Nux vomica D6   3x tägl.
mit Magen- und Kopfweh

Mephitis putorius D6   3x tägl.
fühlt sich wohl nach Erbrechen

Repertorium

hält seinen Brustkorb beim Husten

Eupatorium perfoliatum D30 1x bei Bedarf
bei fieberhafter rheumatischer Grippe

Drosera D3 alle 10 Min.
bei mitternächtlichem blechernem Husten; Keuchhusten, Krupp-Husten

Natrium sulfuricum D12 2x tägl.
beim Asthmaanfall gegen 4 bis 5 Uhr morgens im nebligen Herbst

Bryonia D3 3x tägl.
beim Übergang in warme Räume

Husten verschlimmert Hustenreiz

Ignatia D30 1x bei Bedarf
nervös

Sticta D6 3x tägl.
organisch

Hepar sulfuris D30 2x tägl.
bis zum Erstickungsanfall (Krupp)

abends

Belladonna D30 1x tägl. abends
entzündlich; muß aufsitzen, was nicht erleichtert

Hyoscyamus D12 1x tägl. abends
nervös; muß aufsitzen, was erleichtert

Phosphorus D12 1x tägl. abends
nervös; mit beginnender Dämmerung, beim Reden

beim Niederlegen schlimmer

Sticta D6 3x tägl.
unstillbar die ganze Nacht durch

Spongia D3 3x tägl.
muß Oberkörper hochlegen

Hyoscyamus D12 1x tägl. abends
Aufsitzen erleichtert

Drosera D4 3x tägl.
hustet wie in einen leeren Kochtopf hinein, würgt

Causticum D6 3x tägl.
trocken, brennt hinterm Brustbein, Schluck kaltes Wasser lindert

Acidum nitricum D6 3x tägl.
chronisch; trockener, kurzer Hackhusten; wie ein Splitter im Hals

beim Niederlegen besser

Manganum chloratum D6 3x tägl.
hustet nur, wenn er aufsitzt

im ersten Schlaf

Belladonna D30 1x tägl. abends
entzündlich

Lachesis D12 2x tägl.
erschrickt, erstickt

Aralia D6 3x tägl.
krampfhaft

die ganze Nacht

Rumex D6 3x tägl.
beim Entblößen, Bloßliegen, durch kalte Luft; scharfes Stechen

Sticta D6 3x tägl.
rauher, hackender, unergiebiger Dauerhusten

Ammonium bromatum D4 3x tägl.
stundenlang; besonders abends und gegen Morgen

Cuprum arsenicosum D4 3x tägl.
in langen Attacken mit langen Pausen; Lippen werden blau

Opium D12 2x tägl.
quälend, trocken, ohne Auswurf; Gesicht schwillt blaurot an

um Mitternacht

Spongia D3 3x tägl.
vor Mitternacht

Rumex D6 3x tägl.
abends und vor Mitternacht

Aconitum D30 1x bei Bedarf
um Mitternacht

Husten

Arsenicum album D6   3x tägl.
bis 3 Uhr

Drosera D6   3x tägl.
bis 1 Uhr

um 3 Uhr

Kalium carbonicum D12   2x tägl.
bis 4 Uhr; atmungsunabhängige Stiche in der rechten unteren Brustseite

Kalium jodatum D4   3x tägl.
bis 5 Uhr; Stiche hinterm Brustbein und tief im Brustinnern

um 3 bis 5 Uhr

Kalium bichromicum D12   2x tägl.
zäher gelber, fadenziehender Schleim, metallischer Bellhusten

Kalium carbonicum D12   2x tägl.
spannungsloser, trockener Würgehusten, Stiche rechte untere Brustseite

Tartarus stibiatus D12   2x tägl.
voller feinblasigem Schleim, Husten verschlimmert Atemnot; gedunsen

Kalium jodatum D4   3x tägl.
hartnäckig, deckt sich ab, braucht frische Luft

Natrium sulfuricum D6   3x tägl.
reichlich lockerer, grüner Husten im feuchtnebligen Herbst

um 4 bis 5 Uhr

Natrium sulfuricum D12   2x tägl.
Husten mit reichlich eiweißartigem, später grünlichem Schleim

morgens

Kalium bichromicum D12   2x tägl.
langwierig, vergeblich

Corallium rubrum D6   3x tägl.
wie ein Schnellfeuergewehr

Coccus cacti D6   3x tägl.
wie ein Raucherhusten, Kalttrinken lindert

morgendlicher Schleimpfropf

Stannum jodatum D4   3x tägl.
tief im Hals, schwächlicher Husten, muß herauswürgen, blasser Mensch

nach dem Essen

Phosphorus D12   2x tägl.
anfallsweise; obere Brust wie geschnürt

Rumex D6   3x tägl.
unstillbarer Kitzel in der Halsgrube

Nux vomica D6   3x tägl.
erbricht; untere Brust wie geschnürt

Tartarus stibiatus D6   3x tägl.
würgt, erbricht

beim Entblößen des Kopfes

Rumex D6   3x tägl.
nicht enden wollender Hustenanfall

beim Übergang ins Kalte

Rumex D6   3x tägl.
quälender Kitzel in der Halsgrube

Phosphorus D12   2x tägl.
tiefer Kitzel hinter beengtem Brustbein

Dulcamara D12   2x tägl.
anhaltend krampfig; reichlich geschmackloser Schleim

beim Übergang ins Warme

Bryonia D3   3x tägl.
trocken, erschütternd, Kitzel in der Magengrube

Natrium carbonicum D12   2x tägl.
eitrig-grüner, salziger Auswurf

Bromum D12   2x tägl.
bellend, anstrengend

durch Sprechen schlimmer

Phosphorus D12   2x tägl.
Kitzel aus der Tiefe; bei Abenddämmerung

Repertorium

Silicea D12   2x tägl.
Kitzel wie durch Haar im Hals; beim Niederlegen, durch Kalttrinken

Conium D12   2x tägl.
Kitzel in den oberen Luftwegen; abends, nachts, beim Lachen, quälend

nach Bronchitis anhaltend

Sanguinaria D6   3x tägl.
Kitzel; trocken oder mit rostfarbenem Auswurf; hektische Hitze

mit stechendem Schmerz

Kalium carbonicum D12   2x tägl.
rechte untere Brustseite, atemunabhängig; durch Unterkühlung

Mercurius solubilis D30   2x tägl.
rechte untere Brustseite; bei Wetterwechsel

Arsenicum album D6   3x tägl.
rechte obere Brustseite; Mitternacht bis 3 Uhr

Natrium sulfuricum D12   2x tägl.
linke untere Brustseite; bei feuchter Kälte, Nebel

Kalium jodatum D4   3x tägl.
Brustmitte; bei Wärme, bei feuchter Kälte

Ranunculus bulbosus D6   3x tägl.
Brustbein, zwischen Schulterblättern, atemabhängig

mit Kopfschmerz

Bryonia D3   3x tägl.
berstend, stechend

Sticta D6   3x tägl.
berstend

Natrium muriaticum D200   1x wöchentl.
Harn spritzt weg wie bei Causticum

Nux vomica D6   3x tägl.
kurz, trocken, ermüdend; Halsweh

mit unfreiwilligem Urinabgang

Causticum D6   3x tägl.
unbemerkt; trockener hohler Husten, Schluck kaltes Wasser lindert

Natrium muriaticum D200   1x wöchentl.
merkt es; hustet beim Übergang ins warme Zimmer

Scilla D6   3x tägl.
tröpfchenweise; schwer abhustbarer Schleim, Abhusten erleichtert

Kehlkopf (Laryngitis)

akut entzündet

Aconitum D30   1x in Wasser
trockenes Fieber nach Schüttelfrost; heiser; Krupp um Mitternacht

Belladonna D30   1x in Wasser
schweißiges Fieber, deckt sich warm zu; wunde eingeschnürte Kehle

Ferrum phosphoricum D12   2x tägl.
allmähliches Fieber bei klarem Kopf

späteres Stadium

Hepar sulfuris D30   2x tägl.
kruppartiger Husten verbleibt mit morgendlicher Heiserkeit

Spongia D3   stündl.
brennender, stechender Schluckschmerz; Kehle wie ein Pflock

Drosera D4   2stündl.
baßtonartiger Husten nach Mitternacht bis 1 Uhr

Kehlkopf (Laryngitis)

Verbascum D6 2stündl.
röhrender Husten aus der Tiefe

Jodum D12 2stündl.
alles trocken: Fieber, Haut, Husten; große Atemnot; gleich nach Aconit

chronisch entzündet

Hepar sulfuris D30 1x tägl.
durch Zugluft, Wind, Sturm an schönen trokkenen kalten Tagen

Sulfur D12 2x tägl.
durch Toxinbelastung von unterdrückenden Behandlungen

krampfartig entzündet

Gelsemium D4 3x tägl.
bei Erkältung

Mephitis putorius D12 2x tägl.
Einatmung behindert, Ausatmung verlängert

Chlorum D12 2x tägl.
Einatmung frei, behinderte Ausatmung; bedrohlich!

mit Räusperzwang, zäher Schleim

Kalium carbonicum D6 3x tägl.
am bewährtesten! wie eine Fischgräte im Hals

Kalium bichromicum D12 2x tägl.
stickig, gummiartig, fadenziehend

Ammonium chloratum D6 3x tägl.
wird selbst mit Mühe nicht ausgeräuspert; Rachen rauh, Kehlkopf heiser

Argentum nitricum D12 2x tägl.
klarer Schleim; Splittergefühl; Rachen rauh, Stimme belegt

Phytolacca D6 3x tägl.
Räusperbedürfnis; Schmerz in Ohren, am Zungenrand, in Gliedern

Mercurius jodatus flavus D30 1x tägl.
dicker Schleim; Drüsen geschwollen, Zungengrund gelb

mit Stimmverlust

Causticum D4 3x tägl.
morgens; rohe wunde Kehle bis zur Brustmitte, kaltes Wasser lindert

Phosphorus D12 2x tägl.
abends; rohe wunde Kehle, besser draußen

Spongia D3 stündl.
drinnen, abends, mitternachts; wie ein Pflock in der Kehle; Bellhusten

Senega D2 stündl.
plötzlich; Kehle ausgetrocknet, aber reichlicher, schlecht abhustbarer Schleim

Schwellung des Kehlkopfdeckels (Glottisödem!)

Erstickungsgefahr!

Apis D30 alle 10 Min.
als sei jeder Atemzug der letzte

Chlorum D6 alle 10 Min.
plötzlicher Krampf; kaltschweißiger Kollaps; kann nicht ausatmen!

Sambucus nigra D4 alle 10 Min.
Kehlkopfkrampf; atmet mit weit geöffnetem Mund

Repertorium

Krupp

1. Stadium

Aconitum D30 — 1x in Wasser
immer am Anfang!

Spongia D3 — alle 10 Min.
nach Aconit

Hepar sulfuris D30 — 1x in Wasser
nach Spongia

Bromum D30 — 1x in Wasser
nach Hepar, nach Jod

Jodum D30 — 1x in Wasser
nach Hepar

2. Stadium

Spongia D4 — alle 10 Min.
hellblond; vor Mitternacht, atmet rauh, sägend, schwammig, erstickend

Jodum D30 — 1x in Wasser
dunkelhaarig; Kehle wie verschlossen; keucht, sägt; unruhig, fiebert

Drosera D4 — alle 10 Min.
nach Mitternacht; hustet trocken mit tiefer Baßstimme

Hepar sulfuris D30 — 1x in Wasser
gegen Morgen; hustet feucht, pfeifend, erstickend; umwickelt sich warm

Bromum D30 — 1x in Wasser
schreckt aus dem Schlaf, pfeift, rasselt, hustet tief, heiser; verlangt einen Schluck kaltes Wasser

um Mitternacht

Aconitum D30 — 1x in Wasser
ringt plötzlich nach Atem; große Angst, große Unruhe, heiße Haut

Ferrum phosphoricum D12 — stündl.
weniger plötzlich, weniger ängstlich

Veratrum viride D30 — 1x in Wasser
heftig, keine Angst

beim Niederlegen bis Mitternacht

Spongia D3 — alle 10 Min.
giemt, pfeift, droht zu ersticken; faßt sich mit der Hand an den Hals

durch lang anhaltendes feuchtes Wetter

Jodum D30 — 1x in Wasser
in allen Stadien angezeigt; Kehle wie geschwollen, verschlossen

durch trockenen, kalten Wind

Aconitum D30 — 1x in Wasser
Fieber nach Spaziergang, Krupp um Mitternacht

Hepar sulfuris D30 — 1x in Wasser
heiser nach Spaziergang, Krupp gegen Morgen

mit heftigem Krampf in der Kehle

Lachesis D30 — 1x in Wasser
schrickt gegen Morgen aus dem Schlaf mit heftiger Erstickungsangst; Hals wie zugeschnürt, äußerst berührungsempfindlich

mit festem Belag (fibrinös aufgelagerte Membranen)

Kalium bichromicum D12 — 2x tägl.
dicke, absteigende Beläge; schrickt gegen 3 Uhr aus dem Schlaf

Mercurius cyanatus D30 — 1x tägl.
stinkende Beläge

Kalium chloratum D4 — 3x tägl.
graue Beläge; rauher, harter Husten

Ammonium causticum D4 — 3x tägl.
absteigend hinter das Brustbein; rauher, wunder Husten; Kalttrinken lindert

Lungenentzündung (Pneumonie)

Kaolinum D4 3x tägl.
absteigend in die Bronchien; wunde Brust innen und außen, schmerzhaft

mit losem Belag ("falsche Membranen")

Hepar sulfuris D30 1x in Wasser
splitterartiger Schmerz zieht zu den Ohren; hustet Membranen ab

Jodum D12 2x tägl.
ausgedehnte Beläge in der Kehle, wenig Schleim; Kehle wie verstopft

Sanguinaria D6 3x tägl.
trockene, brennende Kehle, wie geschwollen; röchelt, pfeift, bellt

als ob eine lose Haut in der Kehle hinge

Bromum D30 1x in Wasser
Atem erstickend, rasselt, pfeift; als ob die Kehle voller Schleim sei; möchte herumgetragen werden!

Lungenentzündung (Pneumonie)

1. Tag:
Atemnot, Brustenge, Fieber

Aconitum D30 1x in Wasser
Schüttelfrost vor Fieber, heiße Haut; durch trockene, kalte Winde

Ferrum phosphoricum D30 1x in Wasser
ruhiges Fieber, rasche Atmung; sehr wenig Durst; Kopf nicht benommen!

Veratrum viride D30 1x in Wasser
hektisches Fieber, aber ruhig, ohne Angst; roter Streifen Zungenmitte

Jodum D30 1x in Wasser
hektisch, ruhelos wie bei *Aconit*; Lunge wie verschlossen, wenig Husten

1. Tag: Aussehen, Verhalten

Aconitum D30 1x in Wasser
kräftig rot; höchste Unruhe und Ängstlichkeit; Todesangst!

Ferrum phosphoricum D30 1x in Wasser
zart rot; sitzt im Bett und liest eventuell noch im Buch

Veratrum viride D30 1x in Wasser
gedunsen tiefrot; Kopfschmerz; übel, erbricht; heftiges Fieberdelir

Jodum D30 1x in Wasser
hektisch rot; ruhelos wie bei *Aconit*; greift sich an den Hals beim Husten

> Alle zeigen rotes Aussehen wegen heftigem Blutandrang zur Brust und zum Kopf, der auch die Atemnot bewirkt!

ab 2. Tag: Anschoppung, rostroter Auswurf

Bryonia D3 2stündl.
Fieber hält an; scharfes Stechen bei geringster Bewegung

Phosphorus D12 2x tägl.
folgt und ergänzt *Bryonia*; Husten als ob etwas losgerissen sei; blutig

Jodum D12 2x tägl.
große Atemnot, als ob die Brust sich nicht ausdehnen wolle

Sanguinaria D6 2stündl.
Brennen überall, scharfe Stiche; Brust wie zu voll; schlimmer nachmittags

Sulfur D6 3x tägl.
wie bei *Jod* am Beginn aller Stadien nützlich; hier: hektisches Fieber, Atemnot

Repertorium

Cantharis D6 — 3x tägl.
heftiges Brennen und Drücken

ab Ende 1. Woche: Krise, rote Hepatisation

Bryonia D3 — 2stündl.
Fieber hält weiter an; Zunge trocken, großer Durst, Delirium, Apathie

Phosphorus D12 — 2x tägl.
ergänzt weiter *Bryonia*; geschnürte obere Brust, gelb-roter Auswurf

Jodum D12 — 2x tägl.
größte Atemnot; wirft sich hektisch im Bett umher; unbändiger Durst

Ferrum phosphoricum D12 — 2x tägl.
nicht so unruhig; auffallend wenig Durst

ab 2. Woche: graue Hepatisation

Bryonia D3 — 2stündl.
Fieber fällt ab; Knistern und Rasseln beim Einatmen, Puls verlangsamt

Ferrum phosphoricum D12 — 2x tägl.
im Wechsel mit:

Kalium chloratum D4 — 3x tägl.
weiß-grauer, zäher Auswurf; Zunge dick weiß belegt! ersetzt durch:

Kalium sulfuricum D4 — 3x tägl.
am Übergang zur gelben Hepatisation; Auswurf wird gelb, schleimig

Kalium carbonicum D12 — 2x tägl.
ähnlich *Bryonia*; viel schleimiger, stechender Husten ab 3 Uhr

Kalium bichromicum D12 — 2x tägl.
zäher, fadenziehender schleimiger Auswurf; Husten gegen Morgen

ab 3. Woche: gelbe Hepatisation

Hepar sulfuris D30 — 6stündl.
dicker eitriger, sahniger Auswurf

Jodum D12 — 2x tägl.
wenig eitriger, schaumiger Auswurf

Sanguinaria D4 — 3x tägl.
wenig, sehr stinkender Auswurf

Sulfur D4 — 3x tägl.
dicker, schmutziger, übelriechender Auswurf nachts

Lycopodium D12 — 2x tägl.
gelb-grüner schleimiger Auswurf nachts

> **Hepatisation:** Knisterrasseln beim Einatmen (Crepitatio indux)

Ende 3. Woche: Lösung, eitriger Husten

Hepar sulfuris D30 — 6stündl.
locker; gegen Morgen

Tartarus stibiatus D6 — 3x tägl.
viel, feinblasig; ab 4 Uhr nachts

Sanguinaria D4 — 3x tägl.
wenig; eher nachmittags

Sulfur D4 — 3x tägl.
dick, schmutzig; nachts

Lycopodium D12 — 2x tägl.
gelb-grün, schleimig; nachts

> Knisterrasseln tritt wieder auf (Crepitatio redux)

langsame oder unvollständige Lösung

Sulfur D6 — 3x tägl.
dicker eitriger, übelriechender Auswurf, lockerer Husten nachts

Jodum D12 — 2x tägl.
eitriger, schaumiger Auswurf; hektisches Fieber, hektische Unruhe

Sanguinaria D6 — 3x tägl.
wenig eitriger, stinkender Auswurf, der selbst dem Patienten stinkt

Lycopodium D6 — 3x tägl.
gelb-grüner, übelriechender, salziger Auswurf, heftiger Husten nachts

Lungenentzündung (Pneumonie)

vernachlässigt

Sulfur D4 3x tägl.
so vernachlässigt wie der dahinterstehende Mensch

eher rechts

Bryonia D3 3x tägl.
stechender Leberkapselschmerz

Sanguinaria D6 3x tägl.
alles hitzig, brennend, trocken

Chelidonium D3 3x tägl.
bei eher schlanken, blassen Menschen

eher links

Lycopodium D4 3x tägl.
rechts beginnend

kann nicht links liegen

Phosphorus D12 2x tägl.
wegen Herzklopfen

kann nur rechts liegen

Bryonia D12 2x tägl.
um stechende Schmerzen zu besänftigen, fester Gegendruck lindert!

bei Kindern

Aconitum D30 1x in Wasser
nach langem Spiel in kaltem, trockenem Wind; Angst

Veratrum viride D30 1x in Wasser
hektischer Beginn; Kopfschmerz, Übelkeit, Erbrechen; keine Angst!

Phosphorus D12 2x tägl.
zarte, hübsche, kraftlose Kinder

Ferrum phosphoricum D12 3x tägl.
spielt unbeeinträchtigt weiter!

Tartarus stibiatus D6 3x tägl.
dicke, weiß belegte Zunge, Brechhusten

Mercurius solubilis D30 1x tägl.
infolge Erkältung bei naßkaltem Wetter

bei Grippe (Viruspneumonie)

Mercurius solubilis D30 1x tägl.
vor allem bei Kindern und Jugendlichen; Zunge groß, schmutzig, Zahneindrücke

nach Antibiotika-Behandlung

Sulfur D4 3x tägl.
langsame oder unvollständige Lösung; hinfällige Schwäche

mit Bronchitis

Phosphorus D12 2x tägl.
schmerzender Husten hinter dem Brustbein, obere Brust wie geschnürt

Tartarus stibiatus D6 3x tägl.
viel; glaubt vergeblich, der nächste Husten bringe den Schleim hervor!

Ipecacuanha D3 3x tägl.
viel, grobblasig; saubere Zunge, dauerhafte Übelkeit!

Kalium carbonicum D6 3x tägl.
viel; vergeblicher Husten wie bei allen Kaliumsalzen! um 3 Uhr morgens

Kalium bichromicum D12 2x tägl.
viel, zähe, bläuliche Klumpen, ab 4 Uhr

mit Hirnhautreizung, Delirium (typhös)

Veratrum viride D30 1x in Wasser
akut, hektisches Delirium

Phosphorus D12 2x tägl.
geschwätziges Delir, will aus dem Bett, zieht sich aus; Angst, Hitze

Hyoscyamus D12 2x tägl.
wie bei Phosphor, nur noch dramatischer

Sulfur D6 3x tägl.
Atemnot von Mitternacht bis 2 Uhr, deckt sich ab wegen großer, trockener Hitze; Schweiße gegen Morgen

Repertorium

> Hektisches Fieber ist immer von hinfälliger Schwäche begleitet!

mit Leber- und Gallebeschwerden (biliös)

Chelidonium D30   1x in Wasser
gelbe, weiche Stühle

Lycopodium D12   2x tägl.
Stuhl so knoddelig wie Ziegenkot

Tartarus stibiatus D12   2x tägl.
Brechhusten, Durchfall mit einer Zunge wie dick weiß angestrichen

Mercurius solubilis D30   1x tägl.
stinkende, schleimige Durchfälle mit viel Krämpfen in den Gedärmen

mit Lungenbluten

Phosphorus D30   alle 10 Min.
lebensbedrohlich!

mit Nasenflügelatmung

Chelidonium D3   3x tägl.
bei biliöser Entzündung

Lycopodium D4   3x tägl.
bei sich schlecht lösender Entzündung

mit Rippenfellentzündung

Phosphorus D12   2x tägl.
blutstreifiger Auswurf; abends und morgens; Atmung knistert, rasselt

Bryonia D3   2stündl.
zusammen mit *Phosphorus* sehr bewährt!

Ipecacuanha D3   3x tägl.
viel, grobblasig; saubere Zunge, anhaltende Übelkeit!

Tartarus stibiatus D6   3x tägl.
viel, feinblasig; vergeblicher Husten ab 4 Uhr

mit scharfen, stechenden Schmerzen

Bryonia D3   3x tägl.
bei der geringsten Bewegung

Kalium carbonicum D6   3x tägl.
rechts unten, unabhängig von Atmung

Tartarus stibiatus D6   3x tägl.
beim Husten

Chelidonium D3   3x tägl.
im rechten Unterlappen

Sanguinaria D6   3x tägl.
in beiden Unterlappen, hinter dem Brustbein

Mandeln (Tonsillitis)

akute Angina

Aconitum D30   einmalig
hellrot; trocken, plötzlich, heftig, starker Durst nach Kaltem

Belladonna D30   6stündl.
rot; mäßiger Durst, verlangt nach einem Schal um den Hals

Apis D30   6stündl.
hellrot, wäßrig glänzend; Stechen, kein Durst, verlangt Eiskrawatte

Pyrogenium D30   einmalig
dunkelroter, rauher, wunder Hals; drohende Blutvergiftung

Hepar sulfuris D30   6stündl.
Eiterstippchen; verlangt nach Wärme

Mercurius solubilis D30   1x tägl.
Eiterauflagen; verlangt nach Kälte

chronische Angina

Barium carbonicum D6   2x tägl.
rund, ruhig

Barium jodatum D6   2x tägl.
schlank, unruhig

Silicea D30   einmalig
jede 2. Woche dazwischen geben

vernarbte Angina

Calcium fluoratum D6 3x tägl.
schlank, hitzig, verlangt nach Kälte und Bewegung

Silicea D6 3x tägl.
schlank, fröstelnd, verlangt nach Wärme und Ruhe

Strontium carbonicum D12 2x tägl.
kräftig, warm, verlangt nach Wärme

Tellurium metallicum D6 3x tägl.
schwach, kalt, verlangt nach Wärme

wiederkehrende Angina

Lachesis D12 2x tägl.
beginnt immer links

Lycopodium D4 3x tägl.
beginnt immer rechts

Lac caninum D4 3x tägl.
wechselt ständig die Seiten

Pyrogenium D30 einmalig
beginnt mit dunkelrotem, wundem Hals

Ignatia D30 1x bei Bedarf
muß ständig schlucken, Schlucken bessert, „armer Schlucker"

Mandeln stoßen aneinander

Tuberculinum bovinum D200
1x im Monat, 3x insgesamt
blaß-rosa, weich, rund

Nebenhöhlen (Sinusitis)

Barium carbonicum D6 3x tägl.
blaß, hart, zerklüftet, mit auffallender Gefäßzeichnung

Bufo D12 2x tägl.
kräftig rot bis dunkelrot, weich, zerklüftet

Kalium chloratum D6 3x tägl.
grau-weißer Belag, auch auf der Zunge

Seitenstrangangina (Mandeln entfernt)

Pyrogenium D30 einmalig
dunkelrot, wund; drohende Blutvergiftung

Phytolacca D4 2x tägl.
dunkelrot bis blaurot, Schmerz zieht zu den Ohren; Herdstreuung

Mercurius bijodatus D30 1x tägl.
große schmutzige Zunge mit gelbem Grund, stinkender Atem; eher links

Arnica D2 1x tägl. morgens
bei beständigem Halsreiz 10 Tropfen ins Zahnglas, gurgeln

Mandelpfröpfe

Magnesium carbonicum D6 3x tägl.
chronisch

Mandelabszeß

Hepar sulfuris D30 6stündl.
reifer Abszeß löst sich auf oder entleert sich

Myristica D4 stündl.
falls sich der reife Abszeß nicht entleert; „homöopathisches Messer"

Nebenhöhlen (Sinusitis)

akut entzündet, fiebrig (Sinusitis)

Camphora D1 stündl.
nur allererstes Stadium; Klopfschmerz hinter Augen; verstopfte Nase

Aconitum D30 1x bei Bedarf
nur erstes Stadium; Kribbeln, Niesen, geschwollen, heiß, trocken

Belladonna D30 1x bei Bedarf
Völle, Druck, Hitze, Klopfen

Repertorium

Eupatorium perfoliatum D6 3x tägl.
viel Niesen, reichliche Absonderung; Fieber morgens höher

Cinnabaris D4 3x tägl.
Druck und Schmerz beim Bücken; trockene Nase, zäher Schleim im Rachen

chronisch entzündet

Thuja D6 3x tägl.
dicke, grüne, milde Absonderung

Silicea D12 2x tägl.
dünne, ätzende Absonderung

verschleppt

Hydrastis D6 3x tägl.
dick, zäh, gelb, wundmachend

Kalium bichromicum D12 2x tägl.
trocken, schorfig, geschwürig; Stirnkopfschmerz

Causticum D6 3x tägl.
trocken verstopfte, wunde, krustige Nase; heiser; Feuchtigkeit lindert

ohne Ausscheidung

Cinnabaris D4 3x tägl.
Schleim sitzt in der hinteren Nase

Kalium bichromicum D12 2x tägl.
Schleim läuft den Rachen runter

Sulfur D12 2x tägl.
Schleim verstopft alle Ausgänge; Nase rot, brennt

mit Ausscheidung

Hydrastis D6 3x tägl.
dick, zäh, gelb, wundmachend

Kalium sulfuricum D6 3x tägl.
dick, weiß, schleimig, mild

bei Nasenpolypen

Thuja D6 3x tägl.
dicke, grüne, milde Absonderung

Hydrastis D6 3x tägl.
dicke, zähe, wundmachende Absonderung

Sanguinaria D6 3x tägl.
wäßrige, wunde, brennende Absonderung, Niesen

Marum verum D4 3x tägl.
Gefühl, als seien die Nasenlöcher verstopft

Schnupfen (Rhinitis)

epidemisch

Aconitum D30 einmalig
kalter trockener Wind; trockenes unruhiges Fieber, Frösteln, Niesen

Lachesis D12 2x tägl.
im Frühjahr oder bei frühlingsartigem Wetter; äußerst empfindlicher Hals

Dulcamara D30 1x tägl. morgens
im Frühherbst oder bei frühherbstlichem Wetter

Gelsemium D30 1x tägl. morgens
im Sommer oder bei sommerlichem Wetter, feucht-warme Tage folgen auf Kälte; Hitze und Frost gleichzeitig

Nux vomica D30 1x tägl. morgens
im Herbst oder bei herbstlich kaltem Wetter, trockene Kälte; Halskratzen; Nase fließt tagsüber, nachts zu

Mercurius solubilis D30 1x tägl. morgens
feuchte Kälte; rohe wunde Nase; Hitze wechselt mit Frost

Arsenicum album D12 2x tägl.
im Trauermonat November oder bei novemberlichem Wetter, winterlicher Kälte; fröstelt; Nase verstopft, fließt draußen

Rhus tox D30 1x bei Bedarf
im Winter oder bei winterlichem Wetter

Schnupfen (Rhinitis)

Frühjahrsschnupfen

Lachesis D12   2x tägl.
mit Kopfschmerz und äußerst berührungsempfindlichem Hals

Sommerschnupfen

Gelsemium D30   1x tägl. morgens
an feucht-warmen, schwülen, föhnigen Tagen

Carbo vegetabilis D30   1x tägl. morgens
an kühlen Abenden nach schwülen Tagen

Dulcamara D30   1x tägl. morgens
beim abendlichen Draußensitzen, wenn die Tage empfindlich abkühlen

Antimonium crudum D30   1x tägl. abends
nach Aufenthalt im kühlen Freibad

Herbstschnupfen

Dulcamara D30   1x tägl. abends
bei Nässe, Kälte, Unterkühlung am Abend; Stockschnupfen

Nux vomica D30   1x tägl. morgens
bei trockener Kälte, Zugluft, Durcheinander; nachts Nase zu; gestörter Schlaf

Rhus tox D30   1x tägl. abends
bei trockener oder feuchter Kälte; nächtliche Unruhe

Natrium sulfuricum D12   2x tägl.
bei Feuchtigkeit, Nebel; jeden Herbst aufs neue

Thuja D12   2x tägl.
bei Nässe, Kälte; nachts Nase zu bis 4 Uhr, schläft erst danach ein

Winterschnupfen

Silicea D12   2x tägl.
jeden Winter; fröstelt den ganzen Winter über; trägt warme Wollmützen

Arsenicum album D12   3x tägl.
immer im November; trägt viel Wolle, aber nicht am Kopf

Psorinum D200   einmalig
den ganzen Winter über; trägt am liebsten Pelze, auch im Sommer

Fließschnupfen

Allium cepa D3   stündl.
drinnen; wunde Nase, milde Tränen

Arsenicum album D6   2-3stündl.
draußen; brennende Nase, brennende Tränen, Niesen

Sticta D6   3x tägl.
Tränenfluß, Kopfschmerz, zermürbender Husten

Euphrasia D12   2x tägl.
milde Nase, reichlich wunde Tränen (erscheint oft vor Masern!)

Gelsemium D30   1x tägl. morgens
wunde Nase, wunde Muskeln

Kalium jodatum D4   3x tägl.
wunde schorfige Nase, wunde geschwollene Augen

Arsenicum jodatum D6   3x tägl.
heftiger Fluß draußen; Frösteln im Wechsel mit Hitze

Jodum D12   2x tägl.
im Frühjahr, im Herbst; alles brennt vor allem drinnen

Natrium muriaticum D200   1x bei Bedarf
im Winter; wäßrig, durchsichtig, schaumig; Erkältungsbläschen an Nase und Lippen

wenn Fließschnupfen schleimig wird

Kalium sulfuricum D4   3x tägl.
weißlich

Stockschnupfen, akut

Luffa D6   3x tägl.
besonders drinnen in der Wärme, Nebenhöhlen beteiligt

Kalium jodatum D6   3x tägl.
drinnen; fließt in der frischen Luft

Repertorium

Nux vomica D30   1x tägl. morgens
besonders drinnen, nachts

Dulcamara D6   3x tägl.
besonders draußen

Stockschnupfen, chronisch

Arum triphyllum D6   3x tägl.
besonders nachts mit scharfem Sekret; Nase geschwürig rissig, verklebt

Kalium bichromicum D12   2x tägl.
besonders morgens und draußen; Nase wund, geschwollen

Sulfur D12   2x tägl.
besonders morgens und drinnen; Nase wund, dick, brennt, geschwürig

Lycopodium D12   2x tägl.
tagsüber und noch mehr nachts verstopft, sehr trocken

Säuglingsschnupfen

Sambucus nigra D4   3x tägl.
weißlich-zäh; auch Husten, Fieber

Sabadilla D12   2x tägl.
dünn, dick, weiß-klar; Kinder frösteln

Hydrastis D4   3x tägl.
gelb-zäh, wundmachend

Kalium bichromicum D12   2x tägl.
fadenziehend, gummiartig

Ammonium carbonicum D4   3x tägl.
anhaltend verstopft

Schniefen der Säuglinge

Luesinum D200   1x monatl.
lockeres Sekret in der Nase, das beim Atmen auf und ab läuft

Rotzkinder

Kalium sulfuricum D4   3x tägl.
weiß-schleimige Rotzglocke

Hepar sulfuris D30   2x wöchentl.
grün-schleimige Rotzglocke

Stinknase

Acidum nitricum D6   3x tägl.
mit stinkenden Geschwüren

Asa foetida D4   3x tägl.
mit aashaften Absonderungen; Knochenkaries

Nux moschata D6   3x tägl.
bei trockener, verstopfter Nase; schlimmer bei Herbstwetter

Mephitis putorius D6   3x tägl.
flüssig; stinkt wie bei Asa foetida

Tropfnase

Luesinum D200   1x monatl.
Dauertropfen hängt an der Nasenspitze; Schleimhaut geht zurück

schneuzt sich ständig erfolglos

Sticta D6   3x tägl.
wegen Völlegefühl in der trockenen oberen Nase

Kalium bichromicum D12   2x tägl.
klebriges Sekret verstopft die hintere Nase

steigt in die Bronchien ab

Bryonia D3   2stündl.
tiefsitzender Hackhusten, beim Übergang ins Warme

Ipecacuanha D3   3x tägl.
grobblasiger Husten; rote Wangen, saubere Zunge, anhaltende Übelkeit!

Tartarus stibiatus D6   3x tägl.
feinblasiger Husten; blaß, gedunsen; belegte Zunge

Rumex D6   3x tägl.
erschütternd beim Übergang ins Kalte; zieht nachts die Decke über den Kopf

Sticta D6   3x tägl.
unstillbarer Hustenreiz nachts

Kalium bichromicum D12   2x tägl.
erstickender Husten draußen und morgens; nachts ruhiger

Schnupfen (Rhinitis)

Phosphorus D12 — 2x tägl.
anhaltend trockener Husten mit anhaltender Heiserkeit

Ammonium carbonicum D3 — 3x tägl.
tiefsitzender Husten mit Kreislaufschwäche

Carbo vegetabilis D30 — 1x bei Bedarf
sehr schwach, reißt die Fenster auf, will frische Luft zugefächelt haben

Arsenicum album D30 — 1x bei Bedarf
sehr schwach, kaltschweißig, schließt die Fenster, will Wärme

schleimig

Kalium sulfuricum D4 — 3x tägl.
weißlich

Hepar sulfuris D30 — 1x tägl.
eitrig, locker, wundmachend

Hydrastis D4 — 3x tägl.
dick, zäh, gelb, wundmachend

Mercurius solubilis D30 — 1x tägl.
dünn, zäh, gelb-grün, ätzend

Thuja D6 — 3x tägl.
dick, grün, wundmachend

eitrig

Hepar sulfuris D30 — 1x tägl.
grün, sahnig, wundmachend

Hydrastis D4 — 3x tägl.
dick, zäh, wundmachend

Thuja D6 — 3x tägl.
dick, sämig, wundmachend

Natrium sulfuricum D6 — 3x tägl.
dicklich, gelb, grün, mild

reif

Pulsatilla D6 — 3x tägl.
dick, gelb, eitrig, mild

Cyclamen D6 — 3x tägl.
wie bei Pulsatilla, nur mit viel Niesen!

Hydrastis D6 — 3x tägl.
dick, gelb, zäh, wundmachend

Hepar sulfuris D30 — 1x tägl.
dick, eitrig, sahnig, wundmachend

grün

Pulsatilla D6 — 3x tägl.
erst wundmachender Fließschnupfen drinnen, dann gelb-grün, mild

Dulcamara D6 — 3x tägl.
erst Stockschnupfen draußen und nachts, dann reichlich grün, mild

Hepar sulfuris D30 — 2x tägl.
erst Fließschnupfen draußen, dann reif, eitrig, wundmachend, stinkend

Kalium bichromicum D12 — 2x tägl.
erst Fließschnupfen draußen, dann verstopft zäh, fadenziehend, eklig

Thuja D6 — 3x tägl.
erst Fließschnupfen draußen, dann dick, eitrig, wundmachend, chronisch

wundmachend

Kalium bichromicum D12 — 2x tägl.
zäh, fadenziehend

Mercurius corrosivus D30 — 1x tägl.
dünn, eitrig

Hydrastis D4 — 3x tägl.
dick, zäh, gelb

übelriechend

Kalium bichromicum D12 — 2x tägl.
gummiartig

Sulfur D6 — 3x tägl.
wie faule Eier

Hydrastis D4 — 3x tägl.
dick, zäh, eitrig

Mater perlarum D4 — 3x tägl.
chronisch, vernachlässigt

Tellurium metallicum D6 — 3x tägl.
Knochenfraß, Knoblauchgeruch

vernachlässigt

Balsamum peruvianum D4 — 3x tägl.
chronisch

Repertorium

Mater perlarum D4   3x tägl.
übelriechend

mit Frösteln

Camphora D1   stündl.
sehr akut! Nase trocken verstopft, Klopfen hinter Augen

Aconitum D30   einmalig
akut! Nase dick, heiß, trocken; fröstelt, geht aber an die frische Luft

Gelsemium D30   1x tägl. morgens
Nase läuft; sitzt auf der Heizung; Frost im Rücken rauf und runter

Sabadilla D30   1x tägl. morgens
Nase fließt; liegt in der heißen Badewanne; Frost steigt im Rücken auf

Arsenicum album D30   1x tägl. morgens
Nase verstopft und läuft draußen; hüllt sich warm ein, außer am Kopf

Mercurius solubilis D30   1x tägl. morgens
Nase läuft sich wund, stark geschwollen; Frost wechselt mit Hitze

mit Niesen

Sabadilla D12   2x tägl.
erschütternd mit stechendem Stirnkopfschmerz über den Augen, Fließschnupfen, Tränen, Frösteln, Husten beim Niederlegen

Allium cepa D3   3x tägl.
als zerreiße es den Kopf, Fließschnupfen drinnen

Cyclamen D12   2x tägl.
krampfhaft mit Flimmern vor den Augen

Gelsemium D30   1x tägl. morgens
ermüdend mit Hinterkopfdruck und Schwindel, wunder Fließschnupfen

Nux vomica D30   1x tägl. morgens
laut und kräftig beim geringsten Luftzug; öffnet Fenster

Silicea D12   2x tägl.
anhaltend beim geringsten Luftzug, schließt Fenster

Rhus tox D30   1x tägl. morgens
trocken mit Kitzelhusten in der oberen Luftröhre

Arsenicum jodatum D6   3x tägl.
heftiger Fließschnupfen draußen

Schleimstraße im Nasen-Rachen-Raum

Kalium bichromicum D12   2x tägl.
fadenziehender Schleim, der mühsam hervorgebracht wird

Corallium rubrum D6   3x tägl.
festsitzender Schleim, der widerlich geräuschvoll hervorgebracht wird

Rumex D6   3x tägl.
klebriger Schleim, der nicht hervorgebracht werden kann

Sticta D6   3x tägl.
zäher Schleim

Cinnabaris D6   3x tägl.
strähniger Schleim

Natrium muriaticum D200   1x in Wasser
davon 3x tägl. einen Schluck; Schleim tropft morgens in den Rachen

mit Katarrh der Ohrtrompete (Tube)

Pulsatilla D6   3x tägl.
gelb, mild

Kalium sulfuricum D4   3x tägl.
weiß, klar, schleimig, mild

Kalium chloratum D4   3x tägl.
weiß, zäh, wund

mit Stirnkopfschmerz

Eupatorium perfoliatum D6   3x tägl.
bei rheumatischer Grippe

Sabadilla D12   2x tägl.
bei erschütterndem Niesen

Nux vomica D30   1x tägl. morgens
verkatert von oben bis unten

Schnupfen (Rhinitis)

Sticta D6 3x tägl.
bei Völle in der Nase und bei unstillbarem Quälhusten

mit Schmerz an der Nasenwurzel

Luffa D6 3x tägl.
Druck; drinnen trockene, schorfige Nase

Nux vomica D30 1x tägl. morgens
dumpfer Druck; Nase trocken, kitzelt; Hals kratzt

Sticta D6 3x tägl.
Völlegefühl; Nase verstopft

Sanguinaria D6 3x tägl.
dumpf; Nase fließt wenig, brennt

Kalium bichromicum D12 2x tägl.
ständiger Druck; Nase klebrig verstopft

Kalium jodatum D6 3x tägl.
beim Bücken; Nase drinnen verstopft

mit Schrunden (Einrisse am Nasenflügel)

Acidum nitricum D6 3x tägl.
tiefe eitrige, juckende Risse, Geschwüre

Graphites D12 2x tägl.
teils eitrige Risse, Herpes; bei jeder Erkältung

Antimonium crudum D12 2x tägl.
trocken; Unterkühlung im Sommer nach Baden; bei chronischer Magenbelastung

Petroleum D12 2x tägl.
eher trocken; auch Ohransatz; jeden Winter wieder

mit Geruchsverlust

Natrium muriaticum D200 einmalig
zusätzlich:

Luffa D4 3x tägl.
verstopfte Nase, verstopfte Nebenhöhlen

mit Geruchs- und Geschmacksverlust

Natrium muriaticum D200 1x monatl.
während und danach anhaltend, alles taub

Pulsatilla D6 3x tägl.
während, alles mild

Sanguinaria D6 3x tägl.
während, alles brennt

Magnesium muriaticum D6 3x tägl.
danach, alles trocken

besser in frischer Luft

Aconitum D30 einmalig
trotz anfänglichem Frösteln

Allium cepa D3 stündl.
Nase draußen frei, fließt drinnen

Nux vomica D30 1x tägl. morgens
Nase draußen frei trotz Kälteempfindlichkeit; drinnen, nachts verstopft

Pulsatilla D6 3x tägl.
trotz allgemeiner Frostigkeit

Kalium jodatum D6 3x tägl.
Nase läuft draußen, drinnen verstopft

Mercurius solubilis D30 1x tägl. morgens
trotz Kälteempfindlichkeit; Nase läuft dünn, ätzend, stinkend

besser im Warmen

Arsenicum album D6 3x tägl.
fließt draußen wundmachend, liebt Hitze jeder Art

Gelsemium D30 1x tägl. morgens
fließt draußen wund oder mild

Natrium muriaticum D200 1x in Wasser, 3x tägl. 1 Schluck
fließt draußen dünn, schaumig; verträgt keine Hitze

Dulcamara D30 1x tägl. morgens
stockt draußen

Hepar sulfuris D30 2x tägl.
verstopft draußen, löst sich drinnen

Kalium bichromicum D12 2x tägl.
verstopft draußen und drinnen; zieht Wärme vor

Repertorium

Verbrennungen

Verbrennung I. Grades

Apis D30 1x in Wasser
Röte, Hitze, stechendes Brennen, wäßrige Schwellung, Kälte lindert

Aconitum D30 2 bis 3stündl.
hellrot, trockene Hitze, flacher roter Ausschlag, Kälte lindert

Belladonna D30 2 bis 3stündl.
kräftig rot wie eine Tomate, flachroter Ausschlag, Wärme lindert

Arnica D30 3stündl.
nicht vergessen! infolge Verletzung; wie zerschlagen, Berührungsangst

Hamamelis D4 alle 10 Min.
bei Verbrühung der Lippen, der Zunge, der Mundschleimhaut

Verbrennung II. Grades

Rhus tox D30 einmalig
juckende Bläschen, kühler Umschlag tut gut, viel Durst auf Kaltes

Cantharis D30 2 bis 3stündl.
brennende Blasen, verlangt Kühle

Arsenicum album D30 2 bis 3stündl.
brennende Bläschen, brennender Durst, trinkt wenig; verlangt Wärme

Verbrennung III. Grades

Causticum D30 1 x in Wasser
rohes Fleisch, schmerzt wie verätzt

Pyrogenium D30 1 x bei Bedarf
rohes Fleisch beginnt zu stinken

Calendula D4 3stündl.
wenn die Blasen aufbrechen

Acidum carbolicum D6 3 x tägl.
Geschwüre, starke Verschorfung

Verletzungen

Folge von Verletzung

Arnica D30 einmalig
jede Verletzung, Verwundung, innerlich, äußerlich, offen, geschlossen; auch Gehirnerschütterung, Muskelkater, Operationen, Zahnziehen; dämpft die Blutung, nimmt den Schmerz

Bluterguß

Acidum sulfuricum D3 2stündl.
Rand wie ausgefranst, glasige Schwellung

elektrischer Schlag

Phosphorus D30 1x bei Bedarf
blaß; Kribbeln, Zittern, Aufregung, Angst

Nux vomica D30 1x bei Bedarf
scheintot; starr, verkrampft, bewußtlos

Lachesis D30 1x bei Bedarf
blau verfärbtes Gesicht

durch Glassplitter, vor allem am Finger

Silicea D6 3x tägl.
ohne Eiterung

Hepar sulfuris D30 2x tägl.
mit Eiterung

durch Injektionen

Ledum D4 3x tägl.
Folge von Stich

Verletzungen

Aranea diadema D12 2x tägl.
Danebenspritzen von Chemotherapeutika

Hundebiß

Calendula D4 3x tägl.
Hundezähne verursachen Rißwunden

Lyssinum D200 einmalig
beugt Tollwut vor

Katzenbiß

Ledum D4 3x tägl.
am Daumen; Katzenzähne verursachen Stichverletzung

Lachesis D12 2x tägl.
bei anschließender Blutvergiftung

Schlangenbiß

Ledum D4 stündl.
Folge von Stich; Bißstelle mit scharfem Messer sofort tief ausschneiden!

Arsenicum album D30 stündl.
bei großer, ruheloser, hinfälliger Schwäche

Lachesis D30 stündl.
bei Herzbeschwerden

> Golondrina-Tinktur auf alle Wunden geben; bei Klapperschlange Indigo-Pulver, bei Mokassin- oder Buschmeisterschlange Cedronsamen auf die Wunde geben und gleichzeitig kauen

Spinnenbiß

Tarantula cubensis D12 stündl.
bis zum Aufsuchen eines örtlichen Arztes; notfalls auch:

Ledum D4 stündl.
Folge von Stich

Skorpionstich

Scorpio C200 einmalig
Stachel entfernen, Meersalz oder auch Kochsalz als Paste auf die Wunde!

Quetschung

Hypericum D30 1x in Wasser
Nervenverletzung

Acidum carbolicum D6 alle 10 Min.
durch stumpfe Gegenstände

Rißwunden

Calendula D4 3x tägl.
Stacheldraht, Hundebisse; „pflanzliches Hepar sulfuris"

Hamamelis D4 3x tägl.
anhaltende, dunkle Blutung; verletzte Teile wie gequetscht

Acidum carbolicum D4 3x tägl.
und Quetschung durch stumpfe Gegenstände, vor allem der Fingerspitzen

Schnittwunden

Staphisagria D3 3x tägl.
auch Operationsschnitte

Schürfwunden

Bellis D3 3x tägl.
bis die Krusten abfallen; hinterläßt keine Narben; Knutschflecken!

Stichwunden

Ledum D3 3x tägl.
auch Insektenstiche, Spritzen, Spritzenabszeß; kalte Auflage lindert

Wunden vereitert

Hepar sulfuris D30 6stündl.
warme Auflage lindert

Mercurius solubilis D30 1x tägl.
kalte Auflage lindert

Wunden, nicht stehen wollende Blutung

Hamamelis D4 alle 10 Min.
venös, dunkel

Repertorium

Gehirnerschütterung

Arnica D30 2x tägl.
„alles ist zu hart", möchte weich liegen, Erschütterung schmerzt

Opium D30 2x tägl.
„alles ist zu weich", will hart liegen, Erschütterung macht schmerzlos

Gehirnerschütterung mit Krämpfen

Cicuta virosa D6 3x tägl.
wie epileptischer Anfall; bewußtlos

Kopfschmerz nach Gehirnerschütterung

Arnica D12 2x tägl.
Therapiebeginn, auch wenn Ereignis lange zurückliegt; danach:

Natrium carbonicum D12 2x tägl.
2 bis 3 Monate lang; bei Nichterfolg mit:

Natrium sulfuricum D12 2x tägl.
versuchen; ebenso lange geben

Schwindel nach Gehirnerschütterung

Natrium sulfuricum D12 2x tägl.
4 Wochen lang; danach:

Cicuta virosa D6 3x tägl.
4 Wochen lang; Kur bedarfsweise wiederholen

Boxerauge, Brillenhämatom

Acidum sulfuricum D3 2stündl.
Rand wie ausgefranst, glasige Schwellung

Ledum D3 2stündl.
Rand glatt, wie gemalt, kalte Auflage lindert

des Oberlides

Ledum D4 3x tägl.
Lidlähmung

der Linse

Conium D4 3x tägl.
mit anschließendem Grauen Star

der Brustdrüse

Bellis D3 3x tägl.
der Brustwarzen

Conium D30 3x wöchentl.
Knoten nach Stoß

Rippenprellung

Bellis D3 3x tägl.
sehr bewährt; auch Rippenbruch; „wie ein Schlag auf die Brust"

Asthma danach

Hypericum D4 3x tägl.
nach Verletzung der Wirbelsäule

Rückenschmerz nach Wirbelsäulentrauma

Arnica D12 2x tägl.
Therapiebeginn, immer zuerst geben, 4 Wochen lang; danach:

Hypericum D4 3x tägl.
4 Wochen lang; bei Nichterfolg mit:

Natrium sulfuricum D12 2x tägl.
versuchen; ebenso lange geben; Kur bedarfsweise wiederholen

Schleudertrauma

Arnica D12 2x tägl.
Therapiebeginn, immer zuerst geben, 4 Wochen lang; danach:

Hypericum D4 3x tägl.
4 Wochen lang; danach:

Ruta D4 3x tägl.
4 Wochen lang; auch als Mischung zu gleichen Teilen, 10 Tropfen je Gabe

Meniskus

Petroleum D6 3x tägl.
und absolute Ruhestellung!

Sehnenriß

Symphytum D4 3x tägl.
zu gleichen Teilen mischen mit:
Ruta D3 3x tägl.
davon 10 Tropfen je Gabe
Anacardium D4 3x tägl.
falls starke Schmerzen weiter bestehen

Muskelriß

Cuprum metallicum D30 2x tägl.
Sportler, Radfahrer

Verstauchung

Rhus tox D4 3x tägl.
Zerrung von Gelenkkapseln, Sehnen, Bändern; Fußballer, Tänzer, Tennis

Knochenhaut

Ruta D3 3x tägl.
Prellungen, Schienbein, Sehnenbeteiligung usw.

Knochenbruch

Symphytum D4 3x tägl.
Grünholzfraktur; fördert Kallusbildung
Ruta D4 3x tägl.
Knochenhaut und Sehnen schmerzen
Acidum carbolicum D4 3x tägl.
offener Bruch, starke Verschorfung der Wunden

chronische Schwellung nach Knochenbruch

Strontium carbonicum D12 2x tägl.
warme Auflage lindert

Nerven

Hypericum D30 1x in Wasser
Schnitt, Quetschung

Wetterlage

Föhn

Tuberculinum bovinum D200 1x monatl.
lymphatische Anlage
Crataegus D2 3x tägl.
Stirnkopfschmerz, Herzbeklemmung
Gelsemium D30 1x bei Bedarf
Bandkopfschmerz, Schwindel, müde, matt, teilnahmslos
Rhododendron D4 3x tägl.
Rheuma der kleinen Gelenke

vor Gewitter

Phosphorus D30 1x bei Bedarf
fühlt die elektrische Spannung in den Nerven; verkriecht sich in einer dunklen Ecke

Rhododendron D4 3x tägl.
fühlt die elektrische Spannung in den Zähnen, in den Gliedern; muß sich bewegen

bei Gewitter

Phosphorus D30 1x bei Bedarf
Angst vor dem Blitz; verkriecht sich, bis alles vorüber ist
Natrium carbonicum D30 1x bei Bedarf
ängstlich bange, übelgelaunt
Sepia D30 1x bei Bedarf
verstimmt, aber auch unheimlich fasziniert

trockene Hitze

Natrium muriaticum D200 1x bei Bedarf
Wasserstau, Ödeme der Beine, der Hände, im Gesicht

Repertorium

Natrium carbonicum D30   1x tägl.
völlig abgespannt, Kopfweh zum Platzen, angstbetonte Niedergeschlagenheit

Lachesis D30   1x tägl.
bei tropischer Hitzewelle; Stauung, Beengung, pulsierendes Kopfweh

Kälte, Erkältlichkeit; Kopfschmerz

Aconitum D30   1x bei Bedarf
durch trockene kalte Winde, Sturm, Zugluft

Belladonna D30   1x bei Bedarf
durch Entblößen des Kopfes, nach Haarwaschen

Hepar sulfuris D30   2x tägl.
durch geringste Zugluft an schönen trockenen Tagen

Silicea D30   1x tägl.
durch geringste Zugluft an naßkalten Tagen

Regenwetter, feuchte Wärme

Natrium sulfuricum D30   1x tägl.
Asthma oder Ekzem oder Rheuma oder melancholische Schwäche

Schwüle, feuchte Hitze

Gelsemium D30   alle 3 Std.
müde, schlapp, teilnahmslos; relativ frostig, Bandkopfschmerz

Carbo vegetabilis D30   alle 3 Std.
Stoffwechsel stockt, Oberbauch aufgebläht, drückt aufs Herz, Atemnot

Crotalus D30   1x tägl.
hitzig und aufgeregt oder frostig und Ikollapsig; Herzdruck, Herzklopfen, Schweiß erlöst

Sonne, Allergie

Natrium muriaticum D200   einmalig
vorbeugend bei bekannter Neigung; 1 Gabe bei Sonnenbeginn wiederholen

Acidum hydrofluoricum D6   2stündl.
wenn die unbedeckten Teile sich röten und brennen; Friesel oder Blasen

Cantharis D30   1x bei Bedarf
winzige, heftig brennende Bläschen beim ersten Sonnenstrahl

Sonne, direkte Bestrahlung: Erste Hilfe

Natrium carbonicum D30   alle 3 Std.
dumpfer schwerer Kopfschmerz, ängstlich verstimmt

Belladonna D30   alle 3 Std.
Blutfülle zum Kopf, pulsierendes Stirnkopfweh bis zum Nacken

Cantharis D30   alle 3 Std.
Sonnenbrand

Glonoinum D30   alle 3 Std.
Sonnenstich, bewußtlos

Natrium sulfuricum D30   alle 3 Std.
mit Schwäche bei hoher Luftfeuchtigkeit

Sonnenbrand

Belladonna D30   2stündl.
rot wie eine Tollkirsche, fröstelt, verlangt nach Wärme

Arnica D30   6stündl.
nicht vergessen! Körper wie geprügelt, große Angst, berührt zu werden

Rhus tox D30   2stündl.
heftiger Durst in großen Zügen; ganzer Körper wie zerschlagen

Arsenicum album D30   stündl.
brennender Durst, aber trinkt nur winzige Schlucke, verlangt nach Wärme

Cantharis D30   3stündl.
blasige Haut wie Verbrennung I. Grades

Calendula D4   2stündl.
wenn sich die Blasen öffnen

Causticum D30   6stündl.
wunde, verätzte Haut wie Verbrennung II. Grades

Sonnenstich

Lachesis D30   1x bei Bedarf
immer zuerst geben; danach die entsprechende Arznei

Wetterlage

Aconitum D30   2stündl.
Unruhe, geht auf und ab; Delir, spricht vom nahenden Tod

Apis D30   2stündl.
trockenes Fieber, stechende Kopfschmerzen (Hirnschwellung), Delirium

Lachesis D30   3stündl.
dunkelrotes Gesicht, später blaß; panische Angst, Erstickungsgefühl

Glonoinum D30   2stündl.
hochrotes Gesicht; Delirium, weiß nicht, wo er ist, möchte nach Hause

Arsenicum album D30   2stündl.
kaltschweißiges Totenmaskengesicht; Frost, Angst, will aus dem Bett

Sonne, Kopfschmerz; rot

Aconitum D30   2stündl.
hochrot; panische Angst; Schädeldecke hebt sich ab

Belladonna D30   2stündl.
kirschrot, eher rundlich; schwitzt; pulsierend

Glonoinum D30   2stündl.
blaurot; verwirrt; pochend

Lachesis D30   3stündl.
tiefrot; benommen; klopfend

Sonne, Kopfschmerz; blaß

Apis D30   2stündl.
motorische Unruhe

Helleborus D30   2stündl.
döst vor sich hin oder läuft unmotiviert auf und ab

Zincum valerianicum D30   2stündl.
findet keine Ruhe im Bett, muß Beine bewegen

Sonne, zittrige Schwäche bei jungen Menschen

Conium D30   1x bei Bedarf
vor allem nach vorangegangener sexueller Überaktivität

Schnee

Aconitum D30   alle 3 Std.
Unterkühlung durch kalten trockenen Nordwind; Schüttelfrost, Zittern, Kopfweh

Camphora D30   alle 10 Min.
Kälteschock, plötzliche Erschöpfung, Kollaps, Muskelstarre, pulslos

Euphrasia D12   2stündl.
Schneeblindheit, Brennen, Sandgefühl, Tränen, Lichtscheue, Schwellung

Wechsel in kälteres Klima

Dulcamara D30   alle 3 Std.
Grippe, Rheuma, Durchfall

Wetterwechsel, Durchfall

Dulcamara D30   1x bei Bedarf
zu kalt-feucht; oder wenn auf heiße Tage kalte Nächte folgen (Wüste, Berge); oder beim Übergang vom warmen in kalten Raum

Wind, Sturm

Rhododendron D4   3x tägl.
davor Nervenziehen in den Zähnen, Unterarmen und Beinen; taub, kribbeln

Natrium carbonicum D30   1x bei Bedarf
warme trockene Süd- und Südwestwinde; Kopfschmerz, ängstliche Melancholie

Rhus tox D30   alle 3 Std.
kalte stürmische Luft; Kopfweh, Erkältung; Cabriofahrer!

Dulcamara D30   alle 3 Std.
kalte stürmische Luft abends nach einem warmen Tag

Hepar sulfuris D30   alle 3 Std.
trocken-kalter Wind; Augen entzündet, erkältet, Kopfweh

Spigelia D4   stündl.
feucht-kalter Wind; linksseitiges Nervenkopfweh, Herz klopft

Calcium phosphoricum D30   alle 3 Std.
naßkalter Wind; Rheuma der kleinen Gelenke

Anhang

Über das Fasten

Es ist erfreulich, wie viele Menschen den wahren Sinn des Fastens erkannt haben: nicht die Verringerung des Übergewichtes, sondern in erster Linie die geistige Reinigung und damit auch die leibliche Reinigung. Immer mehr Nachfragen nach der Gestaltung einer Fastenkur veranlassen mich, hier im Anhang meine Erfahrungen mit meinen Fastenexperimenten mit Ihnen zu teilen.

Als ich nach 10 Jahren Abwesenheit aus dem Fernen Osten zurückkehrte, erschrak ich über die Reichhaltigkeit des Nahrungsangebotes und über die Reichhaltigkeit der Nahrungsaufnahme. Der Erfolg war im täglichen Straßenbild sichtbar und in den Fachzeitschriften über Zunahme der Stoffwechselerkrankungen lesbar. Ich entschloß mich zu minimaler Nahrungsaufnahme, die ich im Orient gelernt hatte und zu zwei jährlichen Fastenperioden, die sich über jene Tage erstrecken, an denen gewöhnlicherweise reichlich zugelangt wird: über die Ostertage und über die Weihnachtstage.

Nach langen Jahren des Hin- und Her- und Ausprobierens kam ich zu dem Schluß, daß das Nullfasten die mir angemessenste Form sei. Das heißt, während der Fastenzeit nehme ich nur Flüssigkeit zu mir. Als dann das Fasten Mode wurde mit dem Ziel der Gewichtsabnahme, fand ich neben *Otto Buchingers* Fastenbibel auch eine kleine Broschüre von *Hellmut Lützner*.[1] Mit deren Hilfe gestalte ich seither meine Fastentage so, wie ich sie Ihnen im folgenden aufzeichnen darf:

Vorbereitung

Der *erste Tag* beginnt mit einem Obsttag. An diesem Tag dürfen Sie nach Herzenslust Obst verzehren, das Sie nach Art der Saison oder nach Art des Treibhauses im Gemüseladen auffinden.

Trinken Sie nach Durstgefühl und Durstverlangen und nicht nach angelesenen Vorschriften. Durst ist ein ursprüngliches, sehr individuelles Verlangen des Menschen. Trinken Sie jedoch keine Mineralwässer, sondern entweder unspezifische Tees, um dessen Zusammensetzung Sie Ihren Apotheker bitten, oder natriumarmes Quellwasser.

Fasten

Der *zweite Tag* und jeder weitere Tag – wie lange Sie auch immer fasten wollen – beginnt mit Bittersalz. Geben Sie einen leicht gehäuften Teelöffel kristallinen Bittersalzes in ein Glas mit einem Viertelliter lauwarmen Quellwassers und trinken es „im Schuß" runter, möglichst ohne abzusetzen.

Das *Frühstück* besteht aus einer Tasse *Tee* oder auch zwei, nach Ihrer Wahl und Ihrem Geschmack. Wird es Ihnen gegen Mittag flau im Magen, dann dürfen Sie einen Teelöffel *Honig* lecken, aber nur einen!

Mittags oder abends, je nachdem wie Sie es sich beruflich einrichten können, kochen Sie oder lassen sich eine *Suppe aus frischen Gemüsen* kochen, die Sie unzerkleinert in den Kochtopf einlegen, so z.B. eine halbe oder ganze Zwiebel, eine Kartoffel, eine Karotte, eine Stange Lauch. Mit Wasser übergossen, lassen Sie diese Brühe etwa 8 Minuten auf voller Hitze kochen und gießen die Brühe vom Gemüse ab. Diese Brühe wird zu Ihrer *Hauptmahlzeit*. Damit sie genießbar wird, streuen Sie etwas Schnittlauch und Petersilie drauf und würzen sie mit Meeres- oder Tangextrakten. Ab dem vierten Tag wird sie Ihnen zur sehnsuchtsvollen Köstlichkeit.

---

[1] Buchinger, O.: Das Heilfasten. Hippokrates, Stuttgart 1992.
Lützner, H.: Wie neugeboren durch Fasten. Gräfe & Unzer, München 1997.

Anhang

Am Nachmittag gibt es dann wieder eine Tasse Tee nach Ihrer Wahl und am Abend oder, falls die Suppe abends genossen wird, zu Mittag bereiten Sie aus fertigem *Gemüsesaft*, der in Apotheken, Drogerien und Reformhäusern erhältlich ist, einen Trunk mit einem Eßlöffel *Weizenkleie*, einem Eßlöffel mittelkörnigem, *ungeschrotetem Leinsamen* und einem Eßlöffel geflockter *Bierhefe*. Diese Substanzen lösen sich sehr gut im Gemüsesaft und werden schluckweise gemütlich hinuntergeschlürft. Auch an diesen Tagen dürfen Sie wie am ersten Tag Ihren Durst nach Ihrem persönlichen Verlangen löschen.

Diese Kur können Sie bis zu drei Wochen durchführen. In den ersten Tagen verlieren Sie viel Stuhl und viel Urin. Das heißt, die Giftausschwemmung hat begonnen. Sie werden solange stinkenden Stuhl und stinkenden Urin entleeren, als es der Entgiftungsprozeß erfordert. Danach werden Sie nur morgens und gelegentlich nachmittags noch einen Schuß Wasser aus Ihrem Darm spülen.

Nach dem dritten, vierten Tag wird Ihnen allgemein frösteliger werden. Sorgen Sie für ein warmes Bad, besonders vor dem Schlafengehen, und reiben Sie Ihre Haut, die zunehmend austrocknet, mit Citrus- oder Arnikaöl ein.

Im allgemeinen habe ich keinen Leistungsabfall im Tageslauf erlebt, im Gegenteil, während beruflich stark beanspruchter Tage war ich leistungsfähiger als zuvor.

Verständlicherweise tritt ein Gewichtsverlust ein, und zwar werden zunächst die Fettdepots abgebaut, aber auch das Muskelgewebe. Um das letztere zu vermeiden, denn durch den Muskelabbau kann es zu Herzklopfen und -stolpern kommen, ist es wichtig, daß Sie morgens und abends Gymnastik betreiben. 5 bis 10 Minuten sind hierfür ausreichend. Ich selbst betreibe während der Fastentage allabendlich ein bis zwei Stunden intensiv Hatha-Yoga. Dies wirkt dem Muskelabbau entschieden entgegen. Sie können sich auch einen Spaziergang genehmigen, den Sie aufrecht und bewußt abgehen sollten. Durch Bewegung werden die Fettpolster mobilisiert und abgebaut.

Aufbau

Wenn Sie nun den Flüssigkeitstagen den Rücken gekehrt haben, beginnen Sie auch die nächsten acht Tage des Nahrungsaufbaus mit einem Trunk Bittersalz. Allabendlich nehmen Sie fünf eingeweichte Backpflaumen zu sich, denn während der ersten Tage des Aufbaus werden Sie kaum mehr Stuhlgang entleeren. Die Nahrung der Aufbautage gestalten Sie mit kleinen Portionen wie Obst, Joghurt, Nüsse und Salate, um den Verdauungstrakt wieder anzuregen. Wenn Sie konsequent geblieben sind, werden Sie einige Phänomene erleben: Erstens sind Sie mächtig stolz auf sich selbst und das mit Recht. Zweitens werden Sie bemerken, daß Sie *weniger Hunger* verspüren, um Ihr Regelgewicht zu halten, auch weniger Nahrung aufzunehmen brauchen. Dies ist ein Phänomen, das selbst der Fastenpapst *Buchinger* nicht erklären kann. Aber es bleibt eine wertvolle Erfahrung. Wir erziehen uns so zur Mäßigkeit in der Essenslust gegenüber einer Maßlosigkeit an Essensangebot. Geben Sie dem Verlangen Ihres Körpers nach, und beobachten Sie feinfühlig, was und wieviel er bedarf. Ihr seelisches Gefüge und Ihre übergeordnete geistige Kontrolle werden es Ihnen danken mit *Ausgeglichenheit* und *Gelassenheit*.

Machen Sie es nach, und erleben Sie es: das Fastenabenteuer zu Hause, insbesondere geteilt mit dem Lebenspartner oder den Mitgliedern der Familie, wird zum Genuß und zum gemeinsamen innerlichen Erleben aller Beteiligten.

Ich wünsche Ihnen dazu, mit Freude durchzuhalten.

Über das Kranksein

Wie bei allen Erkrankungen sprechen wir in der Homöopathie von *kranken Menschen* (*Was ist Homöopathie*). Der Mensch ist Mittelpunkt des Geschehens. Das Erfassen und Erkennen seiner Beziehung zu sich selbst, zu seiner Umwelt und zu seinem Schöpfer sind vordergründig. Seine Beziehungen entscheiden über seine *Fähigkeit*, eine Erkrankung zu überwinden; Dorcsi nennt dies *Reserve*. Und um die Verbesserung, Anreizung und Auffrischung dieser Fähigkeit und Reserve hin zu lebendigen, menschlichen Gefühls- und Denkprozessen geht es in der Homöopathie, wenn wir einen kranken Menschen in seiner Überwindung begleiten. Dies kann nur in *Zusammenarbeit* mit dem Erkrankten und mit seiner ihm nahestehenden Umwelt geschehen.

Alles, was sich mit Lebendigem verkrustet, anklammert, festhält und erstarrt wie die Krebsgeschwulst, muß gelöst werden im Körperlichen wie im Seelischen und Geistigen. Das bedeutet, wir müssen uns aktiv loslösen von erstarrten Formen, von erworbenen Denkmodellen und Empfindungsmustern, denn die Beharrlichkeit der *Starre* trägt in sich die Zeichen von Unlebendigem (Leichnam), von Versteinertem (Grab). Die Loslösung, das *Loslassen-Können* ist für jeden Menschen erlernbar, der bereit ist, sich einer aktiven, positiven Lebenseinstellung zu bedienen, selbsttätig (Autosuggestion) oder mittels heute möglicher Methoden (Autogenes Training, Meditation, Yoga, Hinneigung zum Glauben und zum anderen Menschen, zum Du). Der erste Schritt zum Loslassen-Können wird uns ermöglicht durch das Annehmen des Gegebenen. „Das ist jetzt so!". Das *Annehmen des Soseins* befähigt uns zum Überwinden des *lebens-feindlichen* Gegebenen und führt uns hin zum *lebensfreundlichen* Dasein (⇨ *Kummer*), zur Hinwendung im Du, zur Liebesfähigkeit.

Wenn wir in dieser *Sinnhaftigkeit* der Erkrankung unsere eigene, nur mir bzw. nur Dir eigene *Sinnfindung* erahnen, so ist die erste Annäherung an *lebensfördernde* Prozesse im Seelisch-Geistigen angeregt. Hier liegt die Stärke der Homöopathie, bis ins Seelisch-Geistige mitsinnig regulierend und harmonisierend zu wirken.

Bedenken Sie, daß die klinische Medizin alle Voraussagen (Prognose) für den kranken Menschen nur nach seinem *Befund* bemißt. Diese erhebliche Einschränkung geht ganz und gar am *Befinden* des Erkrankten, an der menschlichen Seite der Erkrankung vorbei. Die homöopathische Medizin fordert vom Erkrankten die Zusammenarbeit. Diese führt ihn zur *Verantwortlichkeit* in seinem Sosein, befähigt ihn zur Sinnfindung und zur freiheitlichen Entscheidung über sein Leben, über sein Sterben oder über seinen Tod.[2]

---

[2] Mehr darüber erfahren Sie in „*Die homöopathische Begegnung*" (⇨ S. 499).

Nachwort

Es freut mich, daß Sie auch dieses Buch durchforstet und in sich aufgenommen haben. Das Mehr an Arzneiwissen vermehrt die offenen Fragen. Sie werden für weiteres gemeinsames Erfühlen, Erstreben und Erkennen die Grundlage bilden. Die innere Bereicherung unseres Wissens um Kranksein und Gesundung und die Verfeinerung unserer Empfindungswelt sind die Gradmesser unserer Lebenskraft und unserer Lebendigkeit. Lassen Sie uns gemeinsam dahin entwickeln, ergänzen und vervollständigen.

Solange wir uns die Fähigkeit bewahren, anzuschauen, anzuhören und zu begreifen, werden wir über die vordergründige Dramatik und oft schwerwiegende Schwarzmalerei der klinischen Befunderhebung hinauswachsen. Große Dinge sind aus dem Nicht-Mehr-Denken entstanden, dann, wenn wir uns entspannt zurücklehnen, um erzählen zu lassen, um zu erwägen, um zu ermessen. Die Bergpredigt ist erfüllt von solchen Angeboten.

Inzwischen wünsche ich Ihnen beim Lesen, meine Freude beim Schreiben zu teilen; wünsche Ihnen die Einfachheit der Dinge und Menschen, die mich hierbei umgeben haben; wünsche Ihnen ferner die Einfachheit des Denkens und Handels im Ermessen der Krankheit, der Heilung und der Gesundheit.[3]

Ihr

Enders

---

[3] Wenn Sie noch mehr Bewährtes erfahren möchten, steht Ihrer Neugier die *„Bewährte Anwendung der homöopathischen Arznei"* zur Verfügung (⇨ S. 499).

Literatur

Der Autor hat beim Karl F. Haug Verlag neben diesem Handbuch noch 11 weitere Bücher veröffentlicht, die sich gegenseitig ergänzen. Im einzelnen handelt es sich hierbei um:

Patientenratgeber

- **Bedrohte Kindheit**
  Verhaltensstörungen, Impfungen, Therapie-Ratschläge eines homöopathischen Arztes.
  DM 39,80 (ISBN 3-7760-1520-9)

- **Das „homöopathische" Kind**
  Ein Lesebuch nicht nur für Eltern.
  2. Aufl.
  DM 27,50 (ISBN 3-7760-1417-2)

- **Die „homöopathische" Frau**
  Ein Lesebuch für die Leiden der Frau – auch für Männer.
  DM 48,- (ISBN 3-7760-1240-4)

- **Homöopathie – eine Einführung in Bildern**
  (Dr. med. Norbert Enders/Maria Steinbeck/Eberhard Gottsmann)
  DM 24,80 (ISBN 3-7760-1559-4)

- **Homöopathische Hausapotheke**
  7., überarb. Aufl.
  In völlig neuer Form!
  Ca. DM 39,- (ISBN 3-7760-1723-6)

- **Homöopathische Heuschnupfenfibel**
  Ein Lesebuch für Allergien, Asthma und auch Erkältungen.
  DM 29,80 (ISBN 3-7760-1251-X)

- **Homöopathische Reisefibel**
  Ein Ratgeber für unbeschwertes Reisen.
  DM 24,80 (ISBN 3-7760-1252-8)

Fachbücher

- **Bewährte Anwendung der homöopathischen Arznei** Bd. 1.
  Diagnosen und Beschwerden.
  Teil 1: Von Kopf zu Fuß.
  Teil 2: Auslösung, Verfassung, Anlage, Geist und Gemüt.
  3. Aufl.
  Ca. DM 98,- (ISBN 3-7760-1714-7)

- **Bewährte Anwendung der homöopathischen Arznei** Bd. 2.
  Die Arznei und ihre Anwendungen.
  Ca. DM 89,- (ISBN 3-7760-1725-2)

- **Die homöopathische Arznei**
  Kleine homöopathische Reihe. Bd. 1.
  DM 24,80 (ISBN 3-7760-1596-9)

- **Die homöopathische Begegnung**
  Kunst der Anamnese.
  Kleine homöopathische Reihe. Bd. 2.
  DM 34,80 (ISBN 3-7760-1645-0)

Übersicht

Homöopathische Hausapotheke

Arzneivorrat für Zuhause – für alle Fälle

Acidum carbolicum D6
Acidum hydrocyanicum D4
Acidum hydrofluoricum D6
Acidum nitricum D6
Acidum phosphoricum D6
Acidum sulfuricum D3
Aconitum D30
Agaricus D12
Allium cepa D3
Aloe D6
Ambra D3
Ammonium bromatum D4
Ammonium carbonicum D4
Antimonium crudum D30
Apis D30
Argentum nitricum D30
Arnica D30
Arsenicum album D30
Arum triphyllum D6
Aurum D30

Baptisia D30
Barium carbonicum D6
Belladonna D30
Bellis D3
Bromum D6
Bryonia D3
Bryonia D30

Cactus D3
Calcium carbonicum D6
Calcium fluoratum D4
Calendula D4
Camphora D1
Cantharis D6
Cantharis D30
Capsicum D30
Carbo animalis D4
Carbo vegetabilis D30
Caulophyllum D30
Causticum D30

Chamomilla D30
Chelidonium D3
China D4
Cicuta D30
Cinnabaris D4
Clematis D12
Cocculus D12
Coccus cacti D6
Coffea D12
Colocynthis D3
Crotalus D12
Cuprum arsenicosum D4
Cuprum metallicum D30

Drosera D6
Dulcamara D30

Eupatorium perfoliatum D30
Euphorbium D12
Euphrasia D12

Ferrum phosphoricum D12

Gelsemium D30
Glonoinum D30
Graphites D12

Hamamelis D4
Hepar sulfuris D30
Hydrastis D4
Hyoscyamus D30
Hypericum D30

Ignatia D30
Ipecacuanha D4
Iris D6

Kalium bichromicum D12
Kalium bromatum D12
Kalium carbonicum D6
Kalium chloratum D4

Übersicht

Kalium jodatum D4
Kalium phosphoricum D12
Kalium sulfuricum D4

Lac caninum D4
Lachesis D12
Ledum D30
Luffa D6
Lycopodium D4

Magnesium carbonicum D6
Magnesium phosphoricum D12
Marum verum D6
Medusa D30
Mercurius corrosivus D30
Mercurius solubilis D30
Mezereum D6
Millefolium D6
Myristica D4

Natrium carbonicum D30
Natrium muriaticum D200
Natrium sulfuricum D30
Nux moschata D30
Nux vomica D30

Okoubaka D2
Opium D30

Petroleum D30
Phosphorus D30
Phytolacca D4
Podophyllum D6
Pulsatilla D6
Pyrogenium D30

Ranunculus bulbosus D6
Rhus tox D4
Rumex D6
Ruta D3

Sabadilla D6
Sabina D4
Sambucus D6
Sanguinaria D6
Sarsaparilla D6
Senecio D4
Silicea D6
Spigelia D4
Spongia D12
Sulfur D6
Sulfur D30
Sulfur jodatum D4
Symphytum D4
Stannum jodatum D4
Staphisagria D3
Staphisagria D30
Sticta D6
Stramonium D30
Strophantus D4

Tabacum D30
Tartarus stibiatus D6
Thuja D6
Tuberculinum bovinum D200

Veratrum album D30
Veratrum viride D30
Vipera D12

Zincum metallicum D30
Zincum valerianicum D30

Homöopathische Reiseapotheke[1]

Empfohlene Arzneien

Acidum hydrofluoricum D6
Aconitum D30
Aloe D6
Allium cepa D3
Antimonium crudum D30
Apis D30
Arnica D30
Arsenicum album D30

Belladonna D30
Bellis D3

Cactus D3
Cantharis D30
Carbo vegetabilis D30
Causticum D30
Chamomilla D30
Cocculus D12

Dulcamara D30

Eupatorium perfoliatum D30

Ferrum phosphoricum D12

Hepar sulfuris D30

Kalium chloratum D6

Lachesis D12
Ledum D30

Mercurius solubilis D30

Nux vomica D30

Okoubaka D2

Petroleum D30
Pyrogenium D30

Rhus tox D30

Staphisagria D12

Tabacum D30

Zincum metallicum D30

Arznei der Reiseapotheke und Indikation

Hierunter finden Sie eine Zusammenstellung von Arzneien aus verschiedenen Kapiteln des ersten Teils dieses Buches.

Acidum hydrofluoricum D6
3 x 1 Gabe täglich
Sonnenallergie mit Friesel, Jucken an unbedeckten Körperteilen; Fußpilz mit Bläschen und Blasen in Sommerhitze.

Aconitum D30 1 Gabe einmalig
Erste Arznei bei allen Formen von Entzündung, Erkältung, Fieber; Angst, Ärger, Aufregung; Wetterwechsel; Herzanfall; alle Störungen, die plötzlich, stürmisch auftreten; Kühle lindert.

Allium cepa D3 1 Gabe 1-2stündlich
Akuter Fließschnupfen drinnen, im warmen Zimmer.

---

[1] Siehe auch die „Homöopathische Reisefibel" (⇨ S. 499).

Übersicht

Aloe D6 — 1 Gabe 2stündlich
Explosionsartige Durchfälle nach Kostumstellung; Völle; Blähungen kollern im Bauch; Stuhl mit Windabgang; vermeintlicher Windabgang mit Stuhl; brennender After; traubenförmige Hämorrhoiden.

Antimonium crudum D30 — 1 Gabe einmalig
Folge von Überessen, vom Kaltbaden bei sonniger Hitze; Erkältung, Magen, Durchfall, Fieber.

Apis D30 — 1 Gabe einmalig
Sonnenstich, Fieber ohne Durst; Entzündung mit stechenden Schmerzen; Insektenstich; Kühle lindert.

Arnica D30 — 1 Gabe einmalig
Erste Arznei bei allen Formen von Verletzung, Folge von Überanstrengung, Überheben; Muskelkater; vor Zahnziehen und Operation, Gichtanfall mit Linderung durch Kälte.

Arsenicum album D30 — 1 Gabe einmalig
Sonnenbrand ohne Durst; Fließschnupfen in frischer Luft; Verdauungsstörung und Ohnmacht mit Sterbensübelkeit, Leichenblässe, kaltem Schweiß; Folge von Nahrungsmittelvergiftung mit Brechdurchfall; Wärmeverlangen am Körper, aber nicht am Kopf.

Belladonna D30 — 1 Gabe einmalig
Zweite Arznei bei allen Formen von Entzündung, Erkältung, Fieber mit Wärmeverlangen; Kolik, Krampf mit Linderung durch Rückbeugen, Strecken des Körpers; Sonnenbrand mit Wärmebedürfnis; Folge von Hitze und Schwüle; Gichtanfall mit Linderung durch Wärme.

Bellis D3 — 3 x 1 Gabe täglich
Schürfwunden; nach *Arnica* einnehmen.

Cactus D3 — 1 Gabe alle 10 Minuten
Herzenge, Herzkrampf; nach *Aconit* einnehmen.

Cantharis D30 — 1 Gabe einmalig
Sonnenallergie, Sonnenbrand mit kleinen Bläschen; blasige Verbrennung; akute Blasenentzündung mit Brennen während des Wasserlassens.

Carbo vegetabilis D30 — 1 Gabe einmalig
Folge von Überessen mit Völle, Herzdruck; Ohnmacht ohne Übelkeit; Katerkopf mit gärender Verdauungsstörung.

Chamomilla D30 — 1 Gabe einmalig
Hitziges Fieber mit Kälteverlangen; Schlafstörung unleidlicher Kinder; Zahn- und Zahnungsschmerz.

Cocculus D12 — 1 Gabe stündlich
Erste Arznei bei Reisekrankheit; Schwindel beim Fahren, nach Übernächtigung, Überarbeitung, Kater.

Eupatorium perfoliatum D30 — 1 Gabe einmalig
Rheumatische Grippe mit Fieber, Zerschlagenheit in Muskeln, Gelenken und Knochen. Beginn aller Tropenkrankheiten!

Ferrum phosphoricum D12 — 2 x 1 Gabe täglich
Fieber mit allgemeinem Wohlbefinden, klarem Kopf; Mittelohrentzündung der Kinder; Durchfall bei heißem Wetter.

Hepar sulfuris D30 — 2 x 1 Gabe täglich
Entzündung, Abszeß, Eiterung mit gelben Stippchen; reifer, böser, gelb-grüner Katarrh der Nase und der Bronchien.

Kalium chloratum D4 — 3 x 1 Gabe täglich
Bewährte Schnupfenarznei, Kopf „wie zu", Ohren wie zugefallen, Nase wund.

Lachesis D12 — 2 x 1 Gabe täglich
Septisches Fieber; dunkelrote Entzündung bei Wunden, Venen, Abszeß, linke Mandel.

Homöopathische Reiseapotheke

Ledum D3 1 Gabe 1-2stündlich
Insektenstiche, falls *Apis* nicht wirkt; Stichwunden.

Mercurius solubilis D30 2 x 1 Gabe täglich
Gelb-grünlich vereiterte, stinkende Wunden, Mandeln und Beläge.

Nux vomica D30 1 Gabe einmalig
Folge von Durcheinander in Nahrung, Getränken, Arbeit, Ärger; Kater; vor und nach Gelagen einnehmen.

Okoubaka D2 3 x 1 Gabe täglich
Leichte Verdauungsstörungen oder Nesselsucht bei Klimawechsel und Kostumstellung in südlichen Ländern, auch vorbeugend.

Petroleum D30 1 Gabe einmalig
Reisekrankheit mit Übelkeit, Erbrechen; schon vor Reiseantritt nehmen.

Pyrogenium D30 1 Gabe einmalig
Halsschmerzen im Beginn; Schüttelfrost bei Fieber; septisches Fieber.

Rhus tox D30 1 Gabe einmalig
Folge von Überanstrengung, Unterkühlung, Durchnässung; Erkältung, Kreuzschmerz mit Zerschlagenheitsgefühl, schlimmer nachts, in Ruhe, Bewegung, Wärme, ein heißes Bad lindern.

Staphisagria D12 1 Gabe morgens
Vorbeugung von Schnakenstichen.

Tabacum D30 1 Gabe einmalig
Reisekrankheit, Schiffsreisen, Ohnmacht mit Übelkeit.

Zincum metallicum D12 1 Gabe einmalig
Nackensteifigkeit beim Autofahren, bei langem Sitzen auf Reisen; auch vorbeugend; oder als Folge von geistiger Überarbeitung.

Bezugsquelle

Auf meinen ausdrücklichen Wunsch hat der

Versandhandel Matthias Kiebel
Stiftstr. 14
D-65183 Wiesbaden
Tel.: 0611/9590588 und 521111
Fax: 0611/521114
matthias.kiebel@wiesbaden.netsurf.de

für Sie ein ledernes Taschenetui fertigen lassen, worin Sie

32 leere Fläschchen

zu je 1 Gramm Füllgewicht vorfinden, die Sie nach Belieben mit Kügelchen auffüllen können. Die Entscheidung, die Fläschchen nicht vorprogrammiert gefüllt anzubieten, fiel aufgrund des vielfachen Wunsches, daß jeder von Ihnen seine Notfall- und Reise-Arzneien selbständig, nach seinen persönlichen Bedürfnissen zusammenstellen möchte. Einen Vorschlag dafür habe ich Ihnen ja soeben an die Hand gegeben.

Die Fläschchen kennzeichnen Sie entweder mit Klebeetiketten, z.B. mit Vielzweck-Etiketten von *Zweckform No. 3161*, die den Etuis beigelegt sind, oder beschriften sie mit einem wasserfesten Filzstift, z.B. mit *Staedler Lumocolor S*. Sicherheitshalber überziehen Sie das Beschriebene mit Tesafilm. Letztere Methode ziehe ich persönlich der ersteren vor, da die Menge der verbrauchten Kügelchen übersichtlicher oder durchsichtiger zu erkennen ist.

Viel Spaß beim Abfüllen!

Übersicht

Arznei und Indikation

A

Abies nigra
Magenschmerzen 235

Abrotanum
Akne rosacea 36
Appetitstörungen 46
Blutschwamm 86
Krebsgeschehen 225
Wundliegen 359

Acidum aceticum
Diabetes 99
Krebsgeschehen 220

Acidum benzoicum
Schuppenflechte 306

Acidum carbolicum
Insektenstiche 191

Acidum formicicum
Heuschnupfen 167

Acidum hydrocyanicum
Epilepsie 119
Ohnmacht 267

Acidum hydrofluoricum
Akne rosacea 36
Beingeschwüre 70
Brustknoten 94
Fußpilz 137
Krebsgeschehen 221
Sonnenallergie 320
Zahnfleischschwund 362

Acidum lacticum
Diabetes 100

Acidum muriaticum
Blutungen 88
Hämorrhoiden 156

Acidum nitricum
Afterfistel 32
Augenbeschwerden 62
Krebsgeschehen 220
Mundfäule 244
Ohrenschmerz 268
Scharlach 198
Scheidenentzündung 290

Acidum phosphoricum
Augenbeschwerden 58
Diabetes 99
Kummer 227

Acidum salicylicum
Blutungen 88

Acidum sulfuricum
Diabetes 101
Verletzungen 339
Wechseljahre 345

Aconitum
Angst 44
Asthma 55
Augenbeschwerden 57
Blase 76
Blutdruckkrise 84
Fieber 131
Halsschmerzen 153
Heiserkeit 159
Herz 163
Husten 180, 181
Kinderschlaf 202
Masern 195
Niere 255
Rippenneuralgie 287
Röteln 197
Trigeminusneuralgie 330
Zahnschmerz 364

Aesculus
Hämorrhoiden 156

Arznei und Indikation

Aethiops antimonialis
Augenbeschwerden 61
Darmentzündung 96

Aethusa
Säugling 288

Agaricus
Augenbeschwerden 64
Epilepsie 120
Multiple Sklerose 242
Nervosität 250
Schulmüdigkeit 304

Agnus castus
Impotenz 188

Ailanthus
Scharlach 198

Allium cepa
Heuschnupfen 168
Schnupfen 299

Aloe
Darmentzündung 97
Durchfall 107

Alumina
Heiserkeit 159
Stuhlverstopfung 327

Ambra
Asthma 55
Darmentzündung 97
Kummer 227
Schlafstörunge 294

Ammonium bromatum
Husten 182

Ammonium carbonicum
Husten 182

Anacardium
Epilepsie 122

Magenschmerzen 236
Schwangerschaft 310

Anthracinum
Abszeß 30
Akne vulgaris 41
Erysipel 129

Antimonium crudum
Durchfall 108
Erkältung 127
Windpocken 199, 200
Oberbauch 263

Antimonium sulfur. aurant.
Bronchitis 91

Apis
Abszeß 30
Augenbeschwerden 60
Blase 77
Blinddarmreizung 79
Eierstock 109
Fieber 131
Gerstenkorn 148
Halsschmerzen 153
Hodenhochstand 177
Husten 183
Impfschäden 187
Insektenstiche 190
Kniegelenkarthrose 211
Masern 195
Nesselsucht 252
Niere 255
Scharlach 198
Schwangerschaft 309
Sonnenstich 322
Venenentzündung 336
Verbrennung 337
Wechseljahre 345

Aranea diadema
Diabetes 101

Argentum nitricum
Angst 44

Übersicht

Ärger 49
Augenbeschwerden 65
Blase 76
Epilepsie 118
Heiserkeit 159
Krebsgeschehen 221
Magenschmerzen 235
Nierenbluten 259
Oberbauch 263
Parkinsonismus 274
Schulangst 302

Aristolochia
Akne vulgaris 39

Arnica
Abszeß 30
Amputationsschmerz 43
Arteriosklerose 51
Beingeschwüre 70
Blutdruck 81
Blutschwamm 86
Blutungen 87
Durchblutungsstörungen 104
Geburt 144
Geburtsschaden 146
Gichtanfall 149
Herz 165
Hirnhautentzündung 170
Keuchhusten 194
Kopfschmerz 216
Operation 272
Schlaganfall 297
Schwangerschaft 311
Schwerhörigkeit 313
Verletzung 338, 339
Wirbelsäule 350
Wochenbett 356
Wundliegen 359
Zahnziehen 365

Arsenicum album
Angst 45
Asthma 56
Augenbeschwerden 61
Beingeschwüre 72

Blutdruck 83
Diabetes 102
Durchfall 107
Fieber 132
Herz 165
Heuschnupfen 168
Krätze 218
Krebsgeschehen 221, 222, 223
Leberzirrhose 233
Nierenschrumpfung 262
Ohnmacht 266
Reisekrankheit 281
Schnupfen 299
Schulangst 302
Sonnenbrand 321
Sonnenstich 322
Trigeminusneuralgie 331

Arum triphyllum
Heiserkeit 159
Schnupfen 300

Asa foetida
Beingeschwüre 71

Aurum
Arteriosklerose 51
Blutdruck 81
Durchblutungsstörungen 104
Eierstock 111
Gebärmutter 142
Herz 165
Hodenbeschwerden 175
Hodenhochstand 176
Krebsgeschehen 223

B

Bacillinum
Ekzem 116

Baptisia
Fieber 132
Halsschmerzen 155

Arznei und Indikation

Bang
Schwangerschaft 312

Barium carbonicum
Arteriosklerose 52
Augenbeschwerden 61
Blutdruck 81
Diabetes 102
Halsschmerzen 155
Krebsgeschehen 220
Mumps 197
Scharlach 199
Schwerhörigkeit 315
Wachstumsstörungen 340

Barium jodatum
Arteriosklerose 53
Schwerhörigkeit 315

Belladonna
Abszeß 30
Asthma 55
Augenbeschwerden 57
Bauchspeicheldrüse 68
Blase 76
Blutdruckkrise 84
Eierstock 110
Fieber 131
Galle 138
Gichtanfall 149
Halsschmerzen 153
Husten 180
Keuchhusten 194
Kinderschlaf 201
Kniegelenkarthrose 211
Mumps 197
Nabelkolik 245
Niere 255
Ohrenschmerzen 268
Parkinsonismus 273
Periode 276
Scharlach 198
Schilddrüse 292
Schluckauf 298
Sonnenbrand 321
Trigeminusneuralgie 330

Umlauf 333
Verbrennung 337
Zahnschmerz 364

Bellis
Gebärmutter 141
Schwangerschaft 311
Verletzung 338

Berberis
Afterjucken 34
Blase 77
Blutdruck 84
Ekzem 113
Leberentzündung 229
Leberzirrhose 233
Niere 256, 257
Nierenschrumpfung 261
Schuppenflechte 306
Schwangerschaft 310

Beryllium
Warzen 343

Bismutum subnitricum
Sodbrennen 319

Borax
Mundfäule 244
Scheidenentzündung 290

Bovista
Blutungen 88
Periode 277

Bromum
Husten 180
Keuchhusten 195
Schilddrüse 292

Bryonia
Ärger 49
Augenbeschwerden 62
Blinddarm 79
Eierstock 110
Galle 139

Übersicht

Husten 183
Kniegelenkarthrose 211
Leberentzündung 230
Masern 196
Rheuma 285
Wirbelsäule 350

Bufo
Akne vulgaris 40
Epilepsie 120

C

Cactus
Herz 164

Cadmium metallicum
Krebsgeschehen 223

Caladium
Impotenz 188

Calcium carbonicum
Blutungen 88
Ekzem 113
Epilepsie 118
Hodenhochstand 176
Hüftarthrose 178
Kinderwunsch 203
Nasenpolypen 248
Neugeborenes 254
Periode 277
Schwangerschaft 308
Schwerhörigkeit 315
Struma 325
Wachstumsstörungen 340
Wirbelsäule 351

Calcium fluoratum
Afterfistel 32
Augenbeschwerden 63
Beingeschwüre 71
Bronchitis 90
Brustknoten 94
Epilepsie 118
Gerstenkorn 148

Hüftarthrose 178
Krebsgeschehen 224
Mukoviszidose 240
Nasenpolypen 248
Schwangerschaft 308
Schwerhörigkeit 315
Sonnenallergie 320
Struma 325, 326
Wirbelsäule 354
Zahnfleischschwund 362

Calcium phosphoricum
Appetitstörungen 46
Ekzem 113
Epilepsie 118
Geburtsschaden 147
Nasenpolypen 248
Neugeborenes 254
Schulkopfschmerz 214
Schwangerschaft 308
Wachstumsstörungen 340
Wirbelsäule 354

Calculi biliarii
Galle 139

Calculi renales
Niere 257

Calendula
Verletzung 338

Camphora
Erkältung 125
Masern 196
Ohnmacht 265

Cancerinum
Schwangerschaft 308

Cantharis
Blase 77
Erysipel 129
Niere 256
Nierenbluten 259

Arznei und Indikation

Scharlach 199
Sonnenallergie 320
Sonnenbrand 321
Verbrennung 337

Capsicum
Heimweh 158
Ohrenschmerzen 268

Carbo animalis
Abszeß 31
Beingeschwüre 72
Krebsgeschehen 224
Wundliegen 359

Carbo vegetabilis
Asthma 56
Durchfall 107
Kater 192
Kopfschmerz 216
Krebsgeschehen 226
Masern 196
Oberbauch 263
Ohnmacht 265

Carduus
Beingeschwüre 72
Galle 139
Leberentzündung 229
Leberzirrhose 232

Castor equi
Wirbelsäule 355

Caulophyllum
Geburt 145
Rheuma 284

Causticum
Afterjucken 34
Augenbeschwerden 59
Bettnässen 74
Blase 77
Epilepsie 121
Heiserkeit 160
Husten 182

Kniearthrose 210
Krebsgeschehen 225
Multiple Sklerose 243
Operation 272
Schwerhörigkeit 313
Sonnenbrand 321
Verbrennung 337
Warzen 343
Wochenbett 357

Ceanothus
Leberzirrhose 233
Malaria 238

Cedron
Trigeminusneuralgie 331

Chamomilla
Ärger 49
Fieber 133
Geburt 145
Kinderschlaf 201
Kinderzorn 205
Kleinkind 207
Nabelkolik 245
Periode 276
Trigeminusneuralgie 330

Chelidonium
Galle 138
Leberentzündung 229
Leberzirrhose 232
Schwangerschaft 311

China
Abmagerung 28
Darmentzündung 95
Leberentzündung 231
Malaria 238
Ohrgeräusche 270
Wochenbett 357

Chininum arsenicosum
Leberentzündung 231

Übersicht

Cholesterinum
- Augenbeschwerden 61
- Galle 139

Cicuta
- Epilepsie 120
- Herpes labialis 161
- Nabelkolik 245
- Schwangerschaft 311

Cimicifuga
- Geburt 144
- Kopfschmerz 213
- Wirbelsäule 351

Cina
- Afterjucken 34
- Augenbeschwerden 64
- Würmer 361

Cinnabaris
- Schnupfen 300

Clematis
- Hodenbeschwerden 174
- Wochenbett 357

Cocculus
- Kater 192
- Kopfschmerz 214
- Multiple Sklerose 243
- Reisekrankheit 281
- Schwindel 318

Coccus cacti
- Keuchhusten 195
- Niere 256

Coffea
- Geburt 145
- Schlafstörung 294

Colchicum
- Darmentzündung 97
- Rheuma 284
- Schwangerschaft 308

Collinsonia
- Schwangerschaft 309
- Stuhlverstopfung 329
- Wochenbett 357

Colocynthis
- Ärger 49
- Bauchspeicheldrüse 68
- Darmentzündung 96
- Galle 138
- Nabelkolik 245
- Niere 256
- Periode 276
- Trigeminusneuralgie 330
- Wirbelsäule 350

Condurango
- Krebsgeschehen 222

Conium
- Brustknoten 93
- Gebärmutter 142
- Hodenbeschwerden 175
- Krebsgeschehen 222, 223
- Multiple Sklerose 243
- Prostata 279
- Schwerhörigkeit 314
- Schwindel 317
- Struma 326

Crataegus
- Föhnbeschwerden 135
- Herz 164

Crocus
- Blutungen 87
- Schwerhörigkeit 314
- Wechseljahre 347

Crotalus
- Augenbeschwerden 58
- Blutungen 87
- Erysipel 129
- Malaria 237

Cuprum aceticum
- Schwangerschaft 309

Arznei und Indikation

Cuprum arsenicosum
Wadenkrämpfe 342

Cuprum metallicum
Augenbeschwerden 63
Darmentzündung 96
Diabetes 101
Durchblutungsstörungen 105
Epilepsie 118
Fieber 133
Geburt 145
Geburtsschaden 147
Hirnhautentzündung 171
Keuchhusten 195
Multiple Sklerose 242
Neugeborenes 254
Nierenschrumpfung 261
Säugling 289

Cuprum oxydatum nigrum
Würmer 361

Cypripedium
Kinderschlaf 202

D

Datisca
Diabetes 103

Dioscorea
Bauchspeicheldrüse 68

Diphtherinum
Impfschäden 187
Mukoviszidose 239

Drosera
Husten 181
Keuchhusten 194

Dulcamara
Blase 77
Erkältung 127
Herpes labialis 161
Rheuma 284

E

Echinacea
Wochenbett 356, 358

Equisetum
Bettnässen 74

Eupatorium perfoliatum
Erkältung 127
Fieber 132
Malaria 237

Euphorbium
Heuschnupfen 168

Euphrasia
Augenbeschwerden 57
Masern 196

F

Ferrum metallicum
Schultergelenk 305

Ferrum phosphoricum
Bettnässen 74
Blutschwamm 86
Blutungen 87
Durchfall 108
Fieber 132
Kleinkind 207
Niere 255
Ohrenschmerzen 268
Schilddrüse 292
Schultergelenk 305

Ferrum picrinicum
Prostata 279

Fucus vesiculosus
Appetitstörungen 48
Schilddrüse 293

515

Übersicht

G

Galega
Diabetes 103

Galphimia
Heuschnupfen 167

Gelsemium
Ärger 50
Augenbeschwerden 60
Erkältung 127
Föhnbeschwerden 135
Geburt 144
Impfschäden 186
Kopfschmerz 213
Multiple Sklerose 243
Schlafstörung 295
Schulangst 302
Wirbelsäule 351

Glonoinum
Augenbeschwerden 64
Blutdruckkrise 84
Parkinsonismus 274
Sonnenstich 322

Graphites
Akne rosacea 36
Appetitstörungen 47
Herpes labialis 161
Magenschmerzen 235
Stuhlverstopfung 328

Grindelia
Bronchitis 91

Guaiacum
Rheuma 285

H

Hamamelis
Periode 277
Struma 325
Hametum-Salbe 156

Hedera
Bauchspeicheldrüse 67

Helleborus
Arteriosklerose 54
Epilepsie 121
Geburtsschaden 146
Hirnhautentzündung 171
Krebsgeschehen 225

Hepar sulfuris
Abszeß 30
Augenbeschwerden 59
Beingeschwüre 72
Halsschmerzen 153
Husten 183
Mundfäule 244
Rheuma 285
Scheidenentzündung 290
Schnupfen 301
Umlauf 333
Verletzungen 338
Wochenbett 357
Wundliegen 359
Zahnschmerz 364

Herniaria
Niere 257

Hirudo
Akne vulgaris 39
Bluterkrankheit 85

Hydrastis
Beingeschwüre 71
Darmentzündung 97
Gebärmutter 142
Krebsgeschehen 221
Nasenpolypen 249
Säugling 288
Scheidenentzündung 290
Schnupfen 299
Stuhlverstopfung 329

Hyoscyamus
Arteriosklerose 53

Arznei und Indikation

Epilepsie 121
Hirnhautentzündung 171
Husten 181
Kinderzorn 206
Kopfschmerz 217
Ohnmacht 266, 267
Parkinsonismus 274
Reisekrankheit 281
Schlaganfall 297
Schluckauf 298

Hypericum
Amputationsschmerz 43
Geburtsschaden 146
Verletzung 339
Wirbelsäule 350
Wochenbett 357
Zahnschmerz 364
Zahnziehen 365

I

Ignatia
Abmagerung 27
Halsschmerzen 155
Heimweh 158
Kleinkind 208
Kopfschmerz 215
Kummer 228
Magenschmerzen 236
Nabelkolik 245
Periode 276
Schwangerschaft 308

Influencinum
Erkältung 125

Ipecacuanha
Asthma 56
Blutungen 88
Husten 182
Kleinkind 208
Nierenbluten 259
Schwangerschaft 309

Iris
Bauchspeicheldrüse 68
Kopfschmerz 216

J

Jalapa
Kinderschlaf 202

Jaborandi
Wechseljahre 349

Jodum
Abmagerung 28
Bauchspeicheldrüse 67
Diabetes 100
Eierstock 111

Juglans
Akne vulgaris 41

K

Kalium bichromicum
Nasenpolypen 248
Schnupfen 301

Kalium bromatum
Akne vulgaris 39
Nervosität 250
Schlafstörung 295

Kalium carbonicum
Augenbeschwerden 60
Blutungen 88
Periode 277
Schwangerschaft 311
Wirbelsäule 353

Kalium chloratum
Augenbeschwerden 61
Impfschäden 186
Schnupfen 300
Schwerhörigkeit 314

Übersicht

Kalium jodatum
Kniegelenkarthrose 212
Schnupfen 300

Kalium phosphoricum
Nervosität 250

Kalium sulfuricum
Schnupfen 300

Kreosotum
Beingeschwüre 71
Diabetes 102
Krebsgeschehen 221, 222
Mukoviszidose 240
Wochenbett 356
Wundliegen 360
Zahnkaries 363

Kresolum
Parkinsonismus 274
Schuppenflechte 307

L

Lac caninum
Halsschmerzen 154
Stillzeit 324

Lachesis
Abszeß 30
Akne rosacea 37
Augenbeschwerden 63
Beingeschwüre 72
Blinddarmreizung 79
Blutdruck 82
Bluterkrankheit 85
Eierstock 110
Ekzem 115
Erysipel 129
Halsschmerzen 154
Herz 164
Hodenhochstand 177
Insektenstiche 191
Kniearthrose 209

Kniegelenkarthrose 211
Ohrgeräusche 270
Scharlach 198
Schwerhörigkeit 313
Schwindel 317
Sonnenstich 322
Venenentzündung 336
Wechseljahre 346
Wochenbett 356
Wundliegen 359

Lachnanthes
Wirbelsäule 351

Lapis albus
Krebsgeschehen 224

Laurocerasus
Krebsgeschehen 224
Mukoviszidose 240

Ledum
Insektenstiche 190
Verletzung 338

Lilium
Gebärmutter 142
Scheidenentzündung 291

Lithium carbonicum
Schuppenflechte 306

Luesinum
Akne vulgaris 41
Augenbeschwerden 64
Bettnässen 74
Bronchitis 91
Epilepsie 123
Hirnhautentzündung 172
Krebsgeschehen 223
Mukoviszidose 239
Neugeborenes 254
Schulmüdigkeit 304
Schwangerschaft 308
Struma 325

Arznei und Indikation

Luffa
Schnupfen 299

Luvus-Heilerde 2
Kniegelenkarthrose 212

Lycopodium
Appetitstörungen 47
Augenbeschwerden 59
Eierstock 112
Halsschmerzen 154
Leberentzündung 230
Nabelkolik 246
Scharlach 198
Schuppenflechte 306

Lycopus
Schilddrüse 292

Lyssinum
Veitstanz 335

M

Magnesium carbonicum
Säugling 289
Stuhlverstopfung 328

Magnesium fluoratum
Augenbeschwerden 59

Magnesium muriaticum
Säugling 289

Magnesium phosphoricum
Augenbeschwerden 64
Bauchspeicheldrüse 68
Nabelkolik 245
Niere 256
Periode 276
Säugling 289
Schluckauf 298
Trigeminusneuralgie 330
Wadenkrämpfe 342

Mandragora
Magenschmerzen 235

Marum verum
Bronchitis 91
Nasenpolypen 249
Würmer 361

Medorrhinum
Akne vulgaris 41
Augenbeschwerden 64
Bronchitis 90
Eierstock 111
Epilepsie 123
Kniearthrose 210
Krebsgeschehen 223
Mukoviszidose 239
Neugeborenes 254
Säugling 288
Scheidenentzündung 290

Medusa
Nesselsucht 252

Mephites
Asthma 55

Mercurius corrosivus
Darmentzündung 97
Eierstock 110
Hodenbeschwerden 175
Krebsgeschehen 223
Mundfäule 244
Zahnfleischschwund 362

Mercurius dulcis
Galle 138

Mercurius solubilis
Augenbeschwerden 59
Beingeschwüre 72
Erkältung 126
Halsschmerzen 154
Hirnhautentzündung 172
Mumps 197
Scharlach 198

Übersicht

    Schwangerschaft 311
    Verletzung 338
    Windpocken 200
    Zahnschmerz 364

Mezereum
    Gürtelrose 150

Millefolium
    Periode 277
    Schwangerschaft 309

Morbillinum
    Impfschäden 185
    Mukoviszidose 239

Moschus
    Masern 196

Mygale
    Veitstanz 334

Myristica
    Abszeß 31
    Umlauf 333

N

Natrium carbonicum
    Kopfschmerz 217
    Sodbrennen 319
    Umknicken 332

Natrium muriaticum
    Abmagerung 27
    Bauchspeicheldrüse 67
    Darmentzündung 95
    Diabetes 99
    Heimweh 158
    Herpes labialis 161
    Herz 163
    Kinderwunsch 204
    Kummer 227
    Leberentzündung 230
    Malaria 237
    Schilddrüse 292

    Sonnenallergie 320
    Stuhlverstopfung 327
    Wirbelsäule 352

Natrium sulfuricum
    Kopfschmerz 217
    Rheuma 284

Niccolum metallicum
    Krebsgeschehen 224

Nux moschata
    Schwangerschaft 311

Nux vomica
    Ärger 49
    Augenbeschwerden 62
    Durchfall 107
    Erkältung 125
    Geburt 145
    Hämorrhoiden 156
    Kater 192
    Katerkopfschmerz 213
    Kleinkind 208
    Leberzirrhose 232
    Magenschmerzen 235
    Operation 272
    Rheuma 286
    Wirbelsäule 325

O

Oenanthe
    Epilepsie 121

Okoubaka
    Nesselsucht 252
    Schwangerschaft 311

Opium
    Ohnmacht 267
    Operation 272
    Schlaganfall 297
    Stuhlverstopfung 328

Arznei und Indikation

P

Palladium
Eierstock 111

Pel talpe
Haarausfall 152

Pertussinum
Impfschäden 187

Petroleum
Reisekrankheit 281
Schuppenflechte 307

Petroselinum
Blase 76

Phellandrium
Brustknoten 93

Phosphorus
Abmagerung 28
Angst 45
Augenbeschwerden 58, 61, 62, 65
Blutdruck 82
Blutungen 87
Diabetes 100
Hirnhautentzündung 171
Husten 183
Kinderschlaf 202
Kopfschmerz 215
Leberentzündung 229
Leberzirrhose 233
Mukoviszidose 240
Nierenschrumpfung 261
Ohrgeräusche 270
Schlafwandel 296
Schulmüdigkeit 304
Schwindel 317, 318
Wachstumsstörungen 341
Wechseljahre 346
Wirbelsäule 351, 353

Phytolacca
Augenbeschwerden 62

Brustknoten 93
Halsschmerzen 155
Impfschäden 186
Rheuma 283
Stillzeit 324
Wochenbett 357
Zahnziehen 365

Plantaga major
Raucherentwöhnung 280
Trigeminusneuralgie 331

Platinum
Gebärmutter 142
Stuhlverstopfung 328

Plumbum metallicum
Arteriosklerose 53
Augenbeschwerden 63
Blutdruck 83
Durchblutungsstörungen 105
Hirnhautentzündung 171
Hodenbeschwerden 175
Leberzirrhose 233
Nierenschrumpfung 262
Stuhlverstopfung 328

Podophyllum
Kleinkind 207

Poliomyelitis
Impfschäden 186

Pollen
Heuschnupfen 167

Populus
Prostata 279

Prunus
Gürtelrose 150

Psorinum
Krätze 218

Pulsatilla
Akne rosacea 37

Übersicht

Akne vulgaris 40
Augenbeschwerden 61, 65
Blutungen 87
Ekzem 115
Geburt 144
Gerstenkorn 148
Hämorrhoiden 156
Hodenbeschwerden 174
Hodenhochstand 176
Kinderwunsch 203
Kniearthrose 209
Mumps 197
Masern 196
Oberbauch 263
Ohrenschmerzen 268
Schulkopfschmerz 214
Schwangerschaft 309, 310
Wochenbett 356

Pyrogenium
Blase 77
Blinddarmreizung 79
Eierstock 110
Fieber 133
Halsschmerzen 154
Mukoviszidose 240
Niere 256
Wochenbett 356
Wundliegen 360

Q

Quassia
Leberzirrhose 233

R

Radium bromatum
Krebsgeschehen 222

Ranunculus bulbosus
Gürtelrose 150
Rippenneuralgie 287

Rhododendron
Föhnbeschwerden 135

Hodenbeschwerden 175
Rheuma 283

Rhus tox
Blase 76
Erkältung 126
Erysipel 129
Gürtelrose 150
Herpes labialis 161
Windpocken 199
Nesselsucht 252
Rheuma 283
Scharlach 199
Sonnenbrand 321
Umknicken 332
Verletzung 339
Wirbelsäule 352

Robinia
Sodbrennen 319

Rubia
Niere 257

Rumex
Husten 180

Ruta
Verletzungen 339
Wirbelsäule 350

S

Sabadilla
Heuschnupfen 169

Sabal
Prostata 279

Sabina
Schwangerschaft 311

Sambucus
Säugling 288
Schnupfen 299

Arznei und Indikation

Sanguinaria
- Heuschnupfen 168
- Husten 183
- Keuchhusten 195
- Kopfschmerz 215
- Nasenpolypen 248
- Wechseljahre 346

Sarsaparilla
- Niere 257
- Nierenbluten 259
- Rheuma 285

Scarlatinum
- Impfschäden 185
- Mukoviszidose 239
- Nierenschrumpfung 262

Secale
- Diabetes 102
- Durchblutungsstörungen 105

Selenium
- Augenbeschwerden 58
- Impotenz 188
- Prostata 279
- Stuhlverstopfung 328

Senecio
- Periode 277

Senega
- Bronchitis 91

Sepia
- Akne rosacea 37
- Augenbeschwerden 60
- Eierstock 110
- Gebärmutter 141
- Kinderwunsch 203
- Kniearthrose 209
- Krätze 218
- Nagelpilz 247
- Wechseljahre 348
- Wirbelsäule 353

Serum anguillae
- Krebsgeschehen 222

Silicea
- Abszeß 31
- Afterfistel 32
- Appetitstörungen 47
- Augenbeschwerden 65
- Beingeschwüre 71
- Bronchitis 90
- Brustknoten 94
- Darmentzündung 95
- Fußpilz 137
- Hüftarthrose 178
- Impfschäden 186
- Krebsgeschehen 224
- Masern 196
- Mukoviszidose 239
- Nagelpilz 247
- Schlafwandel 296
- Schnupfen 301
- Schwerhörigkeit 315
- Struma 325
- Stuhlverstopfung 327
- Wachstumsstörungen 340
- Wirbelsäule 355
- Wundliegen 359

Solidago
- Blase 77
- Niere 256, 257
- Schwangerschaft 310

Spigelia
- Augenbeschwerden 64
- Herz 163
- Kopfschmerz 215
- Würmer 361

Spongia
- Asthma 56
- Heiserkeit 159
- Hodenbeschwerden 175
- Husten 181
- Keuchhusten 195

Übersicht

Stannum jodatum
Husten 182

Staphisagria
Amputationsschmerz 43
Ärger 50
Gerstenkorn 148
Insektenstiche 190
Kinderzorn 205
Operation 272
Verletzung 338
Zahnkaries 363

Sticta
Husten 181

Stramonium
Hirnhautentzündung 172
Kinderschlaf 201
Kinderzorn 205
Parkinsonismus 273

Strontium carbonicum
Arteriosklerose 52
Hüftarthrose 179
Wirbelsäule 354

Strophantus
Schlafstörungen 294
Schulangst 302

Sulfur
Afterjucken 34
Augenbeschwerden 58
Ekzem 114
Epilepsie 122
Erysipel 130
Krätze 218
Leberentzündung 230
Masern 196
Neugeborenes 254
Schnupfen 301
Schwangerschaft 308
Wechseljahre 347
Windpocken 199, 200

Sulfur jodatum
Akne vulgaris 39
Kniegelenkarthrose 211

Symphytum
Amputationsschmerz 43
Verletzung 339

T

Tabacum
Augenbeschwerden 63
Diabetes 100
Kater 192
Ohnmacht 266
Raucherentwöhnung 280
Reisekrankheit 281
Schwindel 317

Tarantula hispanica
Veitstanz 334

Taraxacum
Leberentzündung 229
Leberzirrhose 232

Tartarus stibiatus
Asthma 56
Husten 183
Wirbelsäule 352

Tellurium metallicum
Hüftarthrose 179

Terebinthina
Nierenschrumpfung 262

Tetanus
Impfschäden 185

Thallium aceticum
Krebsgeschehen 225

Thallium metallicum
Augenbeschwerden 58
Haarausfall 152

Arznei und Indikation

Mukoviszidose 239
Wirbelsäule 354

Thea
Schlafstörungen 294

Thuja
Eierstock 111
Hodenbeschwerden 174
Impfschäden 186
Krebsgeschehen 225
Nasenpolypen 249
Rheuma 284
Scharlach 199
Schnupfen 300
Warzen 343
Zahnkaries 363

Tuberculinum bovinum
Afterjucken 34
Akne vulgaris 41
Appetitstörungen 46
Bronchitis 90
Erkältungen 126
Föhnbeschwerden 135
Mukoviszidose 239

Tuberculinum GT
Augenbeschwerden 64
Bettnässen 74
Epilepsie 123
Hirnhautentzündung 170
Neugeborenes 254
Schwangerschaft 308
Struma 325

U

Uranium nitricum
Diabetes 103

Urtica urens
Nesselsucht 252

V

Variolinum
Augenbeschwerden 60
Impfschäden 186

Veratrum album
Durchfall 107
Epilepsie 121
Kinderzorn 206
Ohnmacht 265
Schwangerschaft 310
Schwindel 317

Veratrum viride
Fieber 131

Verbascum
Bronchitis 91
Heiserkeit 160
Trigeminusneuralgie 331

Vipera
Beingeschwüre 73
Herz 165

Viscum album
Blutdruck 81

Z

Zincum metallicum
Ekzem 116
Epilepsie 119
Hirnhautentzündung 172
Impfschäden 187
Nervosität 250
Röteln 197

Zincum valerianicum
Schlafstörungen 295

525

Übersicht

Arzneiname

Alter Rufname	Neuer Handelsname
Acidum muriaticum	**Acidum hydrochloricum**
Ammonium muriaticum	**Ammonium chloratum**
Apis	Apis mellifica
Argentum	Argentum metallicum
Aurum	Aurum metallicum
Bellis	Bellis perennis
Bufo	Bufo rana
Cadmium	Cadmium metallicum
Caladium	Caladium seguinum
Carduus	Carduus marianus
Cepa	**Allium cepa**
Cicuta	Cicuta virosa
Clematis	Clematis recta
Collinsonia	Collinsonia canadensis
Crotalus	Crotalus horridus
Cuprum	Cuprum metallicum
Ferrum	Ferrum metallicum
Guajacum	Guaiacum
Hedera	Hedera helix
Iris	Iris versicolor
Juglans	Juglans regia
Lapis	Lapis albus
Lilium	Lilium tigrinum
Lyssinum	**Hydrophobinum**
Magnesium muriaticum	**Magnesium chloratum**
Magensium fluoricum	Magnesium fluoratum
Mercurius corrosivus	Mercurius sublimatus corrosivus
Mygale	**Aranea avicularis**
Myristica	Myristica sebifera
Natrium muriaticum	**Natrium chloratum**
Niccolum	Niccolum metallicum